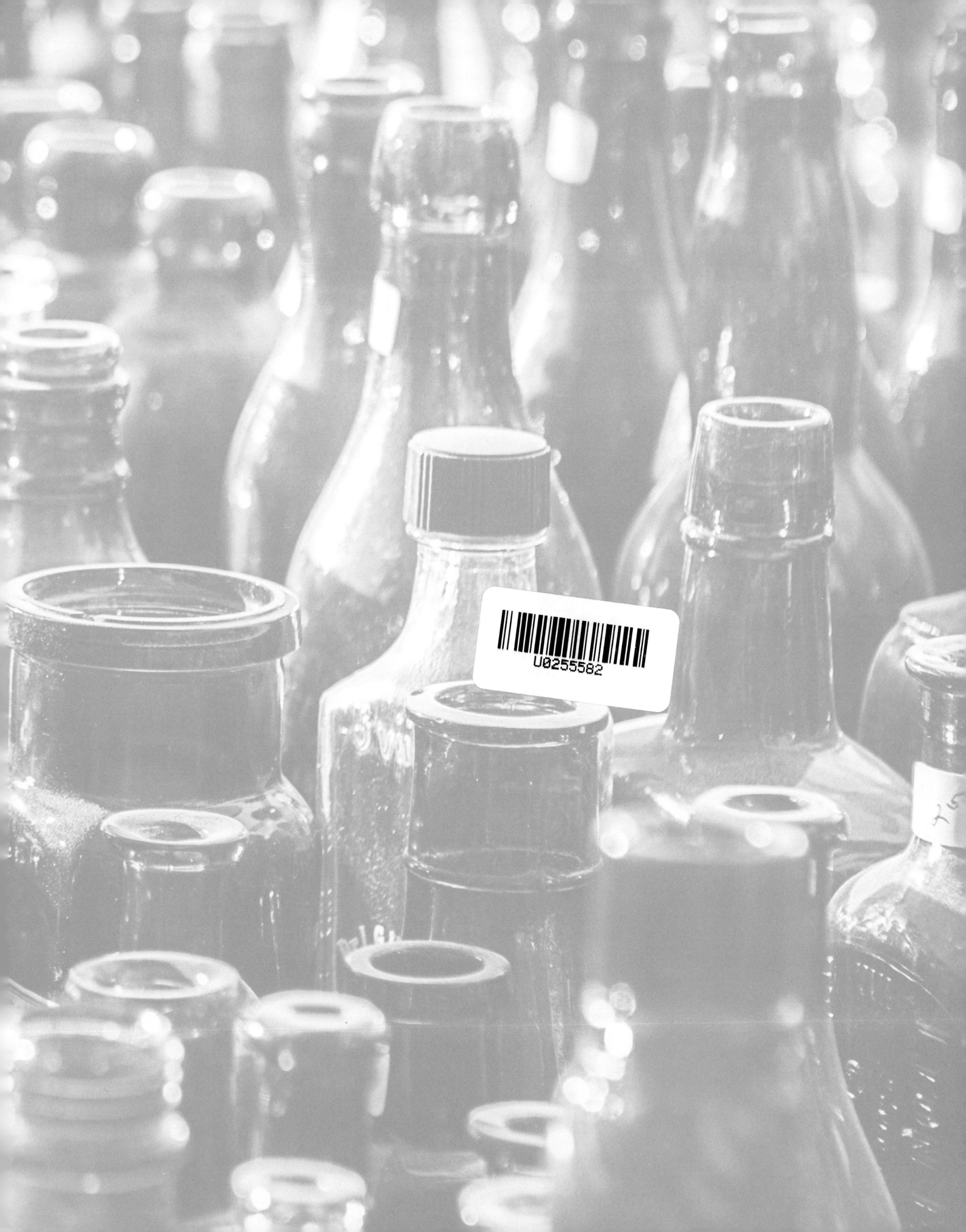
U0255582

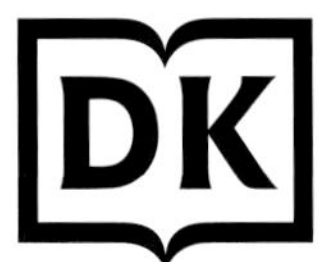

医学史

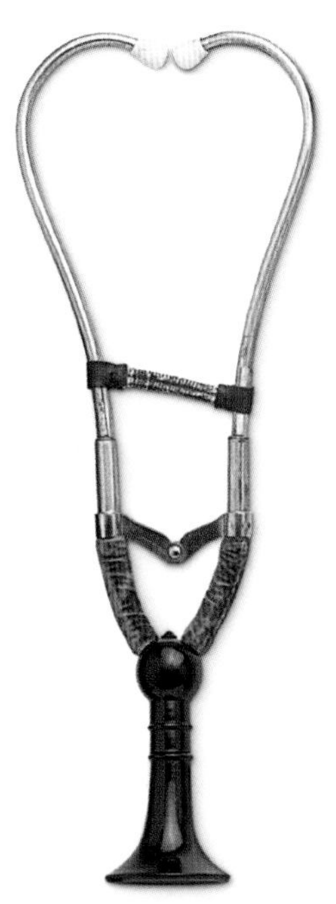

中国大百科全书出版社

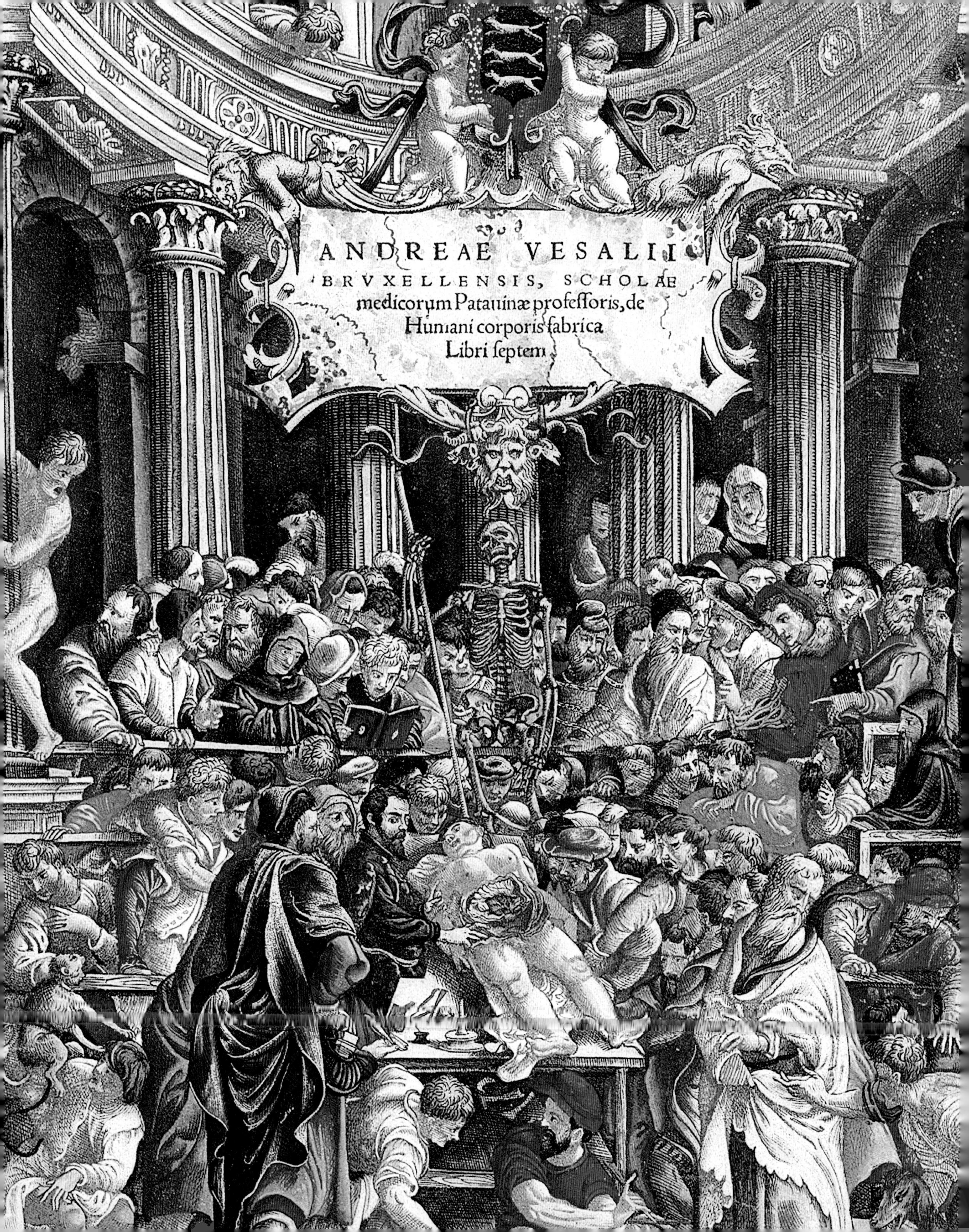
ANDREAE VESALII
BRVXELLENSIS, SCHOLAE
medicorum Patauinæ professoris, de
Humani corporis fabrica
Libri septem

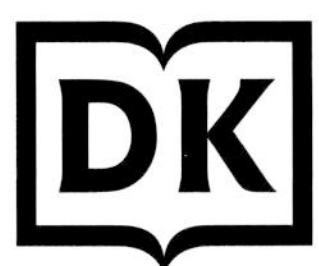

医学史

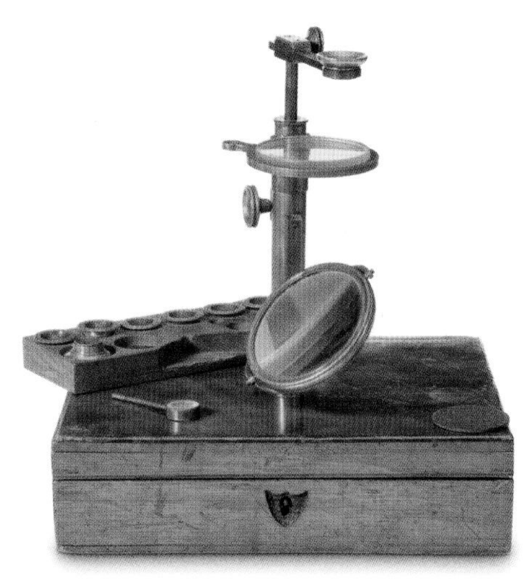

英国DK公司 编著
何亦庆 译

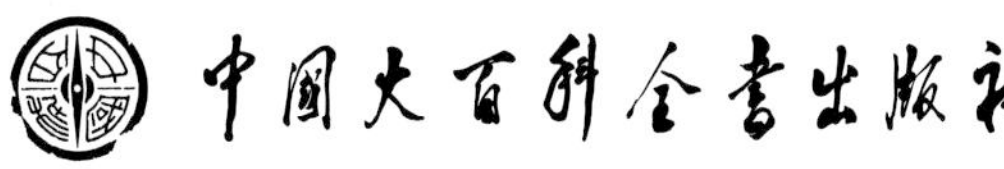

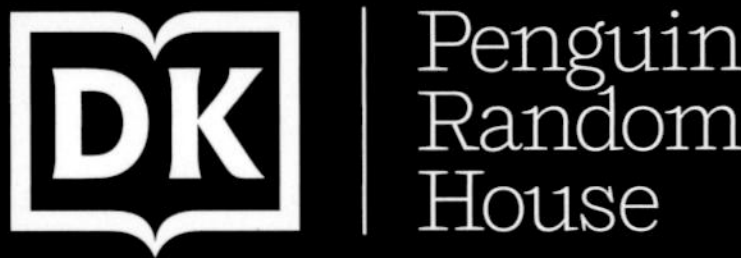

Original Title: Medicine: The Definitive Illustrated History

北京市版权登记号：图字：01-2021-6977

审图号：GS（2022）1255号

图书在版编目（C I P）数据

医学史 / 英国DK公司编著；何亦庆　译. ——北京：中国大百科全书出版社，2022.5
书名原文：Medicine: The Definitive Illustrated History
ISBN 978-7-5202-1108-6

Ⅰ. ①医… Ⅱ. ①英… ②何… Ⅲ. ①医学史—世界 Ⅳ. ①R-091

中国版本图书馆CIP数据核字（2022）第060724号

译　　者：何亦庆
专　　审：张大庆

策 划 人：杨　振
统筹编辑：杜　倩
责任编辑：陈卓然
封面设计：邹流昊

医学史
中国大百科全书出版社出版发行
（北京阜成门北大街17号　邮编：100037）
http://www.ecph.com.cn
新华书店经销
广东金宣发包装科技有限公司印制
开本：889毫米×1194毫米　1/8　印张：36
2022年10月第1版　2022年10月第1次印刷
ISBN 978-7-5202-1108-6
定价：258.00元

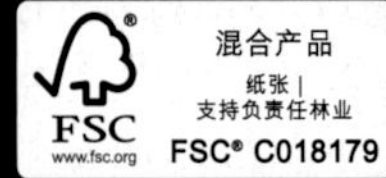

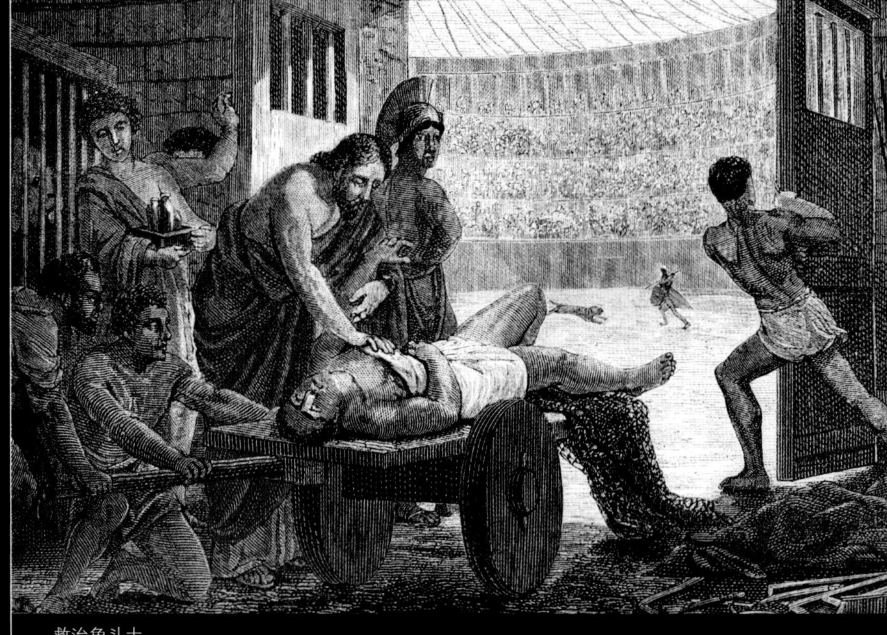

救治角斗士

目录

1 古代智慧
公元700年以前

古埃及外科手术器械

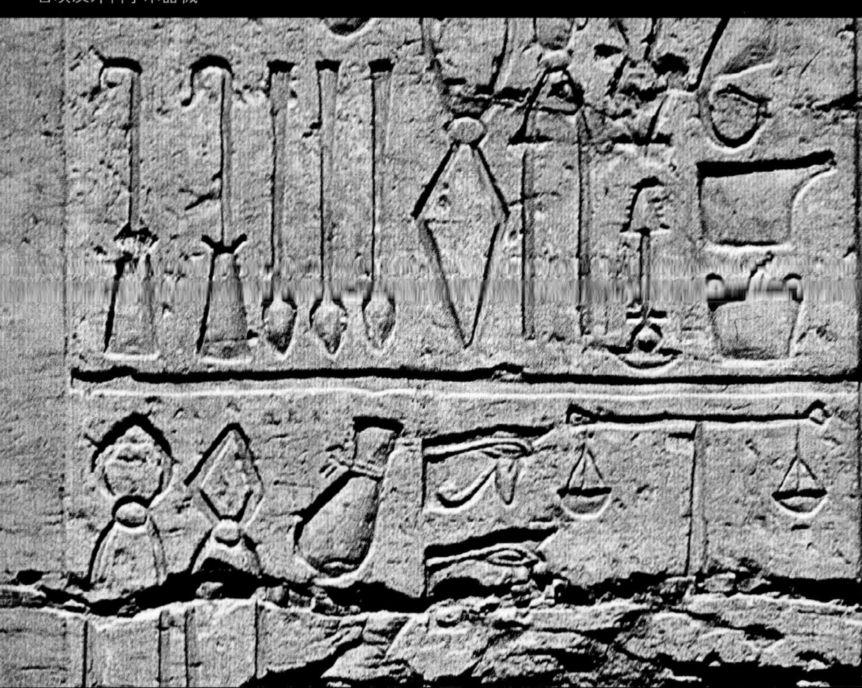

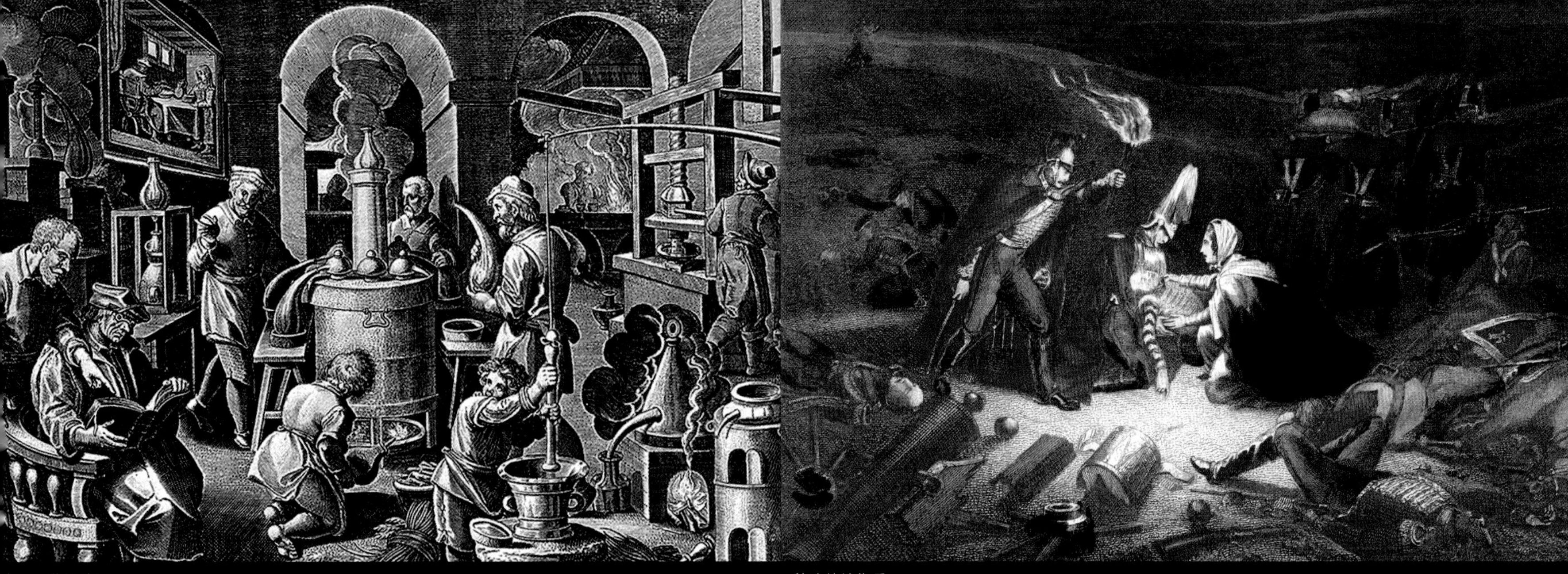

蒸馏造酒

救治战地伤兵

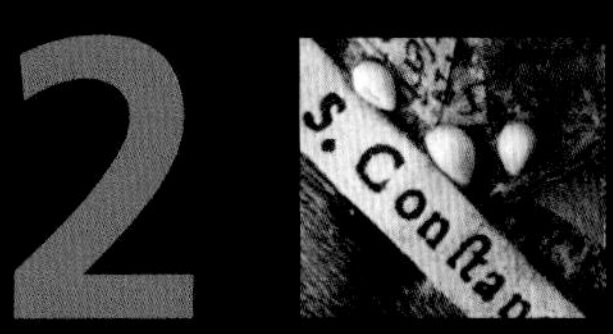

2 复苏与复兴 700~1800年

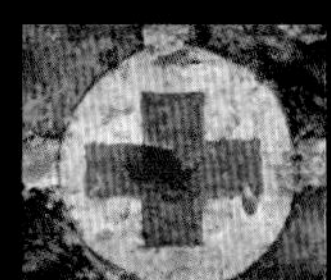

3 科学主导 1800~1900年

萨莱诺医学院

为患者接种疫苗

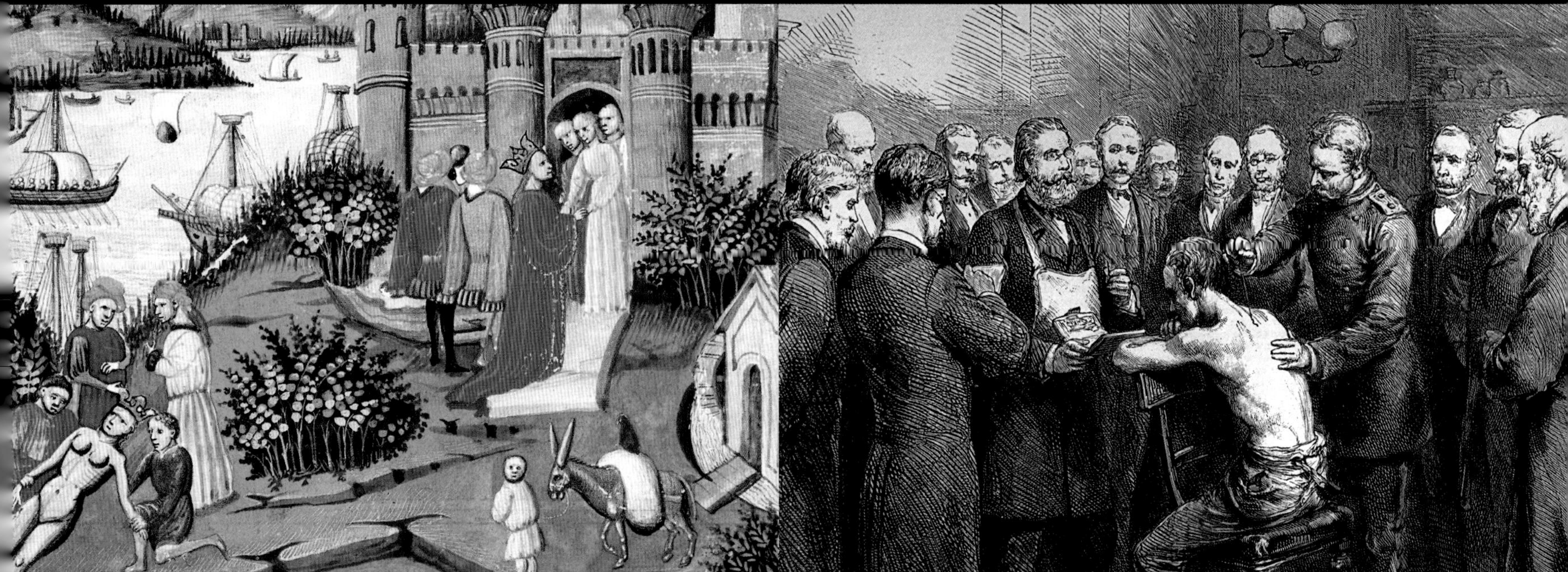

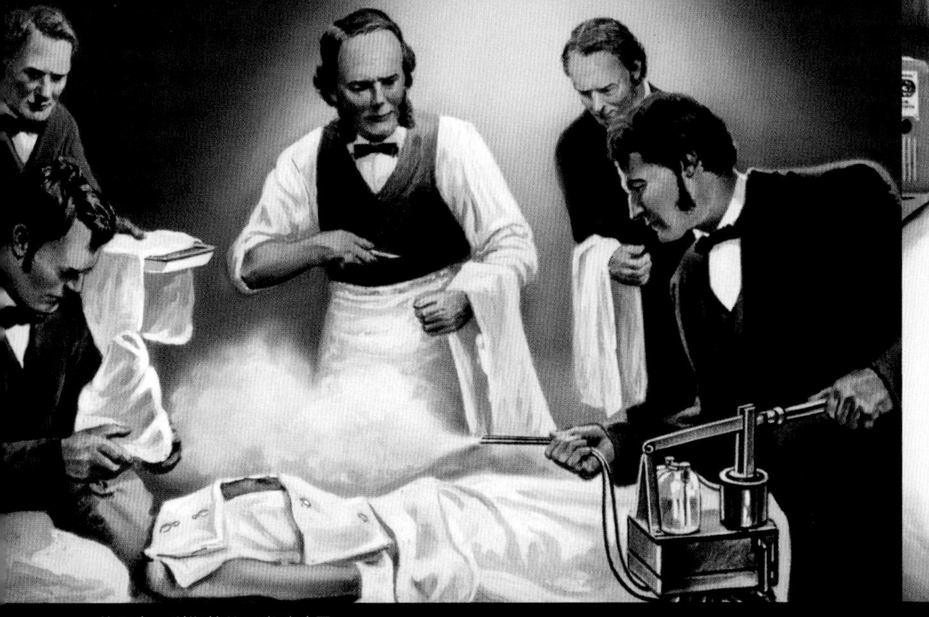

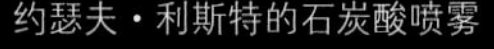
约瑟夫・利斯特的石炭酸喷雾

制药

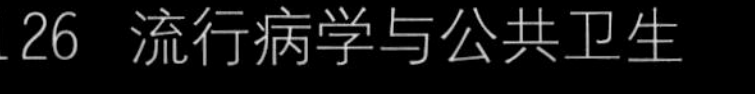

4 专业化时代 1900~1960年

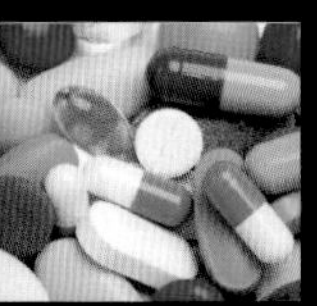

梅斯梅尔宴会上神思恍惚的宾客

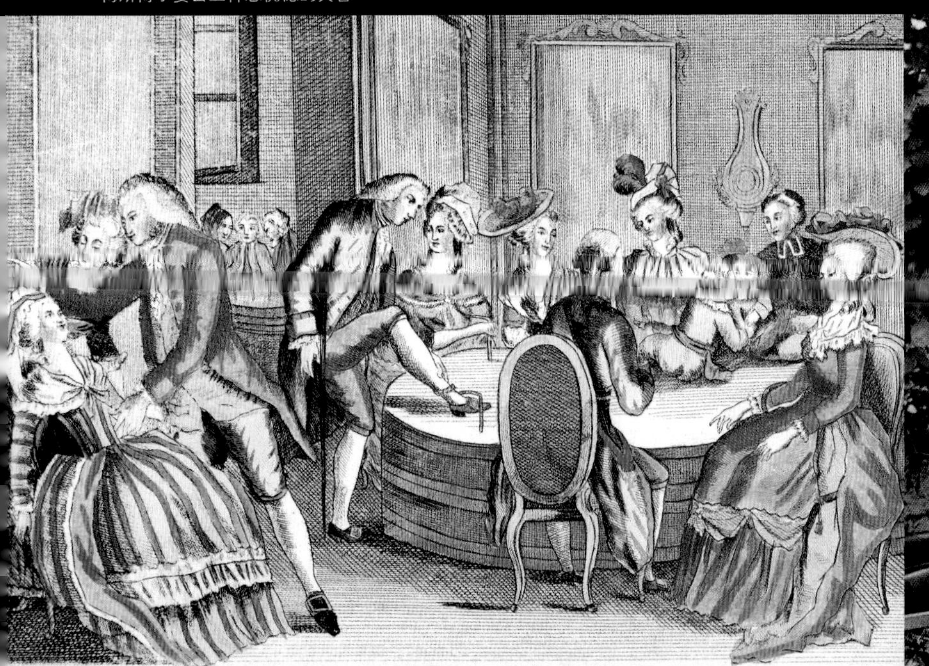

毒气战后的急救工作

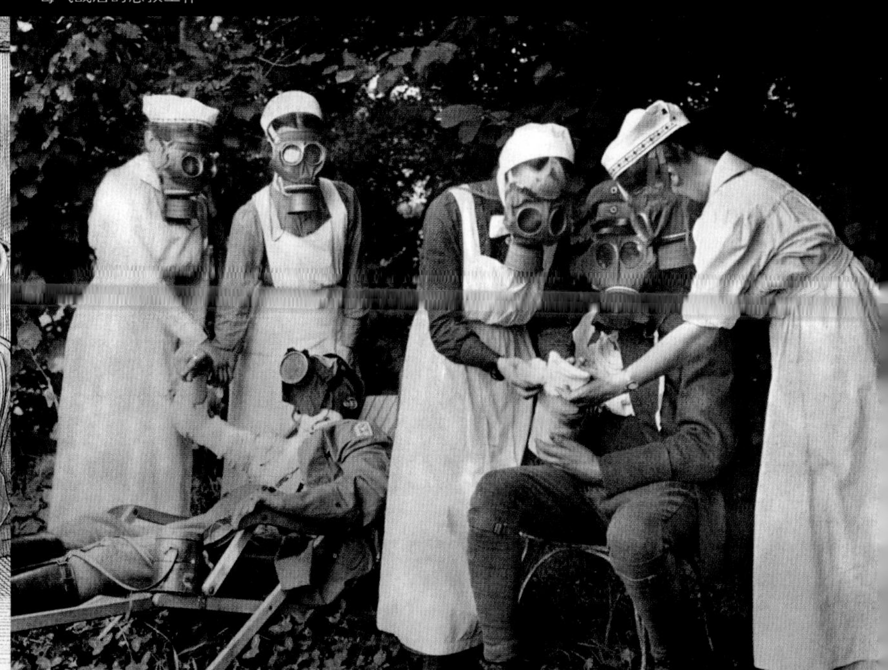

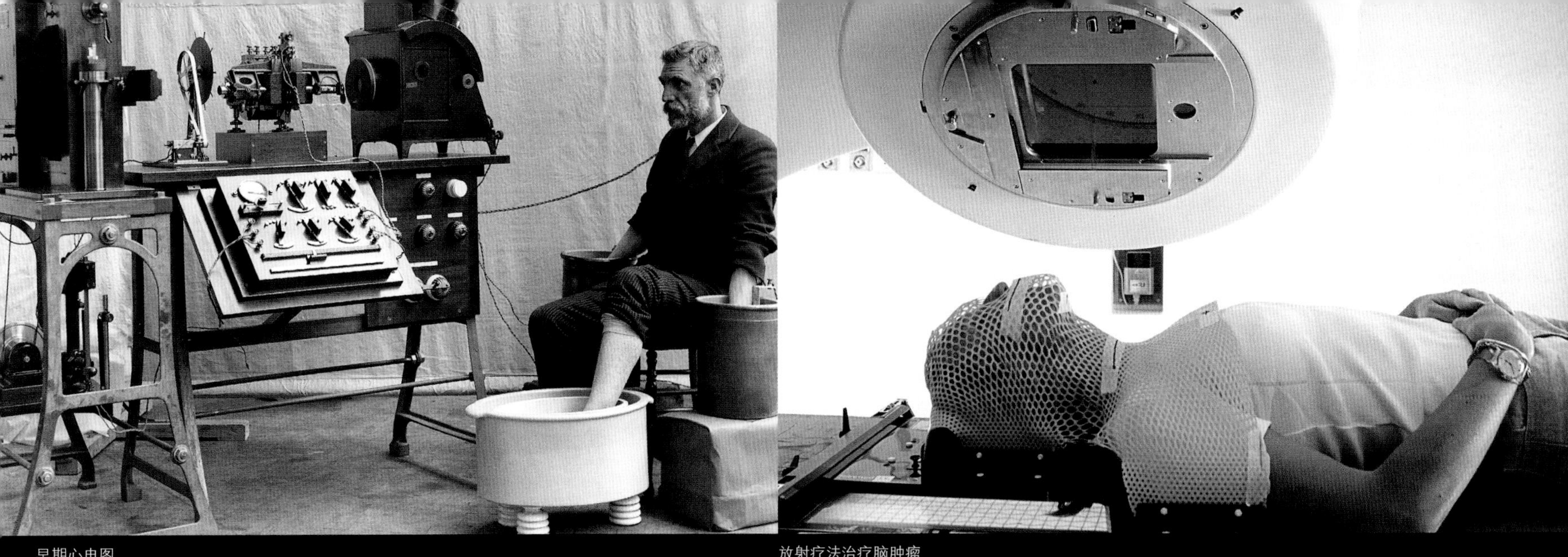
早期心电图

放射疗法治疗脑肿瘤

5 回顾与展望 1960年至今

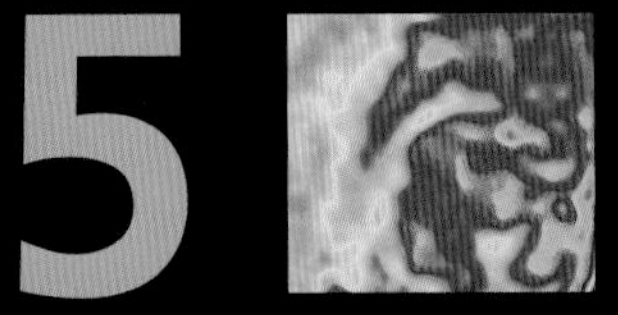

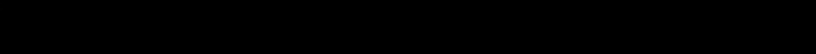
本书地图系原书插附地图

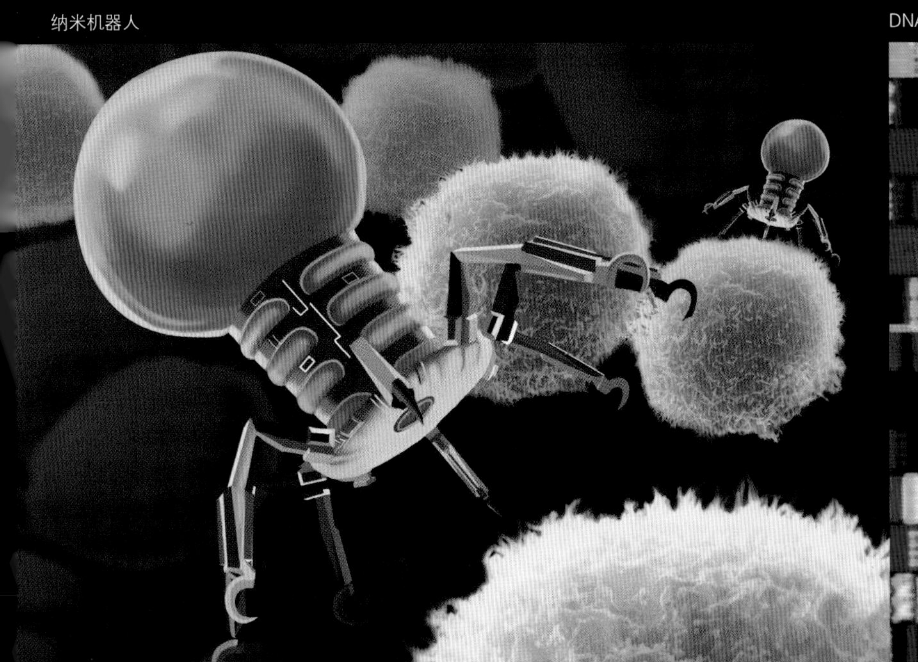
纳米机器人

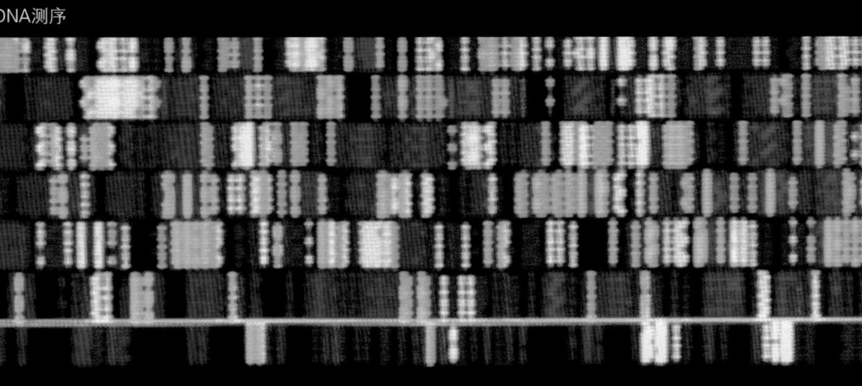
DNA测序

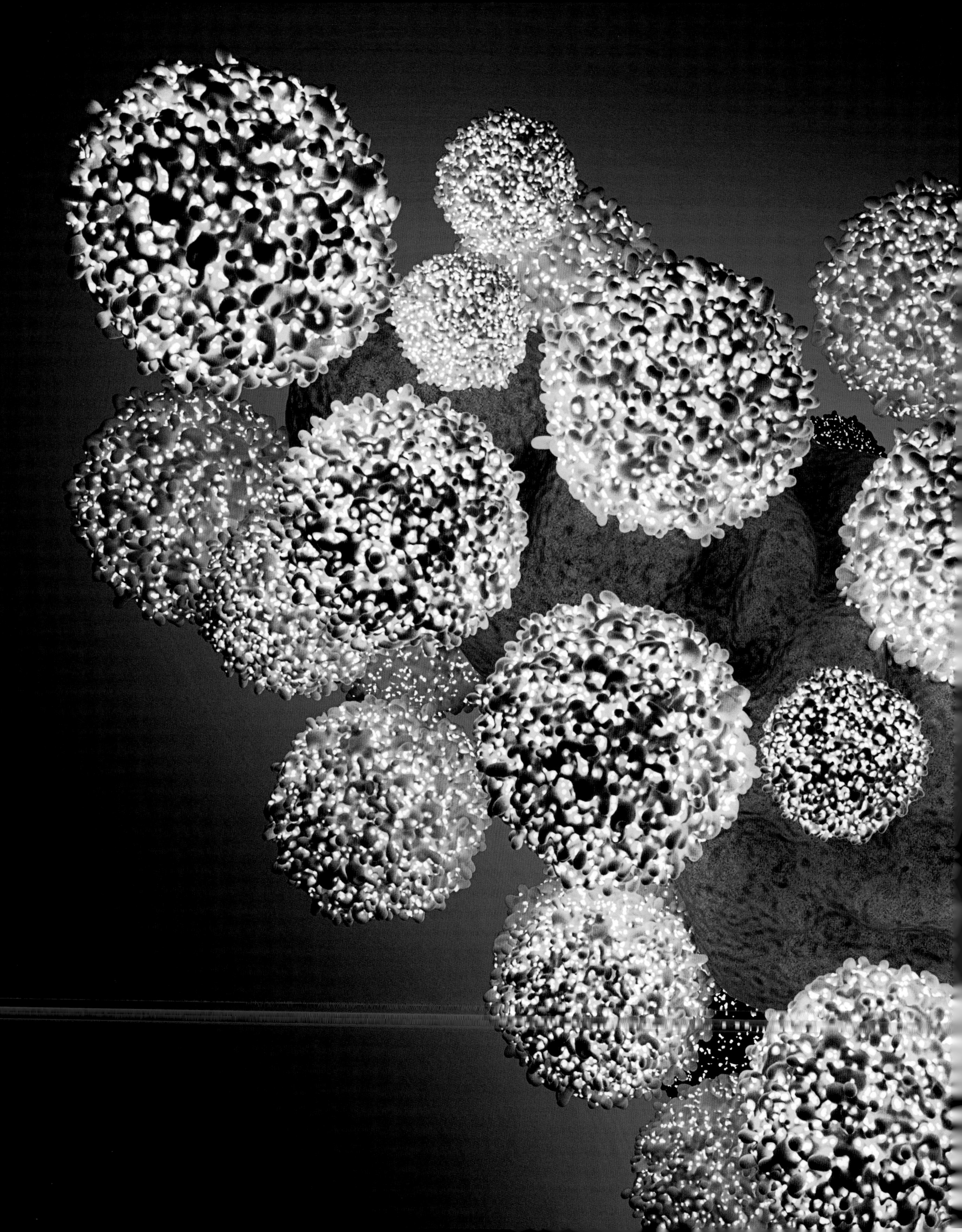

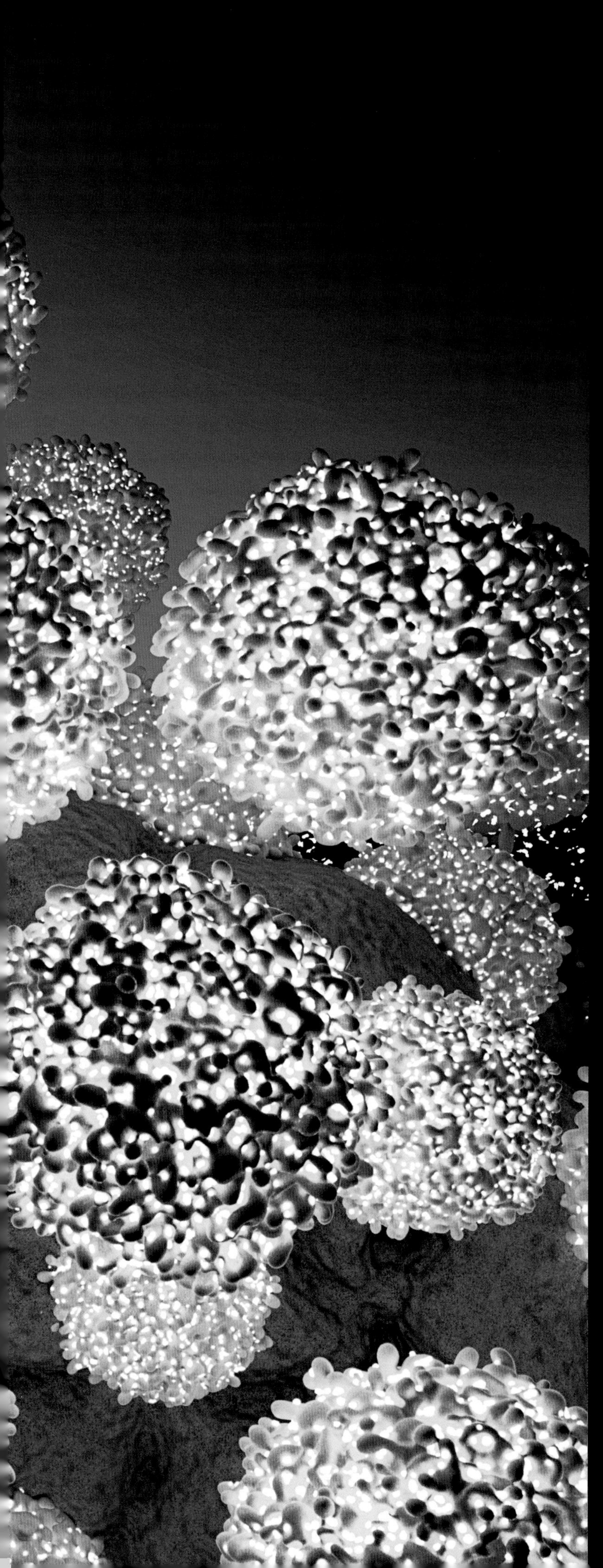

引言

古希腊的希波克拉底是医学史上最伟大的人物之一，他认为："智者应视健康为人类最大福祉……作为医生，有时能治愈，通常是治疗，始终要安慰……要形成两种习惯：帮助，或者至少不要伤害。"即便2300多年过去了，这些话语仍然是至理名言。健康是最为宝贵的东西，而医学在现代世界已居于崇高的地位。很多国家在预防和治疗疾病以及相关卫生服务上投入的资金已超过其国内生产总值的十分之一。

医学的起源扑朔迷离，但所有伟大的古老文明皆有擅长治愈术的专家，世界各地都发展了这一领域的知识学问。各地的传统医术不同，有一些是行之有效的，但也有很多与法术、咒语、神灵、魔鬼及其他超自然现象密切相关。大约从16世纪起，现代医学加快了发展的步伐，在欧洲尤其如此。欧洲的文艺复兴导致了有系统的观察、记录、实验和分析，以及以实证为基础的理性研究方法的兴起，医学从技术发展为科学。

过去两个世纪出现了不少重大进步：疫苗接种，杀菌剂，麻醉剂，细菌的发现以及杀菌的抗生素，膳食、个人卫生和环境卫生的改善，各类放射疗法，人体成像技术，器官移植和植入物，以及治疗癌症方面的进展等。与古代相比，患者的就医体验发生了翻天覆地的变化。不过世界各地的医疗卫生水平仍然存在着巨大差距，尚有各种挑战需要我们去面对，如疟疾、艾滋病、新型冠状病毒肺炎（COVID-19）等流行病，呼吸系统和循环系统的慢性病，为所有人提供干净的水、充足的营养和全面的疫苗接种。21世纪医学领域亦有重要的新疗法出现，利用遗传基因和干细胞的新疗法，以及前景可期的针对不同患者的"个性化药物治疗"等。

上述主题及更多的内容都将在本书中一一介绍。医学历史包罗万象，本书聚焦于医学过去已经取得的重大进步，以及未来人类改善健康、减少疾病的方法。

◁ 新发现层出不穷

如图所示，大量人类免疫缺陷病毒（HIV）颗粒（小亮点）感染人类白细胞（大球体）。20世纪80年代发现的HIV、2014年发现的埃博拉病毒以及2019年发现的COVID-19，都在向人们发出严重警告：新的疾病还将不断涌现。

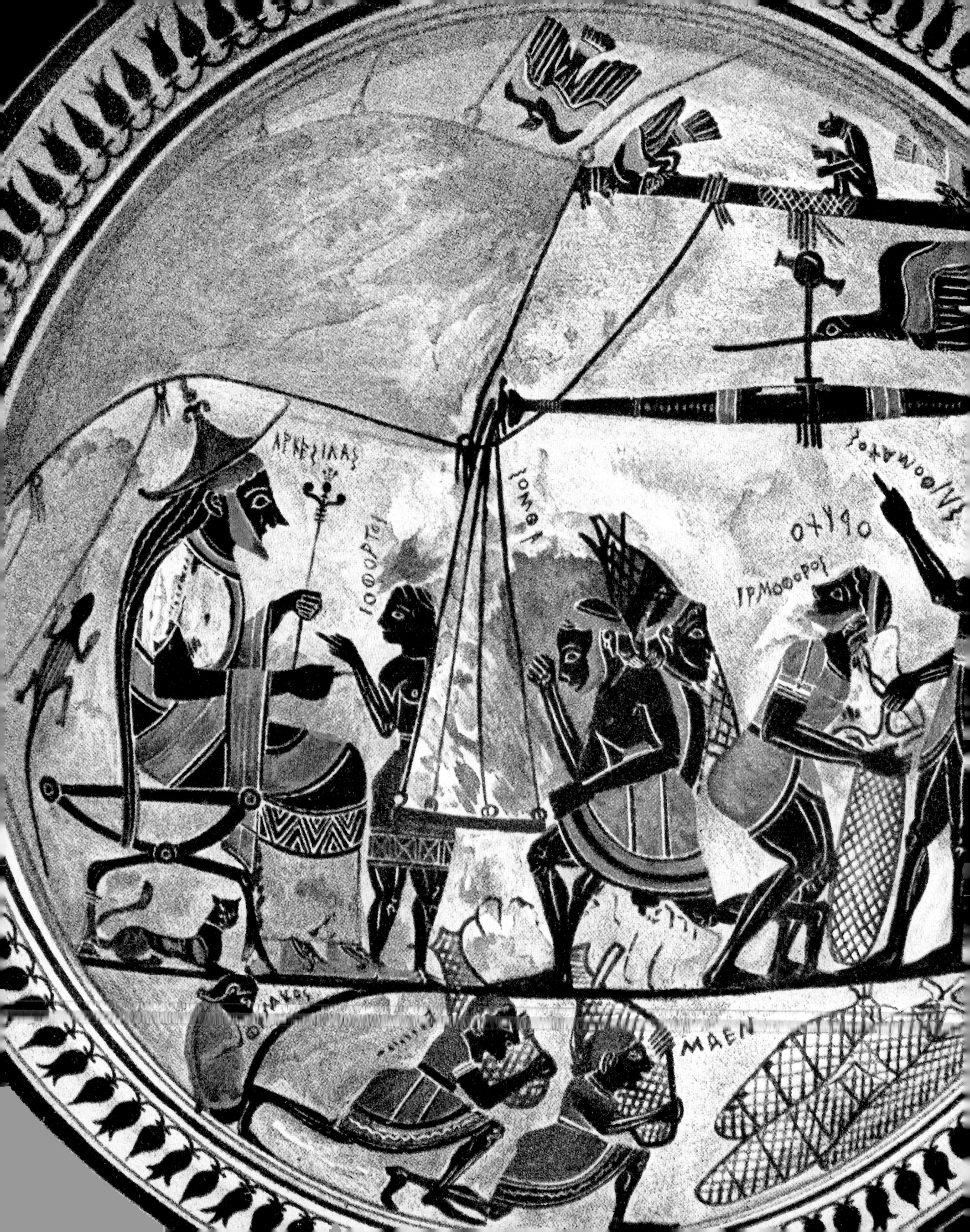

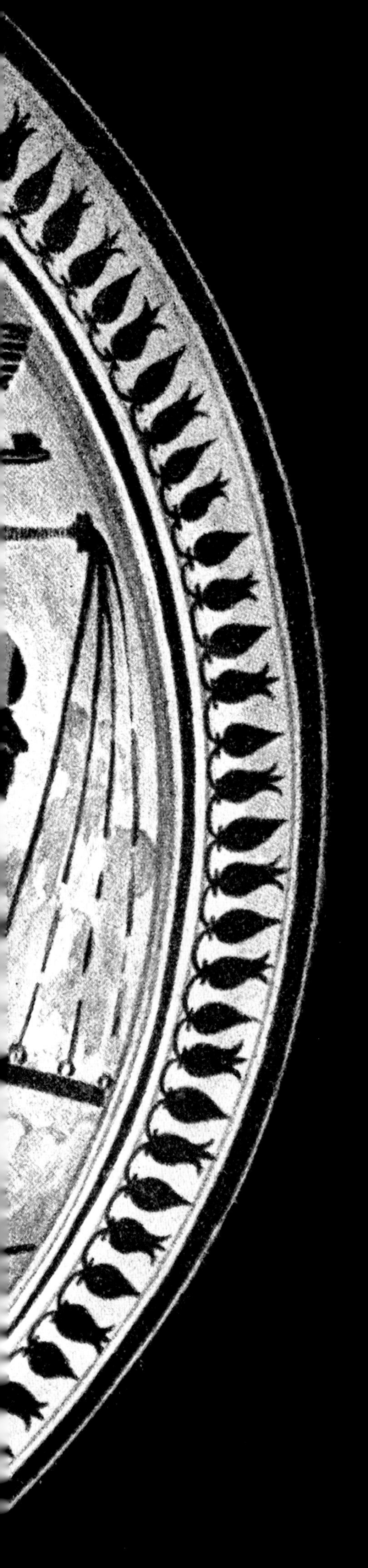

1

古代智慧

公元700年以前

« 阿克西拉斯之杯，上绘称量罗盘草的场景

年表

古代智慧 公元700年以前

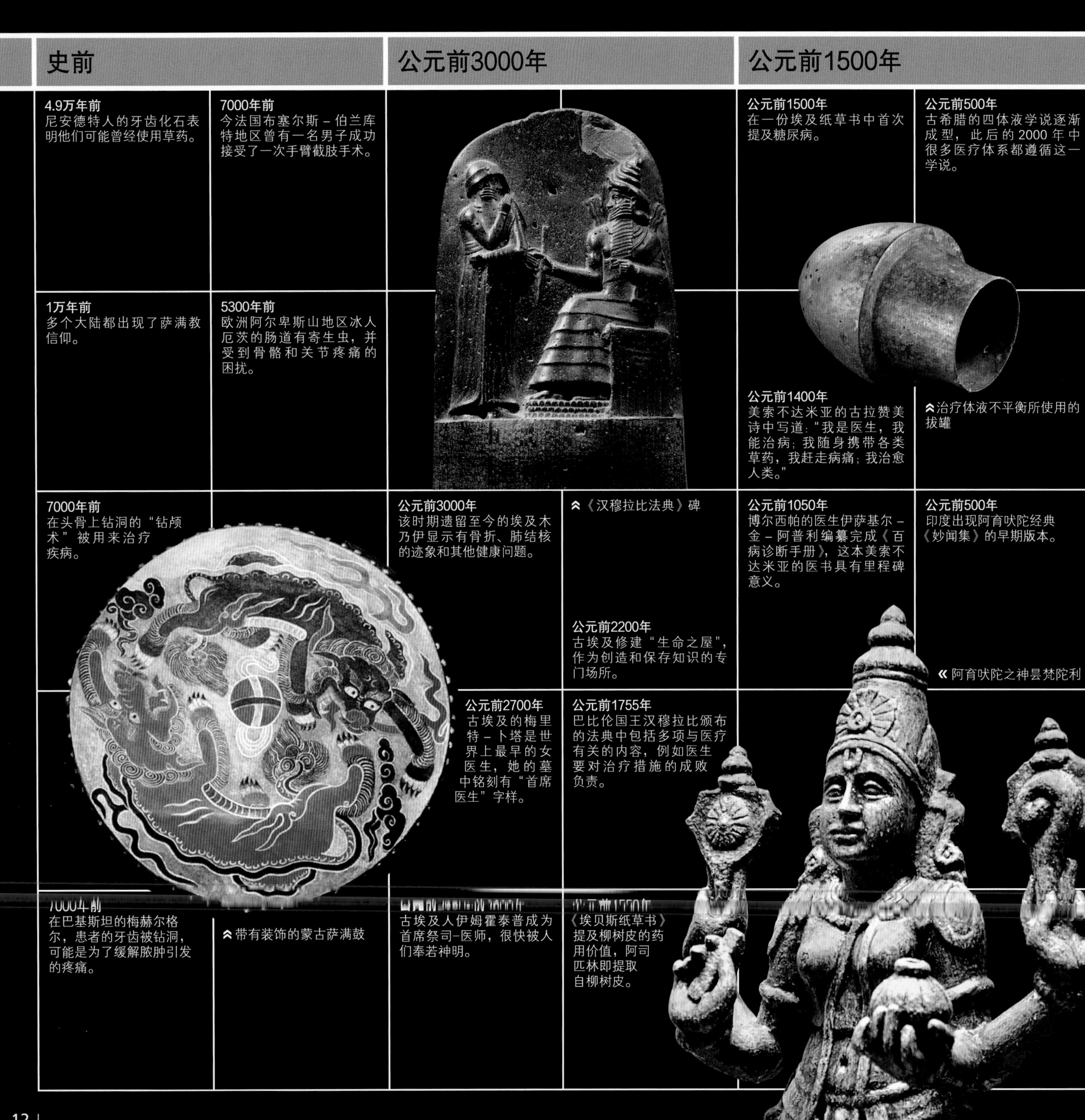

史前

4.9万年前
尼安德特人的牙齿化石表明他们可能曾经使用草药。

7000年前
今法国布塞尔斯－伯兰库特地区曾有一名男子成功接受了一次手臂截肢手术。

1万年前
多个大陆都出现了萨满教信仰。

5300年前
欧洲阿尔卑斯山地区冰人厄茨的肠道有寄生虫，并受到骨骼和关节疼痛的困扰。

7000年前
在头骨上钻洞的“钻颅术”被用来治疗疾病。

7000年前
在巴基斯坦的梅赫尔格尔，患者的牙齿被钻洞，可能是为了缓解脓肿引发的疼痛。

带有装饰的蒙古萨满鼓

公元前3000年

公元前3000年
该时期遗留至今的埃及木乃伊显示有骨折、肺结核的迹象和其他健康问题。

《汉穆拉比法典》碑

公元前2200年
古埃及修建“生命之屋”，作为创造和保存知识的专门场所。

公元前2700年
古埃及的梅里特－卜塔是世界上最早的女医生，她的墓中铭刻有“首席医生”字样。

公元前1755年
巴比伦国王汉穆拉比颁布的法典中包括多项与医疗有关的内容，例如医生要对治疗措施的成败负责。

[illegible]
古埃及人伊姆霍泰普成为首席祭司–医师，很快被人们奉若神明。

公元前1550年
《埃贝斯纸草书》提及柳树皮的药用价值，阿司匹林即提取自柳树皮。

公元前1500年

公元前1500年
在一份埃及纸草书中首次提及糖尿病。

公元前500年
古希腊的四体液学说逐渐成型，此后的2000年中很多医疗体系都遵循这一学说。

公元前1400年
美索不达米亚的古拉赞美诗中写道：“我是医生，我能治病；我随身携带各类草药，我赶走病痛；我治愈人类。”

治疗体液不平衡所使用的拔罐

公元前1050年
博尔西帕的医生伊萨基尔－金－阿普利编纂完成《百病诊断手册》，这本美索不达米亚的医书具有里程碑意义。

公元前500年
印度出现阿育吠陀经典《妙闻集》的早期版本。

阿育吠陀之神昙梵陀利

求生之本能根深蒂固。我们的近亲黑猩猩和大猩猩生病时会用药草和黏土自我治疗。早期人类或许亦是如此。随着文明的发展，社会专业分工更细，人们开始专注于贸易、战争和治疗等不同领域——医学也随之萌芽。美索不达米亚、埃及、中国和印度等伟大的古老文明均发展了各自的医学体系，这些体系大多与神祇、魔鬼和灵界交织在一起。约 2500 年前，古希腊和古罗马有了自己的医学模式，它们更多地关注人体。不过，在 5 世纪欧洲的“黑暗时代”，医学发展陷入停滞状态。

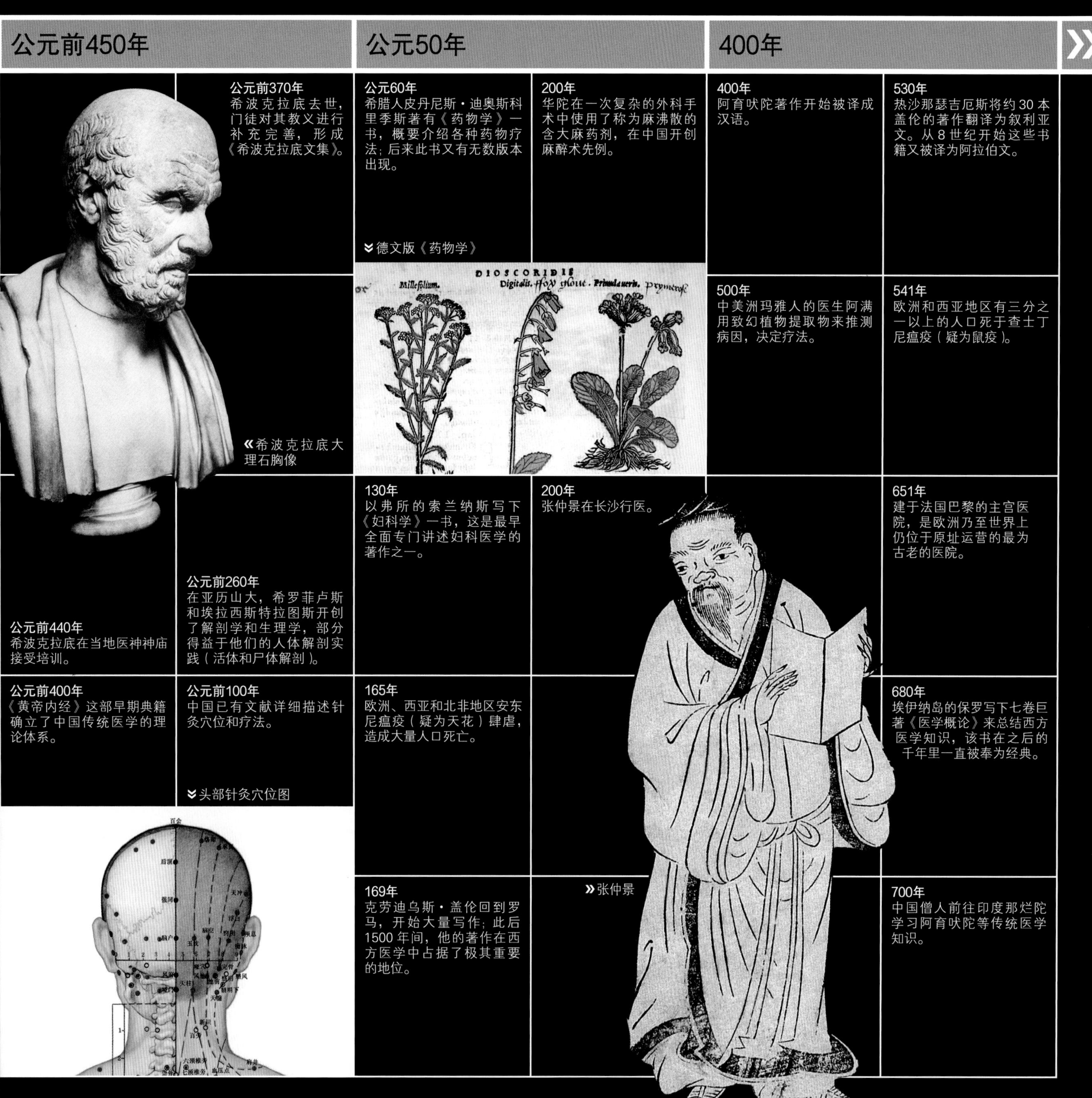

公元前450年

公元前370年
希波克拉底去世，门徒对其教义进行补充完善，形成《希波克拉底文集》。

«希波克拉底大理石胸像

公元前440年
希波克拉底在当地医神神庙接受培训。

公元前260年
在亚历山大，希罗菲卢斯和埃拉西斯特拉图斯开创了解剖学和生理学，部分得益于他们的人体解剖实践（活体和尸体解剖）。

公元前400年
《黄帝内经》这部早期典籍确立了中国传统医学的理论体系。

公元前100年
中国已有文献详细描述针灸穴位和疗法。

»头部针灸穴位图

公元50年

公元60年
希腊人皮丹尼斯·迪奥斯科里季斯著有《药物学》一书，概要介绍各种药物疗法；后来此书又有无数版本出现。

200年
华佗在一次复杂的外科手术中使用了称为麻沸散的含大麻药剂，在中国开创麻醉术先例。

»德文版《药物学》

130年
以弗所的索兰纳斯写下《妇科学》一书，这是最早全面专门讲述妇科医学的著作之一。

200年
张仲景在长沙行医。

165年
欧洲、西亚和北非地区安东尼瘟疫（疑为天花）肆虐，造成大量人口死亡。

169年
克劳迪乌斯·盖伦回到罗马，开始大量写作；此后 1500 年间，他的著作在西方医学中占据了极其重要的地位。

»张仲景

400年

400年
阿育吠陀著作开始被译成汉语。

530年
热沙那瑟吉厄斯将约 30 本盖伦的著作翻译为叙利亚文。从 8 世纪开始这些书籍又被译为阿拉伯文。

500年
中美洲玛雅人的医生阿满用致幻植物提取物来推测病因，决定疗法。

541年
欧洲和西亚地区有三分之一以上的人口死于查士丁尼瘟疫（疑为鼠疫）。

651年
建于法国巴黎的主宫医院，是欧洲乃至世界上仍位于原址运营的最为古老的医院。

680年
埃伊纳岛的保罗写下七卷巨著《医学概论》来总结西方医学知识，该书在之后的千年里一直被奉为经典。

700年
中国僧人前往印度那烂陀学习阿育吠陀等传统医学知识。

疗愈者与草药医生

留存至今的尼安德特人牙齿化石表明，医学的历史可以追溯到近 5 万年前，而现代人类学研究发现，很多文化的健康观念与其信仰体系密不可分，尼安德特人相信一个由友善的精灵、可怕的魔鬼、迷失的灵魂、法术和巫术组成的看不见的世界。

西班牙西北部艾尔席卓恩考古遗址出土的数百件骨头和牙齿化石，属于现已灭绝的尼安德特人，他们与人类血缘最为接近。在尼安德特人的牙菌斑（细菌、食物残渣在牙齿表面形成的一层硬化物质）中发现了西洋蓍草和洋甘菊微体植物化石。这些草药营养价值不高，味道苦涩，但常在传统医学中使用。西洋蓍草有滋补和收敛的功效，洋甘菊则有舒缓和消炎的作用。这些牙齿化石形成于 4.9 万年前，可能是世界上最早的用药证据。

每年对史前医学都有新的发现，这表明史前医学比过去人们认为的更加先进。例如：通过在受伤肢体上涂抹黏土给断骨复位，黏土干燥后可形成固定模；给伤口敷上草药膏后用兽皮绷带包扎；用有些植物汁液缓解烧伤；通过口嚼有些植物来治病，如消化问题可以咀嚼兰花球茎，而咀嚼柳树皮可以退烧镇痛，阿司匹林即提取自柳树皮（见 170~171 页）。

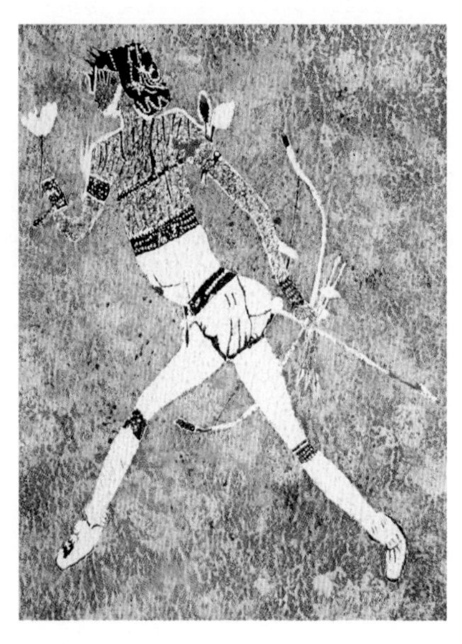

◁ 白妇人
纳米比亚布兰德山的洞穴壁画“白妇人”或许已有2000多年历史。最初人们认为画中为一名女性，但实际可能是一名四肢上涂有白色矿物质的男性非洲萨满或医者在舞蹈祭神。

7000 多年前就有在患者牙齿上钻洞的做法，可能是为了缓解脓肿引起的疼痛；人们还使用弓形钻在头骨上钻洞，称为钻颅术（见 16~17 页）。

早期疗愈者

史前洞穴壁画和岩画上绘有一些穿着打扮特别的人，说明他们身份特殊，是部落中的疗愈者或治疗师。今天美洲、非洲、亚洲和大洋洲的土著文化中仍然有这种负责治病的角色。这些人治疗疾病的手法都带有精神、超自然和宗教信仰的成分，由于疾病常常被归咎于恶灵邪魔，所以疗法包括了献祭、符咒、牺牲和驱魔，以及具有实际作用的方法，例如用草药、矿物质、动物骨骼和血液制成药膏。

◁ 有治疗作用的草药
西洋蓍草在数百年来一直是北半球使用的主流草药。其收敛的功效可以止血，因此在一些地方也被称作治伤草和鼻血草。

能够召唤超自然力量并与灵界沟通的人被称为萨满、巫医、占卜者或疗愈者。无论男女，他们都会举行仪式，通过吟唱、击掌、舞蹈、击鼓、燃烧芳香植物和服药达到迷幻状态，以便与灵界交流。现代分析表明，这些仪式所使用的某些草药含有影响精神和思维的化学物质。

25% 曾用于传统医学的植物占现代药品原材料的比例。

约公元前3300年的奥地利干尸

冰人厄茨

1991 年，在欧洲阿尔卑斯山脉厄茨谷发现了一具天然形成的冷冻男性干尸，人们将其命名为“厄茨”。这具干尸揭示了史前时期人类健康和医疗的很多信息。厄茨死亡时 45 岁，身边有刀、斧、弓、箭、树皮制容器（这或许是史前的一个简单医药包）。在他的物品中还有一些具有泻下和抗生素功效的桦孔菌块。经过彻底检查，发现他的大肠中有寄生鞭虫卵。骸骨 X 射线检查和扫描显示，他的骨头和关节患有痛症。有趣的是，在这些痛点有 50 多处文身。这些文身与已知针灸穴位相对应，也许是用于缓解病痛的象征性“疗法”。

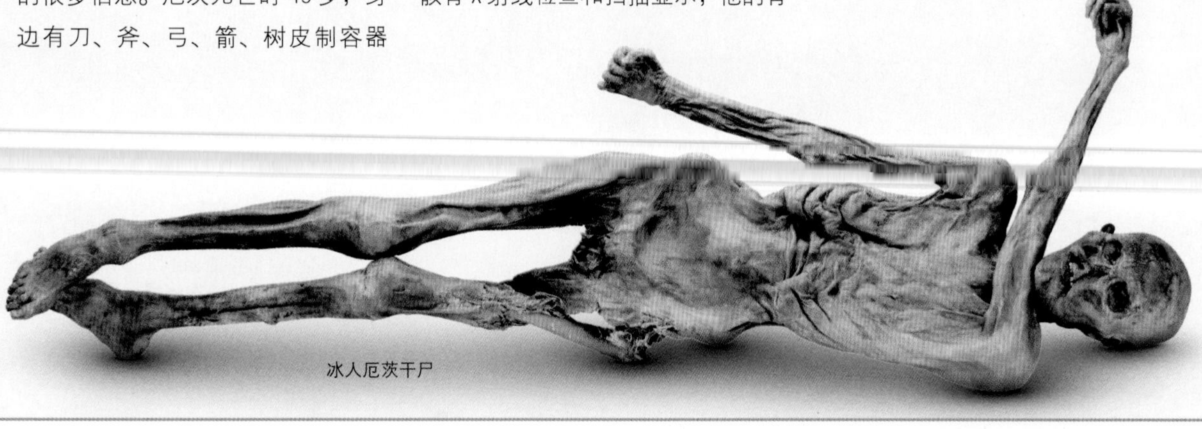

冰人厄茨干尸

萨满教（见 18~19 页）在非洲和美洲尤其盛行。美洲印第安人部落的信仰和医术各有不同，但也有一些共性，他们都认为健康意味着思想、身体和灵魂的平衡状态。疗愈就是由萨满施术，恢复这三方面的平衡，例如调整个人思想和情绪，使用草药治疗，祈祷并向神灵献祭。萨满通常从学徒开始，资深的师傅指导他们学习使用护身符、象征物品和符咒来完成仪式。萨满占卜时将骨头、羽毛和水晶等天然物件散开，用以揭示病因，确定疗法。

> “各种**药草可制成药物**，为我们治愈疾病。我们对此表示感谢。”
>
> 美洲原住民易洛魁人祭文

哥伦布发现新大陆之前，中美洲玛雅文明的疗愈师被称为阿满。他们花费大量时间讨论患者的个人生活、习惯和困扰——这种做法如今可以称为精神疗法或是心理咨询。

医用草药

很多地区现今仍使用草药治病。在西非和中非地区，小剂量使用灌木依波加的根皮可起兴奋剂的作用，大剂量使用则会产生幻觉。南非草药布枯的精油十分珍贵，在传统疗法中它可用来治疗某些消化和泌尿系统疾病。在北美地区，以药用烟斗吸烟是祈祷和疗愈仪式的重要环节，萨满还有许多其他传统草药可以选择。

阿兹特克人也曾大量使用草药，他们同样认为健康问题源于神灵。他们最为重要的药物之一是龙舌兰酒，这是一种用多汁植物龙舌兰发酵制成的酒精饮料。在南美洲一些地区，吐根被用作催吐药；咀嚼古柯树叶被发现有兴奋作用——当前全球滥用的毒品可卡因即提取自古柯。

▽ **最早的草药**

研究表明，艾尔席卓恩地区的尼安德特人带有能尝出苦味的基因。这说明他们选择西洋蓍草和洋甘菊是出于味道之外的原因，比如用于治病。

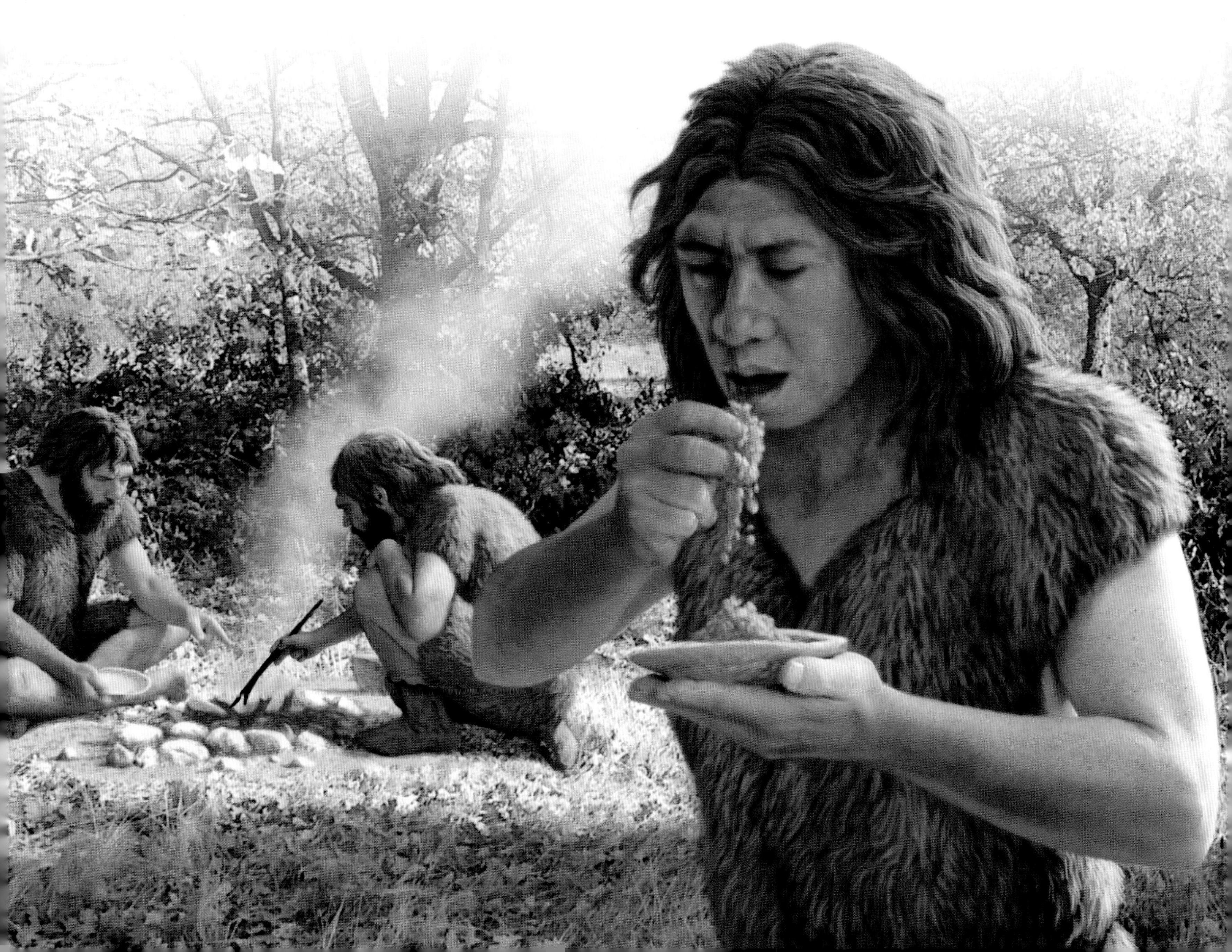

早期外科手术

外科手术的最初用途尚不清楚，但石器时代的刮刀和刀片肯定锋利得足以切开肉体，可能还曾用来切除肿块。开刀手术最早的确凿证据是钻颅术——凿或钻穿颅骨到大脑。

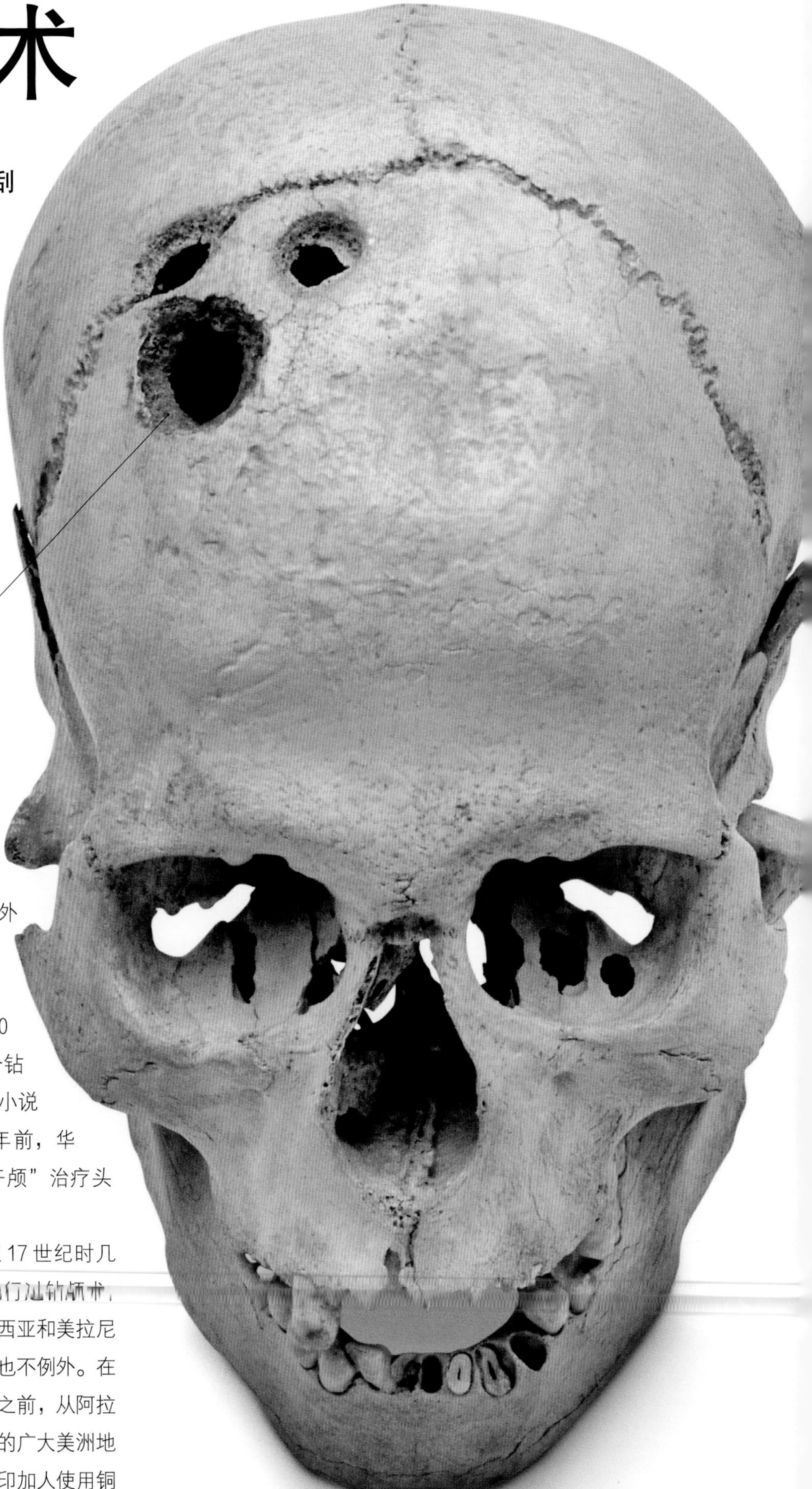

▷ 多处开孔
这件约4000年前的头骨多处开孔，出土于杰里科。大小不同的圆形开孔边缘平整，说明使用了数个钻具。

骨骼新生的痕迹表明患者康复

钻颅术又称环钻术，即在头颅上开孔的手术。通常开孔位置在前额或头顶。早期人类实施钻颅术可能是出于宗教和祭祀仪式的目的，或是为了治疗疾病。一次对新石器时代骸骨（其中一些的历史可以追溯至7000多年前）进行的大规模调查发现，大约十分之一的头骨上有完整的开孔，或是有尝试开孔的痕迹。在这些最早的例子中，头骨开孔使用的是石制刀片或刮刀，也可能是用石锤敲打凿子状工具，孔的边缘呈锯齿状，并不平整。从孔的形状可以看出，大型猫科动物及其他食肉动物的牙齿也曾被用来开孔。某些头骨被削掉了一片圆骨，可能被用来留作纪念。

全球均有发现

在古埃及、古希腊、古罗马、西非和中国，都有很多外科医生熟悉钻颅术，并有相关著述。克什米尔地区一件4000年前的头骨上有多个钻颅开孔。据中国古代小说中的描写，2000多年前，华佗曾建议为曹操“开颅”治疗头疼，但被拒绝。

有证据表明，至17世纪时几乎所有大陆上都曾进行过钻颅术，甚至是太平洋波利尼西亚和美拉尼西亚这样偏远的群岛也不例外。在哥伦布发现美洲大陆之前，从阿拉斯加到南美洲最南端的广大美洲地区普遍实施钻颅术。印加人使用铜

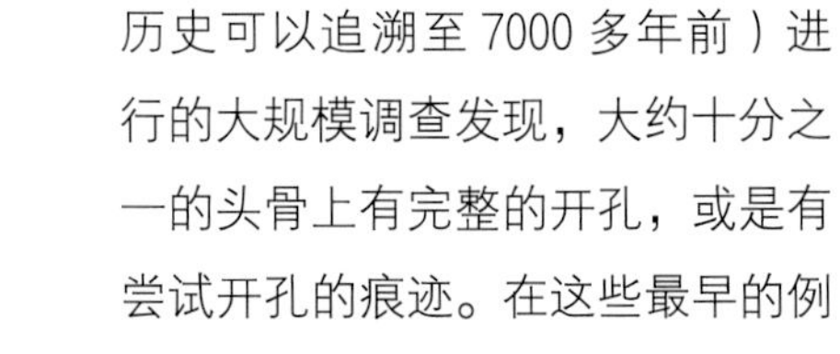

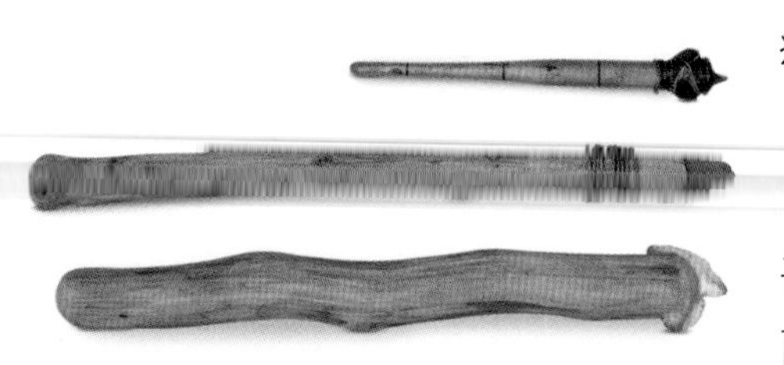

△ 石器时代的开颅钻具
图为新石器时代钻具复制品，下方两件钻头为燧石，上方钻头为鲨鱼牙齿。使用时可能是用双掌快速搓动钻柄。

或燧石制成的祭礼用刀，在头骨上划出四条笔直的切线，呈井字形，来切除一块方骨。阿兹特克人则更喜欢使用玻璃似的黑曜石制成的刀片。

触及大脑

52 **次 18 世纪中期，法国外科医生让－雅克·布埃斯塔在两个月中对一位患者实施钻颅术的次数。**

钻颅术通常首先将头皮及皮下组织切开、分离并翻折，露出头骨（头皮和皮下组织术后可再复原）。之后在头骨上开孔，露出脑膜，有时会露出灰色的大脑皮层。有些手术记录称患者术时深度醉酒，或是在术中服用草药或菌类镇静剂以及天然止痛药，但也有不少人钻颅时未经麻醉。尽管这种手术的感染风险很高，但骨骼愈合的迹象表明很多患者术后还活着。

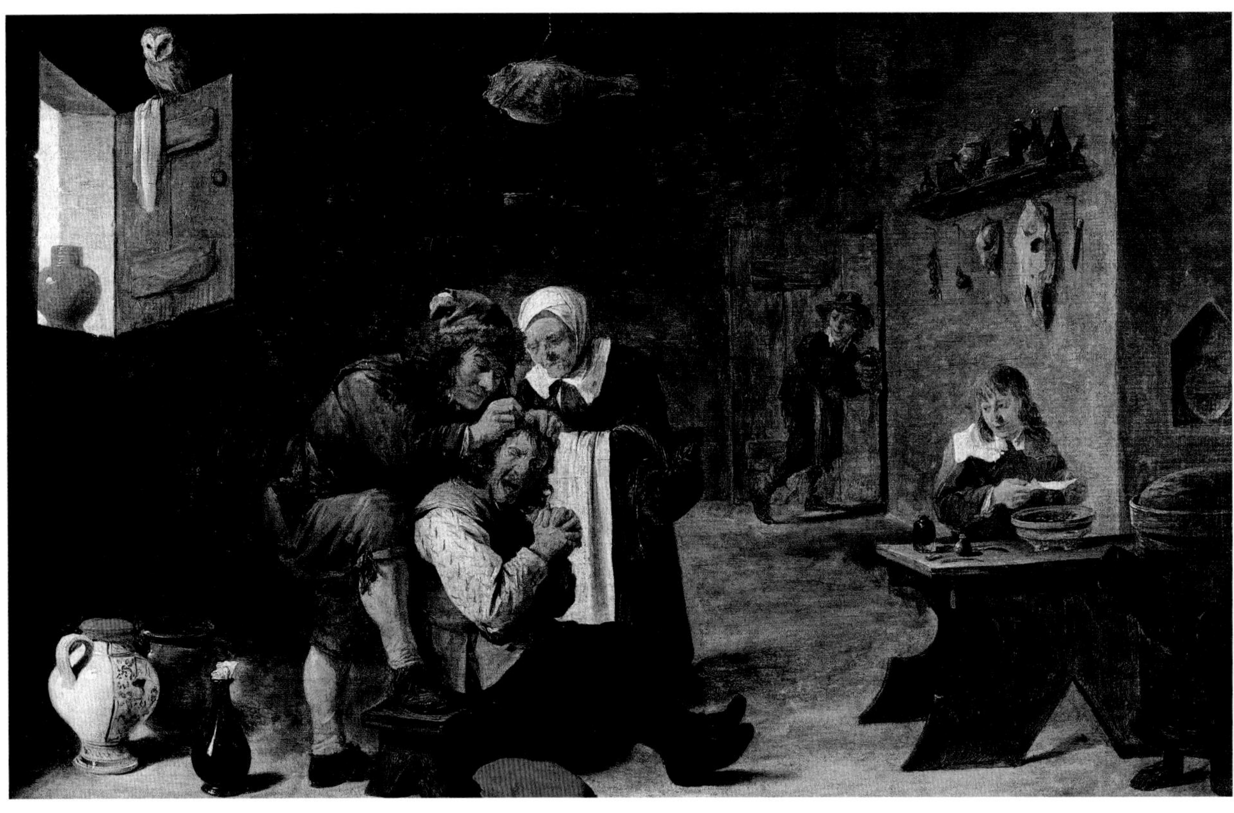

“当**骨头**因**武器击打**出现**凹陷**时……伴有骨折和挫伤……需要实施**钻颅术**。”

希波克拉底，公元前 4 世纪《论头部之损伤》

△ 痛苦的过程

这是一幅创作于 17 世纪的画作，名为《人脑外科手术》。佛兰德的画家小戴维·特尼耶描绘了一名理发师兼外科大夫在女助手的协助下用一把小刀实施钻颅术。

手术工具

欧洲中世纪时使用钻头旋转式机械环锯。将金属或石质尖头棍用弓弦缠裹数圈，然后来回拉弓，尖头棍即可快速旋转。16 世纪 70 年代末，带金属齿轮的木工钻具可以匹配多种型号的硬钻头和磨石，打出边缘平整的圆形钻孔。不过，钻具很

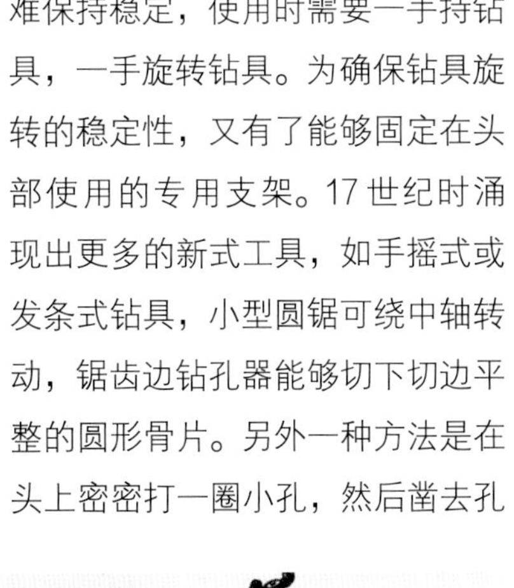

难保持稳定，使用时需要一手持钻具，一手旋转钻具。为确保钻具旋转的稳定性，又有了能够固定在头部使用的专用支架。17 世纪时涌现出更多的新式工具，如手摇式或发条式钻具，小型圆锯可绕中轴转动，锯齿边钻孔器能够切下切边平整的圆形骨片。另外一种方法是在头上密密打一圈小孔，然后凿去孔眼之间的骨头，取下圈中部分。

极端方法

这种痛苦而危险的手术可能用于治疗没有明显外因的疾病，如剧烈头痛和偏头痛、癫痫抽搐、脑炎（大脑组织发炎）、脑部肿瘤和脑出血。钻颅术也适用于治疗深度创伤，以及因事故或战斗造成的头骨骨折、凹陷或骨裂。16 世纪法国理发师兼外科医生安布鲁瓦兹·帕雷（见 78~79 页）曾介绍多种钻颅术，还设计了自己的钻颅装备。

在早期南美文化中，钻颅术可能曾用于死者（也许是有权势的酋长），希望能将起死回生的新生命力引入头中，实现死而复生。

中世纪欧洲文化中，治疗妄想症、抑郁症和双相障碍等病症也使用钻颅术。当时人们认为恶魔附身是此类疾病的根源，头骨钻洞据说可以在驱魔时给魔鬼一个急需的出口。切除的骨片此后可以作为护身符或吉祥物，佩戴它能够让魔鬼远离。

18 世纪起，钻颅术开始逐渐退出西方医学的舞台。癫痫和偏头痛等病症开始有了专业的治疗方法，尤其是在新药物开发出来之后，钻颅术作为外科手术疗法的作用渐渐衰落。不过，现代外科手术中亦有类似做法，使用精密仪器和电钻接触脑组织治疗各类疾病。

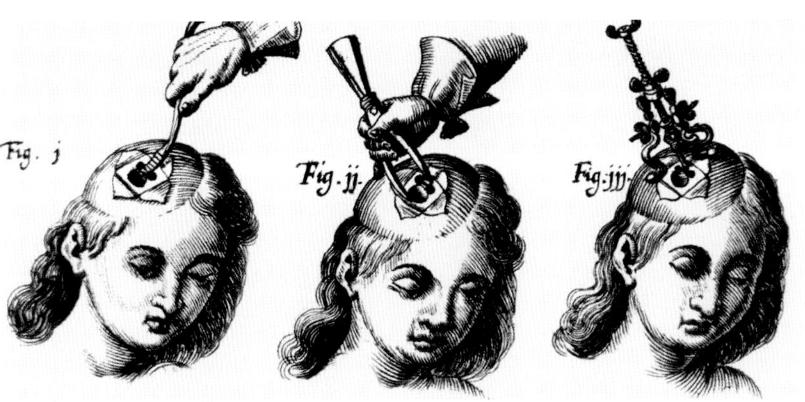

◁ 钻颅工具

这幅 17 世纪的插图中可见三种不同类型的钻颅工具，其中一件是用四脚支架固定在患者头部的旋转装置。

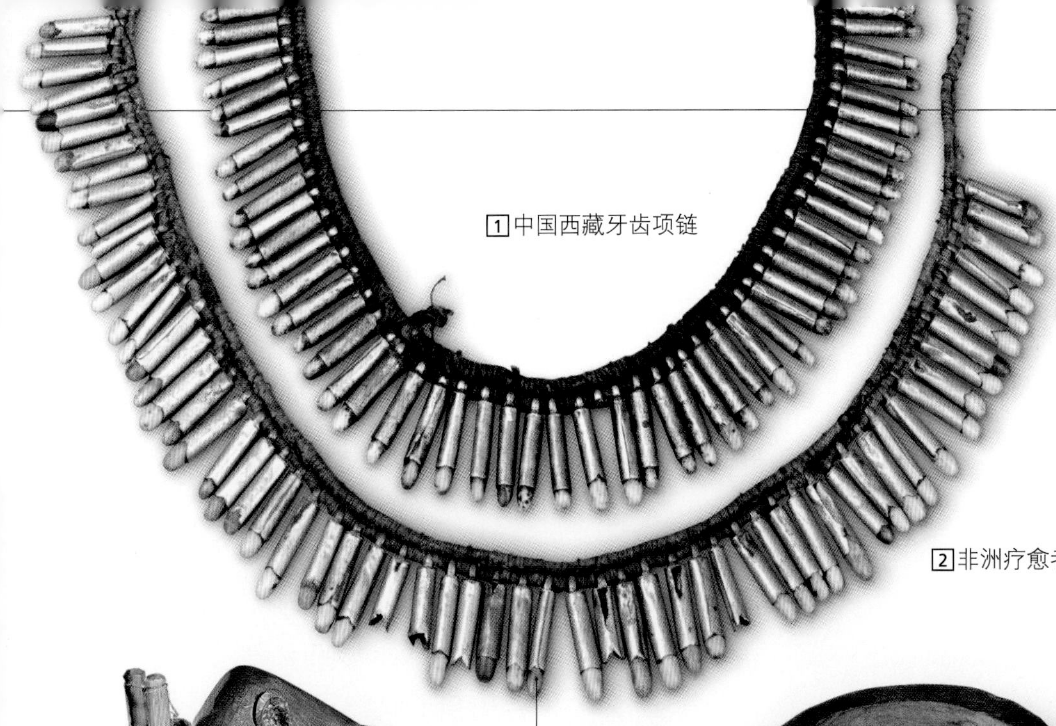

1 中国西藏牙齿项链

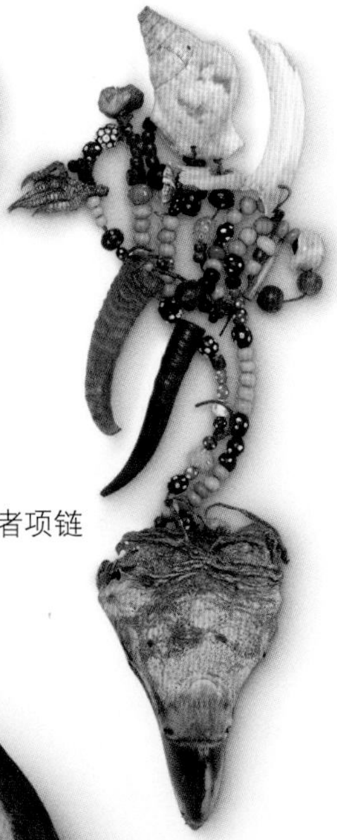

2 非洲疗愈者项链

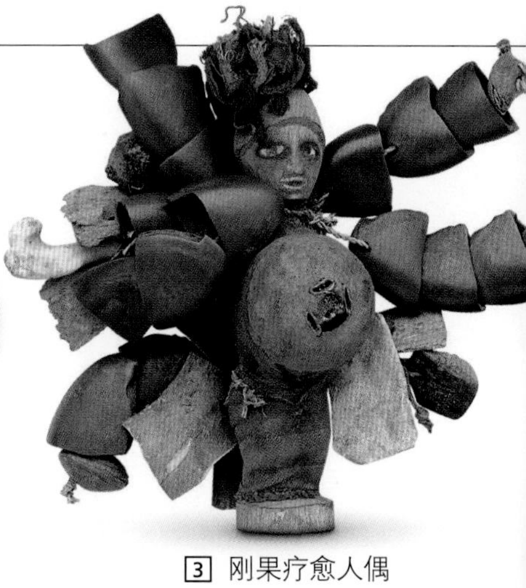

3 刚果疗愈人偶

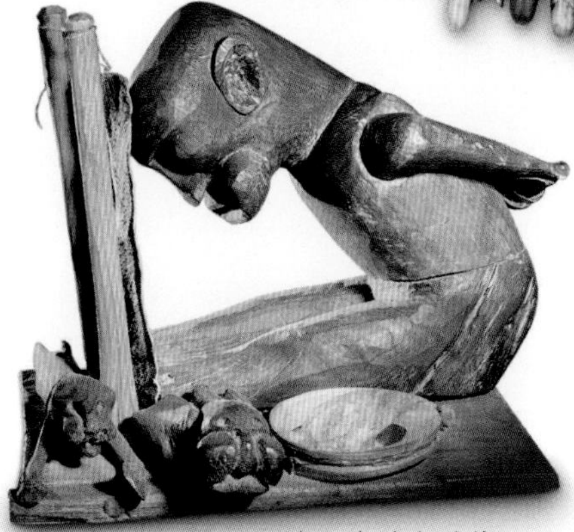

牙齿被包在金属中

4 因纽特人降神会雕像

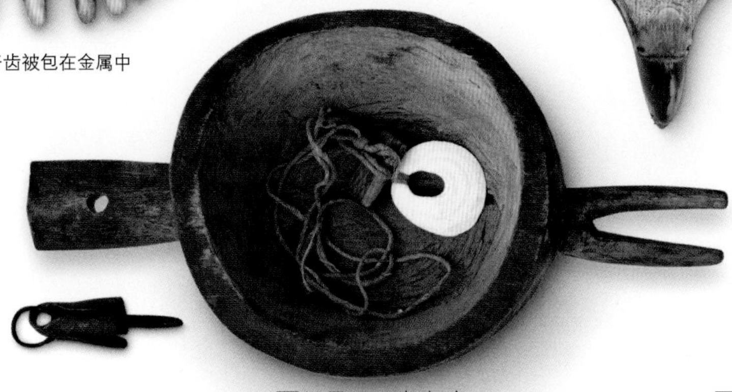

5 坦桑尼亚占卜碗

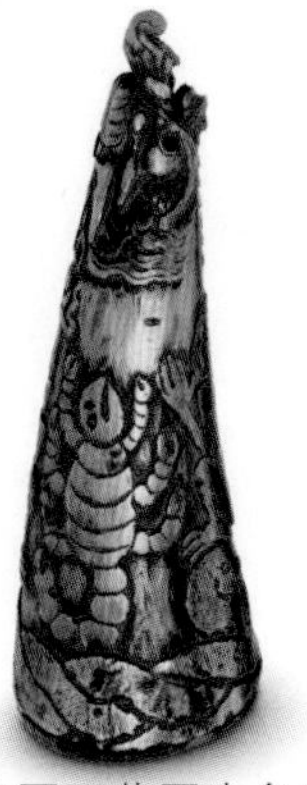

6 中国西藏犀牛角容器

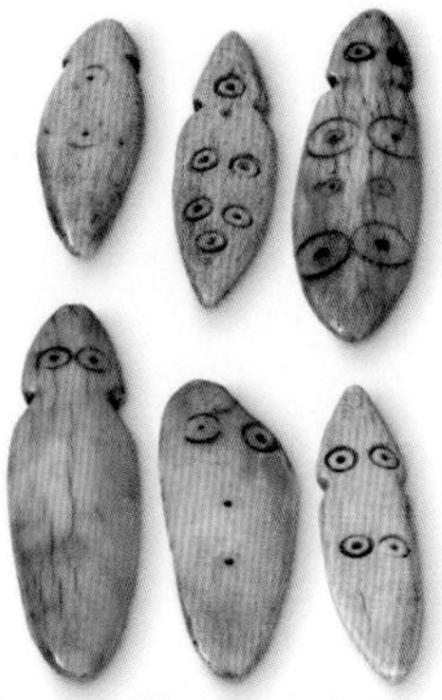

7 赞比亚占卜骨

萨满教

萨满通过接触看不到的神灵世界来帮助治愈病人，此类传统几乎遍布世界各地（见 14~15 页）。萨满使用护身符和面具等各类物品来召唤并指引他们的力量。

1 **中国西藏牙齿项链** 这条项链由许多小牙齿串成，据说可以辟邪。2 **非洲疗愈者项链** 这条项链上的吉祥物有牙齿、贝壳、爪子、种子和鸟头骨。3 **刚果疗愈人偶** 这件用来防范疾病的涅特瓦小塑像用木头、坚果、皮革、骨头和布料制成。4 **因纽特人降神会雕像** 这件雕刻作品描绘了一位迷幻状态下的萨满，身边有两名想象的助手。5 **坦桑尼亚占卜碗** 在碗中晃动石头、骨头和牙齿等物品，停止晃动时物品停留的位置被认为可以揭示特定问题的答案。6 **中国西藏犀牛角容器** 虽然已经被证伪，但犀牛角能治病的传闻经久不衰。7 **赞比亚占卜骨** 萨满将这种雕花鱼形骨扔到垫子上或碗里，然后依据它们排列的状态进行解读。8 **斯里兰卡驱魔面具** 这件凶神摩诃科拉面具用来将魔鬼驱离人身。9 **美洲印第安人面具** 易洛魁萨满佩戴断鼻梁面具，代表传说中的疗愈者哈多伊。10 **美洲印第安人扇子** 平原印第安人认为鸟类中鹰最为神圣，用鹰羽毛制作的扇子为病人降温可以传递鹰的治愈能力。11 **中国西藏头饰** 头饰顶部的火焰状头骨据说可以吓跑恶魔。12 **马来西亚萨满上衣** 这件衣服用穿山甲皮制成。传统医学常常将这种有鳞的食蚁动物的鳞片入药。13 **美洲印第安人的捕魂器** 这种护身符据称可以收回病人游离的灵魂。14 **蒙古装饰鼓** 人们用鼓打出持续的节拍，召唤神灵。15 **特里吉特蛎鹬摇铃** 北美洲西北海岸的特里吉特人将摇铃雕刻成鸟的形状——这件是蛎鹬形。

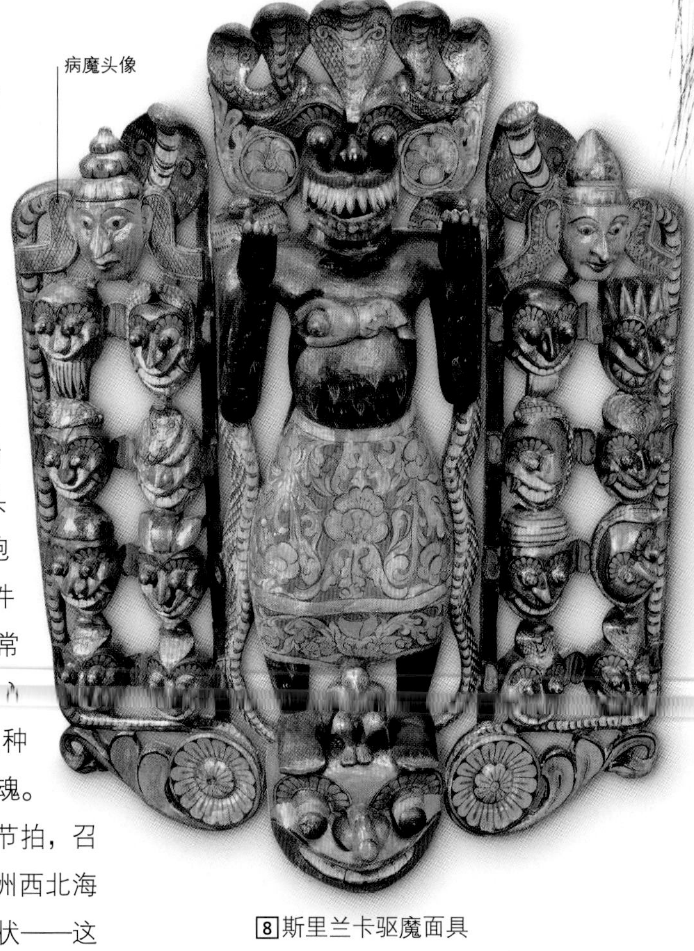

病魔头像

8 斯里兰卡驱魔面具

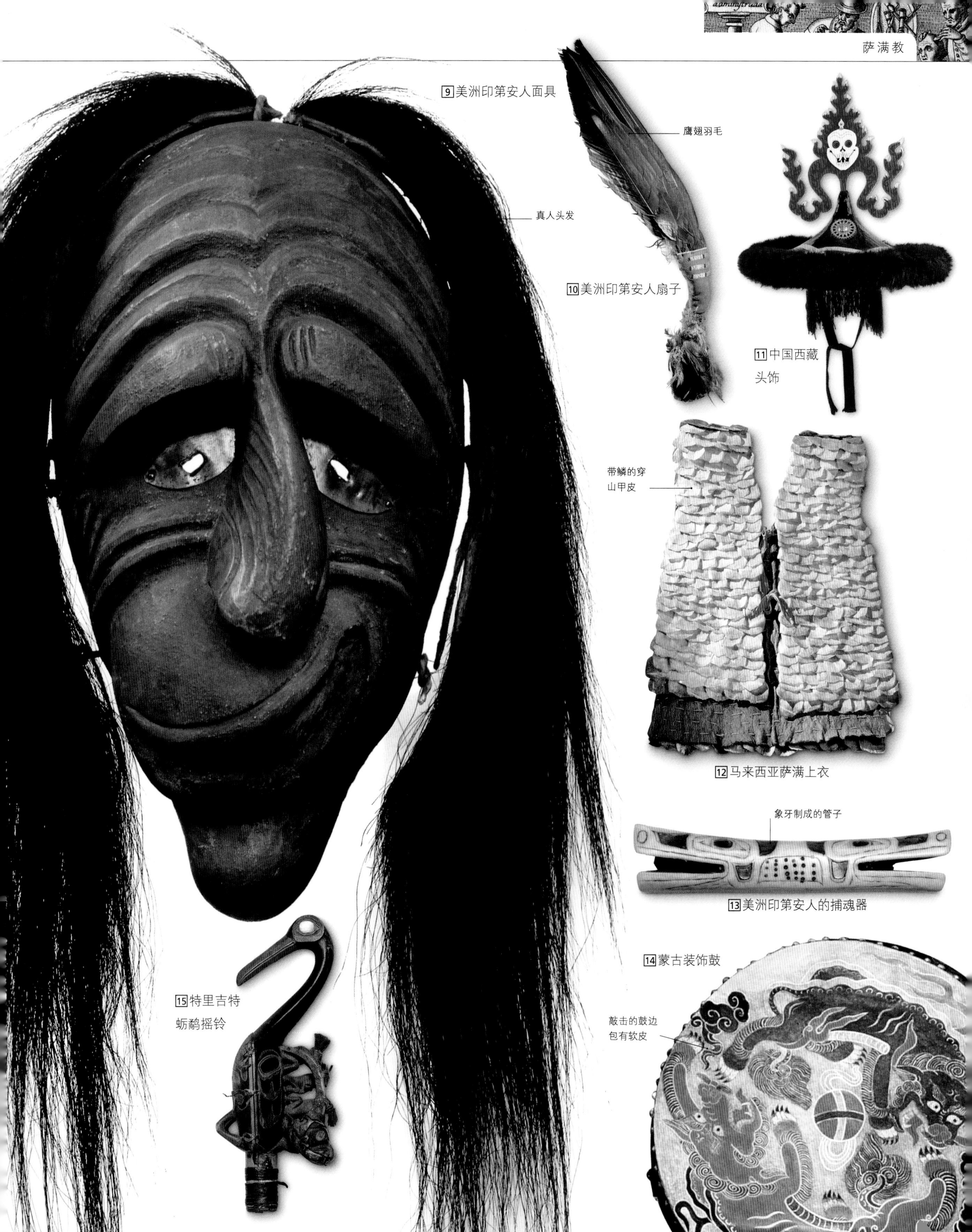

9 美洲印第安人面具

10 美洲印第安人扇子

11 中国西藏头饰

12 马来西亚萨满上衣

13 美洲印第安人的捕魂器

14 蒙古装饰鼓

15 特里吉特蛎鹬摇铃

古埃及医学

对于古埃及人而言，医学和疗愈与宗教信仰不可分割。古埃及医生曾编写过人类疾病手册，分享了一些外科知识，但他们的疗法往往围绕着法术、符咒以及向神灵的祈祷。

古埃及医学最重要的人物是伊姆霍泰普。他活跃于古王国时代早期的公元前2630年前后，是祭司－医师这一特殊群体的领袖。伊姆霍泰普身世不详，他可能只是一名普通公民，并无王室血统。但是他的声望扶摇直上，在世时就已被奉若神明，人们认为他是塞赫迈特（疗愈女神）与卜塔（创世之神）之子。

由于伊姆霍泰普迅速被神化，所以人们很难辨别对其生平和成就的记录究竟是真是假。他可能是行医的疗愈师，向患者发放草药和药剂，但更有可能的情况是他领导了一队医生，而这些医生的成就都被归功于他。他还担任过法老的大臣、金字塔建筑师以及太阳神拉神的大祭司。虽然古埃及文明2300多年前就已衰亡，但伊姆霍泰普仍旧受人朝拜，古希腊时期他与希腊神话中的药神阿斯克勒庇俄斯被共同尊为医药之神（见32~33页）。

▷ 狮头女神

塞赫迈特（意为“强大有力”）是古埃及疗愈女神。她也是战争女神和太阳神。通常为母狮头形象，头顶太阳圆盘和眼镜蛇王冠。

身体通道

在伊姆霍泰普的影响下，其他古埃及祭司－医师致力于疾病理论研究的发展。他们以尼罗河同庄稼地之间挖掘的灌溉水道为例，认为人体中有多达46条通道，大多数源自心脏。他们对于解剖学仅有模糊认识，可能把动脉、静脉和肠——也许还有肌腱和神经——视为身体通道。他们认为通道中的“畅通”对于健康具有重要意义，身体通道可能会被邪魔堵住，引发疾病。他们的治疗方法是使用各类通便药、泻药和催吐药打通这些通道，并向相关神明祈祷献祭，以求消除病根。

通道理论是医学史上的重要转折点。虽然属于形而上学，但它是把疾病与人体生理过程联系起来的最早尝试之一，并最终发展成关注人体的疗法，而不仅仅是为了安抚神灵。

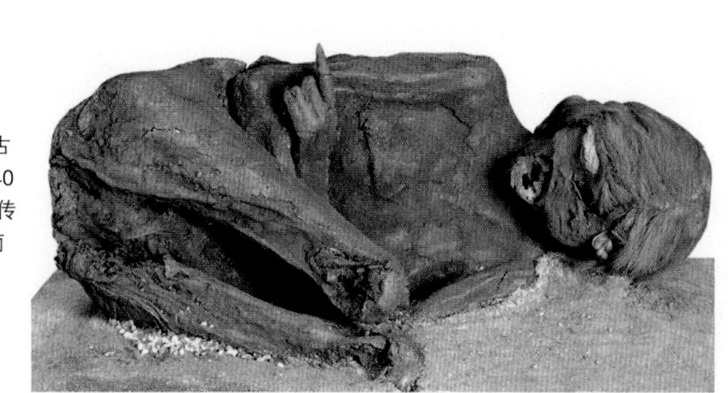

▷ 木乃伊病理

对木乃伊的研究显示，古埃及人的平均寿命为40岁。主要死亡原因包括传染病和寄生虫病，细菌感染和引起心衰的动脉粥样硬化。

医学纸草文献

关于古埃及医学的很多知识来自留存至今的纸草文献。其中最为重要且时间最早的是《卡珲纸草书》（约公元前1800年），又称《妇科纸草书》。此外还有埃德温·史密斯、埃贝斯、赫斯特、埃尔曼、伦敦、布鲁格施和切斯特·贝蒂的纸草书。

纸草书通常以发现者、出资者、翻译者或存放地点命名。没有某位医生单独创作的纸草书，许多纸草书似乎是在早先版本的基础上改写或补充而成。其中最长的

> **“使用明矾后用绷带包扎起来**，然后每天**涂抹蜂蜜**，直到康复。”
>
> 肋骨脱臼疗法，《埃德温·史密斯纸草书》，约公元前1600年

▷《埃德温·史密斯纸草书》

《埃德温·史密斯纸草书》于公元前1600年前后用埃及僧侣体写成，是世界上现存最古老的有关外科医疗的文本。它可能改编自时间更早的4000多年前的一系列记录文本。

一部是《埃贝斯纸草书》(约公元前1550年),其中列举了数百种抵御恶灵的魔咒与经文,以及矿物和草药疗法。纸草书中也描述了一些疾病,如寄生虫病、肠道疾病、溃疡、泌尿问题、妇科疾病、皮疹以及眼耳疾病。

更有条理的方法

《埃德温·史密斯纸草书》的历史可以追溯至公元前1600年前后,它更为系统化,更具说明性——更接近现代医学著作。其中共有48份典型的"病历"。病历记录从头部问题的案例开始,采用合理的

"【心脏】通过人体各处的血管末端'说话'。"

"心脏与血管",《埃贝斯纸草书》,公元前1550年

方法依次研究身体各个部位,检查、诊断、预后和治疗都有相应的标题和注释。

例如:"脸颊裂口医治指导。如果你在检查一位脸颊有裂口的男子时,发现裂口外侧有肿胀、隆起和发红的迹象,应诊断如下:患者脸颊有裂口。疾病亟待治疗。你应于首日用鲜肉敷裹患处,并以此方法持续治疗,直至肿胀减轻。之后用油脂、蜂蜜每日垫敷,直至康复。"生肉被认为可以止血,蜂蜜则可防止感染。《埃德温·史密斯纸草书》很可能是教学资料。内容主要涉及创伤、一般外伤、正骨和外科小手术。战地医生可能以此为参考治疗伤兵。检查患者后再诊断在现代是医生行医的必要程序,但这一方法在古埃及实属创新。当时人们往往将疾病归咎于恶灵作祟,用献祭和诵经的方法治疗。《埃德温·史密斯纸草书》关注实用建议而非法术,在那个时代可谓不同寻常。

外科手术

有证据表明,古埃及的外科手术仅限于人体外部,剖开人体的真正开刀手术闻所未闻,只有在制作木乃伊时才在死者身上开刀(见22~23页)。钻颅术(在头骨上钻洞或刮削开孔)属于例外,可能用于治疗颅脑损伤、偏头痛、癫痫和精神失常,以及驱逐邪灵。

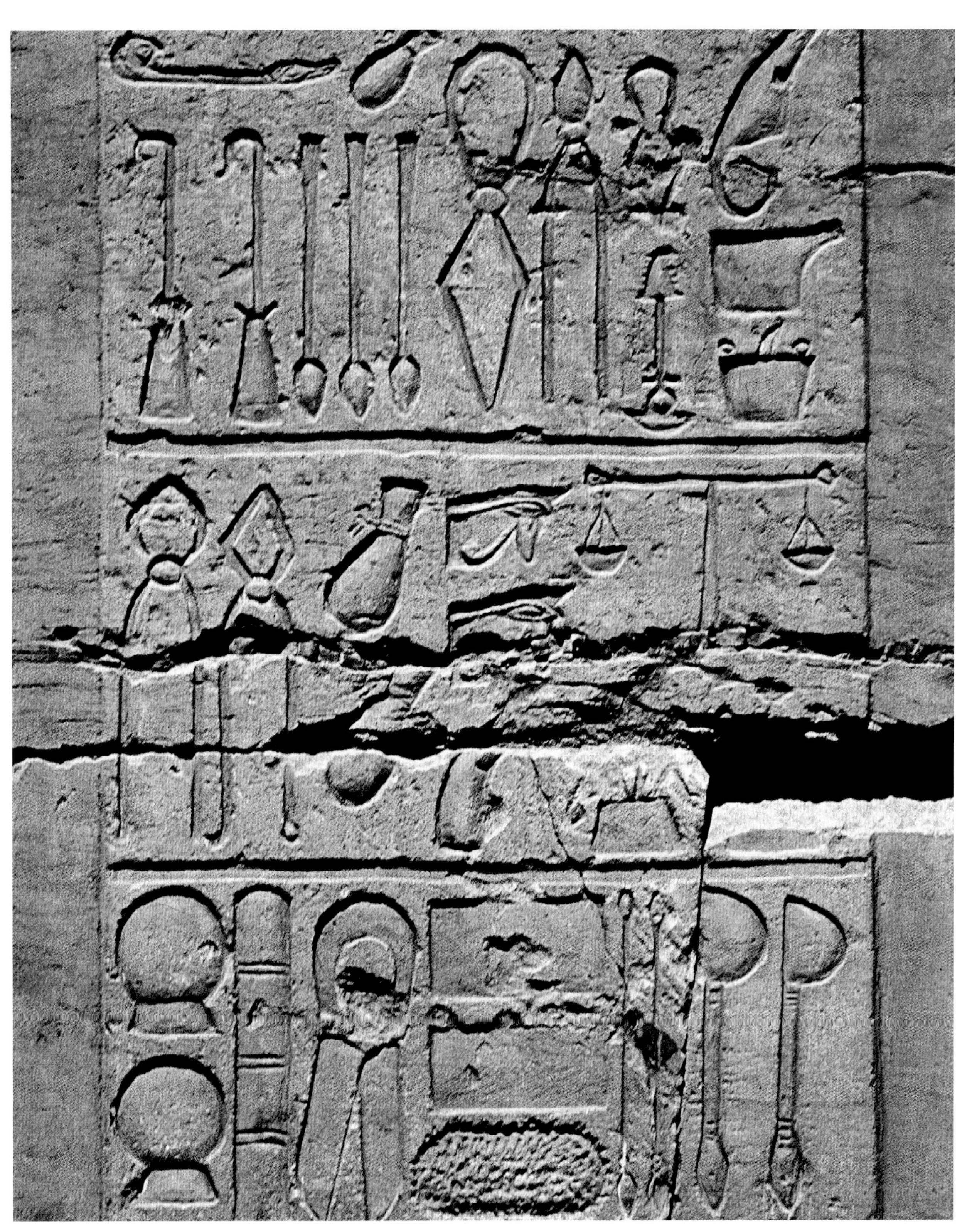

▷ 古代外科手术工具

这是埃及考姆翁布一座神庙中的一件公元前100年前后的浮雕作品,展示了各类医疗和外科手术工具,如镊子、手术刀和锯。这座神庙在古代也被用作疗养院。

木乃伊的奥秘

现今对埃及木乃伊的研究，采用了一些最为先进的技术，如用医学成像技术来检查最为古老的遗体保存方法。扫描结果显示的细节告诉我们，在古埃及即使最有权势的人也会有骨折、肠道寄生虫、肾结核等各种健康问题的困扰。

最古老的埃及木乃伊约为5000年前制作。它们是使用钠盐、砷和汞等元素的混合物（让遗体脱水，防止腐烂）及芳香油和树脂进行保存的。遗体随后用亚麻布条缠裹。此类木乃伊软硬组织的解剖结构都得以保留。

有了X射线和CT扫描等现代技术，研究困扰古代埃及人的健康问题无须打扰他们的遗体。木乃伊中曾发现过绦虫、蛔虫和引发象皮肿（症状为腿部和阴囊过度肿大）的蠕虫等寄生虫。龋齿、鼻窦炎、疟疾和肺结核似乎在当时也很普遍。不少木乃伊有动脉粥样硬化的迹象——脂肪沉积导致动脉硬化变窄，因此，动脉粥样硬化是一种由油腻饮食所致的现代疾病的观点不再成立。在古埃及，这可能是由贵族家庭遗传因素加上长期感染和寄生虫造成的。

“木乃伊没有恶性肿瘤……说明**致癌因素**仅出现于……**现代**工业化时期。”

迈克尔·齐默尔曼教授，曼彻斯特大学，2012年

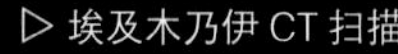

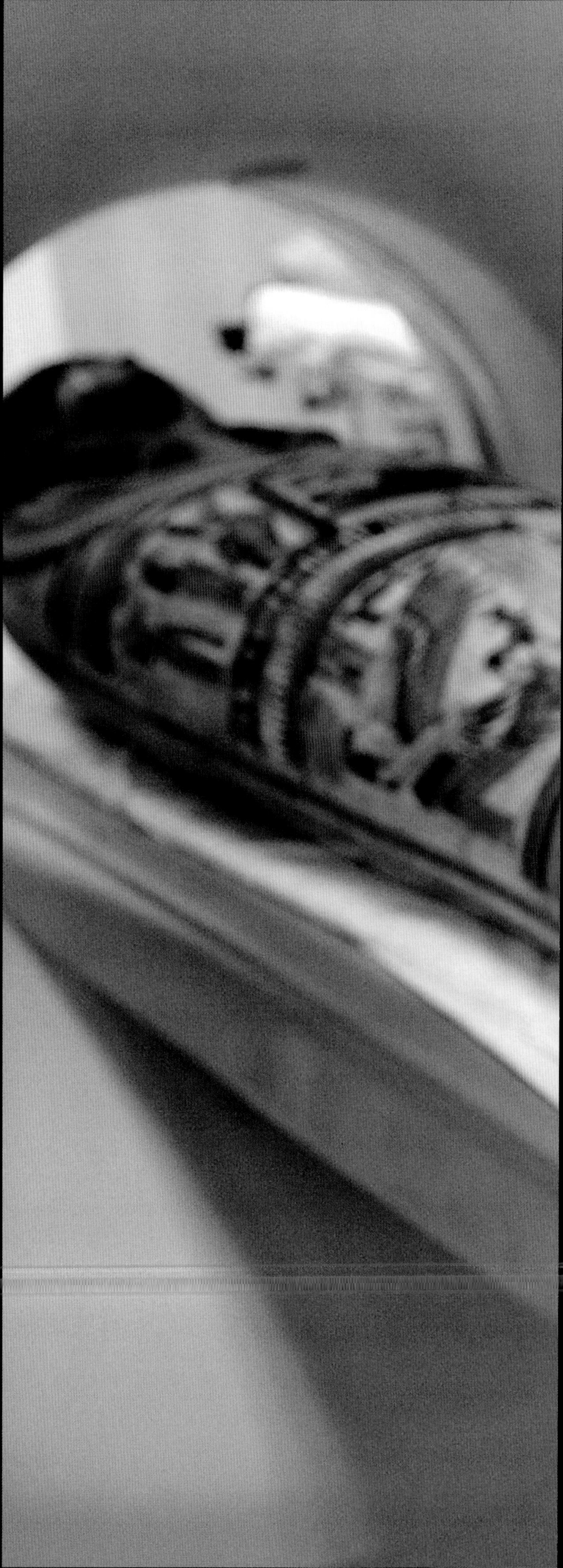

▷ 埃及木乃伊CT扫描

古埃及祭司内斯佩伦努布的木乃伊及棺椁已有2800年历史，2007年伦敦大学学院附属医院对其进行了扫描。经过1500次扫描，木乃伊的年龄、生活方式、健康状况以及木乃伊制作方法的细节水落石出。

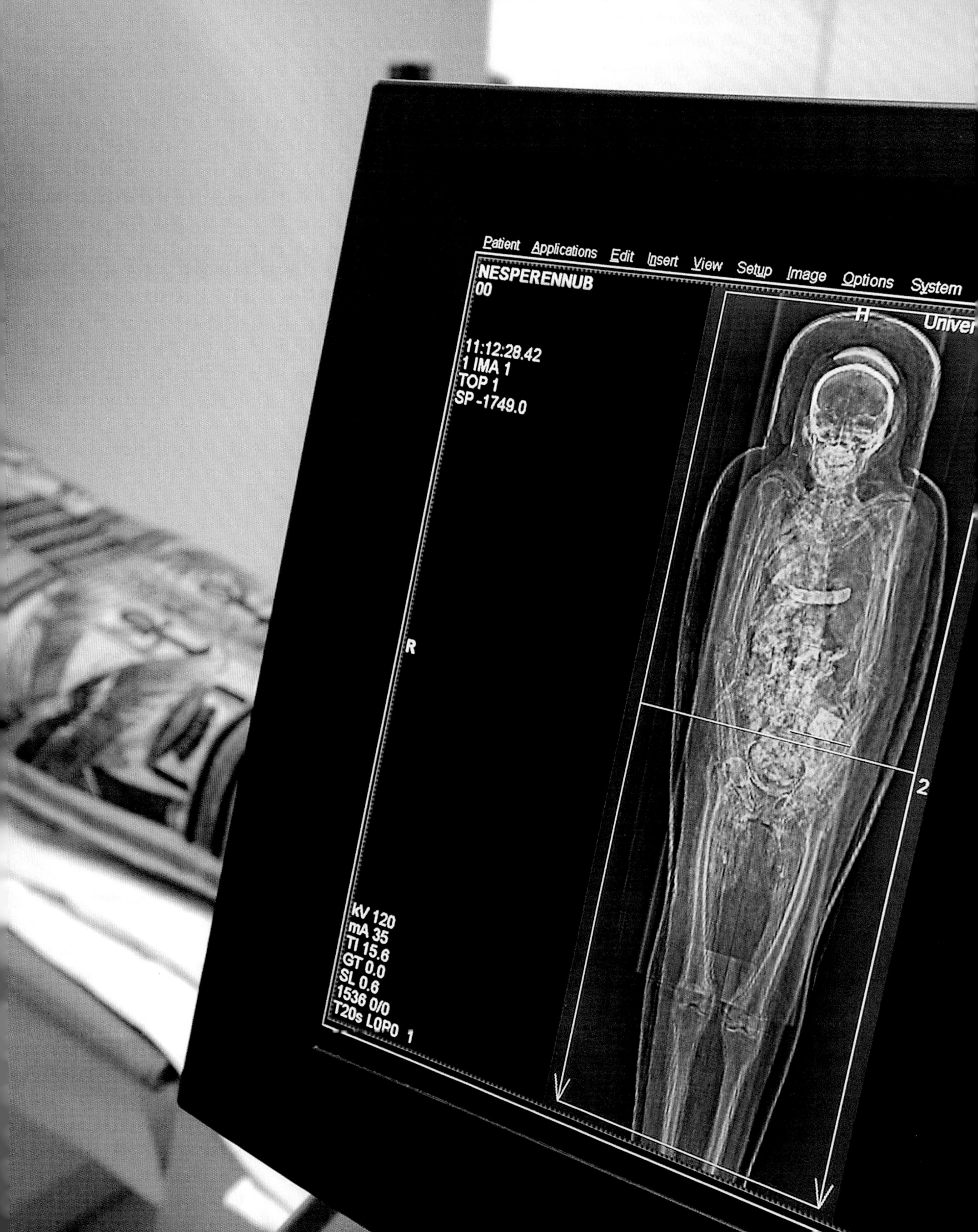

Patient Applications Edit Insert View Setup Image Options System
NESPERENNUB
00
H
11:12:28.42
1 IMA 1
TOP 1
SP -1749.0
R
2
kV 120
mA 35
TI 15.6
GT 0.0
SL 0.6
1536 0/0
T20s L0P0 1

古代美索不达米亚医学

尽管古代美索不达米亚（大部分在今伊拉克境内）的疗愈手段主要是法术、咒语和占卜，但是当时的医生们已然拥有广泛的诊断知识和大量的药物治疗措施，也能进行简单的外科手术。他们还遵循一套完善正规的行为准则。

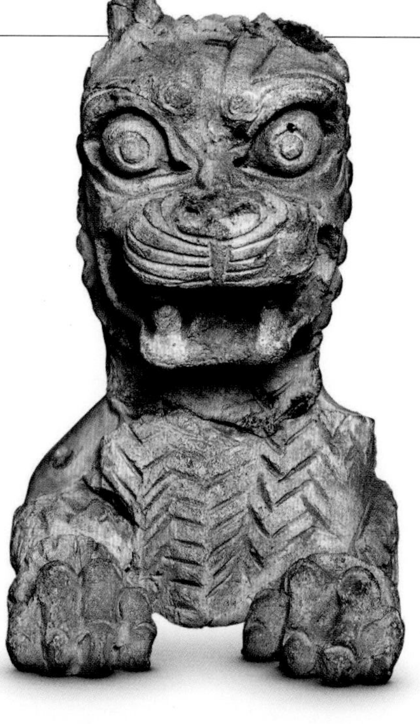

△ 古拉的标志

女神古拉又称"医女"，是最重要的医神。她的标志是犬，伊辛、尼普尔、乌玛和巴比伦等美索不达米亚城市的古拉神庙中都发现过犬像。

美索不达米亚最早的医学文献可以追溯至约公元前 2400 年，它们以泥板的形式留存至今。上面介绍了一些药物配方，但这些配方用于治疗何种疾病尚不清楚。亚述国王亚述巴尼拔于公元前 7 世纪中期在位，其图书馆中藏有更多有关医疗诊断的泥板，从中可以对美索不达米亚的医学实践有更清晰的了解。

美索不达米亚人认为，疾病均由特定神灵或魔鬼引发，如性病患者可能是被女妖"莉莉丝之手"所击中。医生的首要职责是驱离患者身上的致病魔鬼，其次才是处理症状。古代美索不达米亚有三类医生：马斯马苏，即驱魔人，负责主持仪式，施咒净化病人；巴鲁，即占卜者，主要通过祭牲剖肝占卜术（观察绵羊肝脏）预测病程发展；阿苏，即医生，负责常规诊断和处方治疗。

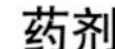

药剂

美索不达米亚医生能使用约 250 种药用植物、120 种矿物和约 200 种其他物质。某些药物成分，如曼陀罗草、天仙子、亚麻籽、没药和颠茄，仍被后世医生沿用，而碾碎的壁虎和乌鸦血等比较奇异的药材很快就不再使用了。特定疾病有专门的药物治疗，例如鱼油和雪松提取物据称可以治疗癫痫。

美索不达米亚医生可以熟练治疗创伤，给患者敷芝麻油或蜂蜜药膏后包扎伤口，用酒精防止感染。他们对疾病外部症状了解全面，能够准确描述癫痫和肺结核等疾病。他们还知道某些疾病是通过传染而传播的，会实施隔离手段防止热病传播。

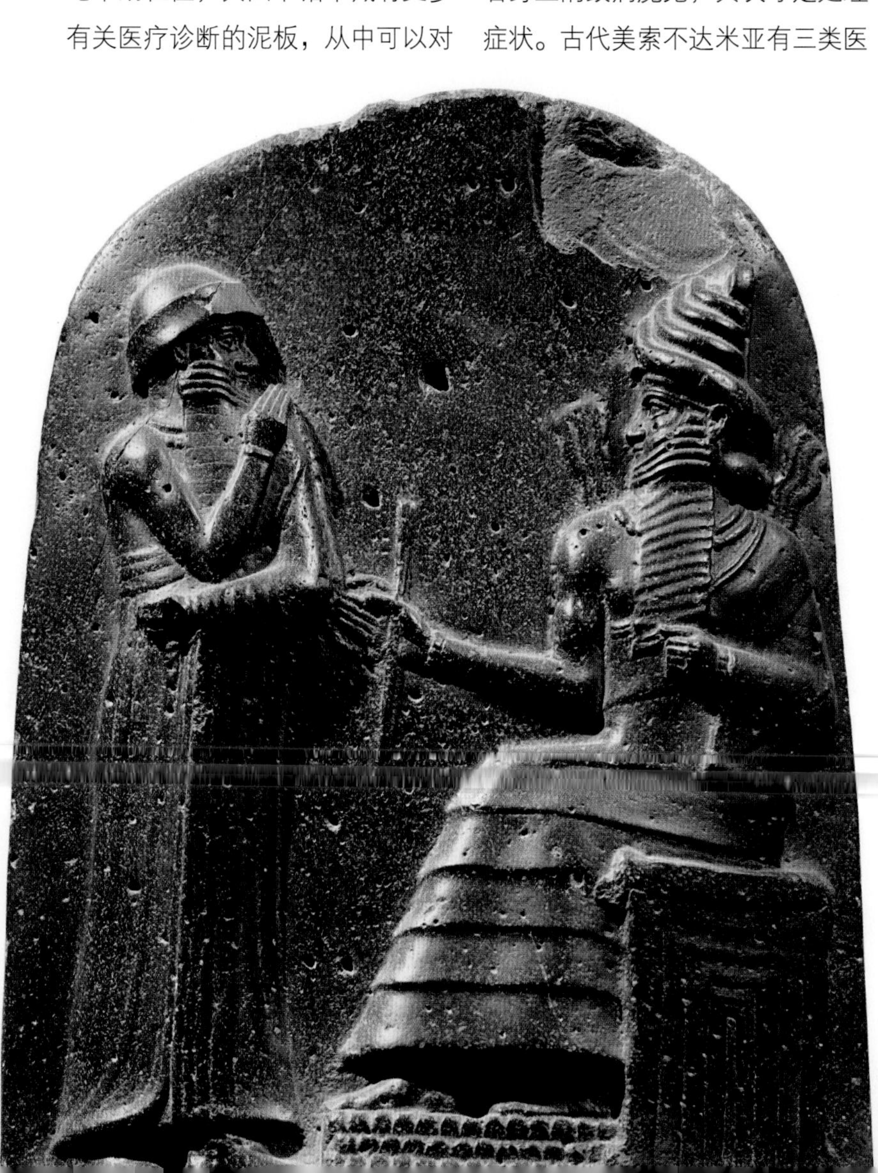

◁《汉穆拉比法典》碑

汉穆拉比是公元前 18 世纪巴比伦的统治者，图中他正从太阳神沙马什手中接过法典。法典共有 280 多条法律，其中有十几条涉及行医管理规范。

美索不达米亚医生还可以做外科手术。美索不达米亚地区曾出土过一套约为公元前 2000 年的用于白内障手术的铜针，一份外科医生切开患者胸部进行肺部排脓的记录也留存至今。不过由于这一地区从未进行过人体解剖，所以他们对解剖学了解有限。

10 舍客勒 巴比伦上流社会患者外科手术（用手术刀）成功后需要付给医生的舍客勒数量——相当于普通商人一年多的收入。

严格法律

医生行业受到法律严格监管，约公元前 1750 年的《汉穆拉比法典》中有多项涉及医生的条款。医生收费固定，例如：治疗骨折收取五舍客勒银子（但对平民患者仅收三舍客勒，对奴隶收两舍客勒）。同时，对医疗事故的处罚非常严厉：医生如造成患者死亡会被剁手。

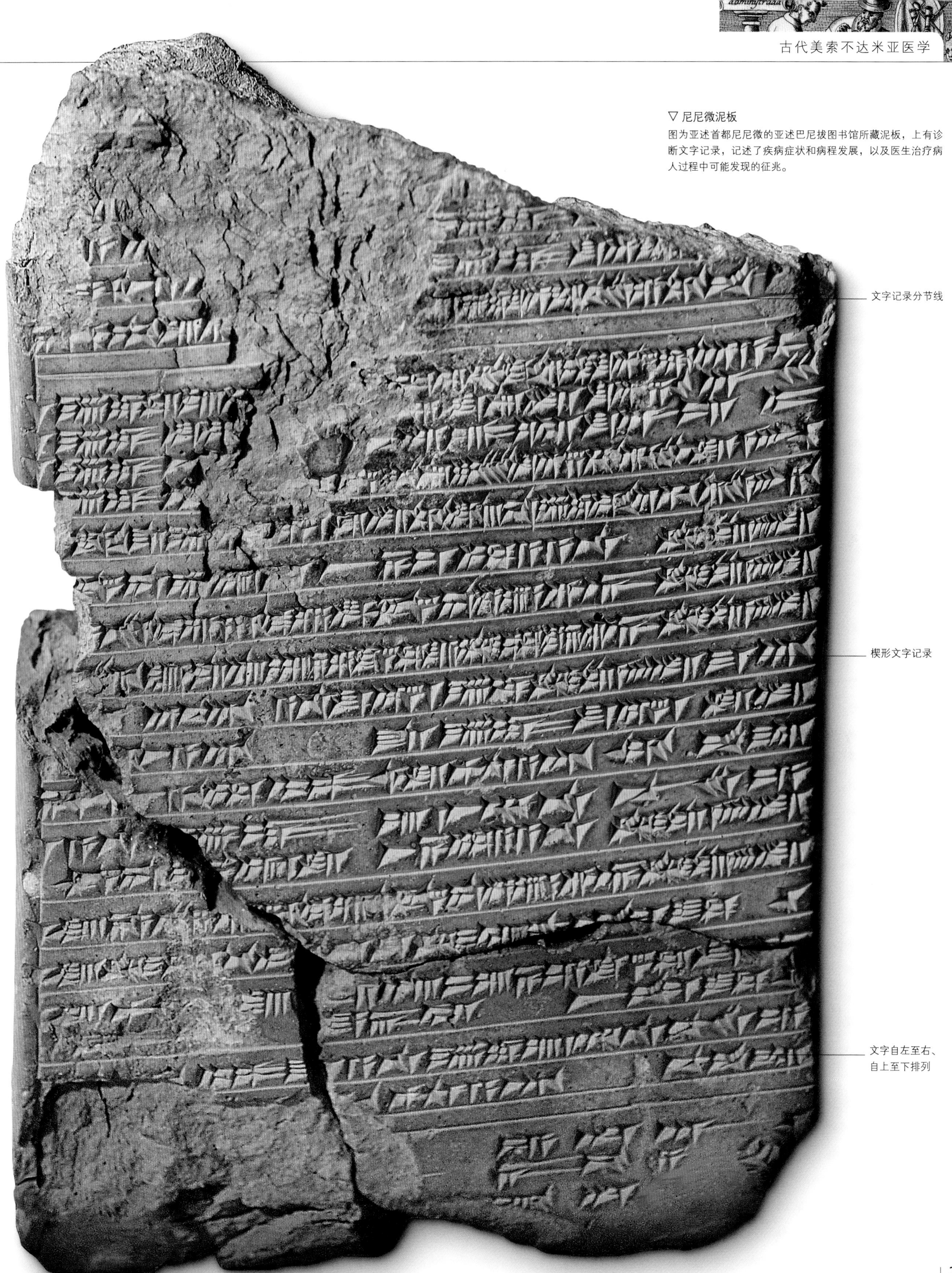

▽ 尼尼微泥板

图为亚述首都尼尼微的亚述巴尼拔图书馆所藏泥板，上有诊断文字记录，记述了疾病症状和病程发展，以及医生治疗病人过程中可能发现的征兆。

早期中国医学

创作于 2000 多年前的《黄帝内经》是中国现存最早的中医理论经典著作。此书历经修订，但仍为当今传统医学诊断治疗的重要典籍之一。

《黄帝内经》为中国古代的一部医学著作，以半神话人物黄帝与传说中的古代医家岐伯等讨论问答的形式写成。黄帝提问，岐伯等回答，在这一过程中涉及了当时中医的各类理论与实践。此书描述了一些重要的中国传统医学思想，如阴阳、五行，以及脏腑、经络学说（见 28~29 页）。书中还介绍了诊断方法，如切脉，以及草药和矿物药方剂、推拿按摩、特殊饮食、沐浴、导引和各类健身方法等。

几千年来，阴阳学说已渗透到中国的哲学、文化和医学思想之中，它代表着宇宙万物内在的二元性——对立而又统一、互化。阴，为暗、为水、为寒，主静、主柔；而阳为明、为火、为热，主动、主刚。二者相互依存，不可或缺。

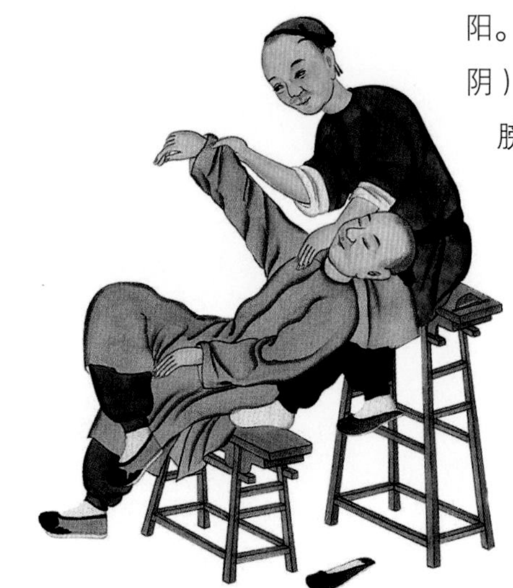

▽ 推拿

脏象学说将人体脏腑分为阴阳。肺、心、肝、脾和肾为脏（属阴）；胆、胃、大肠、小肠、三焦、膀胱为腑（属阳）。

另外一种理论是五行学说，即以金、木、水、火、土五种物质属性来说明人体生理病理上的种种现象。《黄帝内经》有云："五行……天地之间，六合之内，不离于五，人亦应之。"五行学说还介绍了这五种物质属性相互关联、循环变化的关系：相生、相克、相乘、相侮。阴阳、五行和脏腑功能共同影响气机。气机失调则发病，治疗的目标是恢复人体调和平衡的状态。

名医

中国古代最广为人知的名医之一是张仲景（见左栏）。外科在中医史上并不突出，东汉（公元 25~220 年）末年的华佗是极少数擅长外科的名医之一，他也擅长针灸（见 28~29 页）等其他治疗方法。据传他曾发明一种麻醉剂，被称为麻沸散。麻沸散可能是用有麻醉成分的植物药、矿物药混合而成的。华佗在开刀手术中使用麻沸散，特别是腹部手术。

大约在 6 世纪，又有孙思邈著书立说，广泛收集大量药方。他也曾钻研炼丹，非常重视妇科、儿科和医德。在著作《备急千金要方》中，他强调医生应当认真诊疗、医德无瑕、不卑不亢，他的这些行医准则传遍中国，被视为中国版的希波克拉底誓言（见 36~37 页）。

▷ 调理气机

图为中国北宋末南宋初期画作。画中医生在患者皮肤上熏灼艾绒（草药艾叶经晒干捣碎后制成的绒状物），刺激穴位和经络，达到调理人体气机的目的。这种疗法称为艾灸。

中国医生（约150~约219年）

张仲景

张仲景为中国东汉末年著名医学家，南阳郡涅阳（今河南南阳）人。他提倡健康饮食和运动锻炼，认为对患者应认真检查，辨证施治，诊一方并记录疗效，这在当时可谓不同寻常。他的主要著作为《伤寒杂病论》。

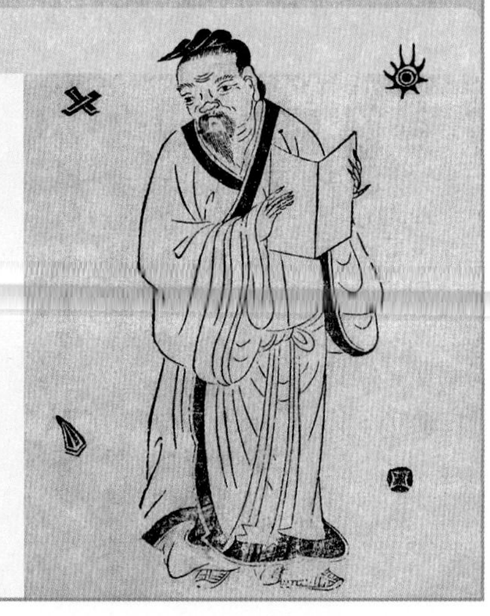

"恬淡虚无，真气从之，精神内守，病安从来？"

《黄帝内经》上篇《素问》

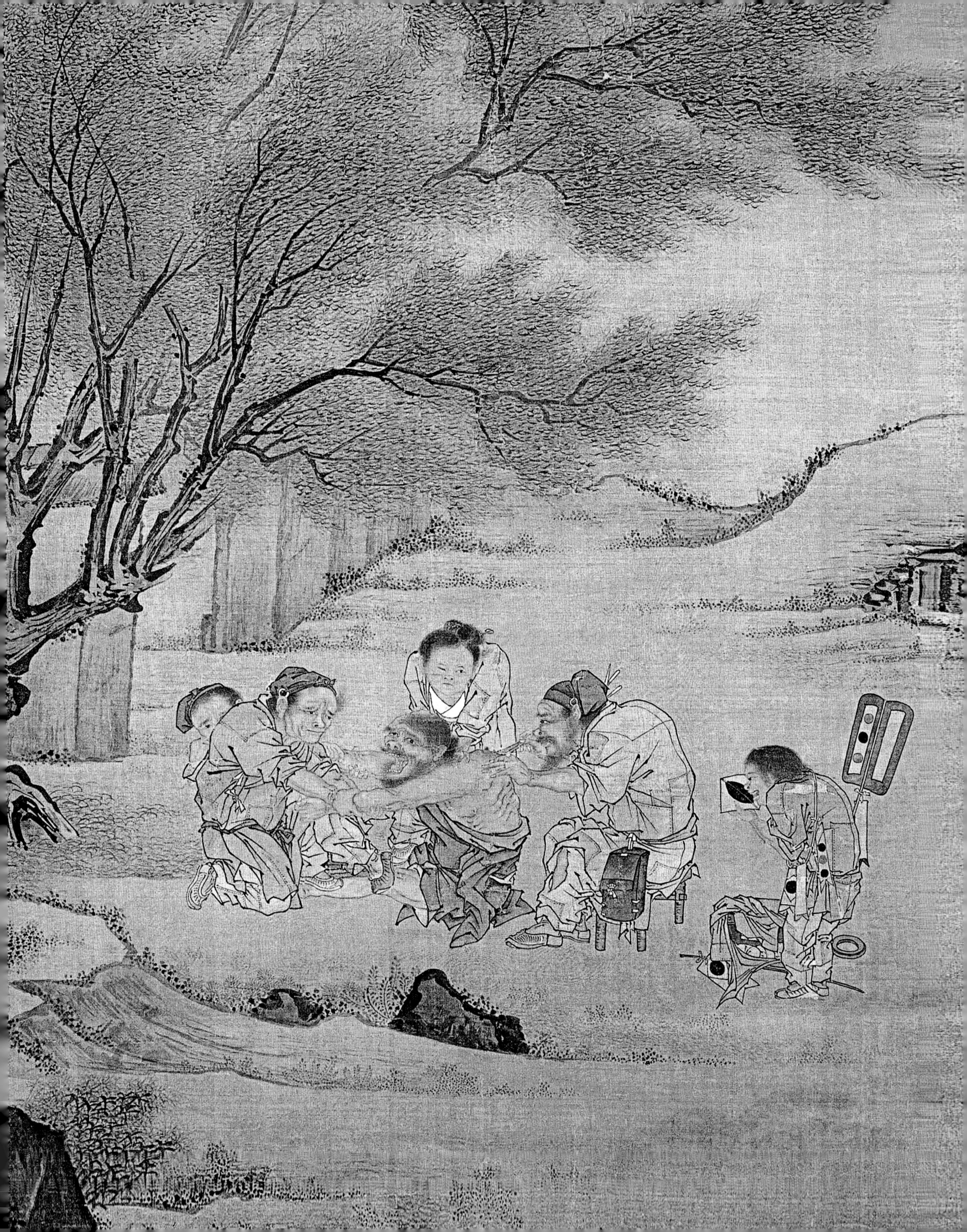

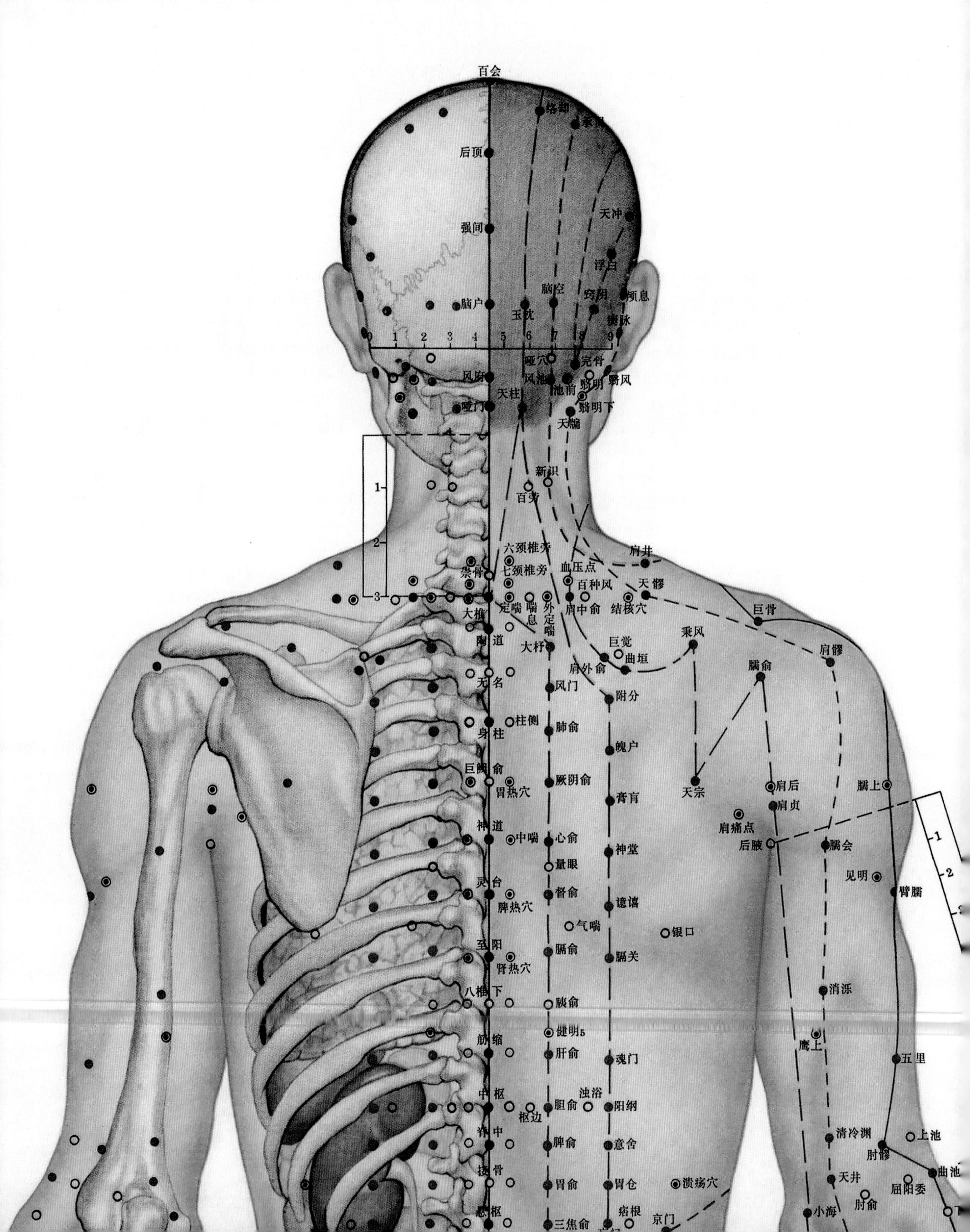

百会
络却
承灵
后顶
天冲
强间
浮白
脑空
窍阴
颅息
脑户
玉枕
瘈脉
0 1 2 3 4 5 6 7 8 9
哑穴
完骨
风府
风池
池前
翳明
翳风
天柱
哑门
翳明下
天牖
1
2
3
新识
百劳
肩井
六颈椎旁
血压点
崇骨
七颈椎旁
天髎
百种风
大椎
定喘
喘息
外定喘
肩中俞
结核穴
巨骨
陶道
大杼
巨觉
秉风
曲垣
肩髎
肩外俞
臑俞
无名
风门
附分
柱侧
身柱
肺俞
魄户
巨阙俞
厥阴俞
胃热穴
肩后
臑上
膏肓
天宗
肩贞
肩痛点
神道
中喘
心俞
神堂
后腋
臑会
量眼
见明
臂臑
灵台
督俞
譩譆
脾热穴
气喘
银口
至阳
膈俞
膈关
肾热穴
消泺
八椎下
胰俞
健明5
筋缩
肝俞
魂门
鹰上
五里
中枢
浊浴
胆俞
阳纲
枢边
脊中
脾俞
意舍
清冷渊
上池
肘髎
接骨
胃俞
胃仓
溃疡穴
天井
曲池
屈阳委
肘俞
悬枢
三焦俞
痞根
京门
小海

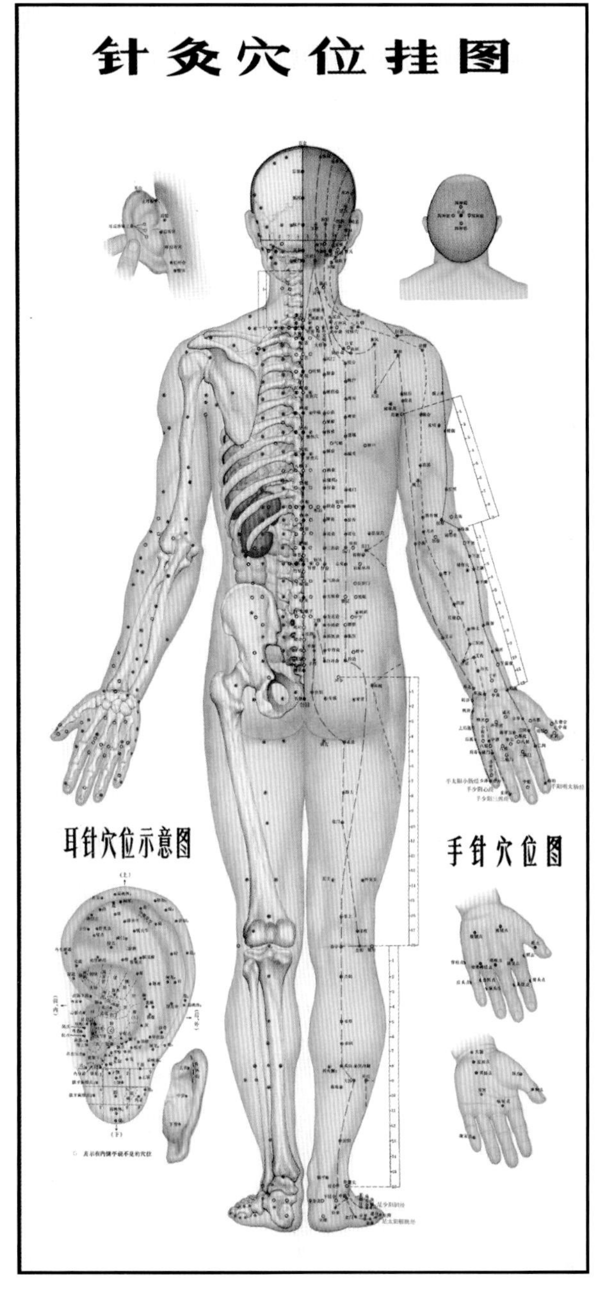

针法

针法又称针刺法，是中国传统医学沿用 4000 多年的治疗方法。艾灸（见 26~27 页）是在穴位或患部上熏灼艾绒的疗法，与针法合称针灸。针灸为已知历史最为悠久的治疗体系之一，有其合理的理论基础。

针法可以缓解疼痛、减轻痛苦、治愈甚至根治多种疾病，其起源可以追溯至 4000 年前。中国医学典籍《黄帝内经》成书于 2000 多年前，其下篇《灵枢》介绍了针法技术和应用。针法在东亚地区以多种形式广为流传。现代研究表明，它可以有效缓解某些疼痛和不适。

根据中国传统医学理论，健康有赖于体内生命力或能量的流动。这种力量被称为气，它沿着身体中的经络流动。当人体的气机被打乱，就会出现疼痛和疾病等困扰。针法就是将极细的针刺入穴位，以调理气机，恢复气的通畅。

穴位可能远离患处，例如腰痛对应的穴位可能位于手部。诊断并辨明相关穴位及行针需要高超技能和经验。针对穴位也可采用指压、红外线、激光等刺激手段。

“针灸……可治尸厥。”

中国战国时期医学家扁鹊。尸厥是指人突然昏倒，不省人事。

◁ 穴位
这张 20 世纪的针灸穴位挂图显示了人体的经络和穴位。公元 1000 年左右，中国最早的医学典籍《黄帝内经》的插图版本中首次出现了经络和穴位的可视化展示。

阿育吠陀

阿育吠陀（意为“生命知识”）是一套有关健康、幸福、疗愈和医药的传统体系，在印度等南亚国家和地区已传承数千年。

阿育吠陀有两本主要著作——《妙闻集》和《遮罗迦集》。不过，这两部古籍历经编辑、重写和修改，原貌已无法考证。《妙闻集》得名于印度名医妙闻，他可能生活在公元前6世纪的印度瓦拉纳西。《妙闻集》含有大量阿育吠陀外科医学知识，包括拔牙、脓肿引流、摘除白内障、疝气手术、接骨和烧灼去痔等各类复杂疗法。书中介绍了上千个病例和数百种草药。

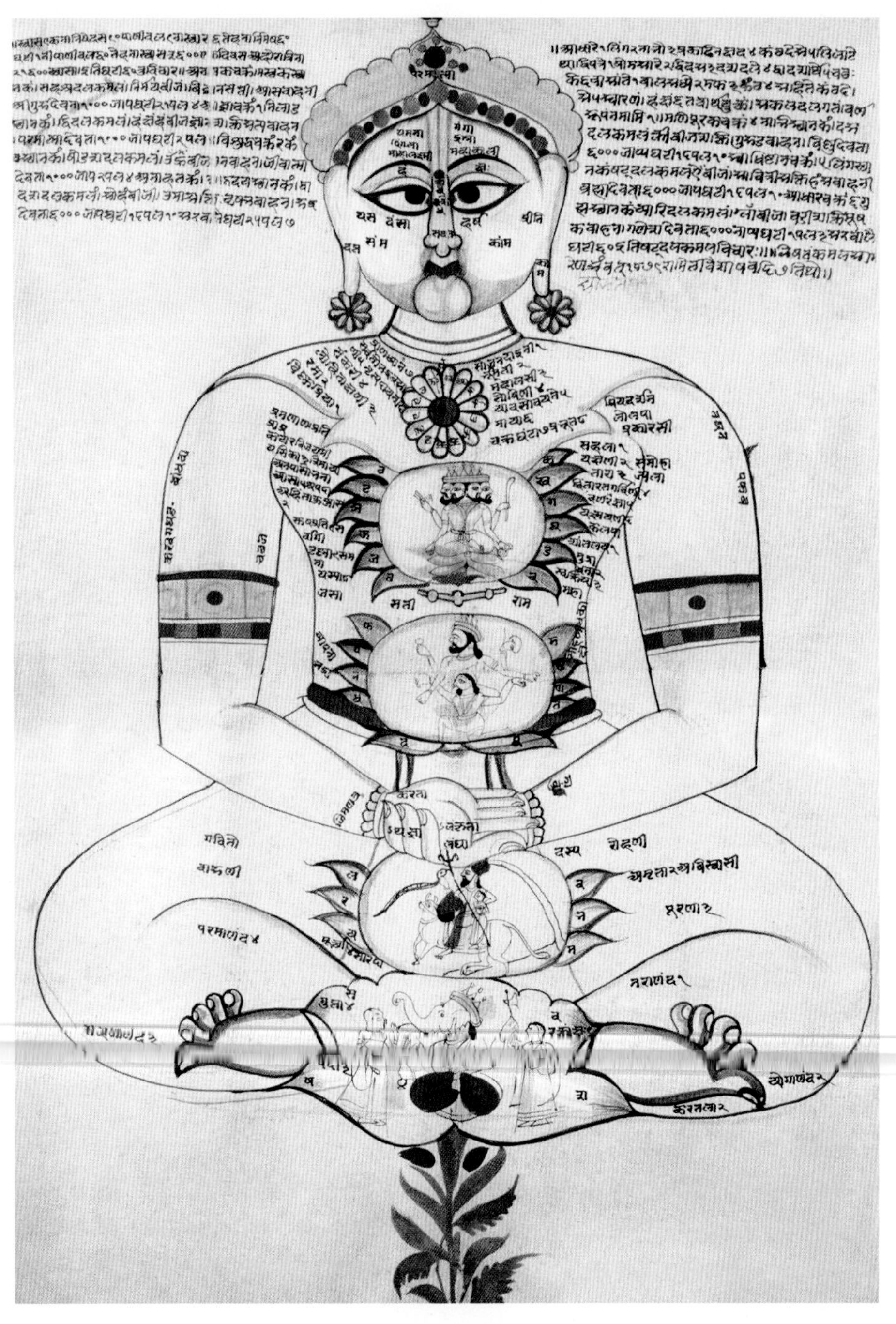

◁ 人体脉轮

七脉轮为旋转的能量中心——以太界的一部分，沿身体中线排列。如果脉轮失衡，就可能扰乱生命能量等其他人体系统，引发疾病。

另一部著作《遮罗迦集》约有2000年的历史，据说为遮罗迦所作。和妙闻一样，遮罗迦的真实生平不详，他可能是一名宫廷医生。

《遮罗迦集》分为8个部分，共有110多章，用韵文写成，便于记忆。和希波克拉底（见36~37页）的学说一样，这些文章指导医生检查病患，进行诊断，并建议治疗方法。多数疗法强调生活方式、卫生、锻炼和健康膳食，以及草药和矿物类药物。

阿育吠陀学派还有三部主要著作:《八支心要集》《八部功总集》和《鲍威尔写本》。《八支心要集》和《八部功总集》由印度医生婆跋吒约在5世纪写成。《八支心要集》主要讲述了普通外科学、内科、妇科、儿科、心理和精神问题以及性医学等。《鲍威尔写本》（英国军官汉密尔顿·鲍威尔1890年得到这份手稿，因此得名）中包括各类医学文本，有的内容改编自早期的《妙闻集》和《遮罗迦集》，还记载了一些草药配方。

43篇 在《鲍威尔写本》的1323篇韵文中谈到大蒜的起源及其医学用途的篇数，体现了大蒜在阿育吠陀中的重要地位。

阿育吠陀的元素

经过几个世纪的发展，阿育吠陀在各地形成了多种流派，但大多数仍以五元素理论为基础。五元素分别为水、火、土、气和空间——类似于欧洲早期医学的四元素和四体液学说（见34~35页）。在每个人的体内，这些元素的比例会不断变化，影响着三种生命能量（类似于欧洲理论中的体液）。三种生命能量分别为瓦塔（风）、皮塔（胆汁）和卡法（黏液）。三种生命能量平衡时身体健康，失衡时身体就会不

实践

草药治病

阿育吠陀强调通过保持卫生、锻炼、健康膳食预防疾病，用天然草药和矿物类药物治疗。应用较多的草药之一是大蒜（拉丁学名 *Allium sativum*），被视为一种通用的兴奋剂。大蒜的各个部分可用于不同疾病，如感冒咳嗽、消化不良，以及疮、肿、虫咬和蜇伤等皮肤问题。圣罗勒（拉丁学名 *Ocimum sanctum*）性温，能够减轻卡法能量过多的症状，如伤风、咳嗽和流感，并缓解气胀和消化不良。

适甚至患病，这通常与某种生命能量过多相关。例如，瓦塔过多会引起消化不良、胃气胀和痉挛。如果卡法过多，可能会出现与黏液和痰相关的问题，如肺病、咳嗽和呼吸困难。

2000 **种《遮罗迦集》中提到的草药和矿物类药方数量。**

三种生命能量沿着身体的通道和被称为输管的孔腔在人体中流动，这类似于中医经络（见 28~29 页）的气血运行。大多数阿育吠陀文献称人体共有 16 种输管，它们运送能量、营养物质和废物，以及知识和智慧。这些输管中有三种连接体外世界：普拉那输送气体；阿那输送固体和液体食物；乌达卡输送水。另外还有三种输管掌控新陈代谢废物的排出：普里沙负责固体废物；木特拉负责尿液；思卫达负责汗液。心念输管与思维相关，传递念头、思想、感受与情绪。还有两种输管涉及月经（阿塔瓦）和哺乳（思坦亚）。有七种输管与阿育吠陀构成身体的七种组织有关。这七种组织包括血液、淋巴、肌肉、骨骼、骨髓（包括脑和神经）、脂肪和生殖器官。举例来说，肌肉组织的输管为肌肉组织运送营养物质和废料。阿育吠陀还有阿格尼理论，意为“消化之火”。阿格尼指人体的新陈代谢，也即正常消化食物，处理、吸收知识和经验，记忆，制造和消耗废物并通过皮肤毛孔排出、净化心灵的能力。阿格尼可能受到三种生命能量等因素的影响，如“能量中心”七脉轮。这些脉轮被喻为旋转的旋涡，并非人体实物，属于以太界、灵魂界，“难以言说”。

阿育吠陀各流派在印度次大陆十分普遍，其疗法也广泛流传于世界各地，关注替代和辅助疗法的人尤其熟悉。

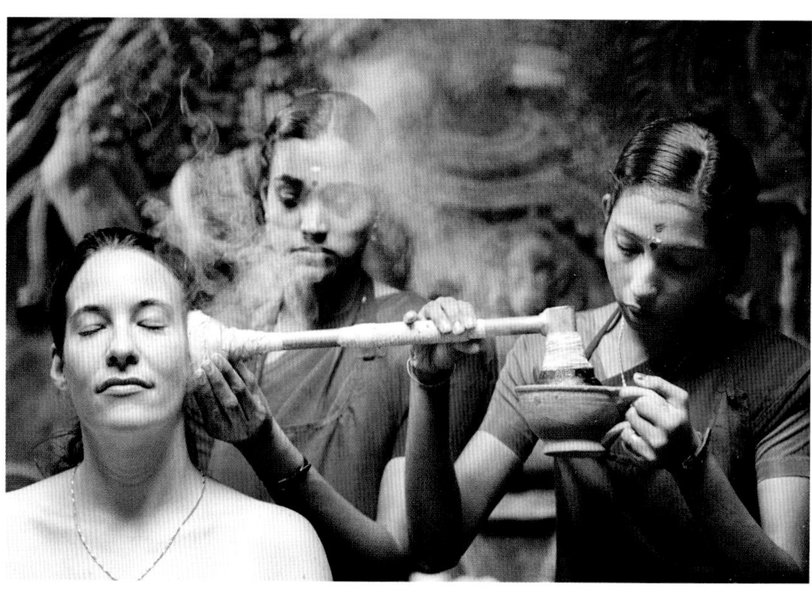

▷ 用药
阿育吠陀通常运用蒸汽、蜡、精油和按摩进行治疗，双耳是药物进入人体的传统通道。

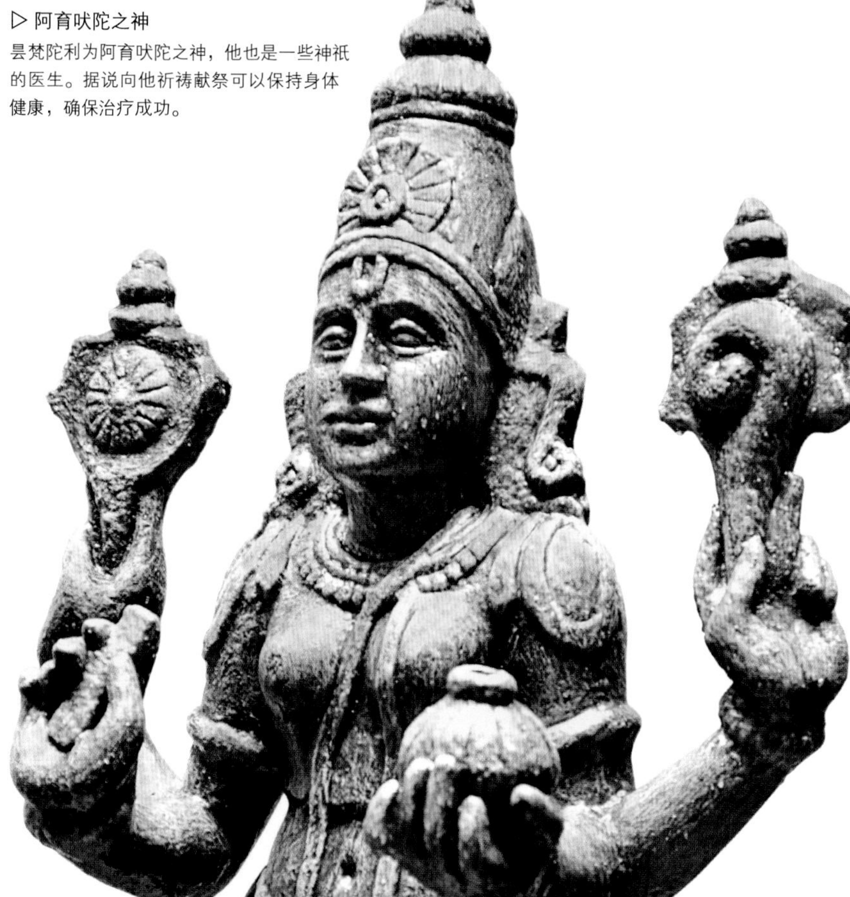

▷ 阿育吠陀之神
昙梵陀利为阿育吠陀之神，他也是一些神祇的医生。据说向他祈祷献祭可以保持身体健康，确保治疗成功。

“**预防**疾病比**找到疗法**更加重要。”

印度学者遮罗迦，1 世纪《遮罗迦集》

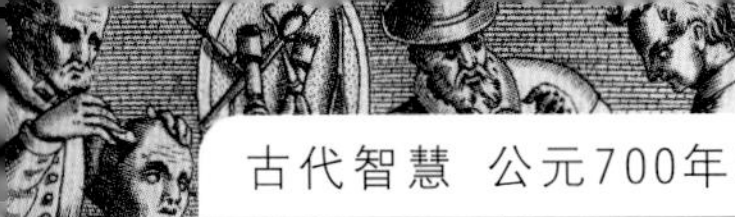

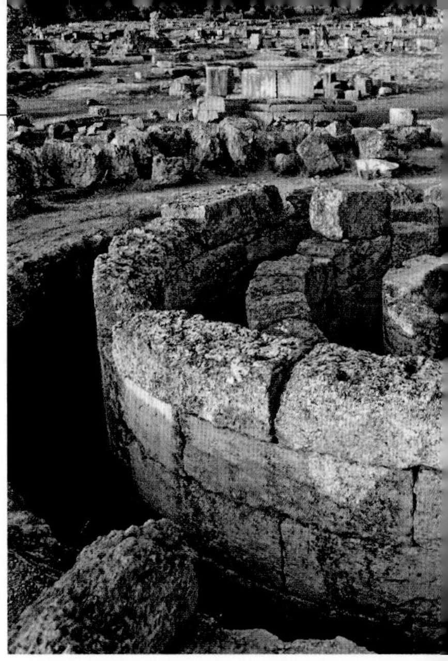

古埃及人（见 20~21 页）相信灵魂世界和超自然现象，早期古希腊医学深受其影响，从中借鉴颇多。他们认为罪孽和不良行为可能会触怒神灵，疾病被视为神罚，或者神“赐”。治病需要祭司、祈祷、献祭和宗教仪式，用以摆脱魔鬼，解除诅咒。古希腊的疗愈医药之神是阿斯克勒庇俄斯，祭拜他的神庙也以他的名字命名。病人在神庙中向他祈祷并献上供品。医神的象征是阿斯克勒庇俄斯之杖——上有盘蛇。今天它仍然是医学和疗愈术的标志。这一标志的起源不明，但一些史学家认为蛇杖、蛇和阿斯克勒庇俄斯都可以追溯至被尊为古埃及医神、受人膜拜的建筑师兼医生伊姆霍泰普。

远离神话

随着古希腊医学的发展，其侧重点有所改变。渐渐地，疾病被视为自然现象，或是血肉之躯的产物，而不是神祇显灵；症状、诊断和治疗均以人为本，而不再诉诸超自然现象和灵魂世界。由此，医生采用更为科学的方法，观察患者、记录病情并评估疗效。

古希腊医学

古希腊医学最重要的人物是希波克拉底（见 36~37 页），他也可能是世界医学史上最重要的人物。不过，今天人们依然耳熟能详的古希腊医学思想、治疗方法和医德也有许多其他医生和疗愈师的贡献。

▽ 医神

在这件石雕中，阿斯克勒庇俄斯正在治疗一位女性患者。社会地位较高的女性相对来说有更多接受治疗的机会。

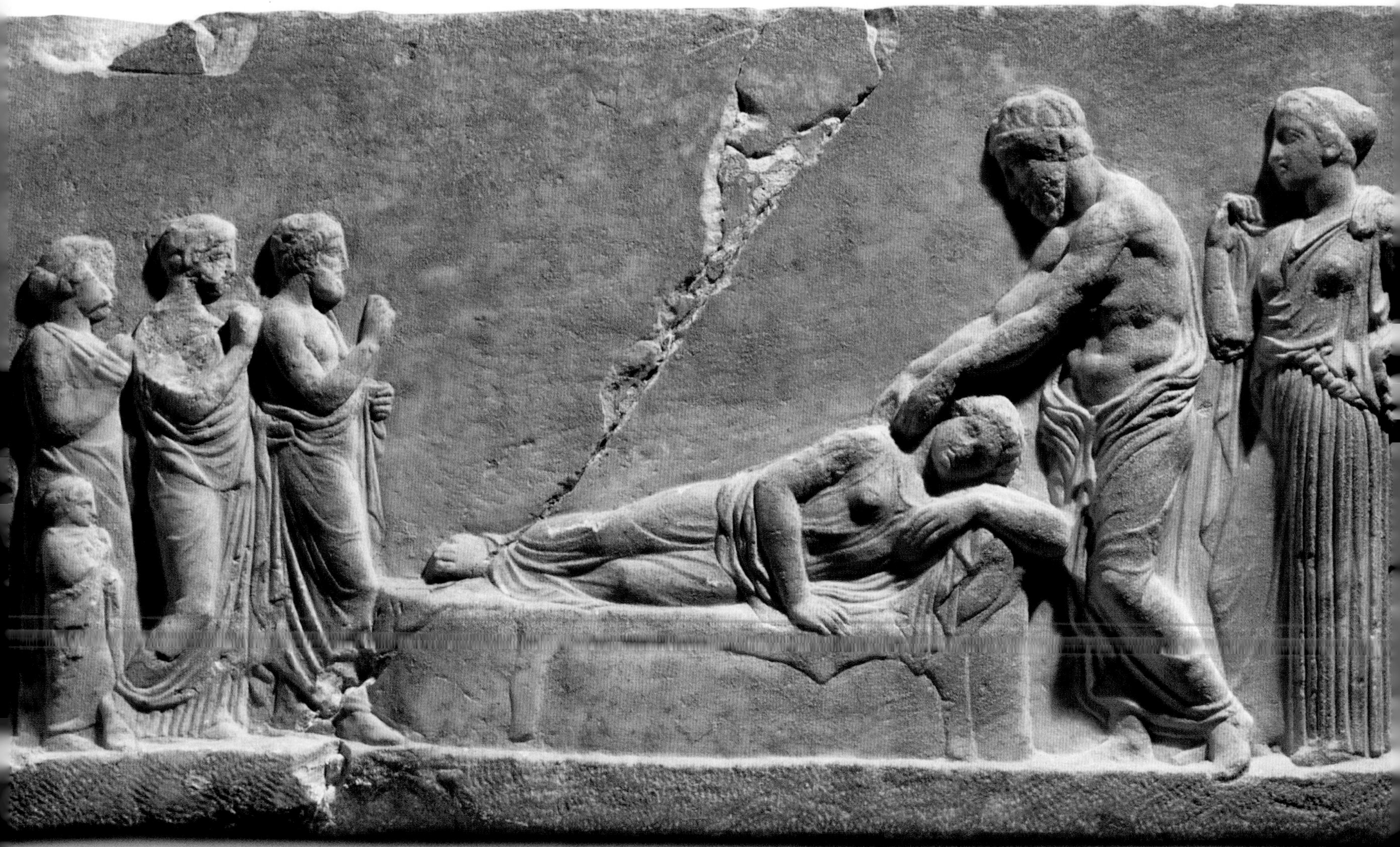

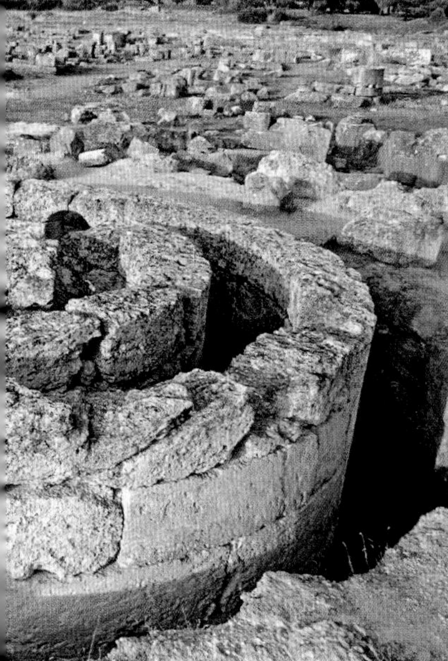

△ 阿斯克勒庇俄斯神庙

祭拜古希腊医神的神庙可以用来避难、休息、祈祷和疗愈。据说阿斯克勒庇俄斯生于埃皮达鲁斯。公元前 420 年那里修建了著名的阿斯克勒庇俄斯神庙，现为联合国教科文组织世界文化遗产。

苏格拉底、柏拉图和亚里士多德等哲学家和思想家对古希腊医学的发展贡献良多。早在苏格拉底之前，恩培多克勒就提出了四根说，也称四元素说。四根是指气、火、水和土。这些概念为古希腊医学所吸收，形成四体液学说（见 34~35 页）。四体液是指血液、黄胆汁、黑胆汁和黏液。古希腊思想家认为，体液失衡会导致疾病。体液学说在希腊古典时代（前 480~ 前 323 年）得到发展，《希波克拉底文集》亦有提及。该文集收入的知识和文稿有时被认为是希波克拉底的手笔，但更有可能为其门徒编纂而成。

40~50 岁 古希腊人平均寿命。

理论发展

希波克拉底辞世一个世纪后，卡尔西登的古希腊医生希罗菲卢斯在埃及的亚历山大工作。他曾解剖并研究人体，通常被视为首位真正的解剖学家。他的著作后来被古罗马医生克劳迪乌斯·盖伦（见 40~41 页）等人继承学习。

希罗菲卢斯是第一位准确描述人体大脑、神经、眼睛、动脉、静脉和消化器官的人。他提出有意识的理性思维，智慧源于大脑而非心脏，这在当时颇具争议。

希罗菲卢斯与凯阿岛的希腊医生埃拉西斯特拉图斯共事。埃拉西斯特拉图斯被视为首位生理学家，他探索人体运转的方式，研究人类的大脑、心脏和血管。他和希罗菲卢斯一样，认为心脏并非思想、感觉和情感的中心，而是带有叶片的泵，叶片可以起到泵的阀门的作用。埃拉西斯特拉图斯认为，空气通过肺进入人体，到达心脏后转化为神秘的“动物元气”（又称“生命灵气”），再经过动脉传播。静脉将血液从心脏传送至各个器官。后来，这些关于循环的早期理论被盖伦推广并沿用，直到 1628 年威廉·哈维准确描述了血液循环（见 82~83 页）。

随着古希腊文明的衰落和罗马帝国的扩张，许多古希腊医生转向新政权。其中最知名的一位是比提尼亚的阿斯克来皮亚德，他成名的部分原因是他批评某些经典古希腊医学理论，如四体液学说，反对希波克拉底注重理性、善于观察、基于实证的研究方法。阿斯克来皮亚德构建了一种新的疾病理论，即极小的粒子在人体中通过微孔移动。他认为，微孔太小或粒子太多时，粒子的移动受到干扰，从而引发疾病。他主要采用的疗法有锻炼、按摩、洗浴和食疗，也有少数草药药剂。尽管他很自信，但其理论影响甚微，古罗马医学（见 38~39 页）继承发展的是古希腊医学的主流学说。

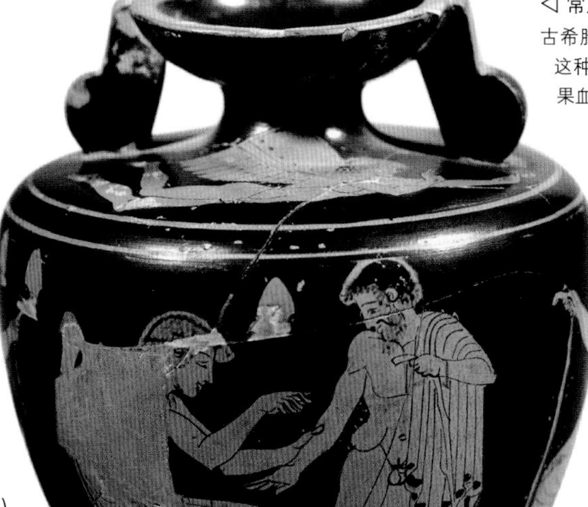

◁ 常见疗法

古希腊医生普及了放血疗法，运用于多种疾病。这种疗法基于四体液失衡导致疾病的理论。如果血液过多，占据主导地位，就必须放血。

“如**无健康**，则智慧不能发挥，**财富毫无用处，理性软弱无力**。”

公元前 3 世纪古希腊医生希罗菲卢斯

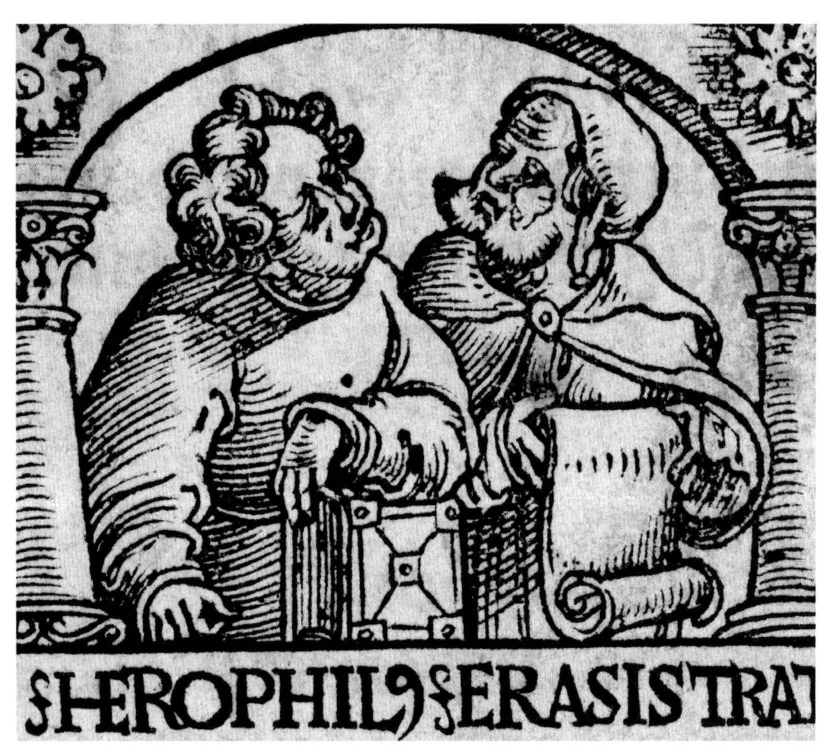

▽ 希罗菲卢斯和埃拉西斯特拉图斯

公元前 3 世纪，这两位名医曾在埃及亚历山大一起工作过。亚历山大城宽松的管理在当时而言十分少见，他们有机会解剖人的尸体，一些史上最早的真实解剖记录也由此产生。

四体液学说

起源于古希腊的体液学说，基于人体四种体液——血液、黄胆汁、黑胆汁和黏液平衡的理论。这一重要医学体系在欧洲盛行了 2000 多年，直至 18 世纪才开始失去统治地位。

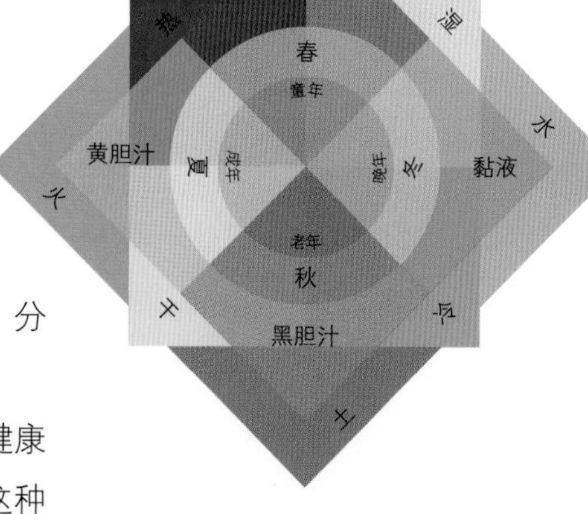

△ 四组合

此图说明体液与其他四元组合之间的关系。例如，血液与热、湿、春季和童年对应。

四体液学说对人的身体和性格有深远影响，它被视为全面、广泛且高度综合的学说，能够用来深入了解健康与疾病。体液概念与古希腊科学哲学中的其他“四元学说”完美契合，如四元素（气、火、土、水），物质四属性（热、冷、湿、干），以及四季（春、夏、秋、冬）。在希波克拉底（见 36~37 页）及其门徒的著作中，生命的四个阶段对应四季，四种性格或称个性类型，取决于不同体液。

24 **盘司（0.7 升）1685 年英国的查理二世生病后在四天内被放的血量。他在放血后很快死去。**

在古罗马时期，克劳迪乌斯·盖伦（见 40~41 页）正式确立了这一学说体系，并增加了两个变量，即冷热和干湿，以及四个主要器官，分别与四体液一一对应。

盖伦认为，理想的性格和健康状态源于四种体液的平衡。而这种平衡就每个个体而言又有所不同，因此各人健康水平、身体状态、个性和患病概率千差万别。

个性与健康

四体液中，血液与心脏相关，血液过多（多血质）形成积极性格——合群、乐观、活跃、随和。血液也对应空气、热、湿和春季。黄胆汁与肝脏相关，黄胆汁占优势（胆汁质）的人性格易怒、坚定、果断、独立、急躁。黄胆汁对应火、热、干和夏季。黑胆汁与脾脏相关，过多黑胆汁形成更忧郁的性格——安静、内向、谨慎、理性，即抑郁质。黑胆汁对应土、干、冷和秋季。黏液与大脑相关，黏液质的人冷静、宽容、不易发怒。黏液对应水、冷、湿和冬季。

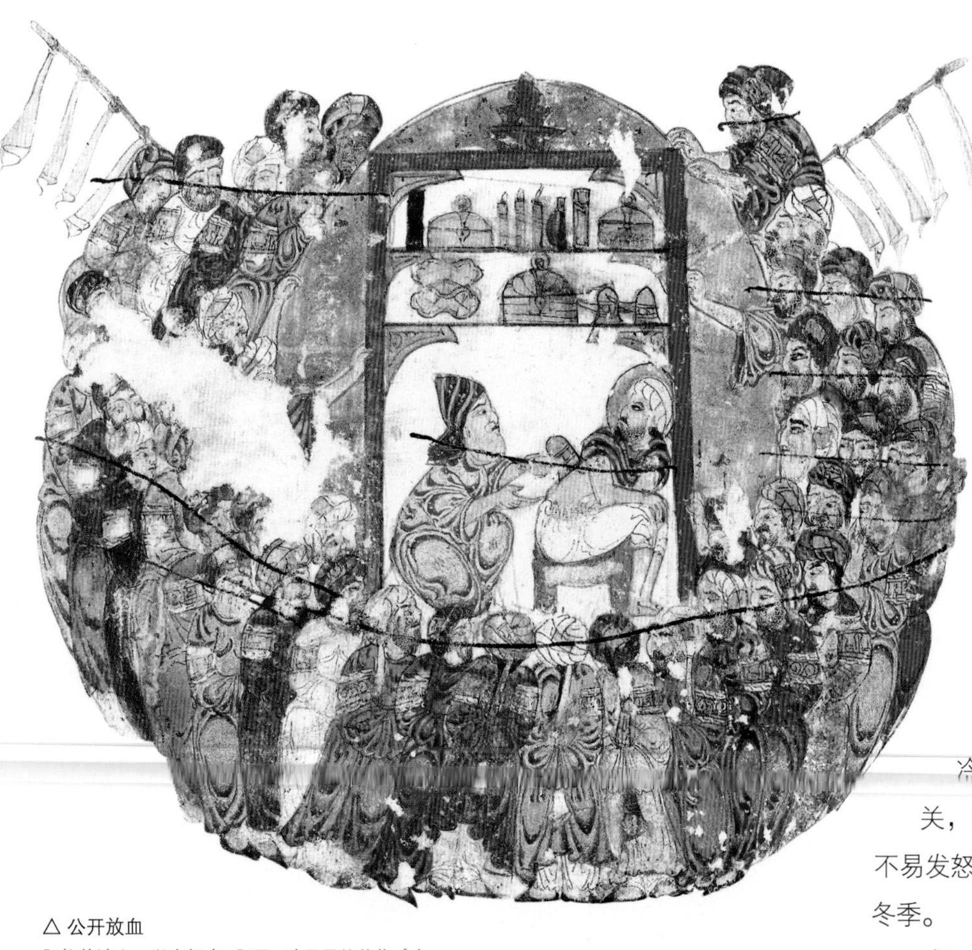

△ 公开放血

阿拉伯诗人、学者伊本·阿里·哈里里的著作《麦嘎玛特》插图本描绘了 13 世纪伊拉克民众围观病人放血的场景。

当一种体液过于强盛，就可能导致疾病。例如，黏液过多会造成以发冷、打冷战、咳嗽和打喷嚏为主要症状的疾病，这些症状是为了排出痰、黏液和脓。体液失衡也会影响人的性格：过多血液可能导致半途而废、健忘拖沓；而过多黄胆汁可能导致独断专行、缺乏条理和沮丧；黑胆汁过多容易烦恼、焦虑和孤僻；黏液过多可能表现为懒散、粗心和害怕变化。

体液失衡的原因众多：从空气中不新鲜的潮气到不干净的食物和水，或者是冒犯神灵，亦或嫉妒等情绪过度。

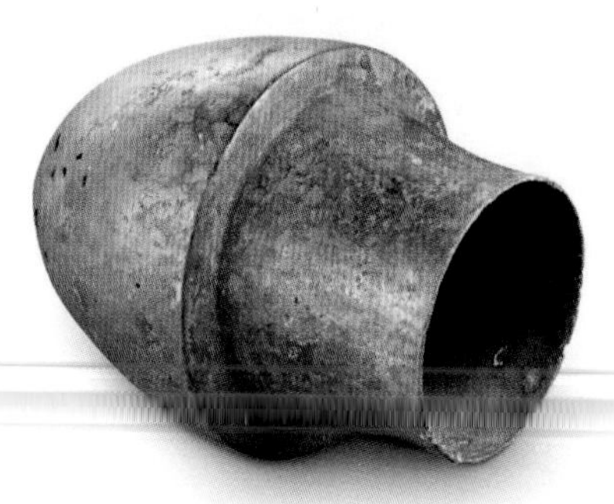

△ 拔罐

这个公元 79 年的拔罐出土于意大利庞贝，用于恢复人体体液平衡。拔罐中的空气被加热后，罐中空气减少，此时须迅速将拔罐放在皮肤上，产生负压，将黄胆汁抽至表皮。

传播与消亡

体液学说的原则萌芽并发展于古代希腊和罗马，后传入伊斯兰医学（见48~51页），为中世纪行医者所采纳，在印度阿育吠陀（见30~31页）中也有体现。欧洲文艺复兴时期的医生通过盖伦希腊文稿的新译本了解了体液学说的要义。有大量文章介绍平衡被打破时应采取的疗法。例如，人们认为血液过多是许多疾病的致病因素，可以通过放血疗法来缓解。拔罐可以抽取黄胆汁，而催吐剂或泻药能够去除黄胆汁或黑胆汁。医生常常开出古怪的食疗和草药方子，用来减少某种体液或是恢复体液平衡。

> “【体液】是**构成人类体质**的物质，决定人的痛苦和健康状态。”
>
> 据说为希波克拉底门徒波吕波斯所言，《人的本性》，公元前400年

整个17世纪，体液学说仍广泛流行于欧洲；而放血往往后果极其严重。18世纪末期，科学方法论以及对人体生理学新的认识席卷而来，体液学说的基本原则遭到动摇，从此风光不再。

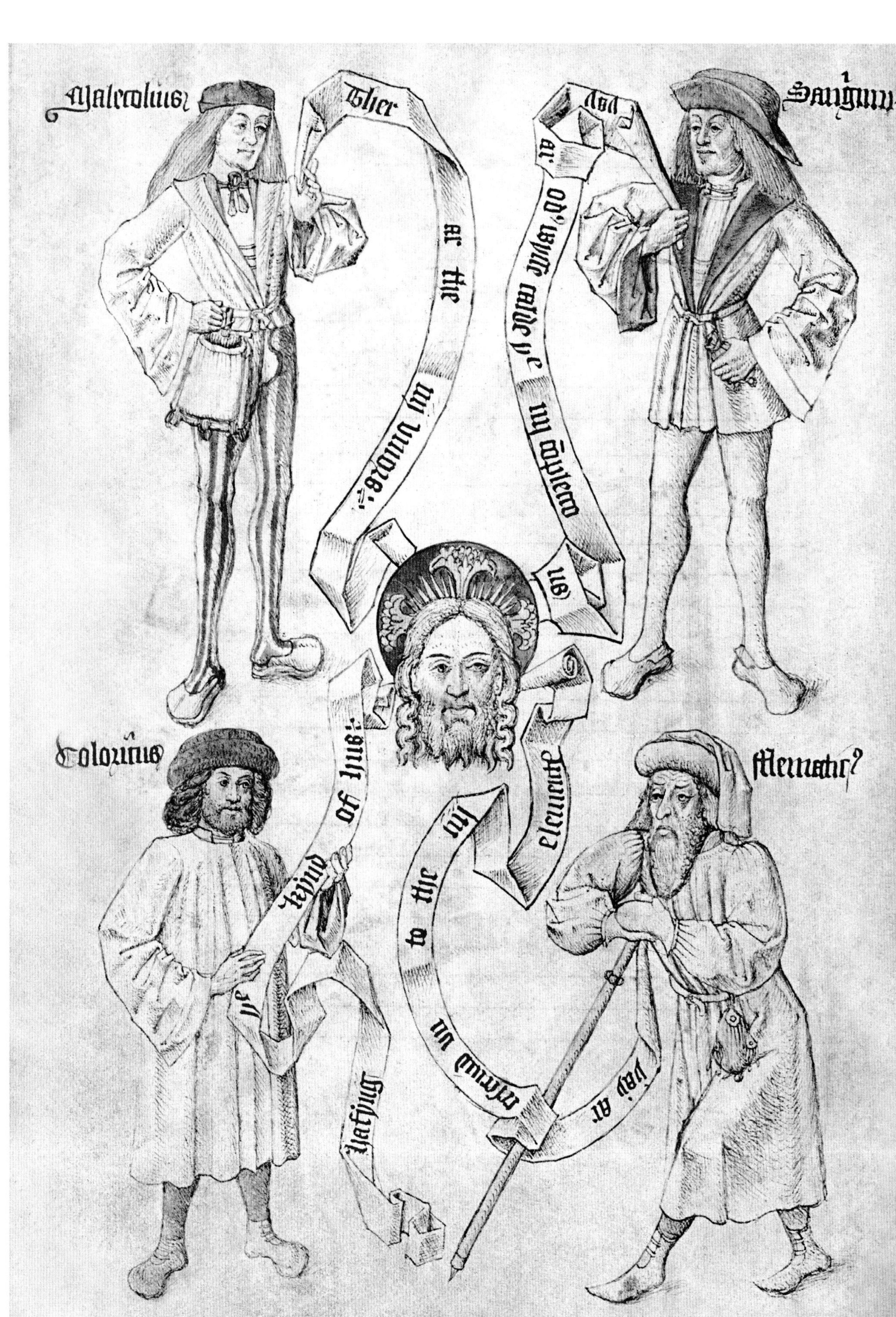

▷ **四种气质**

这是15世纪手稿《约克理发师兼外科医生行会手册》在18世纪60年代的复制本，介绍了四种气质类型——抑郁质、多血质、黏液质和胆汁质，并借用服装、面部表情和姿态刻画各种性格的特征。

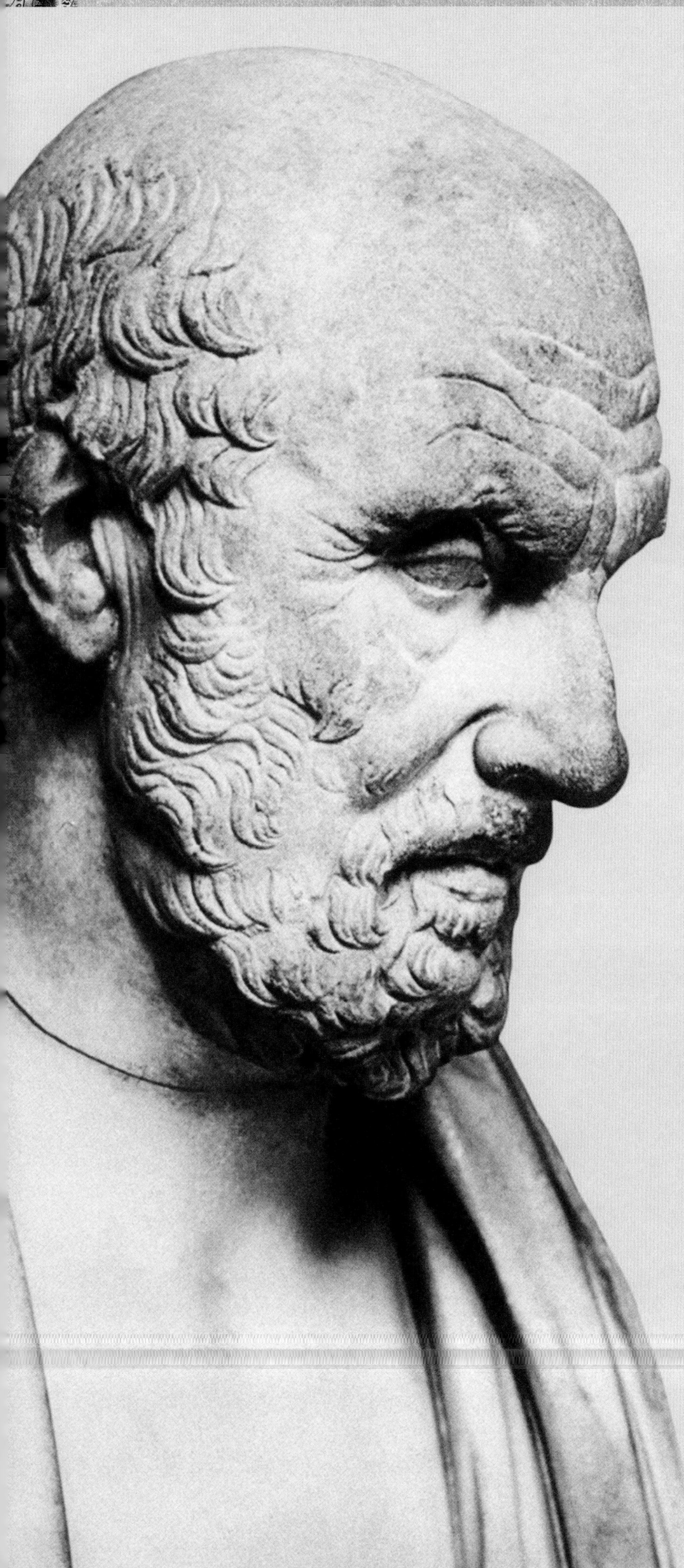

古希腊医生（约公元前460~约前370年）

希波克拉底

“疾病并非神赐……找到病因，**就能找到治疗的方法。**”

古希腊医生希波克拉底

希波克拉底是疾病治疗史上最伟大的人物之一，他提高了医学的地位，让医学成为以科学为基础、受人尊敬的专业。他传承古希腊医学，但摒弃了其中的超自然元素，坚持观察患者病情和准确记录病历。通过病历的比较研究，他首次对疾病进行了系统化的分类。他还为医生树立了标准，这些标准至今仍受到赞赏和尊重。

公元前460年前后，希波克拉底生于希腊科斯岛。他的父亲是一名医生，希波克拉底随父学医。据称他周游各地，最远曾到达利比亚和埃及，但他的生平却鲜为人知。《希波克拉底文集》（后文简称《文集》）收集了约60篇文稿，其中一些被视为希波克拉底本人所著。《文集》显示，古希腊医学独立于古埃及医学（见20~21页）和古代美索不达米亚医学（见24~25页），有自己明显的特点。不过，无法确定所有冠以希波克拉底之名的作品都是他本人所著。

△ 希波克拉底誓言
希波克拉底誓言是职业行为守则，所有医生都要宣读誓言，严格遵守医德标准。图为中世纪的一份希腊文誓言。

职业道德准则

尽管当时在意大利南部（见54~55页）西西里岛和北非昔兰尼都有很多医学院校，但希波克拉底在科斯岛建立的学校最为知名，他也渐渐被视为最杰出的教师。学生进入这所受人尊敬的学校时必须在新老

◁ 现代医学之父
为赞颂现代医学之父希波克拉底而雕刻的大理石胸像。他摒弃了疾病和治疗的神灵观点，并以观察患者作为医学知识的基础。

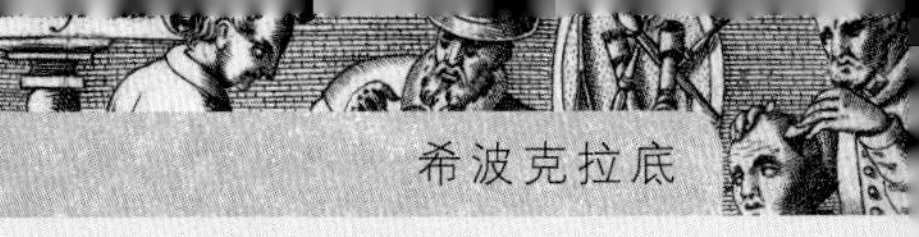

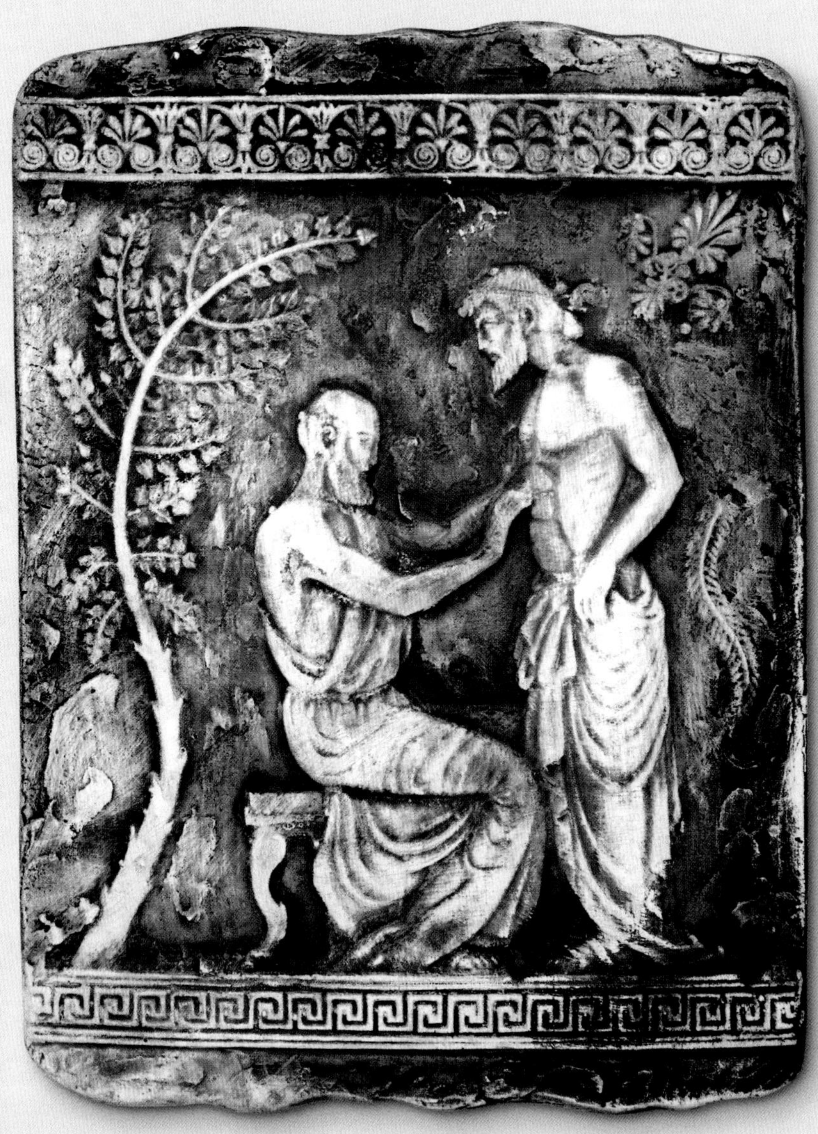

◁ 大理石上的古代场景
图为公元前 4 世纪或公元前 5 世纪的场景，一位古希腊医生正在治疗病人。医生非常重视病人，用双手来感觉呼吸和肺部功能的情况。

同学面前宣誓，誓词就是今天所称的希波克拉底誓言。誓言提出了医生的职业道德准则，涵盖了专业技能和礼仪等方方面面，让医学成为普通人可以信任的专业。医生由此与其他“疗愈师”区别开来，行医也有了规则可循。誓言包括保护隐私，不“毒害”患者的承诺。希波克拉底要求医生应保持“良好形象”并营养充足，因为医生如果不能好好照料自己，也将难以获得患者的信任。根据誓言，医生必须冷静平和，诚实并善解人意。希波克拉底学派的医生在上午探访患者，询问患者前夜病情，然后进行全面体检，并观察患者的汗液和尿液。

现代医学之父

在希波克拉底的时代，希腊人尊重死者，禁止解剖人体，因此关于解剖学和生理学的知识有限。不过，如《文集》所示，对于活着的人，希波克拉底强调三点——密切观察症状，思路开放，愿意解释病因。《文集》包含大量案例研究，介绍了肺结核、腮腺炎和疟疾等疾病。希波克拉底在书中将疾病分门别类，如流行病、地方病、慢性病和急性病——这些术语沿用至今。他还是一位有天分的外科医生，对矫形外科研究亦有兴趣。《希波克拉底骨折与关节论文集》中的一些原则在现代仍然适用。

意识超前

希波克拉底认为，人体有四种基本体液——血液、黄胆汁、黑胆汁和黏液（见 34~35 页）。这一体系为了解人体状况、解释疾病成因提供了理论基础。他相信，情绪和疾病都源自体液失衡。他可能是首位将疾病看作自然发生的而非超自然力量或神灵所致的医生。

希波克拉底十分重视提高人体内在的疾病抵抗力。他的医嘱包括食疗、体操、锻炼、按摩、水疗和海水浴。他也逐渐认识到个人卫生和清洁以及休息和安静的重要性。

希波克拉底去世时声望极高，以至于人们认为在他墓碑上栖息的蜜蜂所产的蜂蜜也有特别的治病功效。希波克拉底认为医生应全力为患者服务，他的开创性工作是历代医生恒久不衰的灵感源泉。

> “我愿尽余之能力与判断力所及，遵守为患者谋利益之信条，杜绝一切**堕落**和**害人**行为。”
>
> 选自希波克拉底誓言

年表

约公元前 460 年 希波克拉底出生于希腊科斯岛一个富裕家庭。他接受了九年初级教育和两年中级教育，学习了读写和诗歌、音乐。

公元前 430~ 前 427 年 帮助雅典抗击瘟疫，为期三年。他建议燃起火堆，让空气干燥，水煮沸后再饮用。

公元前 431~ 前 404 年 帮助治疗伯罗奔尼撒战争中的伤兵。他外科技术高超，对颅骨手术、断骨接驳和脱臼复位都很娴熟。

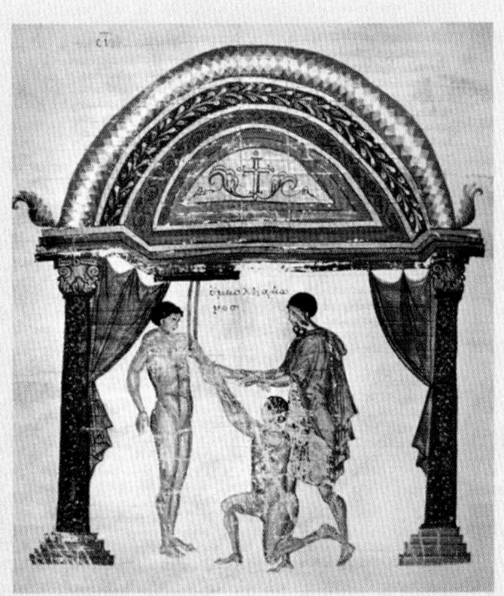

《希波克拉底骨折与关节论文集》11世纪版本

公元前 420~ 前 370 年 这段时间约有 60 部著作完成，包括课本、讲稿和论文，后来由亚历山大图书馆整理成书。这些著作由希波克拉底等人所作，均以希波克拉底医学理论为主题。在此期间，希波克拉底还写成了《希波克拉底骨折与关节论文集》一书。他推行四体液学说，认为体液失衡会导致疾病。

公元前 400 年 在希腊科斯岛设立医学院。此后，他教授两个儿子塞萨拉斯和德拉科行医。他的医学院涌现了很多著名的学者和学生，他们将自己的经验和著述添加在希波克拉底的著作中。

约公元前 370 年 在希腊拉里萨去世，享年 90 岁左右。

2 世纪 以弗所的医生索兰纳斯撰写首部希波克拉底传记。此书成为希波克拉底个人生活情况的主要资料来源。

古罗马医学

古罗马文明以其对医学的贡献知名。古罗马的内、外科医生和药学家主要继承发扬了希波克拉底和古希腊的医学传统，取得了多方面进步，并留下了大量医学理论和实践的记录。

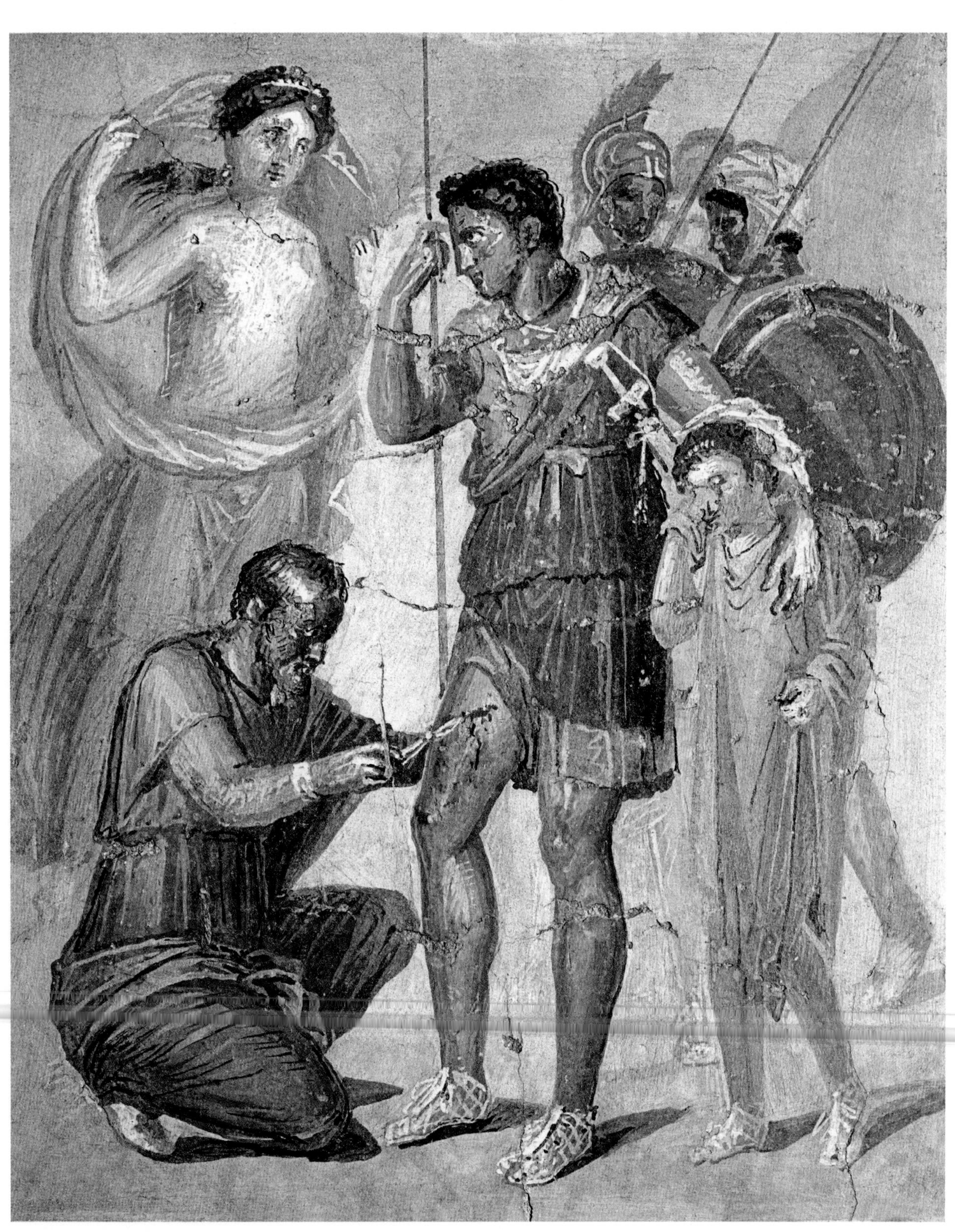

◁ 神话与医学

古代罗马和希腊神话中的英雄埃涅阿斯接受疗愈神雅丕克斯治疗。古罗马有许多神灵与医学相关，需要向神灵祈祷并献祭后医生才能成功施治。

古罗马文明约于2000多年前崛起。当时罗马城的势力渐渐壮大，统治了意大利以及更远的地方，并从共和制发展到帝制，直至灭亡。古罗马的书籍、画作、雕像、外科手术工具、药罐、假牙等各类物品留存至今，反映了当年这座“永恒之城”及其所辖广阔土地上健康、疾病和疗愈的详细情况。

罗马在各市镇率先推行公共卫生措施，如洁净饮用水和有组织的清洁工作。罗马人也开始宣传大众卫生的重要性，包括洗澡。锻炼和食疗也是其生活的重要内容。疾病初起时，医生往往建议患者改变食物和饮食习惯，如少吃肥肉和异国香料，多吃更有益于健康的本地面包和水果。

500万 **165~180年安东尼瘟疫（疑为天花）期间罗马帝国死亡人数。**

神的干预

古罗马哲学和医学理论认为，凡敬神或道德方面有过失者，神会对其降下疾病。但与古埃及或古希腊相

“人们的**生活**可以**没有医生**，**但**绝对**不能没有药物**。”

普林尼，《博物史》，约公元 10 年

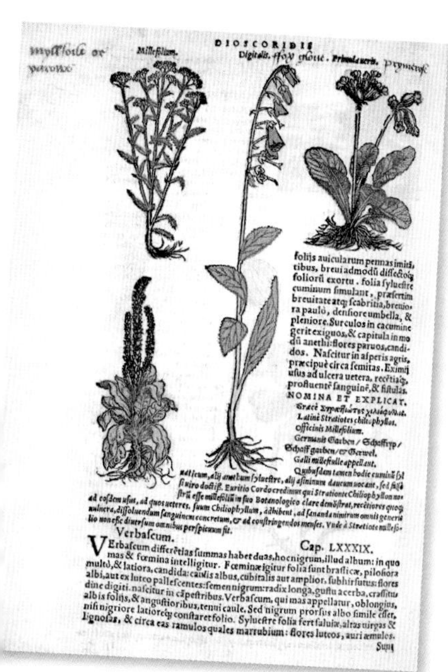
DIOSCORIDIS

Cap. LXXXIX.

Verbafcum.

◁ 药用植物

图为 1543 年出版的德文版《药物学》——原书为迪奥斯科里季斯所著，创作时间早于出版时间近 1500 年，其中有治疗用草药插图，如西洋蓍草、毛地黄和樱草，并附有炮制方法和应用方法。

比，人们并不那么重视神之力量。诸医神中最主要的一位是源自古希腊的医神阿斯克勒庇俄斯。罗马人还加上了其他神灵，如疗愈神维基维斯，预防疟疾及其他发热疾病的女神腓伯莉斯，公共卫生之神尤多维利克斯，负责心脏和内脏器官的女神卡尔纳，负责女性与生育的善德女神。很多疗法都会例行向各路神灵献祭和祈祷。

不同学派

古罗马医学分为不同学派，方法各异。方法论学派强调首先辨识疾病，然后再行治疗——对病人的个体情况关注较少。方法论学派最知名的信徒是以弗所的索兰纳斯（约公元 98~140 年），他从希腊迁至罗马定居。他写有多部著作，其中包括介绍接生、婴儿保健和流产等知识的《妇科学》。其著作还有《论急性和慢性病》《论骨折征候》和《论包扎》。

经验学派认为，经验是关键因素，治疗方法应当为人熟知并经过检验。教条学派强调并尽可能严格遵循希波克拉底的医学传统以及四体液等学说（见 34~35 页）。这一学派由古罗马最重要的医生克劳迪乌斯·盖伦（见 40~41 页）创立，他认为疾病由体液失衡引起。病人康复需要恢复体液平衡，做法包括改变饮食、锻炼，以及服用草药、矿物类药物等。放血、拔罐和烧灼是很多小病的常见疗法。

古罗马文明以军事威力为基础，外科成为主要医学学科——战场和角斗场都需要。外科医生能够治疗战场上和日常生活中的多种外伤。他们使用的工具五花八门，其中包括很多刀具，大小形状不一的外科手术刀，锯齿形状不同的截肢锯，用于开孔和肿瘤切除等手术的旋转钻具，摘取体内异物的钩子，用来帮助体内操作的牵开器，清除结石和堵塞物时插入尿道和膀胱的导尿管，还有用于咽喉和阴道的各类诊视器。眼、鼻、牙、手臂、手、腿和足都有使用木、铁、银和金等材质制成的假体。外科手术过程不长，但细致入微，患者服用酒精、鸦片和草药镇痛，伤口用热油、草药糊和醋等敷料包扎。

金牙托

◁ 古罗马牙医

虽然当年牙医还未成为一门职业，但一些古罗马外科医生擅长治疗牙齿疾病。图中为古罗马齿桥复制品，固定在患者原牙上后可以用来安装义齿（真牙或象牙制作）。

早期医院

罗马帝国晚期，其组织结构也渗透到医疗系统，设立了首批专门医院。这些医院主要为政府官员、商人、中高级士兵服务，有时受优待的奴隶也可入院。医疗部门包括医生和从事护理工作的奴隶，附属于军队。他们设立专门的流动医院，在军事堡垒中设有医务室。各行省中，医生地位相对较低（为重要人物服务的医生除外）。虽然存在正式培训和行医许可证制度，但官方没有资格认证制度，几乎任何人都可行医。

300万 奥古斯都大帝军队士兵人数。

2000 人 在奥古斯都大帝军中行医的医生数量。

希腊植物学家兼药学家，公元40~90年

皮丹尼斯·迪奥斯科里季斯

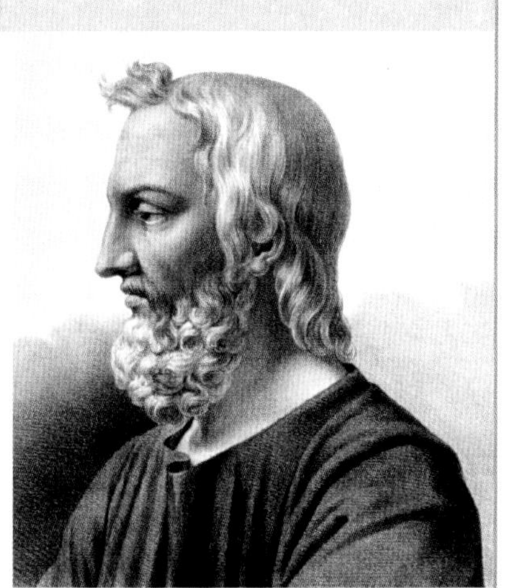

希腊人皮丹尼斯·迪奥斯科里季斯在罗马帝国行医，同时也是草药医生和药剂师，以其五卷著作《药物学》闻名于世，见左图。迪奥斯科里季斯隶属罗马军队，作为外科医生随尼禄皇帝大军出征。军旅生涯让他有机会研究大量药草和矿物质的药用价值。

《药物学》分为五卷，详细介绍了 600 多种物质，包括植物、动物、油、酒和矿物质。迪奥斯科里季斯在著作中旨在论述“药物的炮制、特性和检验”。

《药物学》是具有里程碑意义的古罗马著作，深受后人好评，不断增补修订。其书名（De Materia Medical）和“pharmacopoeia”（药典）一词一样，已成为基本医学术语，专指关于某种物质的信息总汇，从由来已久的天然药草到计算机设计的最新化疗化合物均可使用。

古罗马医生（约129~约216年）

盖伦

“最好的医生同时也是**哲学家。”**

克劳迪乌斯·盖伦所著论文题目，《论人体各部位之功用》一书中也曾引用，165~175 年

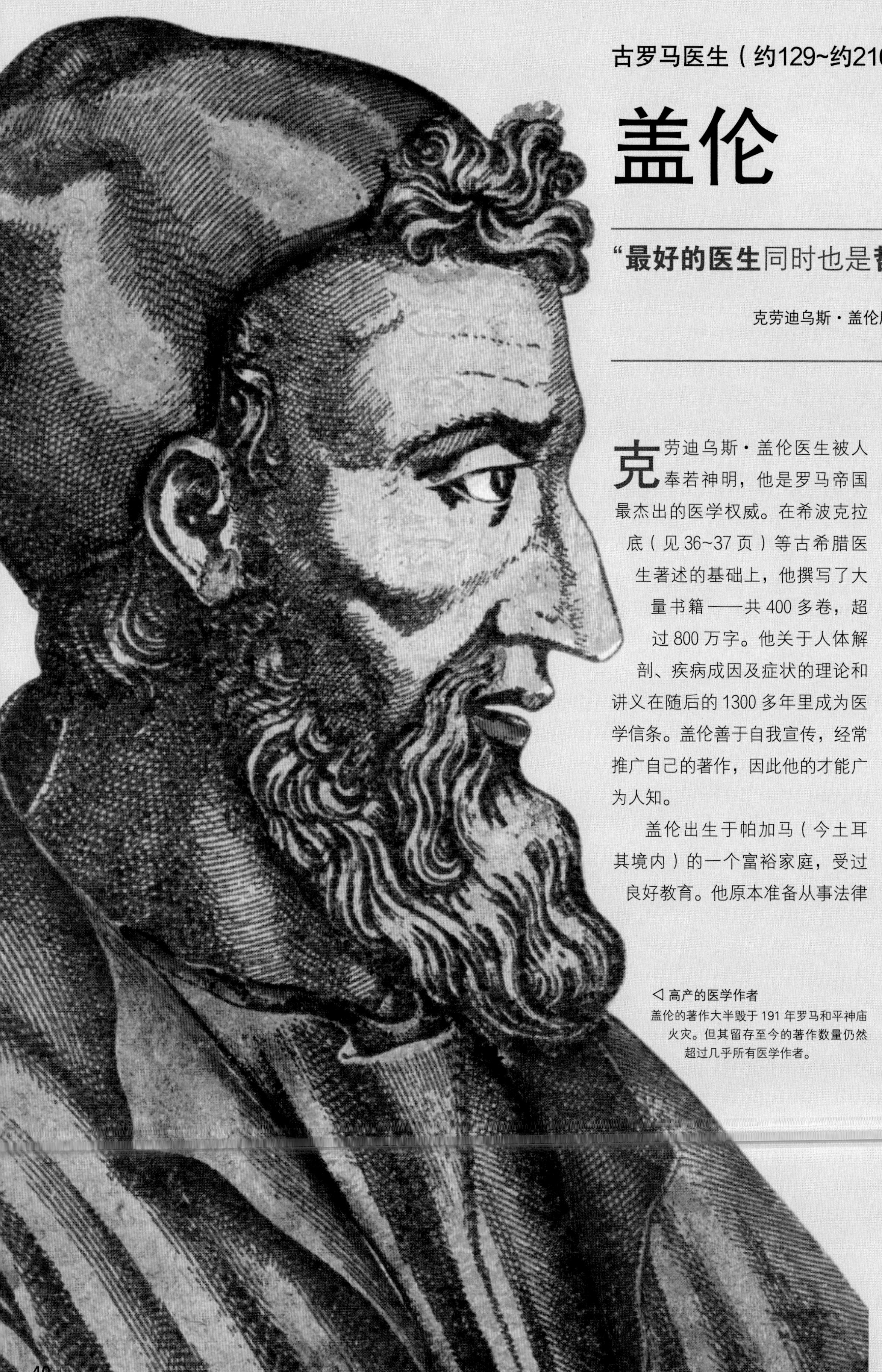

◁ 高产的医学作者

盖伦的著作大半毁于 191 年罗马和平神庙火灾。但其留存至今的著作数量仍然超过几乎所有医学作者。

克劳迪乌斯·盖伦医生被人奉若神明，他是罗马帝国最杰出的医学权威。在希波克拉底（见 36~37 页）等古希腊医生著述的基础上，他撰写了大量书籍——共 400 多卷，超过 800 万字。他关于人体解剖、疾病成因及症状的理论和讲义在随后的 1300 多年里成为医学信条。盖伦善于自我宣传，经常推广自己的著作，因此他的才能广为人知。

盖伦出生于帕加马（今土耳其境内）的一个富裕家庭，受过良好教育。他原本准备从事法律事业或担任政府官员，但其父梦见阿斯克勒庇俄斯——希腊医神——要求儿子从医，从此改弦易辙。父亲去世后，19 岁的盖伦移居士麦那（今土耳其伊兹密尔），在那里跟随医生彼罗普斯和哲学家阿尔比努斯学习。此后他曾在希腊科林斯居住，最后来到埃及亚历山大，并在那里的大图书馆吸取知识。年轻的盖伦对希波克拉底的医学理论和柏拉图的哲学思想很感兴趣，后来他在《论希波克拉底与柏拉图之教谕》一书中分析了二人的著作。

辉煌的职业生涯

157 年左右，盖伦回到帕加马，首次行医，担任当地角斗士的外科医生，他在工作中记录了角斗竞技中发生的各类创伤。帕加马角斗士的死亡率大大降低，盖伦取得了事业成功，声名鹊起。雄心勃勃的盖伦随后于 162 年移居罗马。在那里，他的医学才能、学习的速度和自信心给罗马统治集团留下了深刻的印象。为哲学家欧德摩斯看病后，他被引荐给政府官员弗拉维乌斯·波埃图斯，后者鼓励他著书立说、公开演讲和当众演示。不过，他很快

与同行关系破裂，声称同行妒贤嫉能，随后决定低调生活。最后他回到帕加马定居。169年，应皇帝马可·奥勒留宣召，盖伦回到罗马，从此开始了职业生涯中最为硕果累累的阶段。他开始大量写作，继续进行演讲和理论研究，同时也作为私人医生先后为五位皇帝服务，甚至陪同皇帝出游。

发现与贡献

解剖学是盖伦的主要兴趣所在，他认为这是所有医学知识的基础，但禁止故意剖开人体的法律限制了他的研究。不过，他仍坚持发挥在角斗士身上取得的经验，解剖各种动物进行实验，如巴巴里猕猴。他的研究有着诸多发现，内容准确。例如，他发现很多肌肉和肌腱的实际用途和长度；他还将活体动物的输尿管剪下，展示其中的尿液，以此证明肾产生尿液的功能。不过，盖伦过于自信，常常把有根据的猜想以及从动物身上得来的线索当作事实。例如，他研究过大脑及其各部位功能后断言，松果体有支撑血管的作用，整个文艺复兴时期人们都对此深信不疑。盖伦还发展了古希腊的体液学说，扩展为内容广泛的四体液学说（见34~35页）。盖伦的大多数医学见解都认可希波克拉底的成就。他有大量关于此类主题的著述，如《论黑胆》和《论希波克拉底的元素学说》。

盖伦写作风格冗长，堆砌辞藻，杂乱无章，充斥着主观臆断。他的医学理论中也夹杂着一些非常怪异的想法。数百年后，盖伦的各种学说或被摒弃或被淘汰，而他的医学教义——充满猜想和误解——却被很多人奉为圭臬。直到16世纪，安德烈亚斯·维萨里（见72~75页）、威廉·哈维（见82~83页）等人提出质疑后，盖伦医学教义的地位才开始动摇，但即使到了19世纪，仍有一些西方医生以他的著作为参考。

> “**诊断**之前必先**观察思考**。”
>
> **克劳迪乌斯·盖伦座右铭**

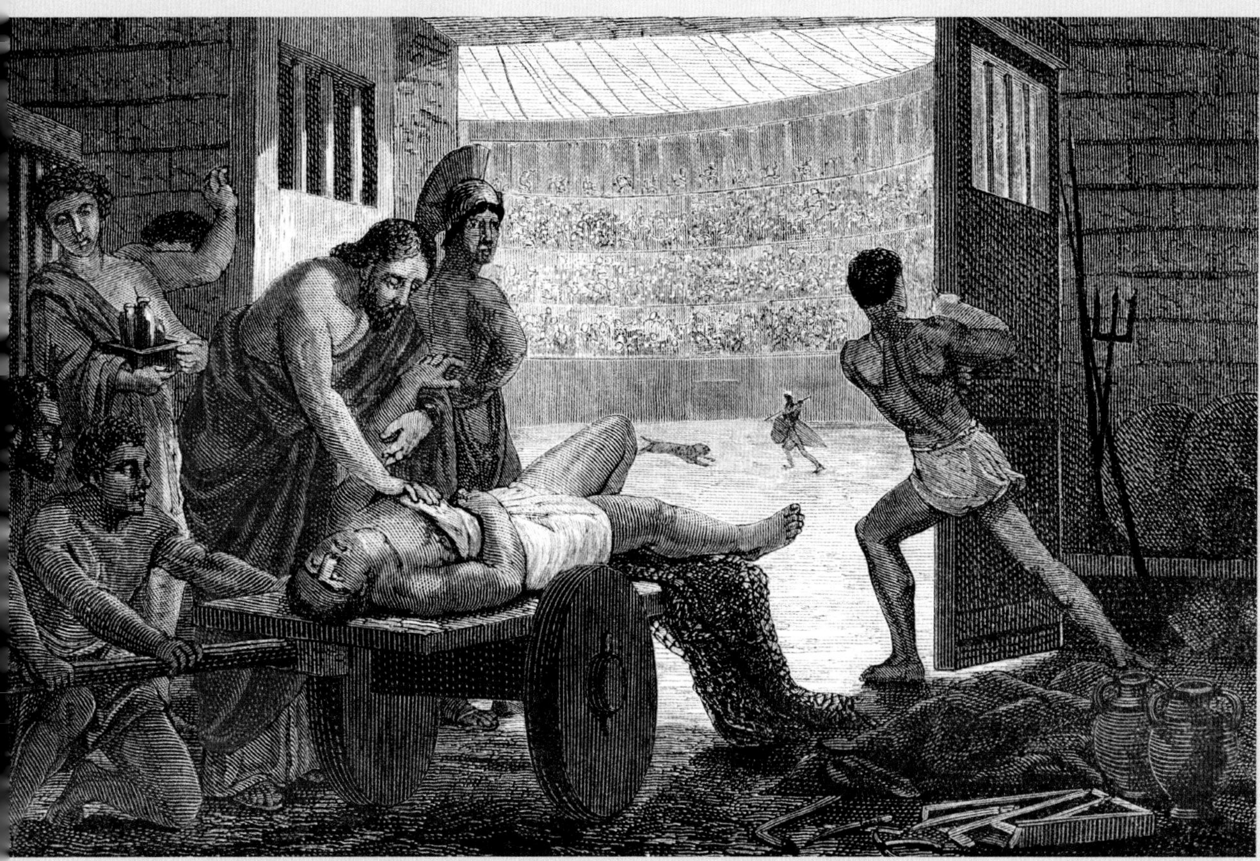

▽ 为角斗士治疗

这是19世纪《知名学者生活》一书插图，盖伦正在帕加马治疗一位角斗士。作为医生，他研究人体内部解剖结构，认为肉体是“灵魂之容器”。

年表

- **约129年** 出生于帕加马（今土耳其贝尔加马）的一个富裕家庭。那里是当地乃至罗马帝国的中心城市。
- **约148年** 盖伦之父阿留斯·尼康去世，给他留下大笔遗产。盖伦得以遍游欧洲、北非，研习医学。
- **约157年** 回到帕加马，担任该地角斗士的医生，治疗各种伤病非常成功。随着角斗士死亡率的下降，他的声名传至罗马，医学界前辈建议盖伦移居罗马。
- **162年** 盖伦移居罗马，担任内科医生，对其他内科医生及其学说的态度使他树敌不少。他偶尔会离开罗马，回帕加马小住。

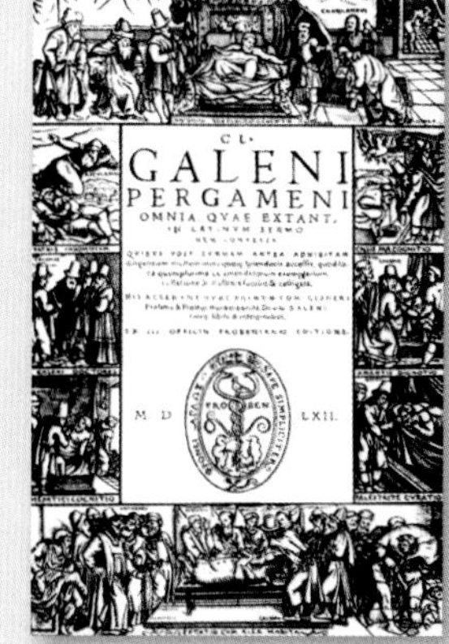

印刷于瑞士巴塞尔的1561年版盖伦著作

- **165年** 安东尼瘟疫（疑为天花）开始肆虐欧洲。关于这种流行病的影响及可用的疗法，盖伦留下了大量著述。198年又出现了一次类似的流行病。
- **169年** 应皇帝马可·奥勒留宣召，盖伦回到罗马，成为皇帝的私人医生，直到180年奥勒留驾崩。
- **170年** 成为奥勒留之子、皇位继承人康茂德的医生，直到192年康茂德驾崩。
- **191年** 盖伦有不少著作毁于罗马和平神庙大火。作品毁损让盖伦十分难过。
- **193年** 成为新皇塞普蒂米乌斯·塞维鲁的医生。盖伦开始淡出人们视野，但其著作仍然广为流传，极受追捧。
- **约216年** 在罗马逝世，但有些人认为他死于帕加马或西西里，而且时间可能更早，约在200年。

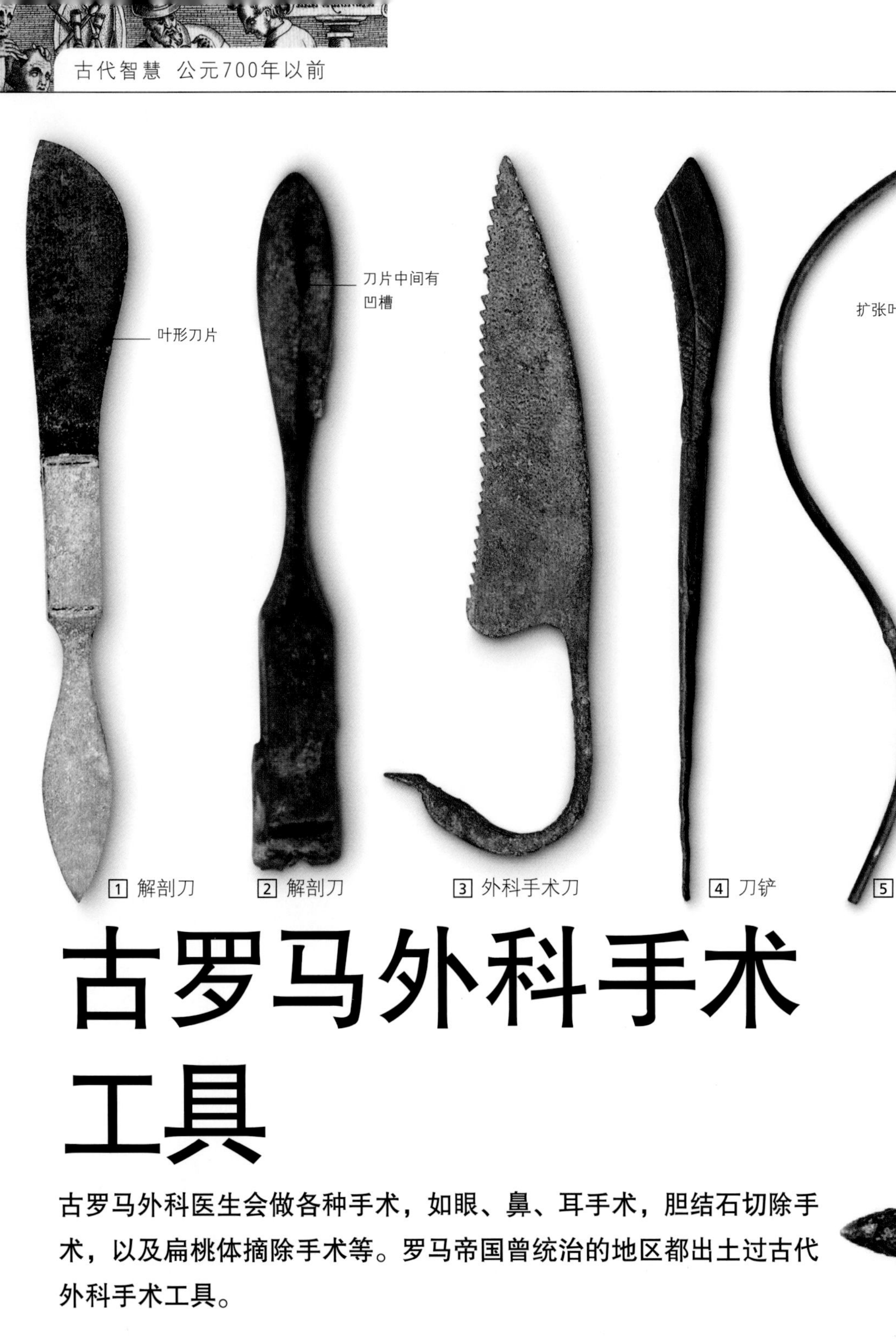

古罗马外科手术工具

古罗马外科医生会做各种手术，如眼、鼻、耳手术，胆结石切除手术，以及扁桃体摘除手术等。罗马帝国曾统治的地区都出土过古代外科手术工具。

①**解剖刀** 该工具用于外科手术，如乳房切除和疝修补手术。②**解剖刀** 这件工具的刀片造型灵巧，用途广泛，从切断脐带到切除鼻息肉均可使用。③**外科手术刀** 这件通用工具在手术中用于切口和穿骨。④**刀铲** 其尖头用来搅拌药物，铲形头则用来抹药膏。⑤**男用导尿管** 这件青铜制成的管子插入尿道后可用来导尿。⑥**阴道扩张器** 用于扩张阴道，便于妇科检查。⑦**骨撬** 这是进行骨折固定时使用的凿骨或移骨工具。⑧**骨钳** 这种工具用来去除骨碎片，特别是处理颅骨骨折。⑨**外科手术钳** 这件工具上的滑环可以固定钳嘴。⑩**耳道检查器** 一头为小勺状，用于清除耳内硬耳垢。⑪**窥阴器** 这件三瓣扩张器可以用于妇科检查，也可以用于治疗子宫囊肿。⑫**骨凿** 用于切削骨头，或是去除骨膜。⑬**大腿止血带** 在外科手术中用于止血，或是防止毒素扩散。⑭**剪刀** 外科医生用剪刀切开组织，或是去除疣之类的赘生物。⑮**钩子** 这件钩子的尖端可以用来撑住切口。⑯**灌肠器** 大号灌肠器用于向阴道或直肠中注入药物。⑰**片状烙铁** 用加热的烙铁烧灼伤口或血管，可以止血和防止感染。

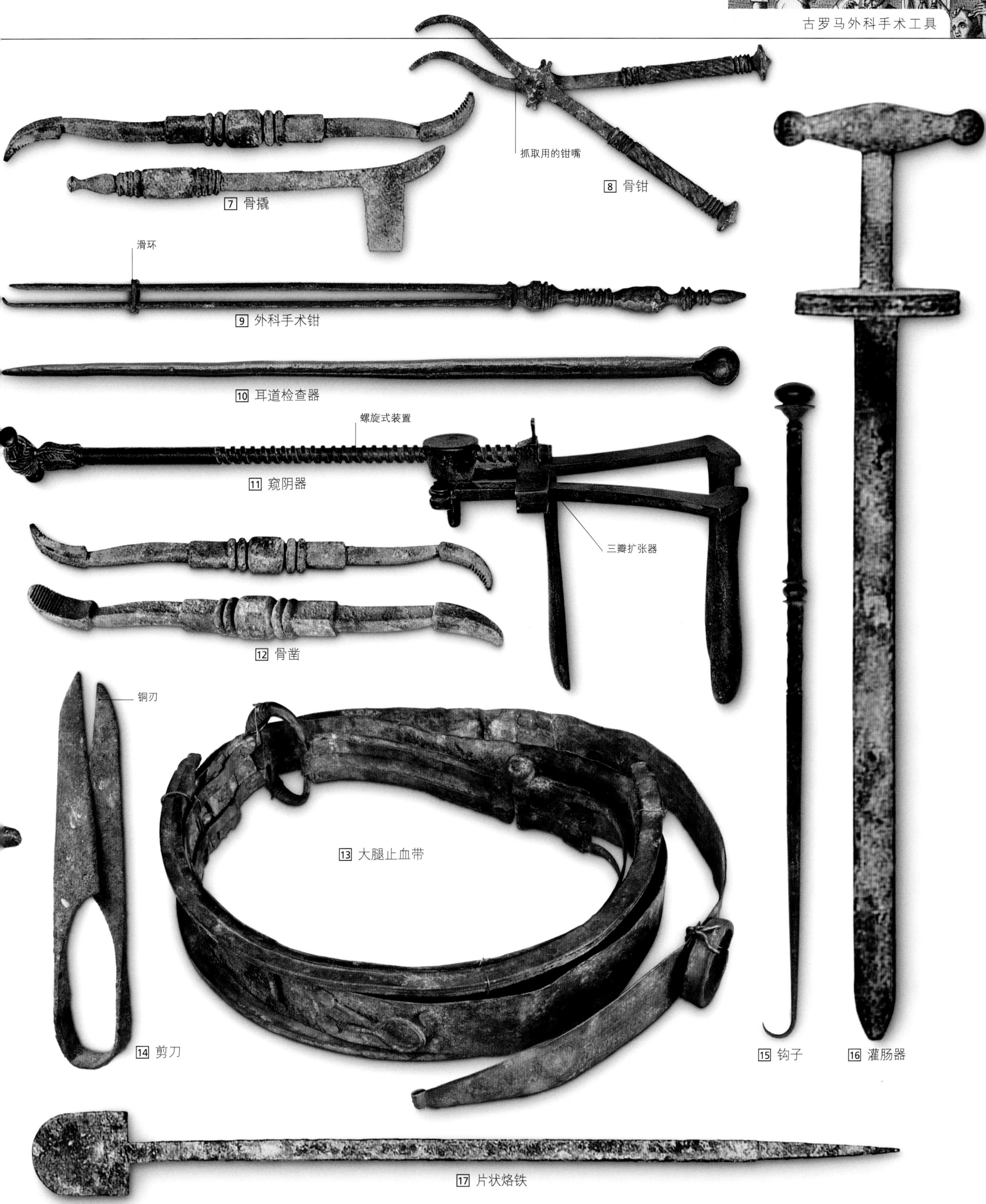

7 骨撬

8 骨钳

9 外科手术钳

10 耳道检查器

11 窥阴器

12 骨凿

13 大腿止血带

14 剪刀

15 钩子

16 灌肠器

17 片状烙铁

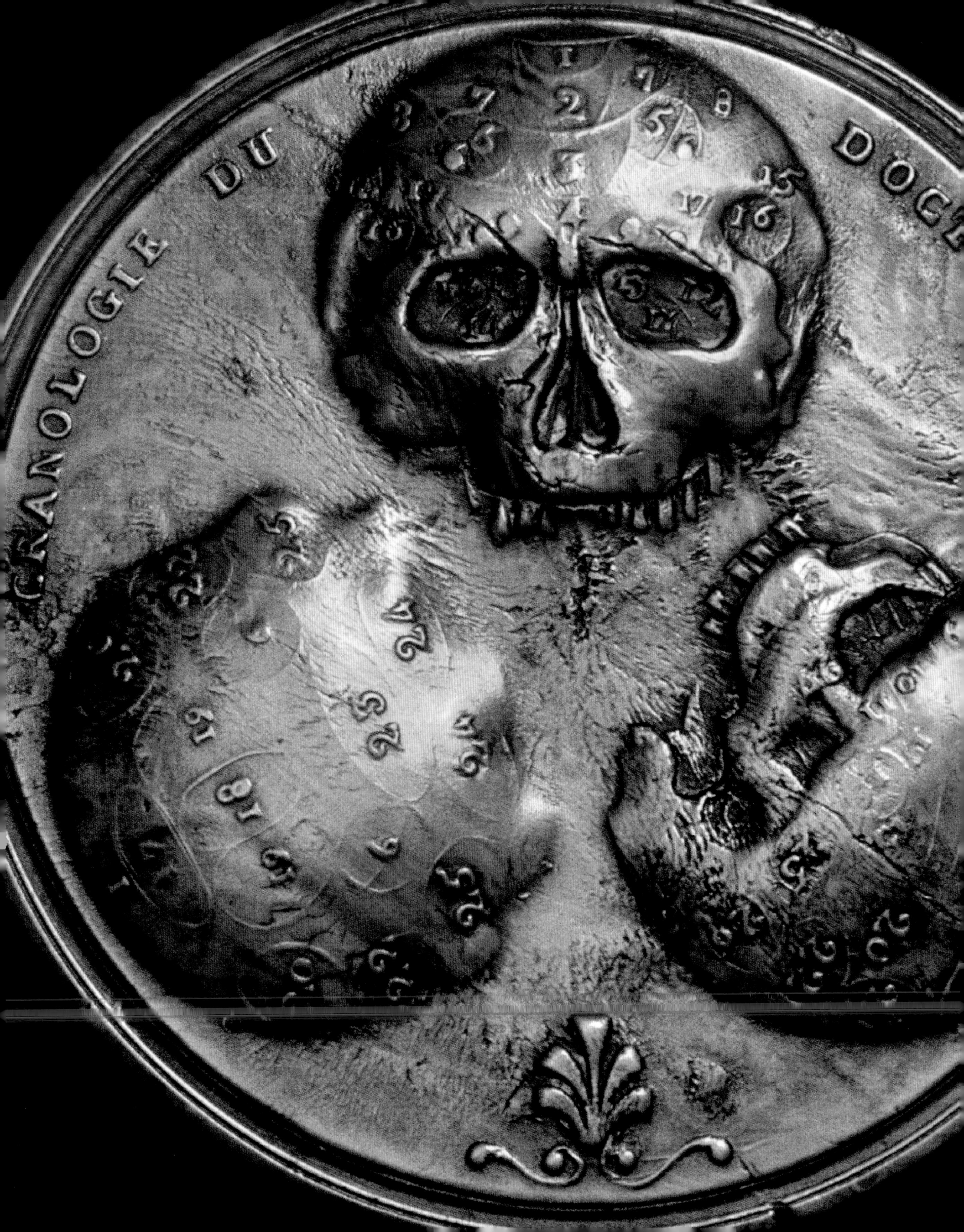
CRANOLOGIE DU

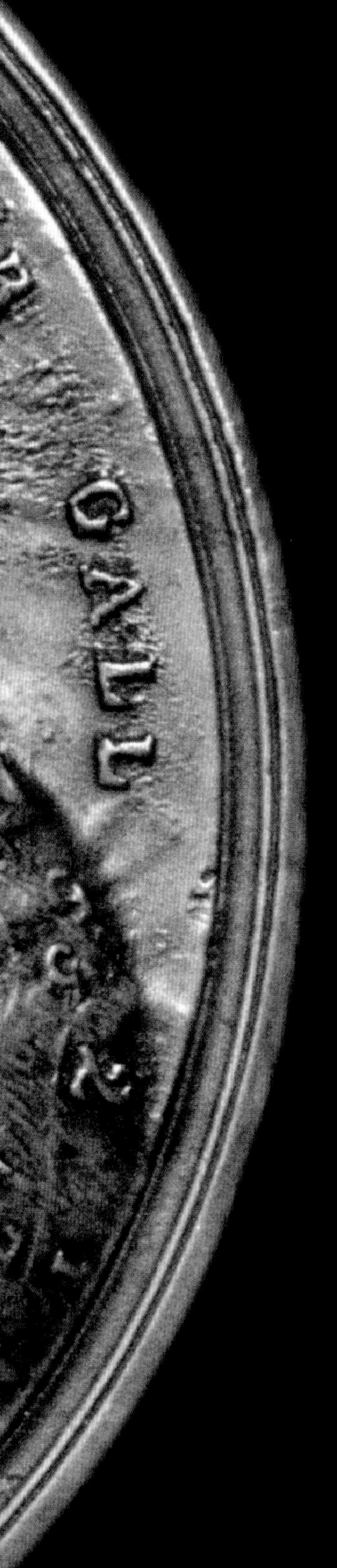

2

复苏与复兴

700~1800年

年表

复苏与复兴 700~1800年

700年

750年
马达夫·阿查里雅编纂了《确诊术》一书，共分79章，又名《摩陀婆症候论》，介绍了病理学和疾病诊断的知识。

800年
盖伦的多部作品被译为阿拉伯文。

1000年
扎哈拉维完成内外科医学经典巨著《医学手册》。

1025年
伊本·西纳（阿维琴纳）完成《医典》。

1077年
萨莱诺医学院是欧洲第一个医学教育机构。非洲人康士坦丁在这里任教。

⌃萨莱诺医学院

820年
萨莱诺成立本笃会医院，为后世萨莱诺医学院的前身。

⌄13世纪《眼睛论》的插图

855年
昝殷完成《经效产宝》，为中国现存最早的妇产科专著。

1100年

1123年
圣巴塞洛缪医院成为英国第一家真正意义上的医院。

1144年
切斯特的罗伯特所著《炼金术的构成》是欧洲最早的炼金术著作之一。

12世纪50年代
宾根的希尔德加德写成《简明医学》。

⌄祭坛装饰品，描绘希尔德加德驾临本笃会修道院

13世纪
治疗擦伤及感染等眼部疾病已属常见。

1242年
伊本·纳菲斯指出，血液通过肺部从心脏右心室流至左心室。

1247年
法医学鼻祖宋慈写成《洗冤录》，收集了各类法医学案例，为早期法医学经典。

1316年
蒙迪诺·德·卢齐写下《人体解剖学》一书。

1347年
黑死病在欧洲蔓延，这次流行病是史上最严重的疫情之一。

1363年
居伊·德·肖利亚克完成《外科全书》，此后三个世纪此书在欧洲被奉为解剖学、内科学和外科学的权威著作。

1400年

1493~1495年
欧洲首次出现梅毒病例报告，这种疾病可能自美洲传来。

1518年
英国内科医学院获得皇家特许状。

16世纪20年代
来自欧洲的天花开始在美洲肆虐，致人死亡。

1529年
菲利普斯·特奥夫拉斯图斯·奥雷奥勒斯·邦巴斯图斯·冯·霍恩海姆自称“帕拉塞尔苏斯”，他在不同门类的科学和炼金术等神秘学领域毁誉参半。

1530年
第一部牙科专著《各类牙科疾病的小药书》在德国出版。

⌄早期复式显微镜

1537年
都灵围城期间，安布鲁瓦兹·帕雷尝试一种古老配方的疗伤药膏，从此开启了战地医学的新时代。

1543年
安德烈亚斯·维萨里的《人体构造》一书彻底改变了解剖学的面貌。

1546年
吉罗拉莫·弗拉卡斯托罗认为，狂犬病等流行性疾病是通过某种可感染的“微粒状物质”传播的。

1563年
加西亚·德·奥尔塔写下《印度草药谈》，为热带医学早期著作之一。

1590年
复式显微镜发明，微小生命形式的全新世界由此展现，几十年后对医学产生了重大影响。

大概自 8 世纪起，发展中的伊斯兰世界成为艺术、建筑、科学和医学进步的中心。在这个“黄金时期”，拉齐、伊本・西纳等杰出医生将古老的医学知识发扬光大，他们创立医院，让希波克拉底提倡的人性回归医疗领域。13 世纪，欧洲的艺术、科学和医学开始复兴。重要进步有维萨里的解剖学，哈维对循环的描述，显微镜在医学中的使用，新式医学院和专业组织的成立，以及詹纳在疫苗接种方面的开拓性工作。

1600年

1628年
威廉・哈维出版《心血运动论》，这本描述循环系统运行的书篇幅不长，但意义极其重大。

1665年
伦敦大瘟疫（最近一次主要的淋巴腺鼠疫）暴发，对英国影响甚大；同年，罗伯特・胡克出版《显微图集》一书，为显微镜方面的开山之作，也是最早的科学畅销书之一。

1676年
托马斯・西德纳姆出版《医学观察》一书，此后两个世纪此书在欧洲影响极其深远。

哈维进行尸体解剖

17世纪30年代
从新大陆带回欧洲的金鸡纳树皮（奎宁从中提取）用于治疗并预防疟疾。

1661年
马尔切洛・马尔皮吉，显微解剖学的创始人。他观察到了毛细血管——动脉与静脉之间的“缺失环节”。

1673年
英国皇家学会开始发表安东尼・范・列文虎克的报告，这位显微镜学家极具创新精神。

安东尼・范・列文虎克

1695年
张璐在医学巨著《张氏医通》中谈及预防天花的接种法。

1700年

1701年
欧洲的贾科莫・皮拉利尼描述了亚洲实行的天花人痘接种法，并亲自实践。

1723年
皮埃尔・福沙尔的《外科牙医》一书开创了现代牙科医学。

1747年
詹姆斯・林德进行了有组织的临床试验，从而发现了预防坏血病的方法。

1748年
雅克・达维耶尔发明了摘除白内障的新技术，大大推进了白内障的治疗。

1774年
普鲁士蓝是首批用于显微镜样本染色的染色剂之一，推动了医学组织学的发展。

1775年
珀西瓦尔・波特指出，阴囊癌在扫烟囱工人中更为多见——这是最早提到致癌物的学说之一，是职业病医学发展史上的里程碑。

1785年
威廉・维瑟林发表关于毛地黄苷的调查报告。毛地黄以叶入药，可有效治疗水肿。

1790年
萨穆埃尔・哈内曼开始根据“以毒攻毒”的原理设计疗法，后称顺势疗法。

顺势疗法药箱

1793年
让－巴蒂斯特・普桑与妻子玛格丽特和菲利普・皮内尔开始改善对精神病患者的护理和治疗。

1796年
爱德华・詹纳用牛痘痘浆为一名 8 岁男孩接种，预防天花，确立了疫苗接种的原则。

1796年
弗朗茨・加尔写下其首部关于颅相学的重要著作。这门学科兴盛几十年后即告消亡。

1799年
汉弗莱・戴维发现一氧化二氮有麻醉作用，开始思考是否可将它用于外科手术止痛。

为解释颅相学原理收集的人头模型

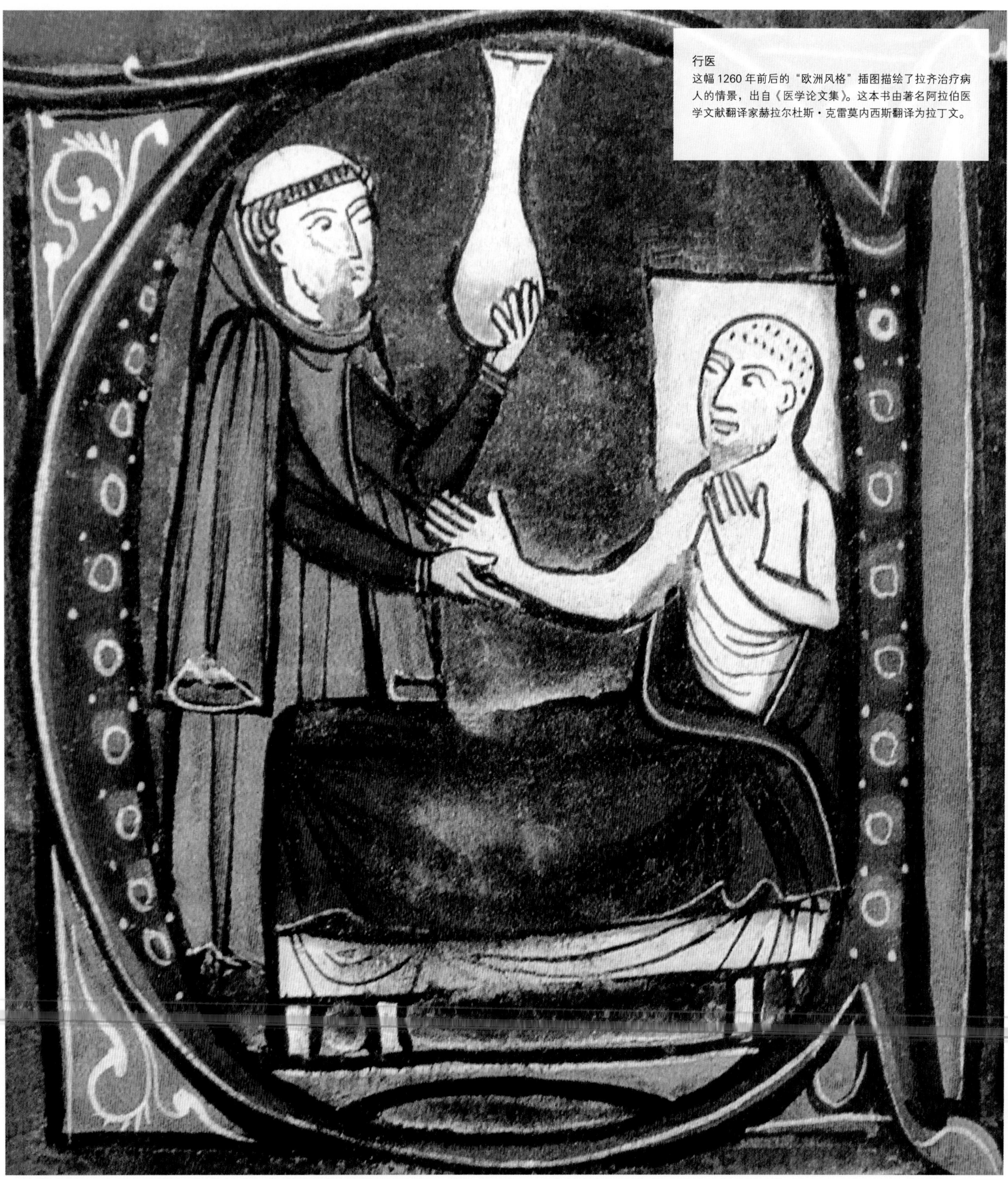

行医

这幅1260年前后的“欧洲风格”插图描绘了拉齐治疗病人的情景，出自《医学论文集》。这本书由著名阿拉伯医学文献翻译家赫拉尔杜斯·克雷莫内西斯翻译为拉丁文。

伊斯兰医学的黄金时代

当欧洲进入"黑暗时代"，中东和西亚的文化和科学却得到繁荣发展，医学方面尤其突出。这些进步建立在古代知识的基础上，最终在文艺复兴时期又向欧洲回流。

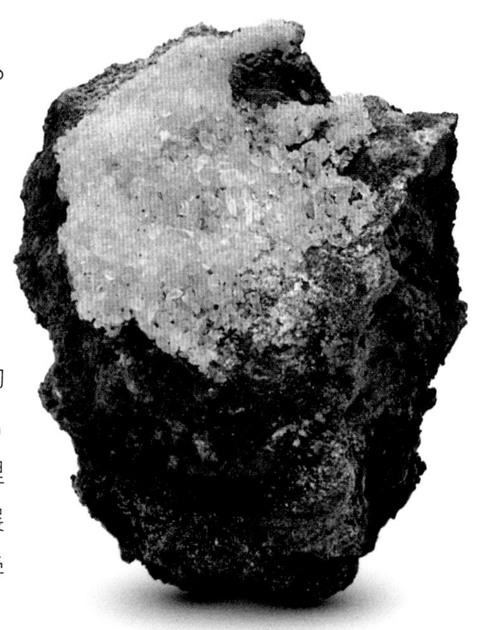

△ 药用物质

技艺娴熟的伊斯兰药师们运用草药以及天然形成的水晶和矿物等物质炮制各种药物。图中黑色石头上的氯化氨结晶也用于炼金术。

476年，最后一位皇帝罗慕路斯·奥古斯图卢斯被废黜——标志着西罗马帝国灭亡。帝国瓦解后，欧洲进入了一个社会动荡的混乱时期，史称"黑暗时代"，艺术和科学（包括医学）都没有取得多少进步。

相比之下，大约自8世纪起，中东和西亚的伊斯兰地区经历了伊斯兰文化的"黄金时代"。在宽容的气氛下，以巴格达（当时为阿拔斯王朝的首都，现为伊拉克首都）为中心向外辐射，各地的学术科研活动都很活跃。数学、天文学、文学、哲学、炼金术和科学被视为需要统一学习的综合知识体系，其中出现的革新尤以医学领域最为突出，前所未有。

护理义务

伊斯兰教义强调护理义务，既包括食疗、锻炼、个人卫生和精神心理等方面的自我保健，也包括对病人和穷人的护理照顾。人人均有权得到医治，应当努力预防、治疗和治愈疾病。在这种思想引导下，不仅在医生的技能方面，也在组织和提供医疗保健方面，都取得很大进步。

由慈善家和富有的统治者出资，9世纪起在巴格达等城市兴建了新型医院和医学院。这些机构向所有民众开放，病房井井有条，既可门诊也可住院，有专门的护理服务，也可以向农村地区提供外展服务。最重要的是，它们还有医学培训和研究中心的职能。

医学教育形成综合体系，医生先学习解剖学、生理学和炼金术等基础课程，然后在医院进行临床培训，学习如何进行体检、记录病历和给予治疗。

扎根历史

这些医学教育和实践方面的新进展扎根于古代世界的知识。伊斯兰医生们积极翻译、研究和吸收先辈学者的著作——尤其是古希腊医生希波克拉底（见36~37页）和古罗马医生盖伦（见40~41页）留下的文献，以及中国和印度的一些传统医学典籍（见26~27页及30~31页）。

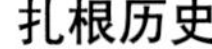

在这个融合过程中，最伟大的学者之一是拉齐（又称拉齐斯）。

拉齐在865年前后出生于拉伊（今伊朗德黑兰），曾担任拉伊和巴格达医院院长。他著有50多部重要作品，数百篇短篇评论，这些作品结合了古代医疗典籍包含的原则和实践，以及他自己的临床观察所得。他最著名的两部百科全书式的著作是《曼苏尔医书》和《医学集成》。925年拉齐逝世，但这两部著作及其拉丁文版在西亚地区和欧洲沿用数百年之久。

拉齐的著作强调医患之间的关系。他重新发扬希波克拉底的精神，对所有患者一视同仁，关怀照顾，要求医生治疗时不得伤害患者。他还强调诊断中问诊的重要性，要求根据过去的经验改良疗法，在医学上要重视临床观察，不能被教条主义和习惯所禁锢。在这些学说的基础上，拉齐发展了关于疾病性质的理论，强调预防医学的重要性——需要调查病因而不仅仅是提供治疗——以及健康膳食和良好个人卫生的 »

阿拉伯学者兼医生(1213~1288年)

伊本·纳菲斯

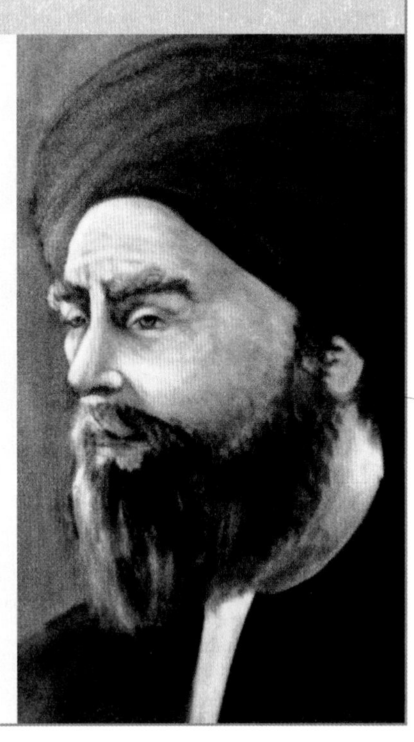

阿拉伯医学家伊本·纳菲斯博学多才，移居埃及开罗之前在大马士革（位于今叙利亚境内）的努里医院学习医学。他著作等身，撰写了大量有关普通内科、眼科和外科的论文，以及关于医学与法律、宗教和哲学相互关系的作品。不过，纳菲斯进行尸体解剖研究解剖学时，受到了人们的非议——这种行为在当时是被明令禁止的。他首次描述了血液从右心室经过肺部流向左心室的循环运动（见82~83页），与人体循环系统的真实情况已相差不远。

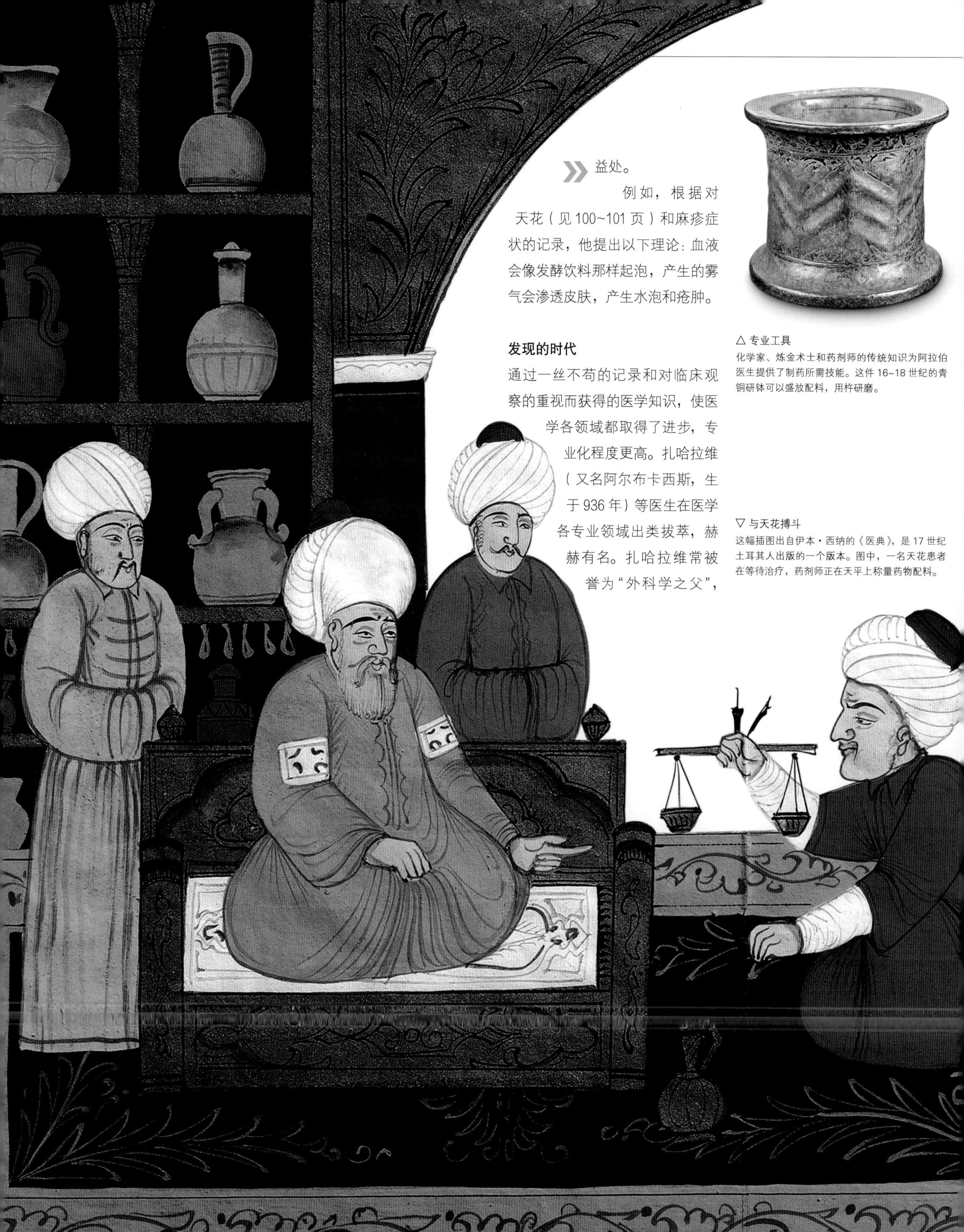

益处。

例如，根据对天花（见100~101页）和麻疹症状的记录，他提出以下理论：血液会像发酵饮料那样起泡，产生的雾气会渗透皮肤，产生水泡和疮肿。

发现的时代

通过一丝不苟的记录和对临床观察的重视而获得的医学知识，使医学各领域都取得了进步，专业化程度更高。扎哈拉维（又名阿尔布卡西斯，生于936年）等医生在医学各专业领域出类拔萃，赫赫有名。扎哈拉维常被誉为“外科学之父”，

△ 专业工具

化学家、炼金术士和药剂师的传统知识为阿拉伯医生提供了制药所需技能。这件16~18世纪的青铜研钵可以盛放配料，用杵研磨。

▽ 与天花搏斗

这幅插图出自伊本·西纳的《医典》，是17世纪土耳其人出版的一个版本。图中，一名天花患者在等待治疗，药剂师正在天平上称量药物配料。

他发明了很多新疗法，在其具有开创性的百科全书式著作《医学手册》中，首次发表了200多件外科器械的插图。到了13世纪，解剖学研究的发展，使伊本·纳菲斯医生（见49页人物栏）得以证明他对人体循环系统的认知。

新药和新试验方法的出现，以及溶解和蒸馏工序的进一步发展，促进了药理学的进步。这一阶段，很多杰出的医生也翻译古代典籍，或自己编写药用植物著作，其中取得重大突破的是13世纪初安达卢西亚植物学家伊本·贝塔尔的百科全书式著作《食品草药疗法全书》。此后几个世纪，这部著作一直是草药医学方面的权威典籍。该书按字母顺序列出了数以百计的草药和疗法——其中很多都是伊本·贝塔尔发现的。

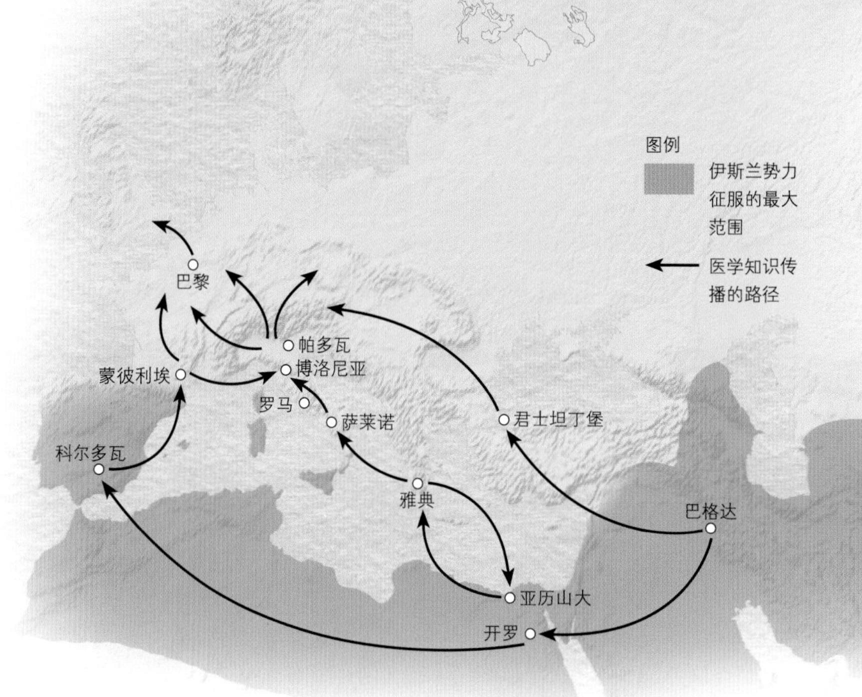

▷ 医学知识的回流
在伊斯兰医学的黄金时代，中东和西亚的医生继续发展古希腊和古罗马的医学学说。12世纪起，他们的著作被译为拉丁文，成为意大利、西班牙和法国新建医学院的教科书。

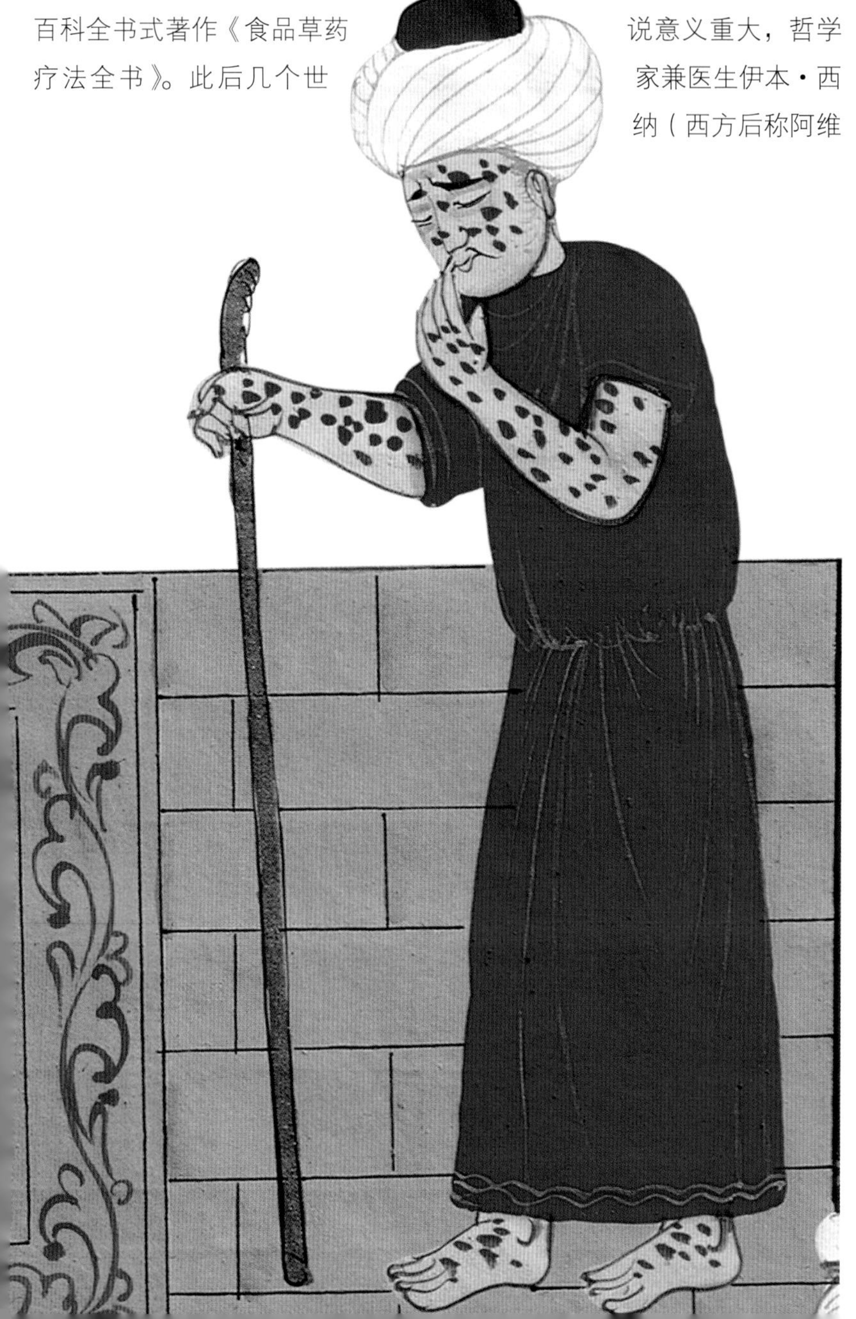

医学经典

医疗实践、科研、理论和著述在伊斯兰黄金时代的爆炸性发展对于当时以及后世的医生来说意义重大，哲学家兼医生伊本·西纳（西方后称阿维琴纳）的著作就是例证。980年，伊本·西纳出生于历史名城布哈拉（伊斯兰文化主要中心之一，位于今乌兹别克斯坦境内），少年时开始学医，18岁时受聘成为萨曼王朝宫廷医生。这一职务让他得以进入皇家图书馆，那里的古代典籍促进了他的学习以及后来的写作。

伊本·西纳的著作题材广泛，包括数学、逻辑、天文学、心理学和地质学，以现存的240部哲学和医学著作最为出名。其中最重要的是1025年前后出版的《治疗论》和《医典》。《医典》（见52~53页）一书收集整理了来自古希腊、古罗马、阿育吠陀、波斯和阿拉伯典籍中的各类学说，以及他对自己的患者的访谈和观察发现。该书被译为拉丁文、中文等多种文字，在随后的几个世纪中被奉为医生的标准教科书。

伊本·西纳的著作影响深远，促进了一个全面医疗体系的发展。这一体系以观察、按部就班的实验和推理方法来支撑医学实践。他发现了测试药物效用的方法，明确了环境因素（如清洁的空气和水）对健康的重要性，还确认了传染性疾病的传染特性。

这些原则，以及这一生气勃勃的时期医学所取得的进步，从12世纪中期开始渐渐向西方传播。伊斯兰医生的著作主要被译为拉丁文，欧洲各地都有抄写本（后为印刷本）流传，研究者甚众，最终也促成了15世纪文艺复兴时期西方医学的蓬勃发展。

> “**烦躁**、**恶心**和**焦虑**见于……**麻疹患者**……**天花患者**则**背痛**更加明显。”
>
> 拉齐，《天花与麻疹》

伊本·西纳的《医典》

伊本·西纳的经典之作《医典》对西方以及阿拉伯世界的医学教育影响深远。这是一本百科全书式的权威著作，12~17世纪这500年间一直是欧洲的医学标准教科书，为伊本·西纳赢得“世界医学之父”的称号。

980年，伊本·西纳出生于今乌兹别克斯坦的布哈拉城附近的阿夫沙纳镇，后来他被称为阿维琴纳，是阿拉伯最著名的医学作家。他10岁时就能背诵《古兰经》全本，可谓神童。西纳少年时学习医学，18岁开始行医。他的一生十分充实，工作勤奋，可能喜欢饮酒，两性关系混乱。

伊本·西纳的长篇巨著《医典》共分5卷，总计100万字，收集了当时所有内科、外科及药物等方面的知识，还包括希波克拉底（见36~37页）、盖伦（见40~41页）和古希腊哲学家亚里士多德的学说。第一卷讲述健康与疾病的起源，以及人体构造和功能的方方面面。第二卷列举700多种药品和药剂的有关信息。第三卷主要阐述人体各部位疾病的诊断治疗。而第四卷则专门探讨影响整个身体的疾病。最后一卷的内容是药物治疗的各种方法。《医典》在12世纪被译为拉丁文，随后在中世纪成为医学经典。

“因此在**医学**中我们必须了解**疾病和健康**的原因。”

伊本·西纳，《论医学》，约1020年

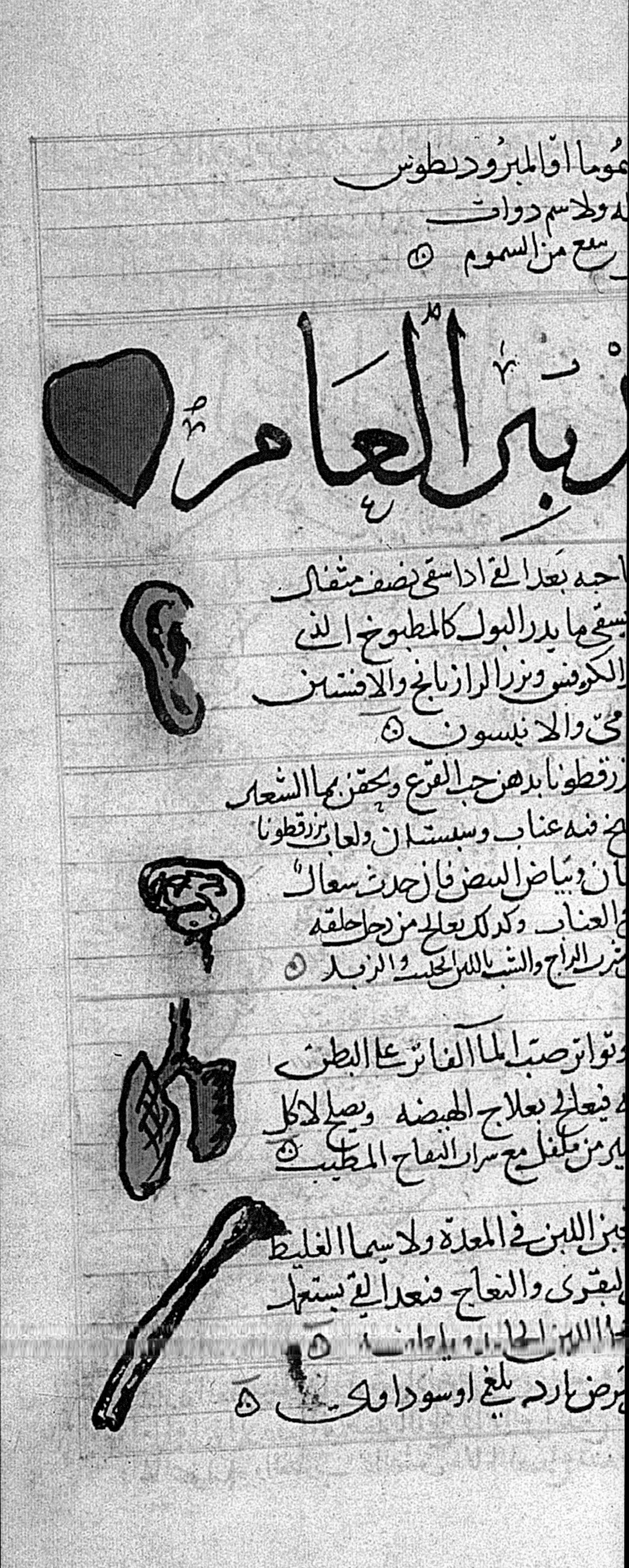

▷《医典》

图为14世纪某版本的《医典》，带有心、耳、脑和人体其他部位的解剖图。人体解剖在当时极为罕见，伊本·西纳或许通过盖伦等古代医生的著作了解到一些解剖知识。

المحموم فان فعل ذلك اخرج الطعام
او ترياق الفاروق فان من شربه لم يستضر
السموم ولا لذعها ولا نهشها

الادوية القتالة واصنافها

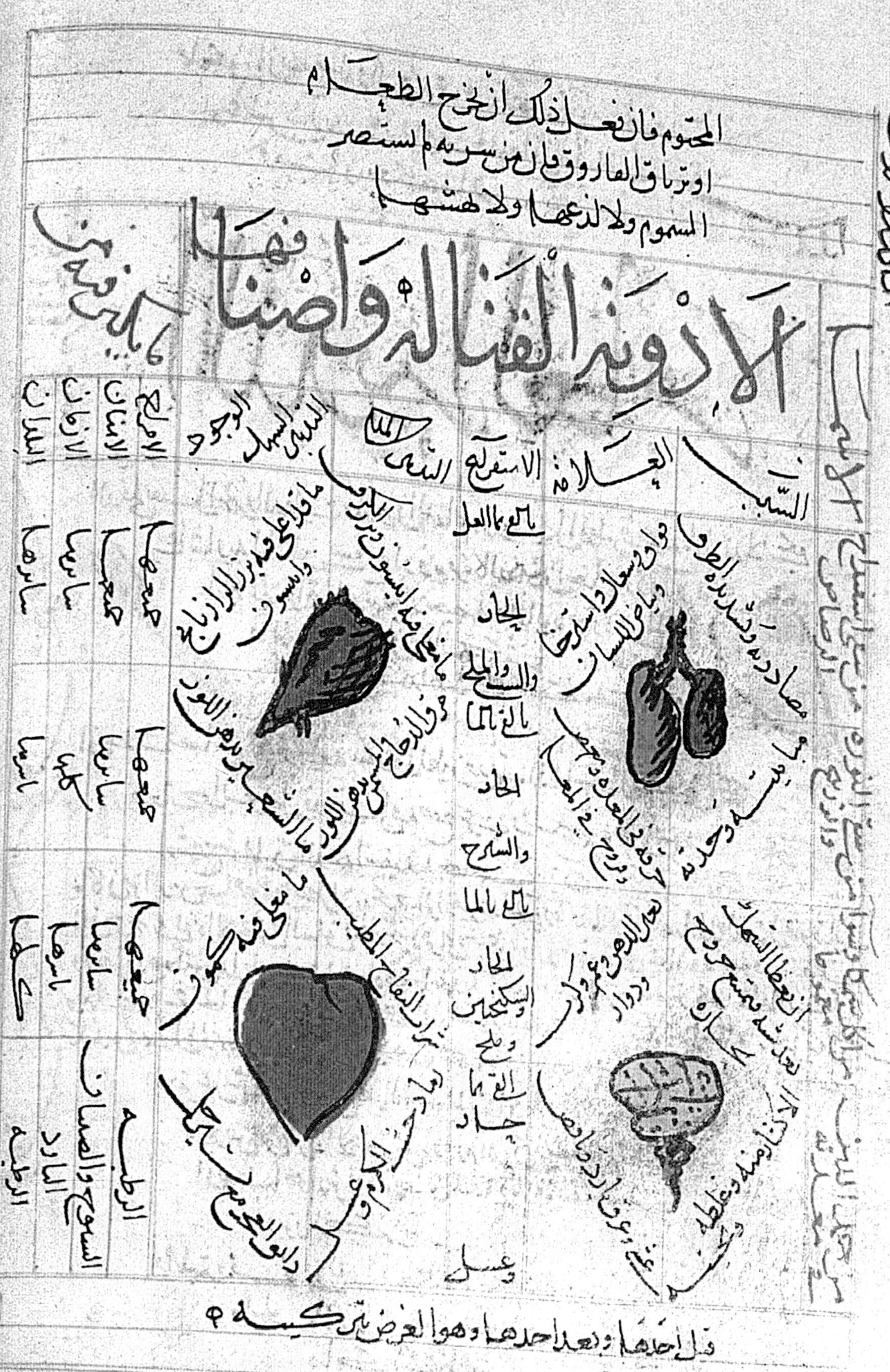

قبل احدها وبعد احدها وهو الغرض تركيبه

كثيرا ما يعرض
من الالبان
ثم انه ينفع

首家医学院

虽然早在公元前23世纪就出现了不同形式的医学培训，但世界上第一个教授医学的正式机构是9世纪时在意大利南部城市萨莱诺设立的萨莱诺医学院。

根据古埃及手稿记载，公元前2200年前后建立了医学院——史料中首次出现了“Per-Ankh”一词，即“生命之屋”，指书面知识创造和保存的地点。资深的医师教导学生，与抄写员合作，记录资料，编写医疗实践著作。

虽然古埃及医学有一些逻辑和实证的根基，但主要理念还是基于宗教和法术。来自希腊和阿拉伯世界的学生在埃及的医学院里学习，回国后把学到的知识与当地实践相结合。

奠定基础

古希腊人和阿拉伯人都以“生命之屋”已有的医生培训知识为医学的基础，但他们将医学学习提高到一个新的水平，坚决遵循科学原则，而不是宗教或迷信。9世纪，意大利萨莱诺成立了第一家现代医学院，具有突破意义的萨莱诺医学院标志着这种基于科学的方法进一步走向成熟。

这座原址为某修道院药房的医学院，在教学范围和医学教科书（包括多部重要阿拉伯著作译本）发行方面连续四个世纪无人超越。学院的图书馆远近闻名，书架上堆满医学珍本善本，由附近的欧洲重要中世纪学术中心、卡西诺山的本笃会修道院提供。萨莱诺图书馆所藏医学知识典籍的广泛程度在世界上首屈一指，其中包括阿拉伯著名医药专家拉齐和伊本·西纳（见48~53页）著作的拉丁文译本。

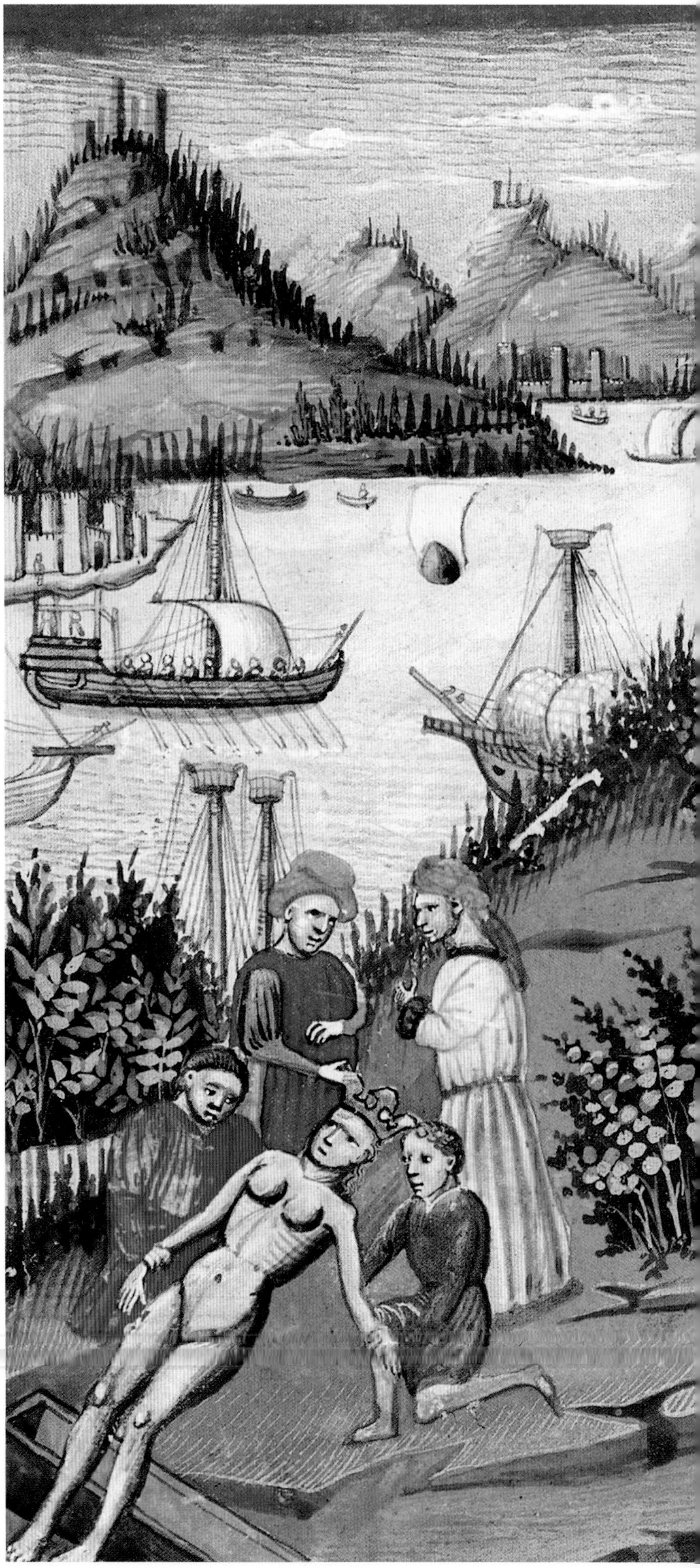

▷ **萨莱诺医学院**
10世纪初，萨莱诺医学院在欧洲声名远扬。1099年，诺曼底公爵罗伯特二世来到这里求医。

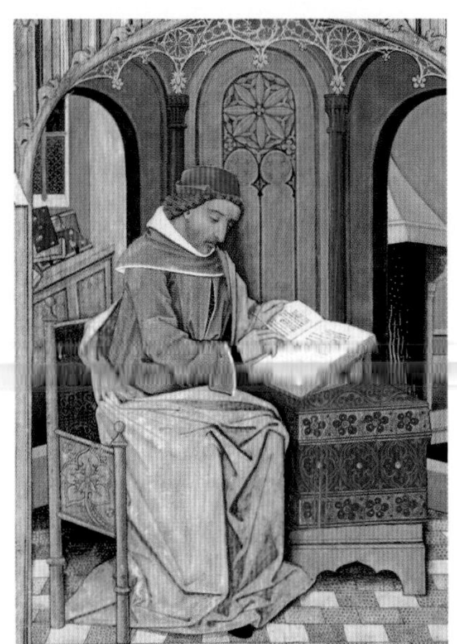

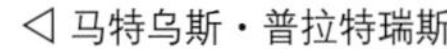

◁ **马特乌斯·普拉特瑞斯**
萨莱诺医学院医师马特乌斯·普拉特瑞斯1470年前后编写的《简明医书》详细记录了270种药物。

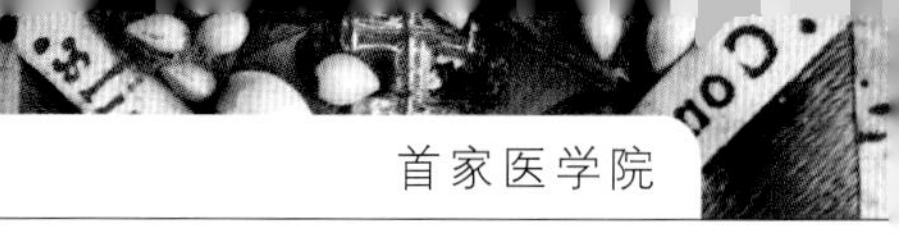

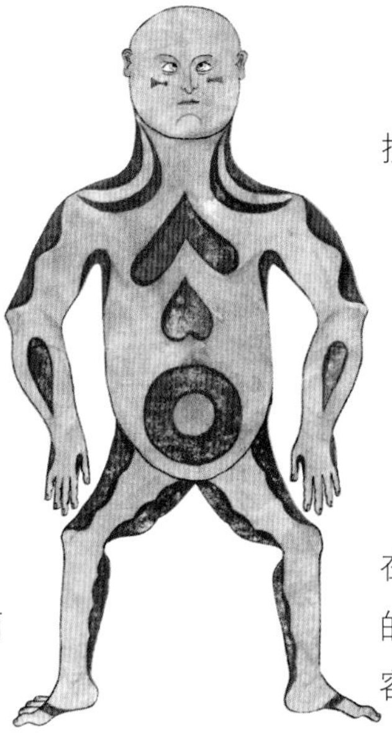

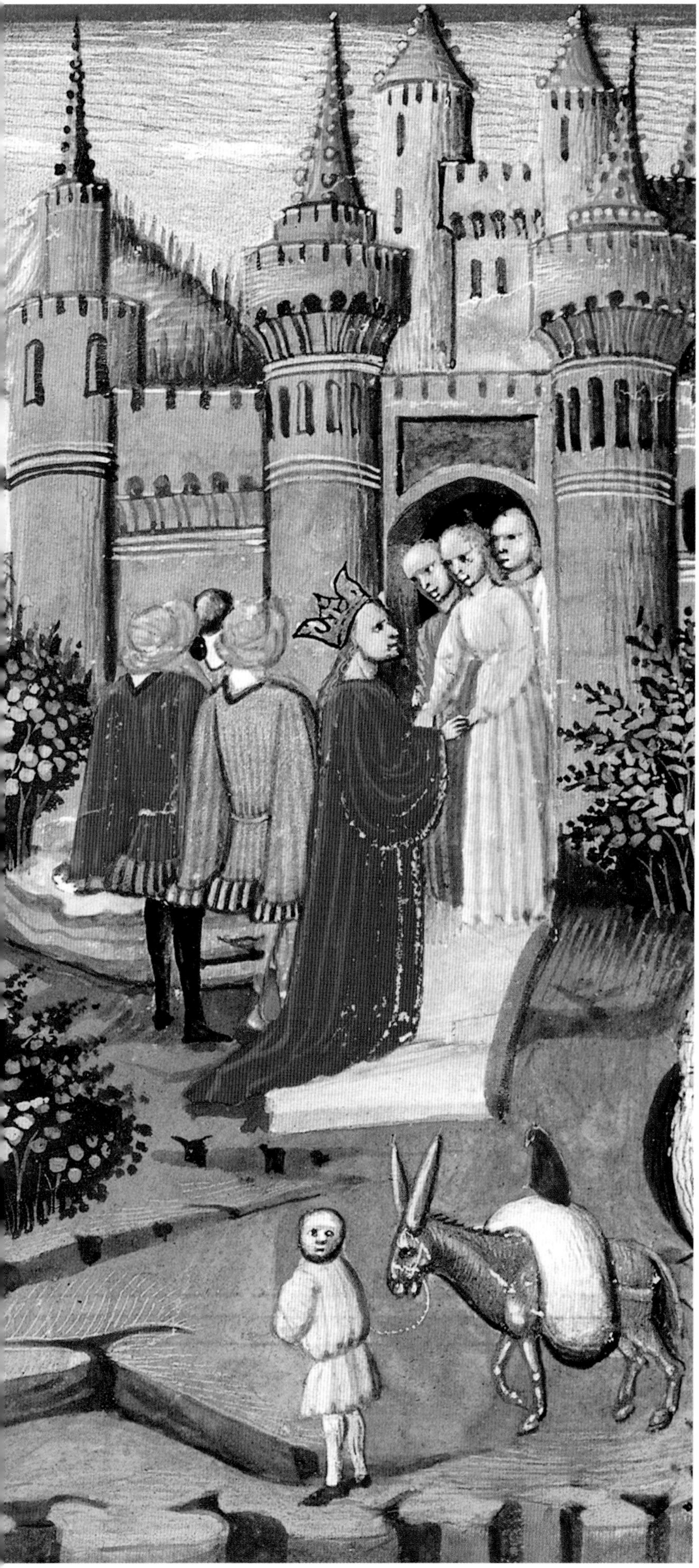

萨莱诺医学院最早的支持者之一是萨莱诺大主教阿尔法努斯一世，他本人也是一位才华横溢的医生。他精通多国语言，翻译了不少医学著作，为筹资修建萨莱诺医学院而奔走。为医学院做出贡献的还有非洲人康士坦丁。他从北非来到萨莱诺医学院学习，最后留校任教。他传授自己的伊斯兰医学知识，并翻译了数本重要的阿拉伯医学著作，这些著作后来成为欧洲学医者的必读书目。

△ 标明肌肉的人体示意图

1292 年，英国出版《人体论》一书，介绍了当时人们所掌握的有关生理学的多方面知识。其中还有人体动脉、骨骼和肌肉的示意图（如图所示）。

课程全面

萨莱诺医学院是不同医学思想的熔炉，吸引了很多国际学生。该学院的培训方法是把古希腊、古罗马的理论和实践与阿拉伯人、犹太人的医学传统融合起来，形成了当时世界上最为全面的课程体系。课程安排井井有条，要求严格，学生进阶前考试必须达到一定分数，绝不通融。

学生一般学习三年，然后随内外科医生、草药学家等专业人士实习四年。除了医学课程，学校还教授哲学、宗教和法律。道德伦理和医患关系也是重要科目。根据《医生访问患者》一书的记载："当医生进入患者住宅时，他应当……在检查之前放松患者的心情，摸脉时应从容而认真。"女性可以入学，也可以在学院任职，在那个时代这种规定并不多见。医学院最出名的女性教员是特罗图拉·德·鲁杰罗，她曾撰写多部妇科方面的著作。女生完成相关培训后可获得妇科、产科、接生、产前产后护理和全科执业资格证书。在教学范围、对女性的接纳度和出版的著作等方面，萨莱诺医学院堪为后来医学院之典范。

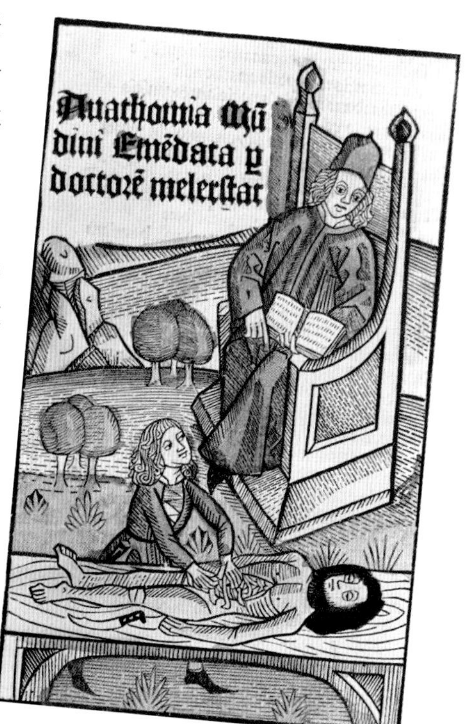

▷ 解剖课

这幅 1493 年的木版画描绘了在萨莱诺医学院司空见惯的实用解剖教学。最初只解剖动物，但 1250 年该医学院开始解剖人体。

中世纪医学

欧洲中世纪早期（5~10 世纪），医学和科学的发展渐渐停滞。但到了 12 世纪，古代医学文献的翻译和新思想的传播又促进了学术发展。

476年，西罗马帝国最终瓦解，原本有序的卫生、教育、医疗制度和系统化的农业制度也日渐消亡。随着哥特人、撒克逊人等日耳曼部落和匈奴人横扫这片大陆，西欧分裂为一个个小的领地。这些按封建制度建立起来的独立地区，取代了中央集权的罗马帝国。此时的医疗手段以宗教信仰、民间传统和迷信为主。希腊和罗马学者的进步思想和优秀的阿拉伯医学和科学著作似乎已经完全被人遗忘。

1~2 次 **中世纪医学院每年施行解剖的次数。**

在罗马帝国的统治下，大量涌入的希腊医生、罗马军队医疗队、良好的卫生习惯和草药知识，曾经使欧洲受益无穷。但是，欧洲的新格局意味着信息传播不畅，除了宗教中心以外，保存现有医学知识的手段有限。修道院是当时为数不多的提倡学术研究和著书立说的地方之一，在中世纪中晚期人们对医学重燃兴趣之前，它们保护了医学遗产。实际上，欧洲唯一的统一力量正是天主教会，它在罗马帝国灭亡后留下的权力真空中占据了统治地位。

宗教统治

与医学有关的思想和实践——例如对人体、疾病与治疗的认知——开始受教会制约。验尸与解剖被禁，医学研究难以取得进步。教会认为疾病是罪孽带来的惩罚，主要疗法是代祷和祈祷，敦促病人向圣人祈祷求助。

不过，一些虔诚的基督教徒，特别是本笃会教徒，认为照料和治疗病人实际上应是基督徒的责任。天然药物（尤其是草药）和治疗是上帝恩赐的用来帮助人类的事物，因其宗教性质而可以使用。修士和修女们种植草药自用，也治疗修道院外的病人。修道院图书馆收藏的历史文献也给修士和修女们提供了一些医学知识，以及使用自然疗法的指导。

本笃会修道院院长（1098~1179年）

宾根的希尔德加德

宾根的希尔德加德据说年少时有灵视的能力，被父母送到德国迪希邦登堡的本笃会修道院，后来她成为那里的院长。希尔德加德因著述颇丰、博学多才而闻名。身为神秘主义者、预言家、科学家、作曲家和作家，她曾写过两部关于天然药物和疾病疗法的不朽著作，生前身后获得各种美名。

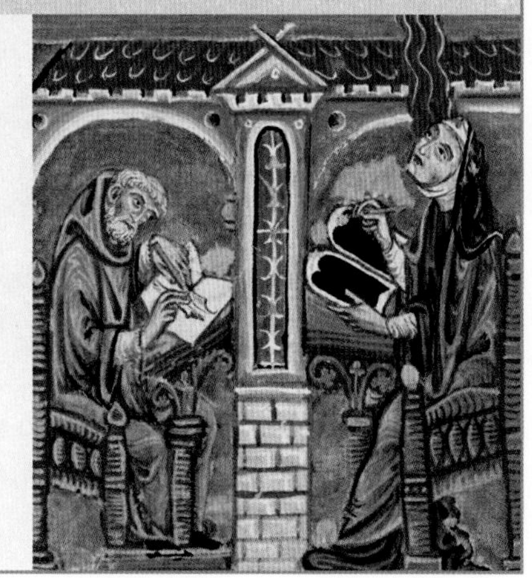

542 年 **法国首家医院修建的年份。**

30 家 **14 世纪末意大利佛罗伦萨的医院数量。**

在中世纪，欧洲有很多医院是由教会创办的，但它们大多数都像收容所或救济院一样，为穷人提供一般的医疗服务、住宿和宗教指引。

满足医学需求

整个中世纪时期，儿童夭折及妇女难产都是重大医疗难题。疾病造成人口减少，因此怀孕和分娩受到高度重视，但孕产妇护理知识匮乏，水平参差。贵族妇女一般由熟知希腊罗马分娩文献的医生照料，但大多数医生的妇科知识仅限于理论，缺乏实践经验。其他妇女则由当地接生婆帮助分娩，接生婆的技能可能是通过当学徒得来的，所受科学训练极少甚至没有。普通民众求医无门，这种传统医疗方式往往是他们的主要依靠。治疗以草药为主，药水一般由

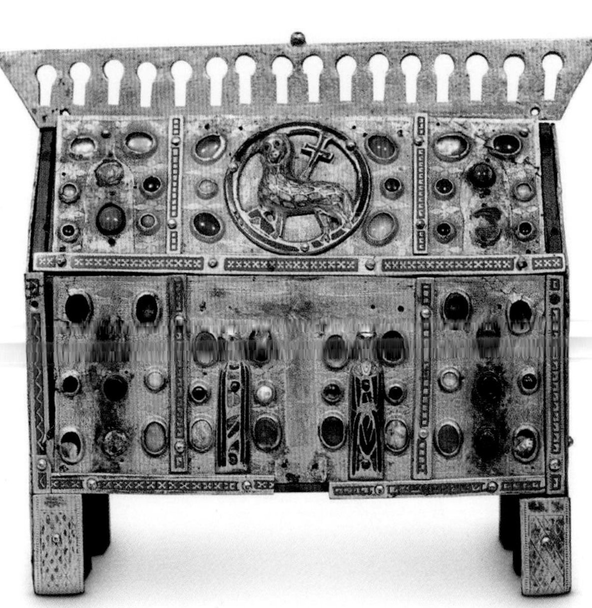

◁ 圣骨匣

图为法国 13 世纪的圣骨匣。这种匣子据称盛放的是圣人遗骨或遗骸等神圣遗物。基督徒认为触摸此类圣物可以防病。

▷ 分娩

《圣母颂歌》是 13 世纪西班牙创作的插图诗歌集，配有音乐。其中有一首诗讲述了一位正在分娩的犹太妇女向圣母玛利亚祈祷后生下健康婴儿，从此皈依基督教的故事。

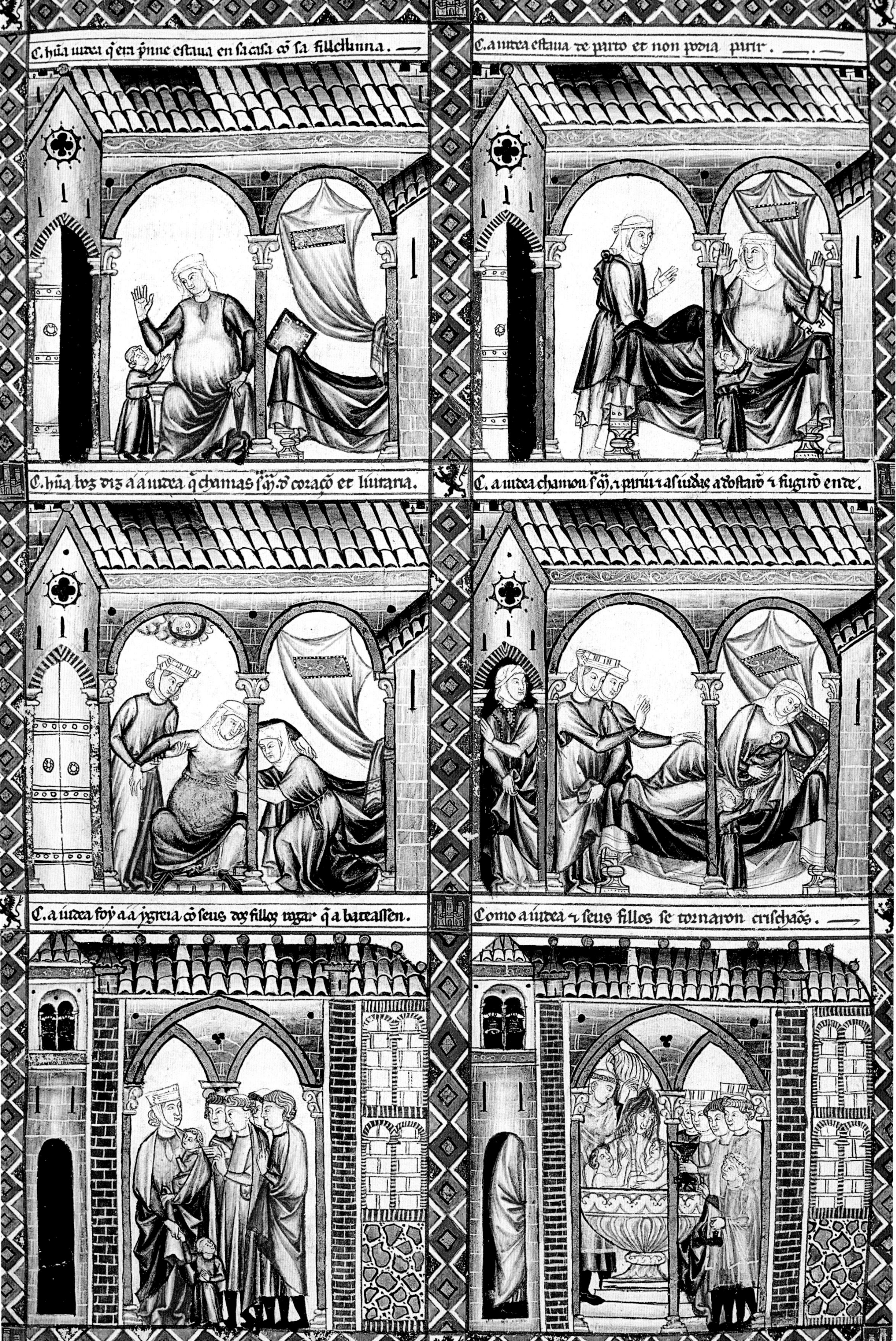
C. hũa iudea q̃ era pñne estaua en sa casa cõ sa fillelhinna.
C. a iudea estaua de parto et non podia parir.
C. hũa voz diz a a iudea q̃ chamas s̃cã m̃ de coraçõ et liuraria.
C. a iudea chamou s̃cã m̃, i pariu i as iudias a costarõ ꝛ fugirõ ende.
C. a iudea foy a a jgreia cõ seus dos fillos rogar q̃ a bateassen.
Como a iudea ꝛ seus fillos se tornaron crischaõs.

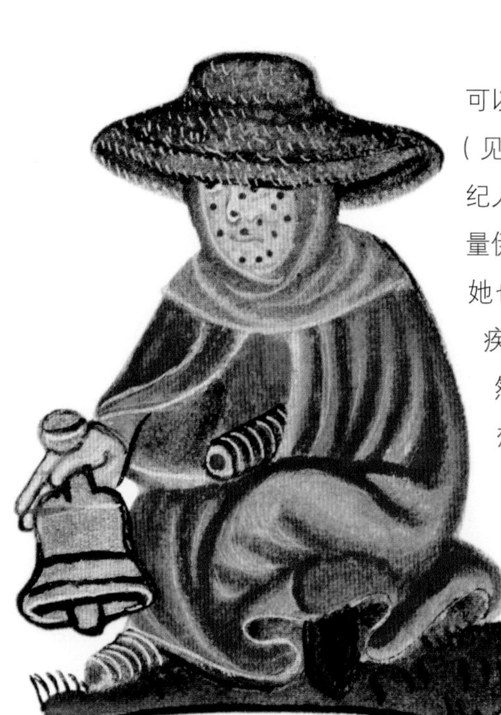

△ 带铃铛的麻风病患者

中世纪早期，医生认为麻风病是“黑胆汁”过多的表现，他们采用定期放血的疗法，给患者服用一种含有黄金成分、据称有净化作用的药水。他们误以为麻风病容易传染，强迫麻风病患者摇铃以警示他人避让。

» 女性配制，她们从上一辈学来民间秘方。病人还可以求助药剂师，药剂师会用草药、香料和酒为其配制补药或药物。

300 种 **宾根的希尔德加德在12世纪写成的手稿中列举的药用植物数量。**

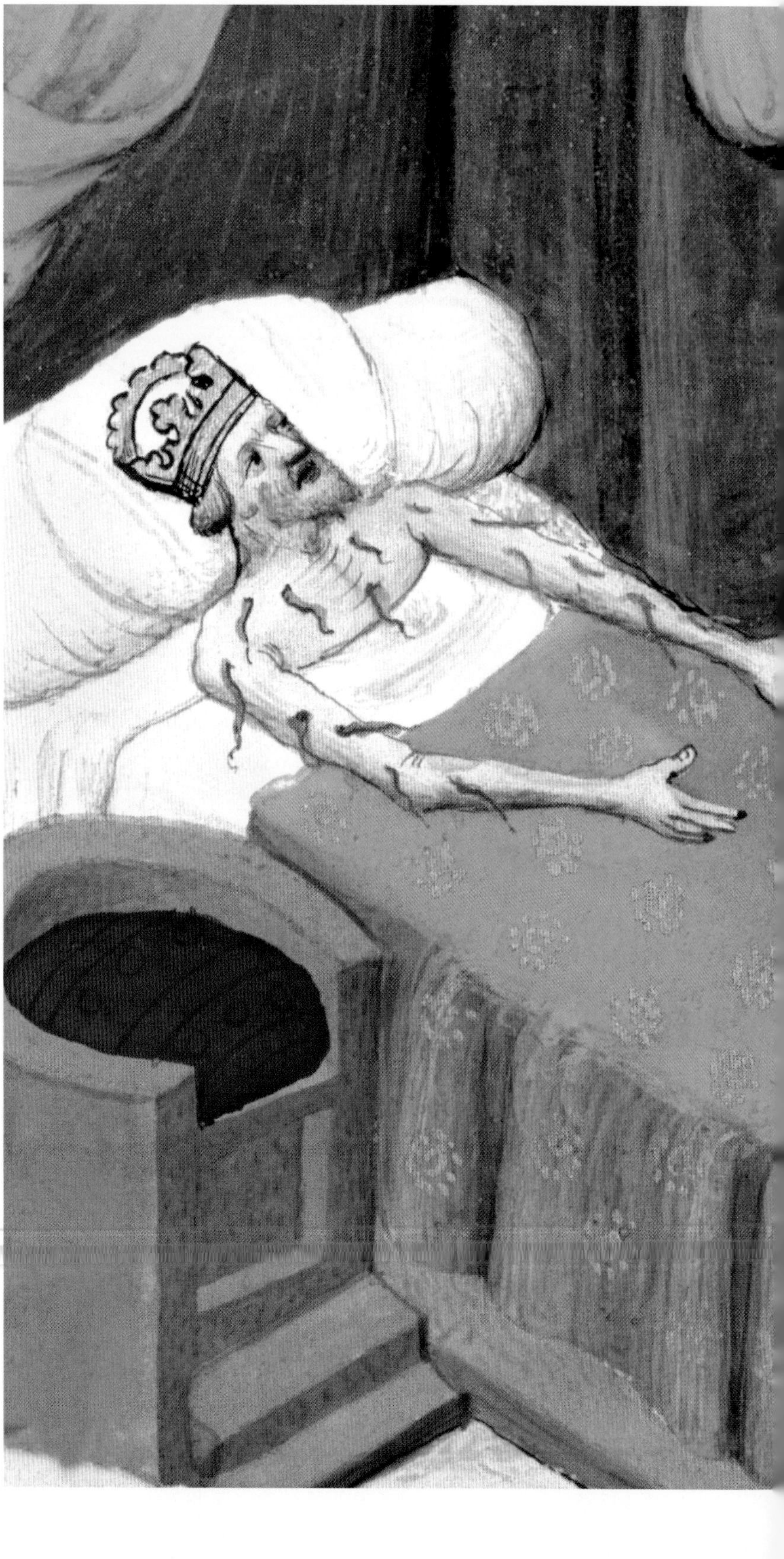

获取知识

如果要找一位在女性身体健康和植物类药物两方面都有一定权威的作者，那就是宾根的希尔德加德（见56页人物栏）。中世纪中晚期人们重新开始关注医学知识，知识传播更广泛，希尔德加德便是这一潮流中的代表。希尔德加德11世纪末出生于德国莱茵兰－普法尔茨，12世纪她成为中世纪药物学和植物有益属性方面最重要的学术权威之一。

希尔德加德在修道院中居住，可以阅读早期翻译的古老医学论文（见32~33页和38~39页）。12世纪人们对医学重燃兴趣，翻译了大量伊斯兰医学文献（见48~51页），她也从中受益。她开始撰写关于疾病和治疗的书，上帝作为大自然的神圣造物主在她严谨的思想体系中绝对居于最上层。

希尔德加德的某些著作是中世纪医生和药剂师的必读书目。例如，她的《病因与疗法》卷帙浩繁，近300章的内容讲述了人类疾病的病因和治疗方法。与之配套的《博物志》一书或许更加可观，长达9卷，详细介绍了从植物和动物中提取成分制药的方法。两部著作均采用条理分明的百科全书式写作方法，非常便于读者查阅。

希尔德加德的主要理念是使用草药和植物药剂预防和治疗特定疾病——其中很多植物的药物属性在现代医学中仍然受到重视。例如，为了改善大脑和神经系统的功能，她建议食用栗子；今天的营养学家已经认识到栗子含有大量大脑和神经系统发育所必需的叶酸。希尔德加德推荐一种欧芹和蜂蜜酒制成的药剂，对心脏有益；欧芹（含有丰富的叶酸和植物芳香油）现在也被认为是一种有利心脏健康的药草。

四体液

和当时研究实践医学的其他学者一样，希尔德加德也相信古希腊希波克拉底提出的四体液学说（见34~35页）。四体液为血液、黄胆

▷ 水蛭

根据古希腊最早记载的原则，中世纪的医生会把水蛭放在病人皮肤上吸出所谓的坏血。现代医学有时在修复性外科手术中仍使用水蛭吸收瘀滞的血液。

汁、黑胆汁和黏液，据说直接影响人的身心健康。所有疾病都被视为某种体液过多或缺乏的结果。例如，月经受到中世纪学者和医生极大关注，他们认为每月失血对于保持体液平衡至关重要。根据这一理论，他们认为绝经妇女属于高危人群，因为她们不能再排掉“多余”的血液。

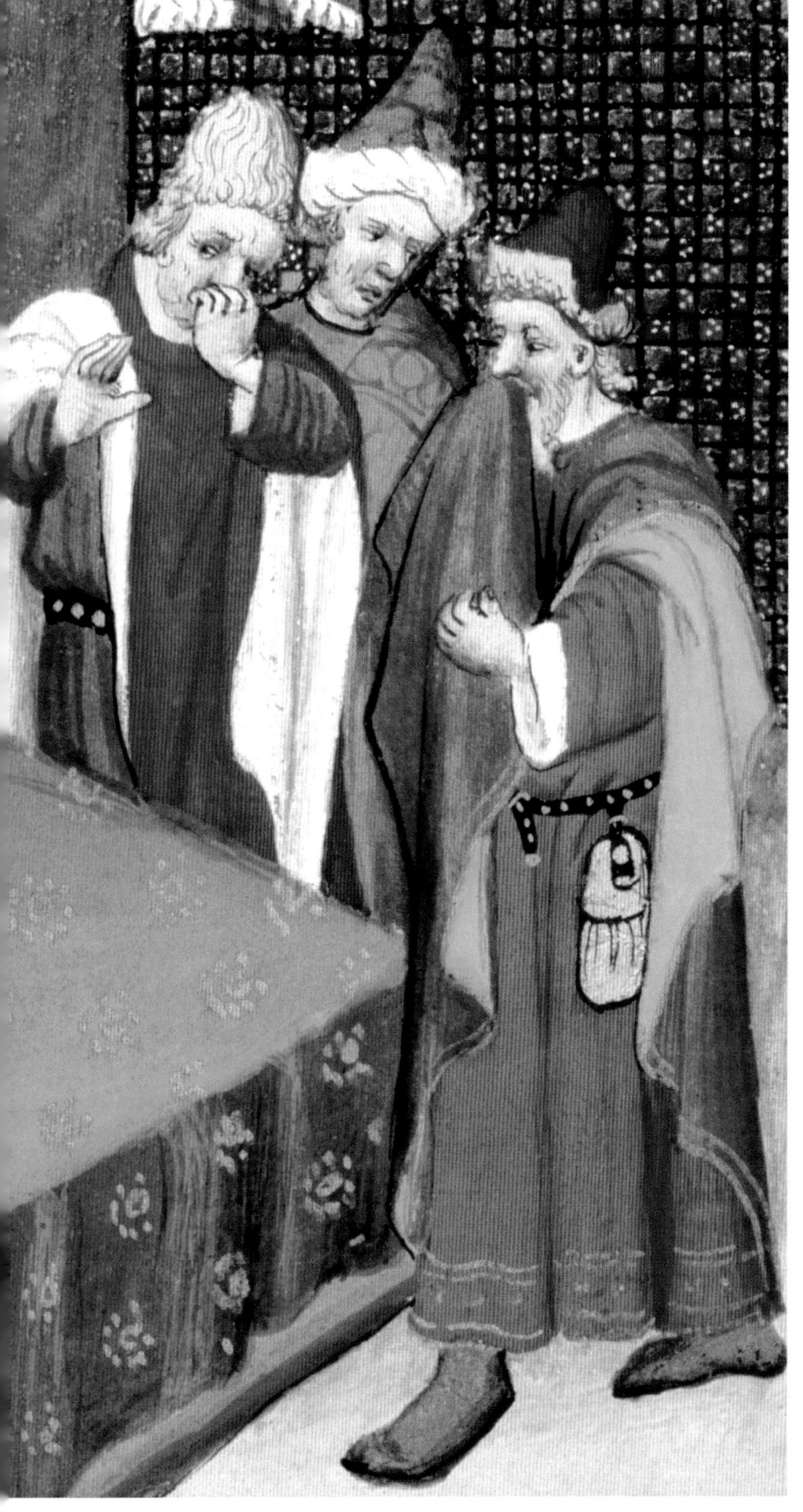

放血

减少多余体液是中世纪的主要疗法之一，途径有放血、清肠和催吐。放血是这些疗法中最剧烈的一种，用于天花、癫痫和痛风等多种疾病。放血主要采用两种方法：使用水蛭和切开静脉。水蛭疗法（比切开静脉更温和）须将活水蛭放在皮肤上，让它们吸患者的血液。另外一种选择就是用柳叶刀或尖木棍划开静脉，让血液流入备好的盆中。

1140年 **西西里国王罗杰二世在这一年禁止无照行医——此类规定尚属首次。**

如果找不到放血的医生，修士和教士可以代替医生进行放血治疗。但教会在1163年颁布法令，禁止神职人员放血，理发师们则看准机会拓展业务，自此行使医务人员职能——放血治疗、拔牙、刺破脓疮，甚至截肢，同时日常仍旧理发剃须。这些理发师兼外科医生（见76~77页）不仅在理发店（以外面晾晒着浸血毛巾为标志）工作，也巡游乡间进行外科治疗，还在战场上设立临时手术室。医生们为病人实施手术时会使用草药或酒精制成的麻醉剂，但有些麻醉剂药力太强，以致手术还没开始病人就已经身亡。

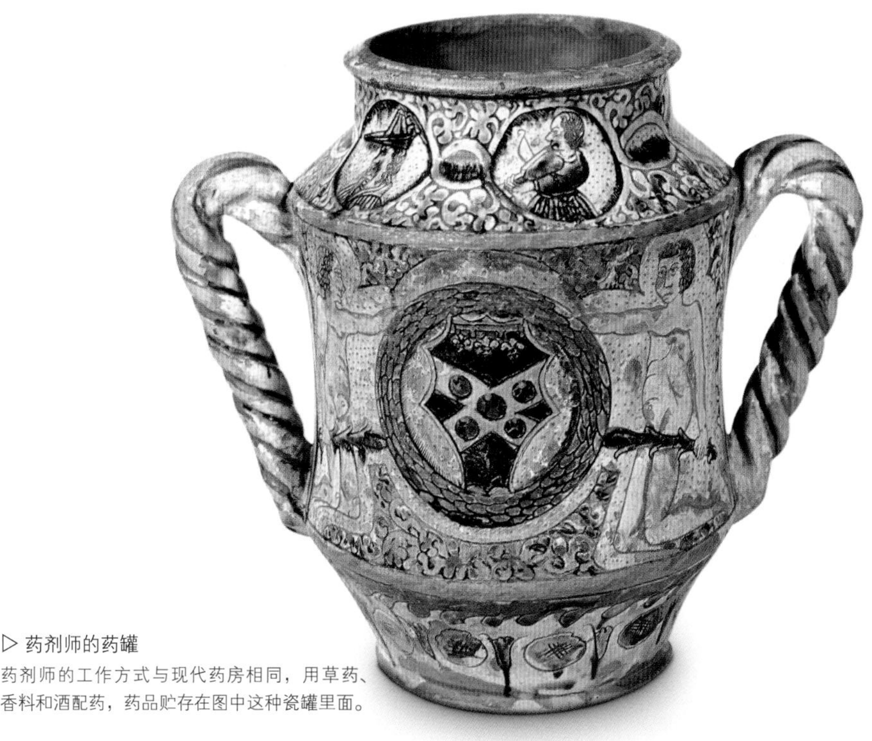

▷ **药剂师的药罐**
药剂师的工作方式与现代药房相同，用草药、香料和酒配药，药品贮存在图中这种瓷罐里面。

> “聪明机智的外科医生们总在**发明新器械**、新方法，日新月异。”
>
> 卢卡的西奥多里克，卢卡的休之子，13世纪外科医生

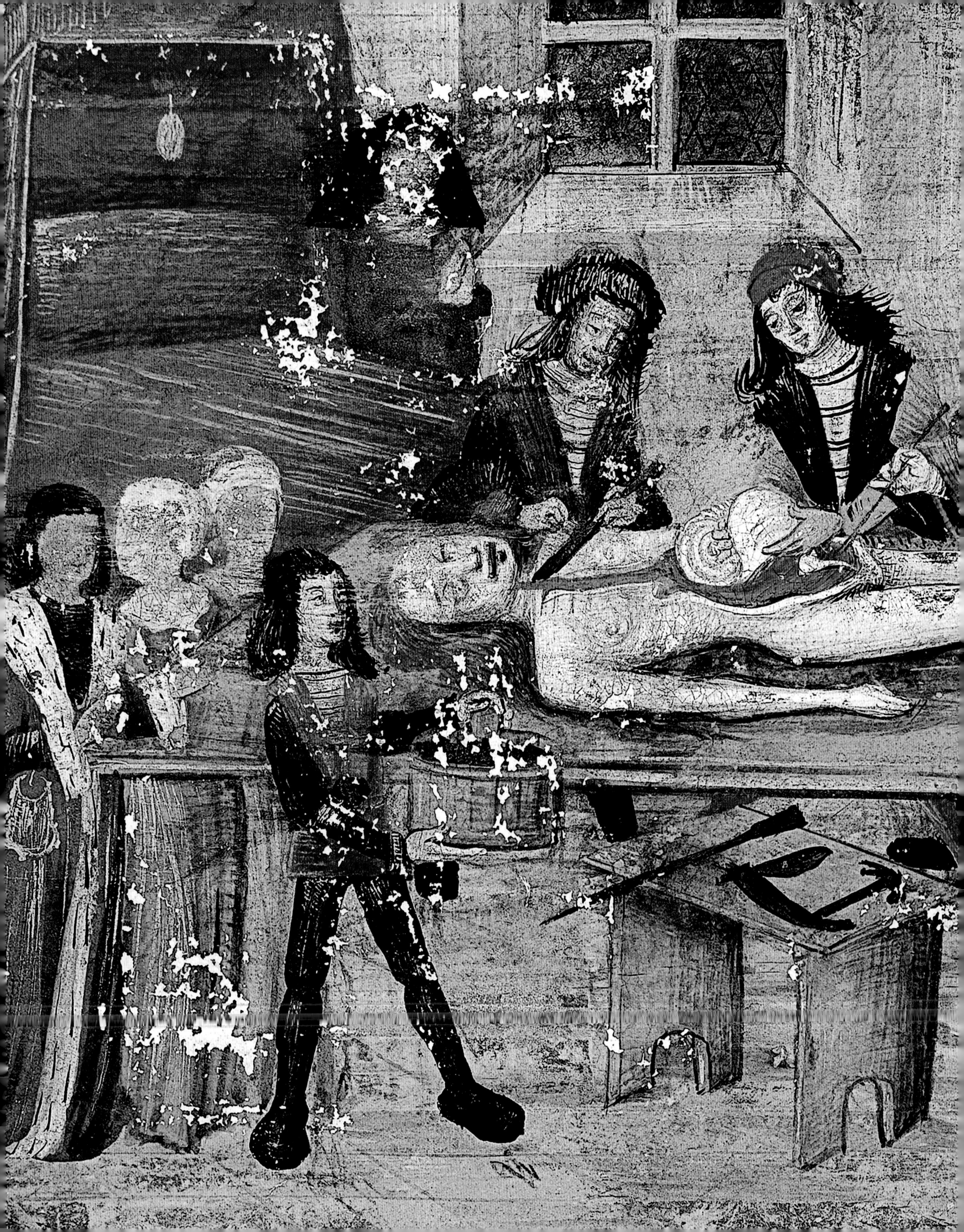

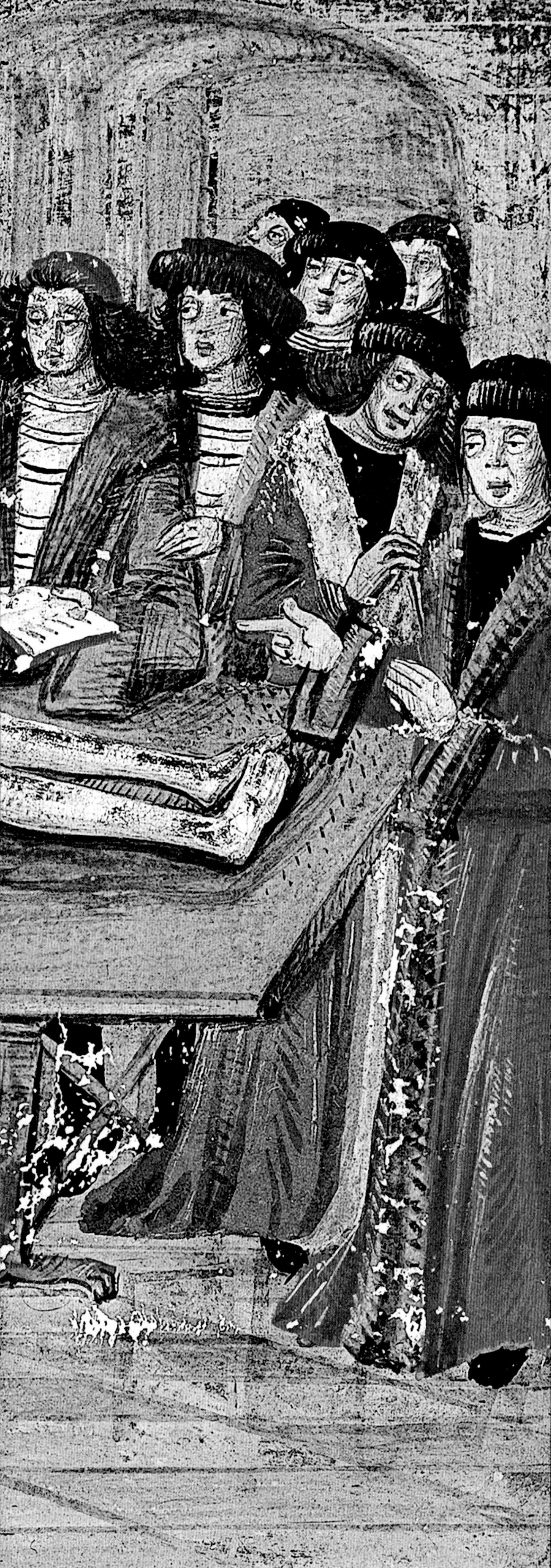

解剖学复苏

一般认为，现代解剖学研究起源于佛兰德解剖学家安德烈亚斯·维萨里 1543 年出版的《人体构造》（见 72~75 页）一书。不过，维萨里及其同事的成就在很大程度上要归功于欧洲的医学院中研究解剖的前辈学者。

中世纪早期接近结束时，欧洲经历了古希腊和古罗马医学的复兴。伊斯兰世界的医学知识也传至西方。人们重新开始关注解剖学、解剖和尸检，部分原因是新颁布的法律允许以教学目的进行人体解剖。意大利医生蒙迪诺·德·卢齐是一位卓越的解剖学家，1315 年为了学生学习恢复公开解剖，1316 年写下《人体解剖学》一书。蒙迪诺的学生尼古拉·贝尔图乔继续解剖工作，也留下了介绍疾病、饮食和毒素对人体影响的著作。

之后，贝尔图乔最出名的学生、法国医生居伊·德·肖利亚克（见 69 页）写下了《外科全书》，随后三个世纪里，此书一直是欧洲解剖学、内科学和外科学的标准教科书。书中，肖利亚克力劝所有外科医生研究解剖学，并对希波克拉底（见 36~37 页）和盖伦（见 40~41 页）及伊斯兰学者拉齐和伊本·西纳（见 50~53 页）等历史上曾经促进解剖学发展的医生们表示感谢。近两个世纪以后，安德烈亚斯·维萨里（见 75 页）让解剖学研究更上一层楼。

“外科医生不了解**解剖学**，就如同**盲人**在木头上雕刻。”

居伊·德·肖利亚克，《外科全书》，1363 年

◁ 解剖课

这是居伊·德·肖利亚克所著《外科全书》插图版中的一幅画，医生对照书本指出人体各部位。助手（居中）负责实际解剖工作，学生们围上来观察。

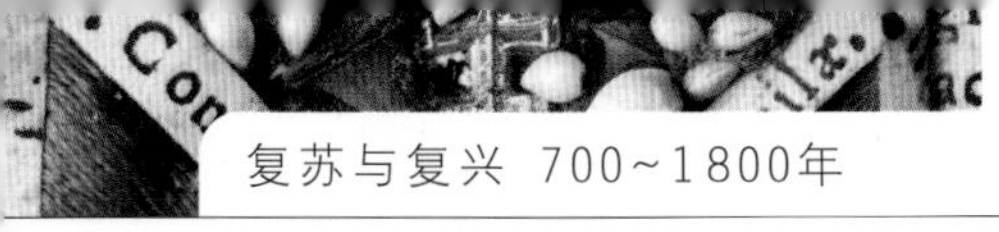

药店

药剂师——负责为病人调制配药——这一职业的历史至少可以追溯至公元前2500年。药剂师也熟知医学知识，用药店储存的草药配制药物。

1 **金盏花** 又名常春花，用来治疗创伤和肿块，泡水饮用可帮助退烧。2 **马鞭草** 用于治疗黄疸和痛风，对产妇还有催乳的功效。3 **贯叶连翘** 消炎效果很好，可用作创伤药膏，还可治疗背痛。4 **月季** 温带、亚热带植物，可用于治疗动脉疾病和月经不调。5 **藏红花** 这种香料研磨制成的药膏有镇静或发汗的作用。6 **丁香** 晒干的丁香花蕾过去被牙医用来麻醉和杀菌，现代也偶有使用。7 **啤酒花** 这种植物的花朵有镇静功效，可缓解失眠、焦虑和胃痛。8 **研钵** 将药用物质研磨成粉的工具。图中这件是1500~1700年的象牙研钵。9 **鸦片** 这个容器中装有底比斯鸦片，得名于原产地古埃及的底比斯城。小剂量使用鸦片有镇静止痛的功效，还可祛痰止咳。10 **药丸镀银器** 这是1860年前后英国产的药丸镀银器。用这种装置可给药丸镀银，有时也可镀金。放入药丸后，转动镀银器，形成镀膜。11 **高良姜** 一种姜科植物，用于治疗疝气、胃胀和呼吸系统疾病。12 **大蒜** 有杀菌和治疗胃部寄生虫感染的功效，也曾用来治疗麻风病和天花。13 **姜** 这种根茎类植物有助于减缓恶心、呕吐和消化不良的症状。14 **拐芹** 通常用于利尿，也可治疗风湿和关节炎。15 **鲜薄荷** 可以缓解消化不良、疝气和胃胀，切碎后撒在饭菜上食用或泡水饮用。16 **迷迭香** 据说可用于增强记忆，祛除噩梦，也用来缓解头痛。17 **芦荟叶** 内服可治疗便秘，外用于皮肤能缓解皮疹和瘙痒。18 **药罐** 图中药罐产于16世纪的意大利，药店使用这种药罐贮藏药品。

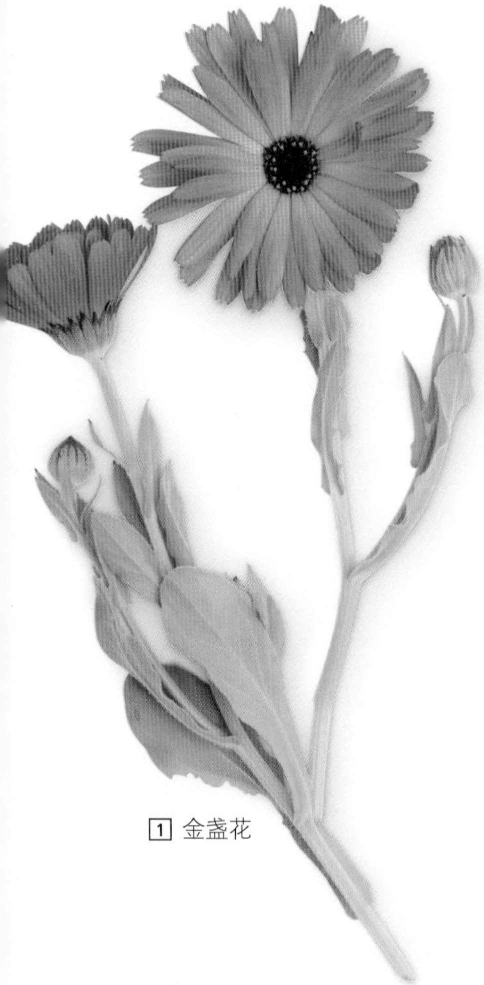

1 金盏花

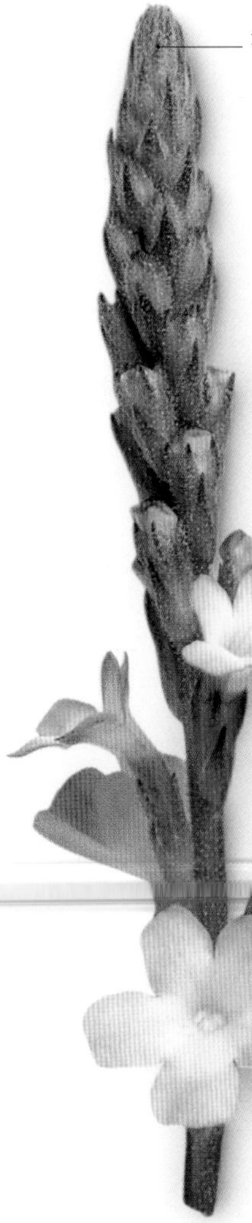

花穗无叶

淡紫色花

2 马鞭草

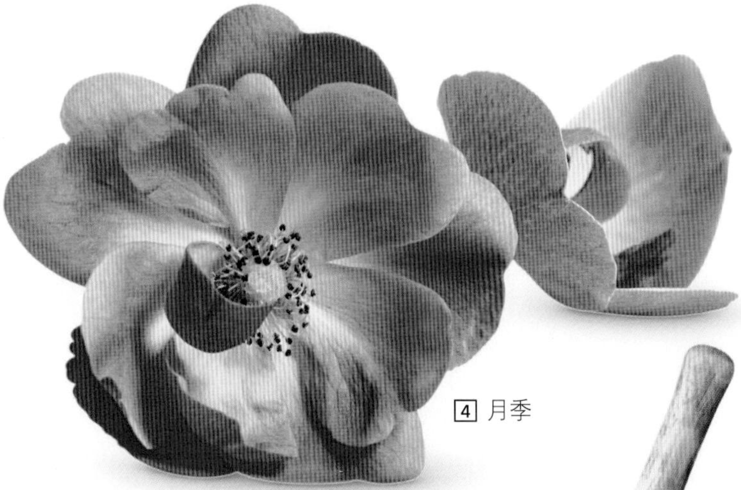

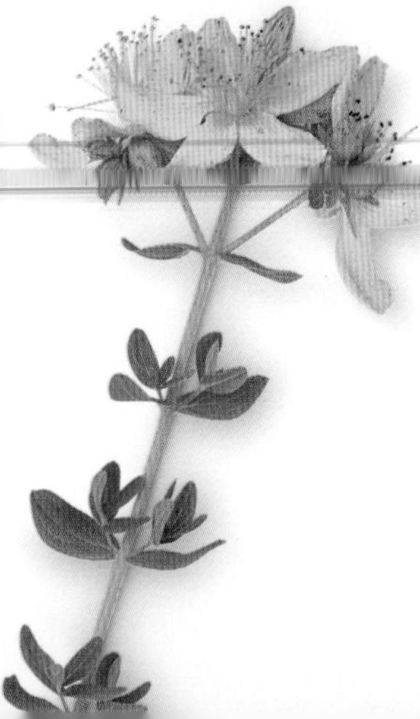

3 贯叶连翘

4 月季

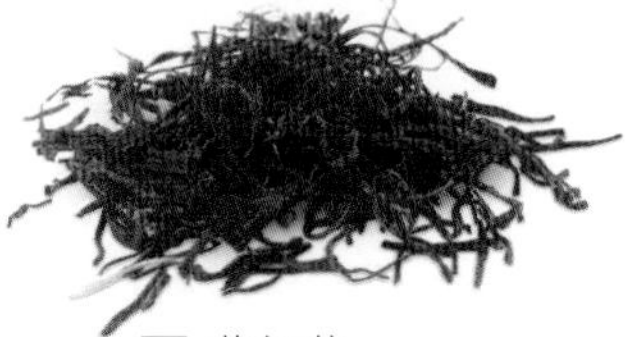

5 藏红花

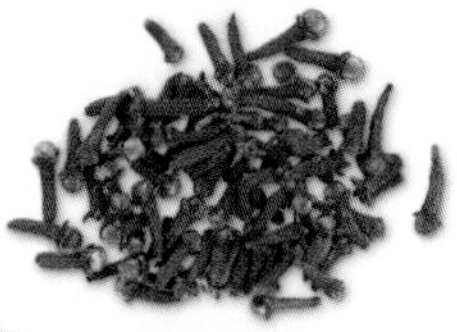

6 丁香

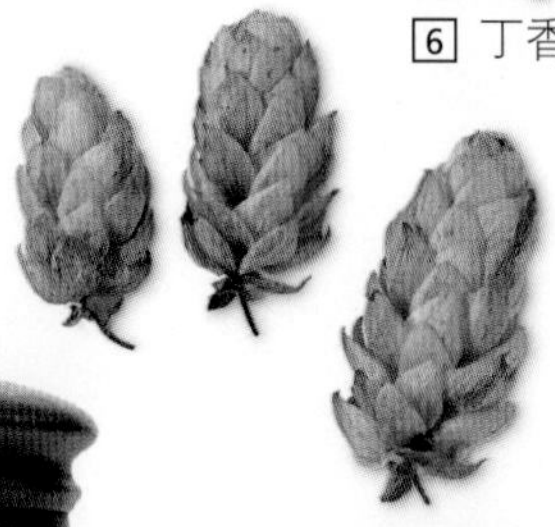

7 啤酒花

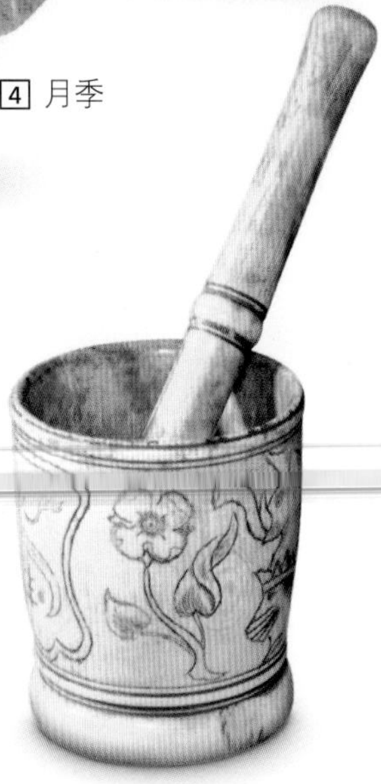

OPIUM THEBAIC

8 研钵

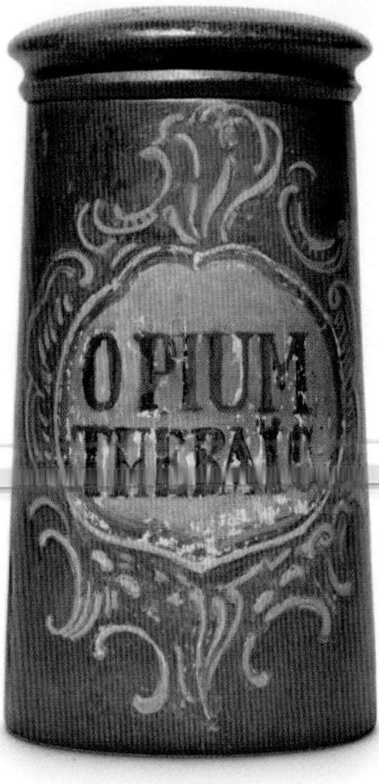

9 鸦片

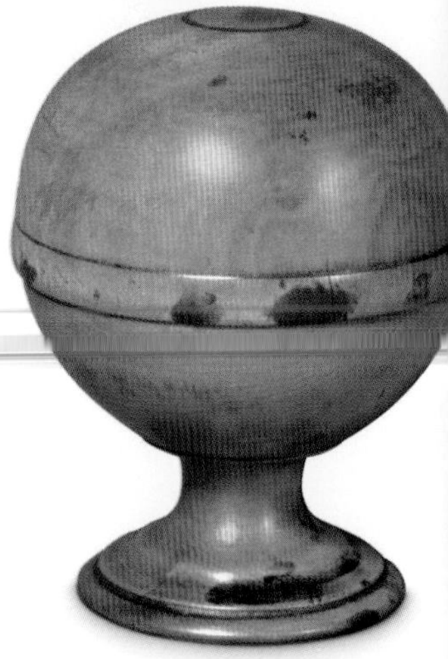

10 药丸镀银器

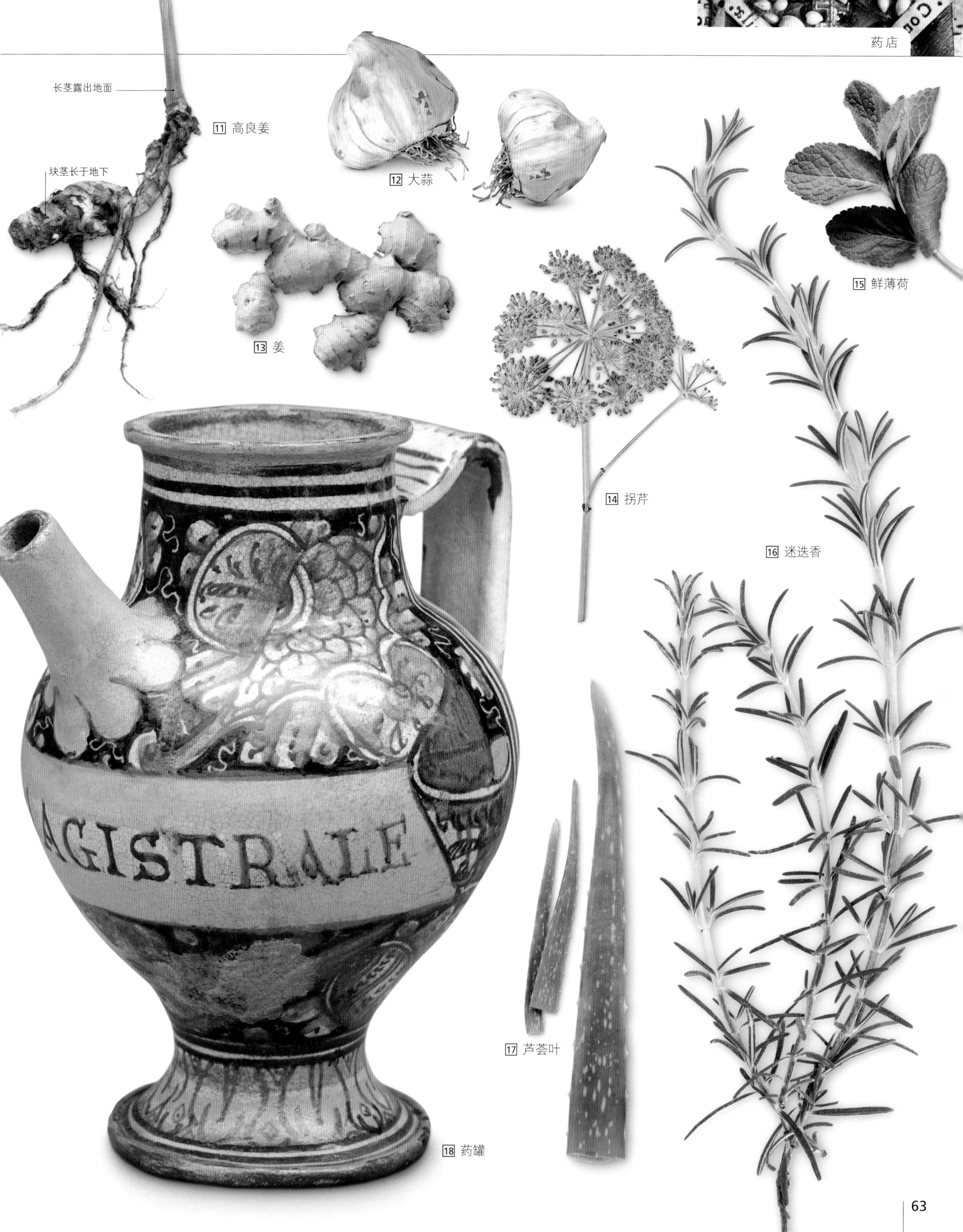

11 高良姜

12 大蒜

13 姜

14 拐芹

15 鲜薄荷

16 迷迭香

17 芦荟叶

18 药罐

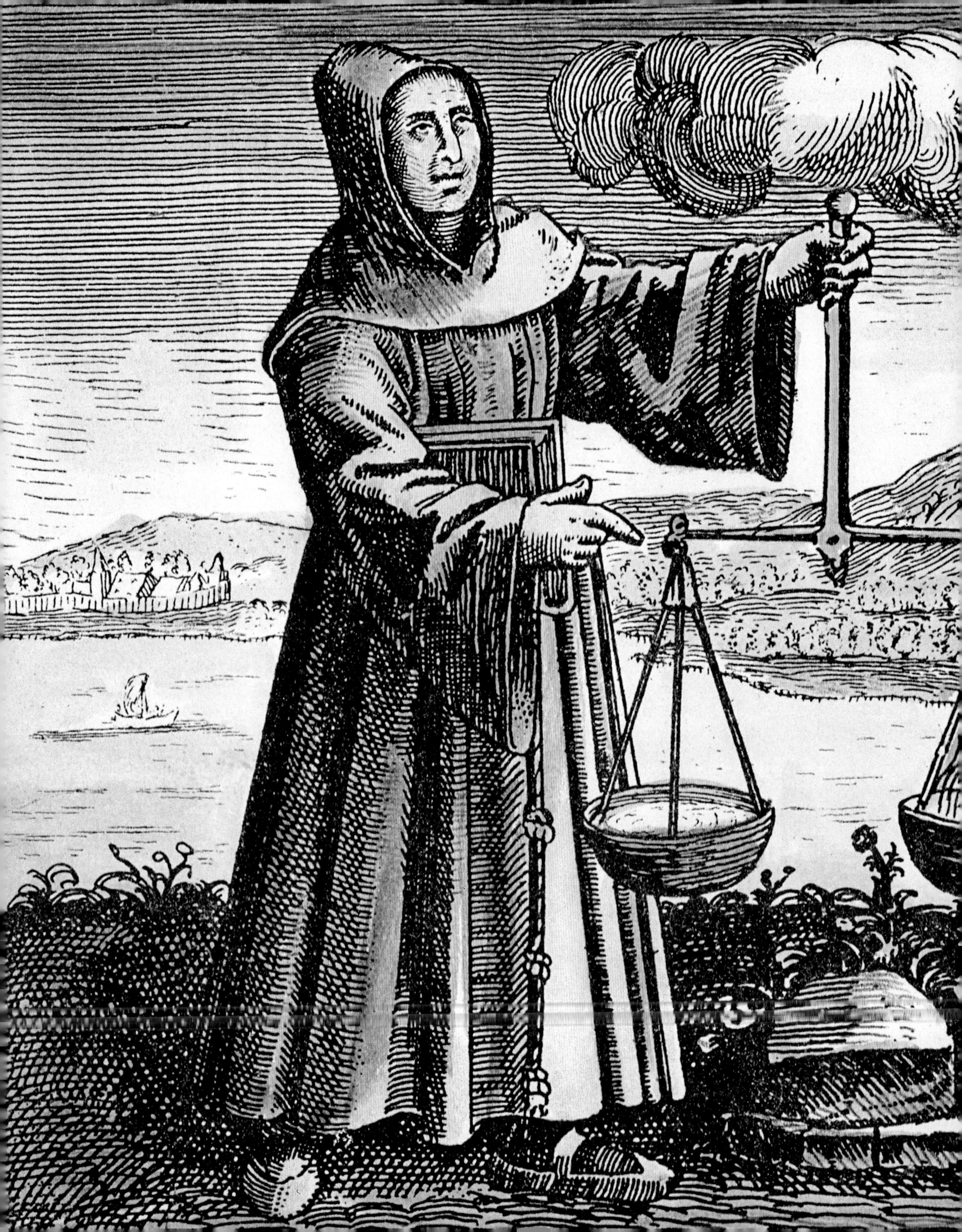

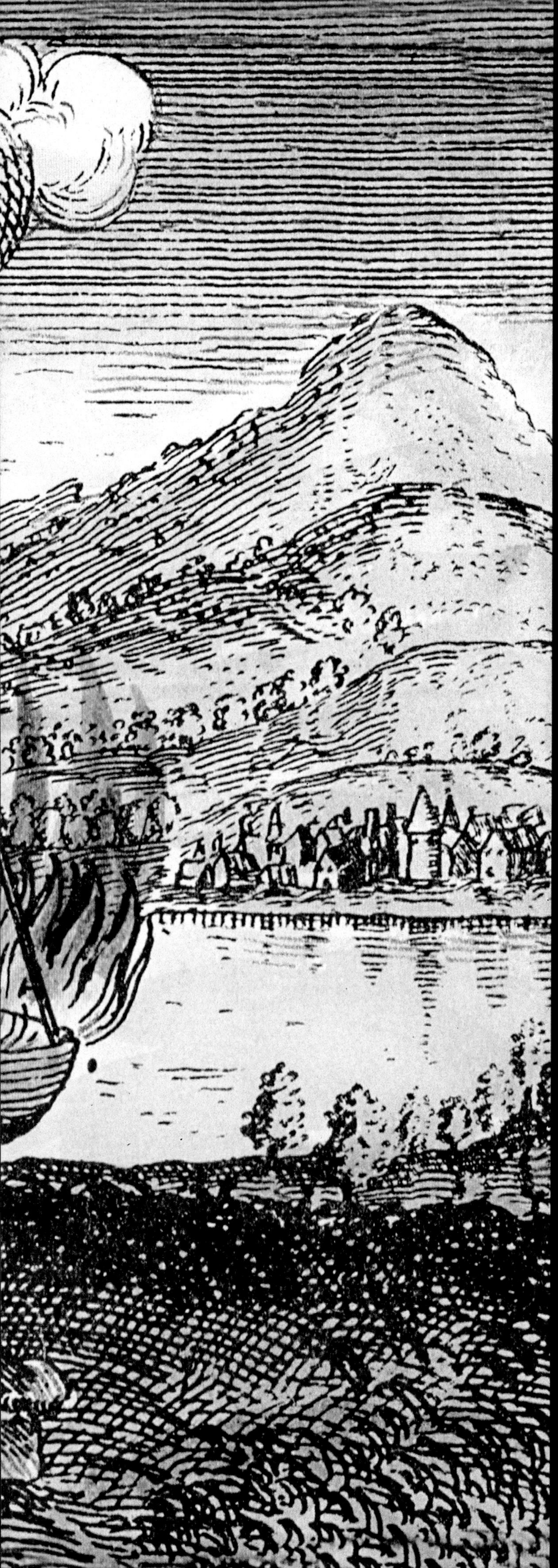

炼金术

炼金术是科学与法术的怪异组合，目标高远，或是把普通金属变成黄金，或是包治百病，不一而足。炼金术在亚洲和非洲有 4000 年的历史，在欧洲则经历了从 12 世纪至 18 世纪的黄金时代。

埃及、印度和中国的古代文明均有炼金术的悠久传统。最早的炼金术士抱着不同的目的，但根本思路都是为了优化而改变或转化——把普通物品变为珍稀物品，这是物质上的变化；给黑暗带来光明，这是精神上的变化；让病人恢复健康，这是医学上的变化；如果三者兼顾就更加理想。炼金术士有秘传主义倾向——知识仅限于少数有特权的术士拥有，借此给普通民众一种神秘感。不过，炼金术士也促进了很多实用技能的发展，比如从植物、动物和岩石中提取成分，各种成分的混合、煮沸、浓缩和净化，有一些方法今天仍在沿用。在伊斯兰医学（见 48~51 页）的黄金时代，炼金术十分兴盛，随后传至西方。英国切斯特的罗伯特在 1144 年翻译了波斯通才贾比尔·伊本·哈扬的著作《炼金术的构成》，在欧洲各地兴起炼金风潮。炼金术士在医学方面的意图是找到包治百病的灵药和长生不老药。瑞士医生帕拉塞尔苏斯是有名的炼金术士，他性格无拘无束，长期在外游历，言论自相矛盾，但他具有实用的才能，这些都是炼金术士的普遍特点。但到了 18 世纪，面对一丝不苟的科学方法和新兴的化学学科，炼金术渐渐沦为超自然的追求。

“**炼金术士**要么是**医生**，要么是**煮皂工**。”

德国通才科尔内留斯·阿格里帕，《艺术与科学的自负》，1530 年

◁ 寻找长生不老药

13 世纪，英国修士、哲学家兼炼金术士罗杰·培根为寻找长生不老药进行实验。随后几个世纪他的声望不断提高，将很多人引向药用炼金术的研究。

黑死病

1347年，一种极其可怕的瘟疫袭击欧洲，患者皮肤布满黑斑。随后五年，这种传染病造成欧洲大陆60%左右的人口死亡，对社会经济的发展造成严重影响。

在此之前，欧洲也经历过可怕的瘟疫。公元前430年，古希腊历史学家修昔底德记录了雅典大瘟疫；541年，查士丁尼瘟疫席卷拜占廷帝国。这两次瘟疫都造成大量人口死亡，罪魁祸首有可能也是引发黑死病的那种微生物。但是，过去这些瘟疫暴发影响的地理区域相对要小得多。

反复遭劫

“大瘟疫”——当时人们对黑死病的称呼——似乎在14世纪30年代首次出现于中亚地区，1347年传至克里米亚，继而通过海上贸易通道迅速西进，威尼斯等意大利城邦同年秋季暴发疫情。1348年夏季时，法国、西班牙、葡萄牙和英国无一幸免，次年德国和斯堪的纳维亚地区也沦为疫区。

黑死病的带菌生物，即传播媒介，是黑鼠身上受到感染的跳蚤。中世纪城市普遍卫生条件糟糕，到处都有垃圾和人类排泄物，市民还豢养家畜，黑鼠大量繁殖。黑死病最初的症状是腹股沟、腋窝和脖颈处的淋巴结肿大，被称为腹股沟腺炎——黑死病的别名腺鼠疫由此而来。之后患者皮肤上出现黑斑，很快就会死亡。

黑死病让整个欧洲陷入恐慌。这种病无药可救。无效措施（见68~69页）包括避免食用不好消化

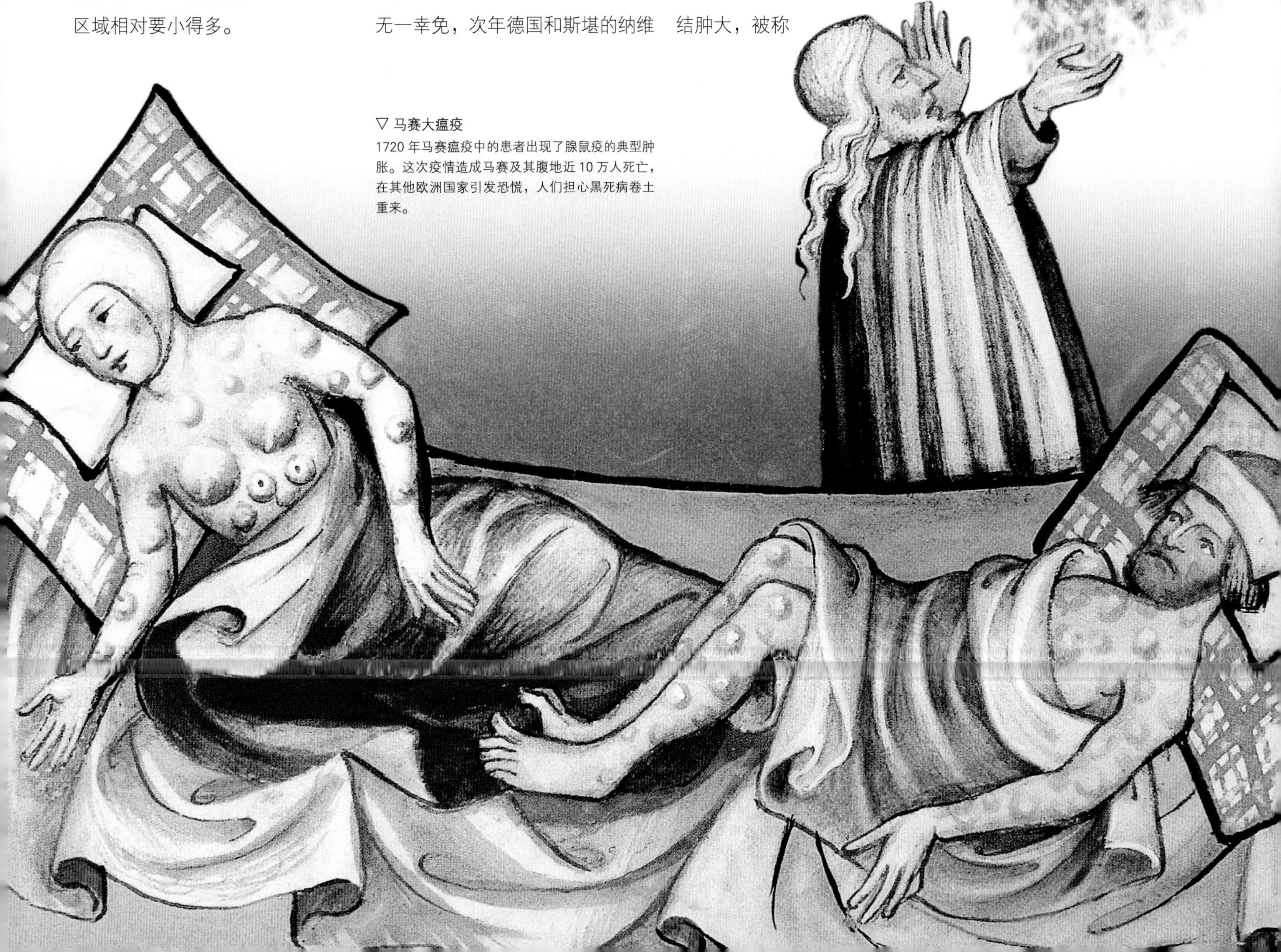

▽ 马赛大瘟疫

1720年马赛瘟疫中的患者出现了腺鼠疫的典型肿胀。这次疫情造成马赛及其腹地近10万人死亡，在其他欧洲国家引发恐慌，人们担心黑死病卷土重来。

▷ 大瘟疫的传播

黑死病据说于 1347 年从克里米亚港口卡法（今费奥多西亚）登陆欧洲，从那里通过来往船只传遍地中海地区。1351 年，疫情传至北部的斯堪的纳维亚地区和俄国。只有波兰等少数地区幸免。

图例：1347　1348　1349　1350　1351　→ 大瘟疫传播路线

的食品，用玫瑰、肉桂和丁香的花油（精油）净化空气（有一种理论认为疫情通过所谓“瘴气”，即毒气传播）。医生们尝试了各种灵丹妙药，如安德罗马库斯的解毒糖剂——一种用多达 70 种草药成分调制而成的药水，但一切都徒劳无功，只有极其偏远的地区才得以幸免。第一波疫情过后共有 5000 万左右的人死去。1360~1363 年、1374 年和 1400 年，新生人口不具备经过感染后获得的免疫力，疫情又多次暴发。

对社会经济的影响

大瘟疫对社会经济造成的影响极其严重。第一波疫情引发恐慌时，德国有数以千计的犹太人遭到屠杀，因为人们认为他们在井中投毒导致疫情暴发。欧洲人口减少，劳动力稀缺，土地无人耕种，农民因此要求提高工资。尽管政府采取了管控措施，但工资水平上涨的趋势仍旧势不可挡，尤其是在英国。

在三个多世纪的时间里，周期性暴发的大瘟疫成为欧洲生活的一个特征。1665 年，英国伦敦出现大瘟疫，有 6.8 万人死亡。1720 年，一艘受到感染的船只将腺鼠疫带进法国马赛的港口，欧洲最近一次大瘟疫由此暴发。在其他地区，这种疾病仍在流行，1894 年中国广东出现新一轮疫情，次年传至印度，并在那里造成 100 多万人死亡。

23 天　从鼠疫开始在人类社区生活的老鼠间传播到该地首例人类感染鼠疫死亡的平均时间。

找到治疗方法

1894 年，日本细菌学家北里柴三郎和法国细菌学家亚历山大·耶尔森发现引起鼠疫的杆菌，最终这种杆菌被命名为耶尔森菌。最初，预防鼠疫的疫苗研制频频受挫。1898 年鼠蚤被确认为带菌生物，通过灭鼠，成功地抑制了疾病扩散。1896 年，耶尔森制成抗病血清，治愈率约 50%。20 世纪 40 年代推出的抗菌链霉素将治愈率提高到 95% 左右。

黑死病已经得到控制，不会再次造成人口锐减，但并未完全消失。1910 年，研究人员发现，旱獭（中亚）和草原土拨鼠（北美洲）等野生啮齿类动物仍旧是疫病宿主，人类与这些物种接触会导致疫情周期性暴发。2013 年，吉尔吉斯斯坦的一名男童食用感染疫病的旱獭后死亡。全球每年仍有超过 1000 例新增病例（其中 5% ~ 20% 死亡）。

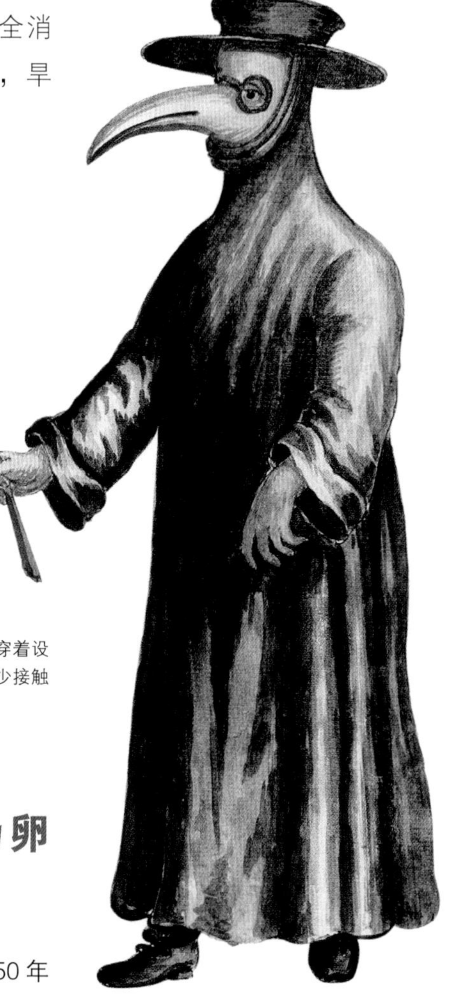

▷ 瘟疫医生

为避免感染，应召治疗鼠疫患者的医生们穿着设计复杂的衣服，戴鸟嘴造型的面具，以减少接触传说中引发瘟疫的“瘴气”。

“**最早的症状**……表现为……腹股沟或腋窝处**肿胀**，有些肿块为**卵形**，有些肿块大概有**苹果大小**。”

意大利作家乔瓦尼·薄伽丘，《十日谈》，1350 年

预防瘟疫

瘟疫并不新鲜，但 14 世纪黑死病的到来是人类历史上最可怕的传染病疫情之一。医学面对疫情无能为力，但随着时间推移，人们制定了有组织的应对措施来防范此类疾病的蔓延。

在中世纪，“瘟疫”一词用来指代所有流行病。这些瘟疫大多是疟疾、伤寒、霍乱、麻疹、梅毒和天花等如今我们了解的疾病。而黑死病（见 66~67 页）是所有瘟疫中最糟糕的一种，其致命性和对人类生活的破坏性前所未有。这些可怕的传染病在人群中引发了各种反应，其中自然不乏担忧与恐慌。

祈祷或逃亡

疫病的原因以及传播的方式无人知晓，一些人选择了逃亡。但根据伊斯兰教信仰，瘟疫是安拉的安排，不得逃亡，只能忍受。很多基督徒

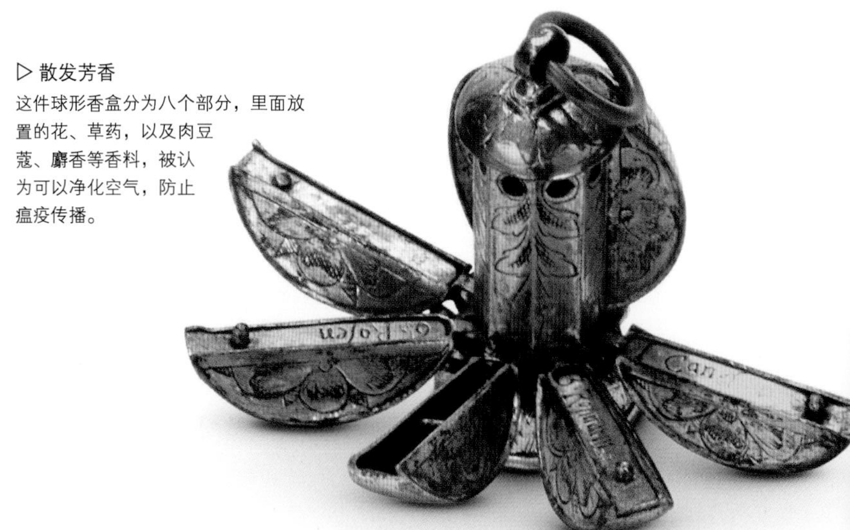

▷ 散发芳香
这件球形香盒分为八个部分，里面放置的花、草药，以及肉豆蔻、麝香等香料，被认为可以净化空气，防止瘟疫传播。

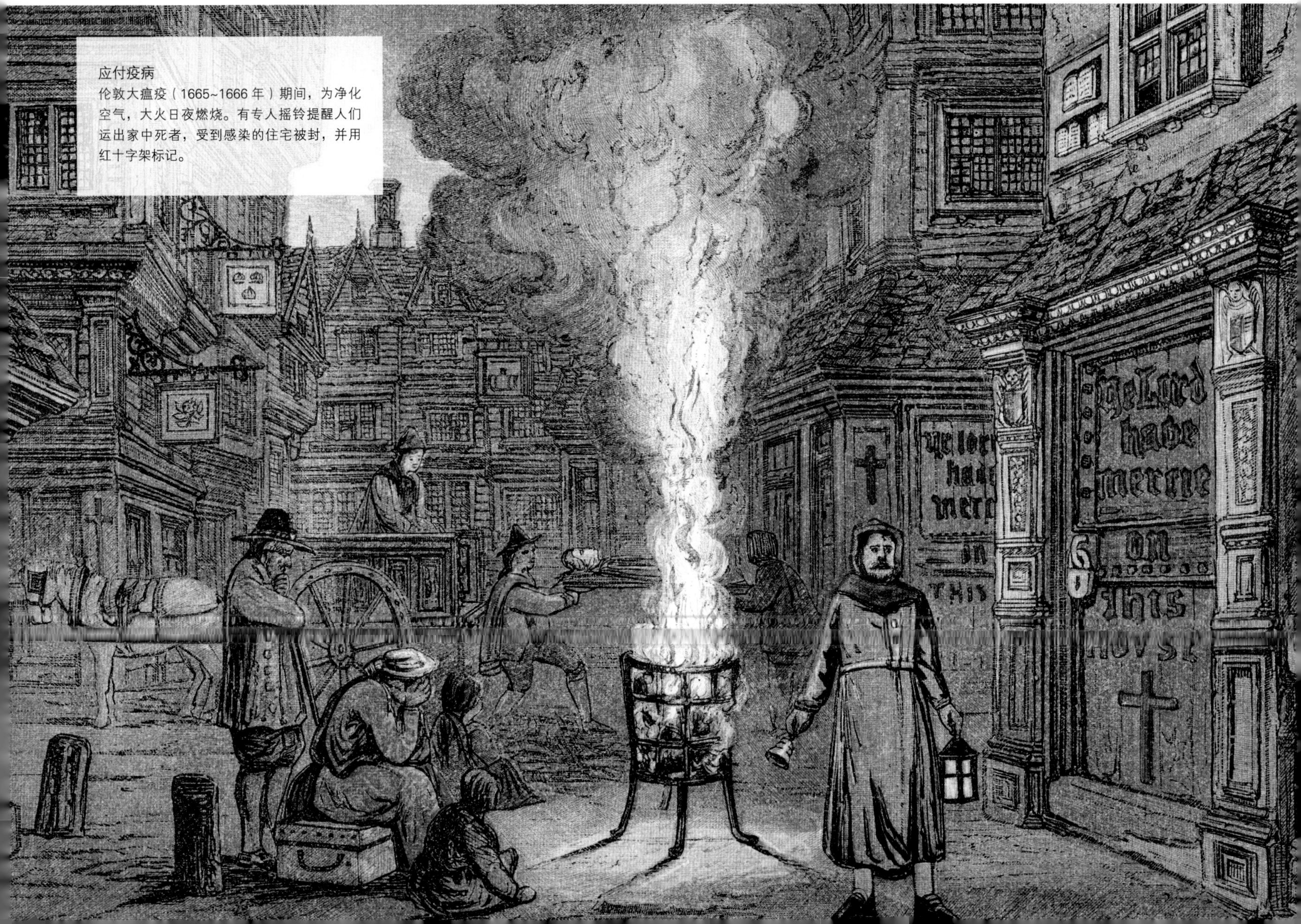

应付疫病
伦敦大瘟疫（1665~1666 年）期间，为净化空气，大火日夜燃烧。有专人摇铃提醒人们运出家中死者，受到感染的住宅被封，并用红十字架标记。

认为上帝正在惩罚人类的罪孽，所以只有祈祷和忏悔才能结束疫情。鞭笞因此日趋流行，成千上万的忏悔者们往来于城镇乡村，用三尾鞭鞭打自己，祈祷上帝怜悯他们的痛苦，结束这场瘟疫。

岁月流逝，人们不再将瘟疫完全归因于神降天罚。黑死病一类的瘟疫，以及“圣安东尼之火”（麦角菌中毒造成的坏疽病）和“圣维特斯舞蹈症”（患者会疯狂地跳舞）等疾病的大规模暴发，被视为魔鬼利用异教徒、犹太人或女巫等代理人作祟的结果。人们要发泄内心的担忧与愤怒，许多无辜群众因此被当作替罪羊杀害。

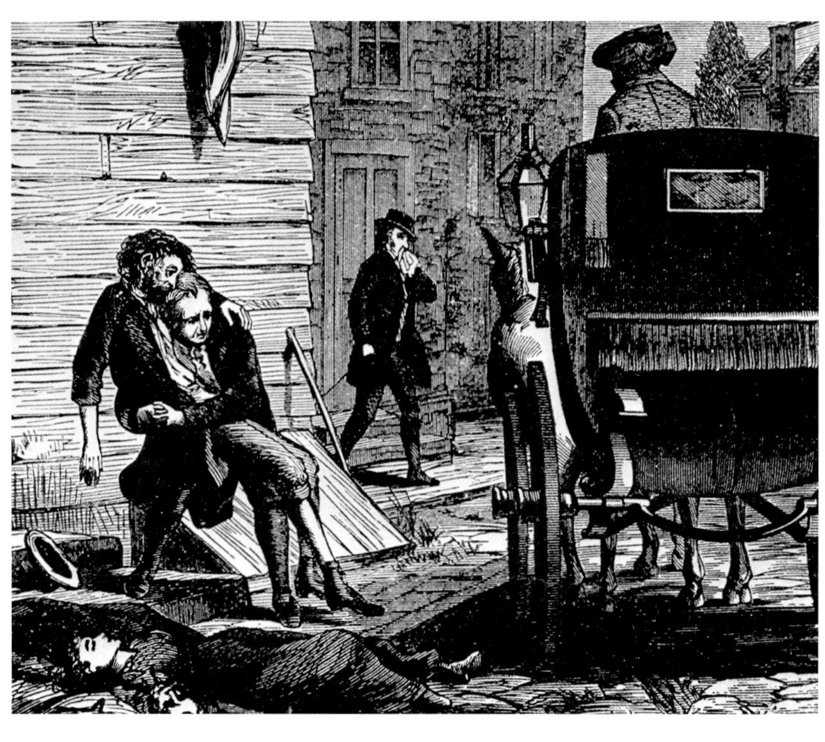

◁ 黄热病

1793 年，美国费城 4.5 万人中，有 5000 人死于黄热病疫情。街道几乎空无一人，只有一些马车经过，运走街头的死尸和濒死的患者。

预防措施

政府官员、城邦统治者和个人都采取行动试图阻止瘟疫蔓延。有人认为空气中充斥着致病的毒气或“瘴气”（见 120~121 页），可以点火消除。也有人开始携带味道好闻的香盒，希望以此净化空气。

在某些地方，当局的应对措施是隔离患者。威尼斯和米兰等城市拒绝所有疑似感染的人入境。1348 年，来自疫区港口的船只抵达威尼斯后须停泊 40 天后方可登陆。隔离检疫的英文名称“quarantine”源自意大利语“quaranta giorni”，意为 40 天。隔离检疫渐渐被普遍接受，成为瘟疫暴发时的应对措施。1374 年，米兰公爵起草政令，要求所有感染瘟疫的人必须被送到城墙以外的田野或森林中，直到康复或死亡。

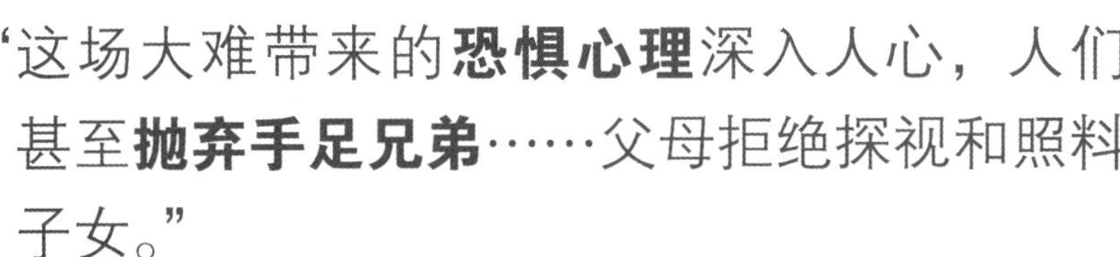

“这场大难带来的**恐惧心理**深入人心，人们甚至**抛弃手足兄弟**……父母拒绝探视和照料子女。”

意大利作家乔瓦尼·薄伽丘，1348 年瘟疫在佛罗伦萨肆虐时的评论

1423 年，威尼斯共和国在远离市中心的拿撒勒的圣玛利亚小岛上开办了第一家常设的传染病院。这种收容患者的做法也传至欧洲其他地方。政府官员还采取一些消毒措施，如烟熏和焚烧患者衣物、寝具。虽然传染的原理尚不清楚，但这些措施说明人们相信疾病是由人传播的。不过这一理论受到穆斯林的质疑，他们认为这样的疫情为安拉所安排。阻止黑死病蔓延失败的原因几个世纪后才明了，研究人员发现，鼠蚤是鼠疫杆菌的携带者（见 67 页）。

随后的几个世纪，隔离患者的制度体系有了很大发展。17 世纪初通过一项法律，规定旅客未经体检不得进入巴黎。到了 1650 年，这种做法传到美国，数以千计来到新世界的人在波士顿港口被拦下接受检查，逃避检查者被重罚 100 美元。1665~1666 年，一场大瘟疫重创伦敦，所有前往伦敦的船只必须在泰晤士河河口停泊 40 天，有的要停留 80 天。伦敦的患者被强制留在家中，他们的住房大多用木板封住。那些有经济能力的人则逃往乡下。

18 世纪，又一场瘟疫——黄热病袭来，法国、西班牙和意大利在地中海的港口成为疫区，政府不得不采取严格的隔离检疫措施。1793 年 7 月，美国第一次大规模的黄热病疫情在费城暴发。政客们抵制检疫，因为它限制了贸易，但持续的疫情促使联邦隔离检疫法最终于 1878 年通过。2020 年，新形式的隔离和封锁成为全球抗击 COVID-19 的主要方式。

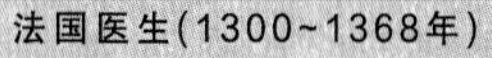

法国医生（1300~1368 年）

居伊・德・肖利亚克

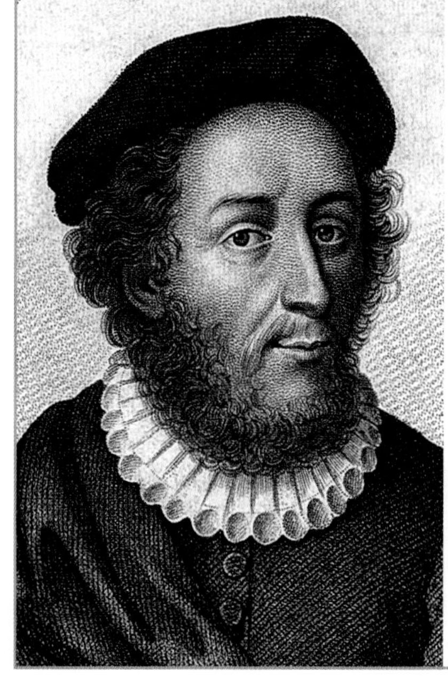

居伊・德・肖利亚克（见 72 页）出生于法国奥弗涅，兼修内科和外科，曾在欧洲历史最悠久的博洛尼亚大学学习。1342 年，他被聘为教皇克莱芒六世的私人医生。1348 年黑死病袭击法国时他负责照料教皇。阿维尼翁的红衣主教有三分之一都去世了，但教皇幸存下来。肖利亚克也染上疫病，但他活了下来并记录了自己的经历。当时很多医生逃走，他却留下照顾患者。1363 年，他在《外科全书》中用图画的形式详细介绍了当时的情形，此后 200 多年这本书一直是最具影响力的外科著作。

炼金术、化学与医学

数百年来，人们研究物质的属性、提纯方法及其混合后发生的反应。这一科学领域最终发展为化学，而其神秘的前身炼金术（见 64~65 页），在 12~18 世纪对欧洲医学的影响更为深远。

古希腊人早在公元前 380 年就开始试图解释自然界物质的结构。古希腊哲学家德谟克利特认为万物都由不可再分的原子（一种看不见的成分）构成。大约同时期，印度哲学家羯那陀提出类似的理论。但他们二人的学说并无实际证据支持。

波斯通才贾比尔・伊本・哈扬 8 世纪时用非常简单的实验设备，通过结晶、蒸馏等基本的实验流程，研究物质的属性，取得了重大进步。根据研究成果，哈扬对物质进行了初步化学分类：遇热蒸发的酒精类，铁、铅等金属类，还有石头等不可锻造、可转化为粉末的物质。他的分类与现代物理化学分类体系相当接近。哈扬书中描述了一些如今化学和医药研究实验室常见的实验流程。他还配制了数百种药物。作为医生，他有机会在病人身上试验，但哈扬对试验结果的记录和分析不是很有条理。

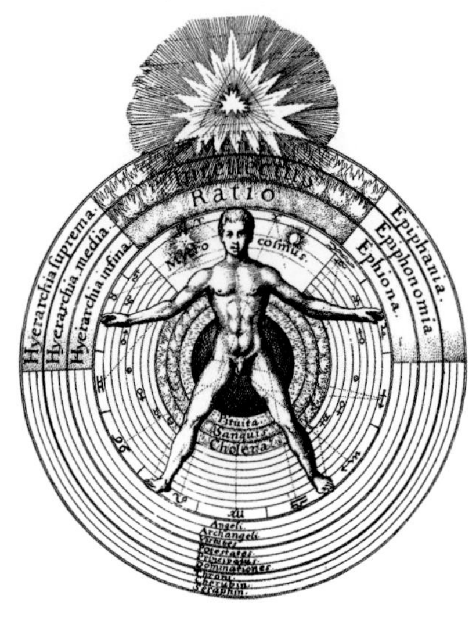
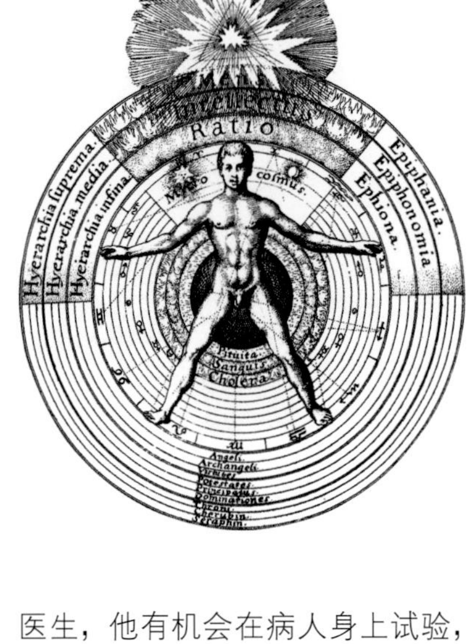

◁ 世界运行

在 1617 年出版的《两个世界的历史》一书中，医生罗伯特・弗勒德以图的形式表明了他对世界如何运行的看法，他将世界分为物质、天空和精神三个层面。

当时更受欢迎的是炼金术——将神秘主义、哲学、宗教和伪科学的方法结合起来解释物质的构成和变化的状态。炼金术的主要目标是寻找把普通物质转化为金银的方法，以及发明长生不老药。然而，很多炼金术士行事鬼祟，往往故弄玄虚，竭力保护自己的资料和方法，最终受到公众以及出资赞助的富人的质疑。

◁ 研究中

菲利普斯・特奥夫拉斯图斯・奥雷奥勒斯・邦巴斯图斯・冯・霍恩海姆医生自称“帕拉塞尔苏斯”，得名于古罗马作家奥卢斯・塞尔苏斯，其著作《论医学》是早期重要医学文献。

炼金术的贡献

不过，中世纪的炼金术士确实为医学领域做出了有益的贡献。其中影响最大的一位是 16 世纪的瑞士医生菲利普斯・特奥夫拉斯图斯・奥雷奥勒斯・邦巴斯图斯・冯・霍恩海姆，又名帕拉塞尔苏斯。他坚守炼金术中某些精神方面的原则以及各种民间信仰，同时也在医学实践中引入了一些有用的化学知识。他倡导医生研究大自然，通过实验了解人体奥秘。他认为金属是关键因素，把某些矿物质与特定疾病挂钩。例如，他发现甲状腺肿是饮用水所含矿物质引发的疾病。他写道：“很多人认为炼金术就是制造金银。对我来说并非如此，我的目标只是思考医学中存在的美德与力量。”他还认为致病因素也能治好病人，这是大多数现代疫苗的理论基础。在 16 世纪和 17 世纪，炼金术渐渐减少了超自然的性质，变得更加理性。炼金术士的巫师形象减弱，更多地被视为严肃的专门人才。受到帕拉塞尔苏斯的启发，英国医生罗伯特・弗勒德写下《两个世界的历史》一书，并配以插图。

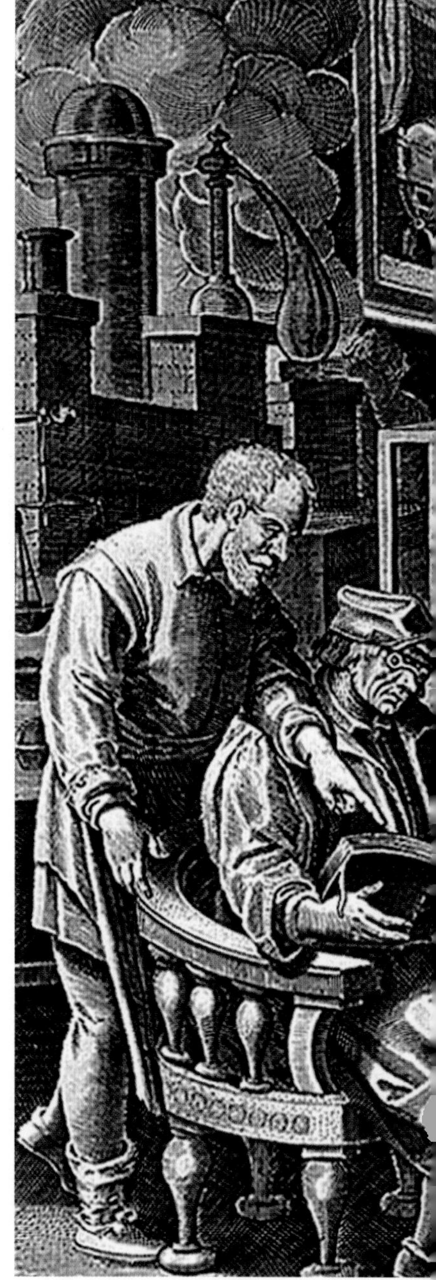

△ 蒸馏酒精

这张样式主义画家扬・范德施特雷特的版画描绘了 16 世纪末至 17 世纪初的蒸馏设备。从医的炼金术士用蒸馏法将矿物和草药提取物提纯，当作药物使用。

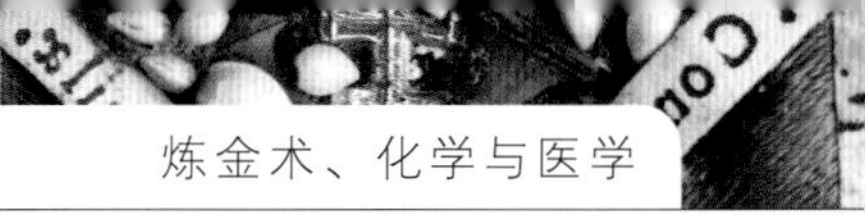

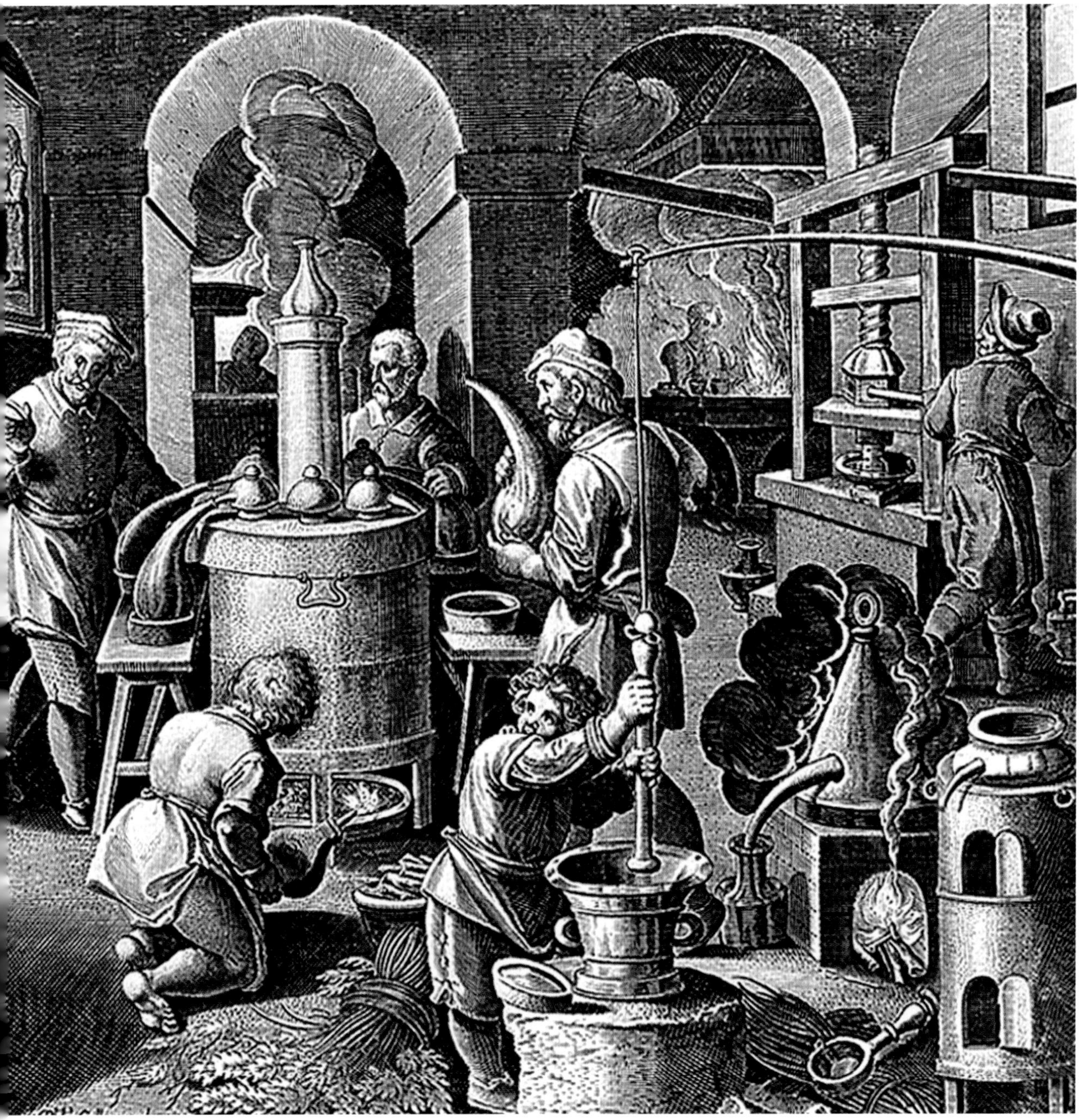

实践

提取磷

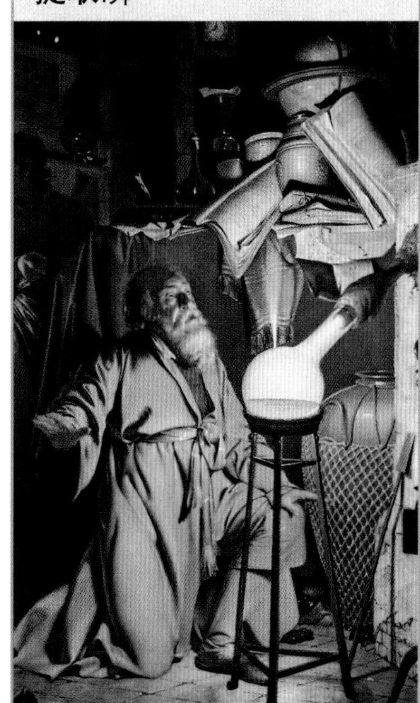

1669 年，生于汉堡的炼金术士汉宁·布兰德在寻找点金石的过程中发现了一种新的化学元素。他在看了一份声称可以把尿液变成银的配方后，把 60 桶尿液蒸煮出的残渣加热，分离出一种在黑暗中会发光的白色蜡状物质，取名为磷，其英文名称源自希腊语，意为“带光”。对于炼金术士而言，这是一种可以利用的新物质，有些人发现其化合物对肌肉无力、精力不足的低磷血症患者有益。

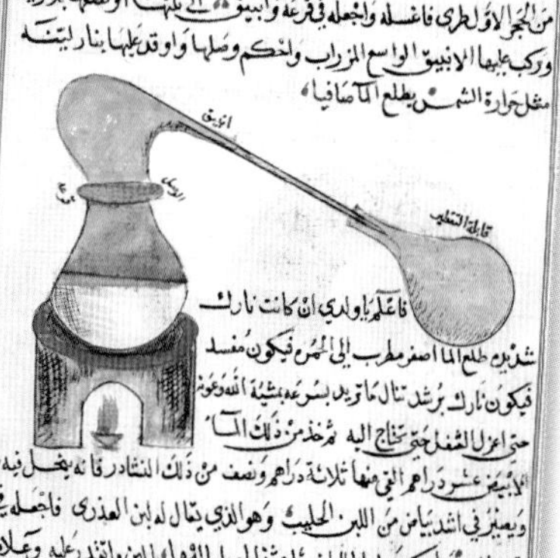

◁ 中东炼金术

这幅《五篇阿拉伯炼金术论文》插图介绍了蒸馏过程。伊斯兰炼金术士用此类设备发现了大量天然物质。

> “炼金术士在**寻找黄金**的过程中发现了很多其他物质，**价值更高**。”
>
> 亚瑟·叔本华（1788~1860 年），德国哲学家

该书在医学中夹杂神秘主义，试图分辨宇宙中的各种物质，上帝被刻画为实验室中的炼金术士。

转向化学

炼金术士各有自己的方法，又一直停留在精神和神秘主义的层面，使得炼金术无法以科学的方式进步。17 世纪下半叶，炼金术开始渐渐失去吸引力。

英裔爱尔兰化学家罗伯特·玻意耳在其编写的教科书《怀疑派化学家》中提出，科学研究是理解化学的关键。18 世纪，化学已发展成为一门完全成熟的科学。

解剖学革命

安德烈亚斯・维萨里1543年出版的解剖学巨著《人体构造》是医学史上最重要的著作之一，对让医学从中世纪发展停滞的状态中挣脱出来，起到了十分关键的作用。

4世纪和5世纪，随着罗马的衰落，艺术与科学每况愈下，很多其他学术研究也不例外（但伊斯兰医学仍在进步，见48~51页）。医学依赖古希腊和古罗马的伟大著作，然而新的研究成果使这些历史文献渐渐面目全非。医学的两大基石是解剖学和生理学——人体结构与运转方式。解剖学研究却几乎不复存在，外科医生、内科医生等医学界人士以克劳迪乌斯・盖伦（见40~41页）的著作为教义。在这样一个视新思想和对新知识的追求为洪水猛兽的时代，盖伦的作品获得了神一般的地位，被人们无条件接受。

大约在14世纪前后，欧洲的文艺复兴给艺术、建筑和文学带来新的发展动力，人们开始以怀疑精神对待艺术、建筑和文学，有了创新和发明的空间。不过，医学和科学整体落后。虽然意大利医生蒙迪诺・德・卢齐和法国内外科医生居伊・德・肖利亚克等医学从业者取得了一些进步，但盖伦、希波克拉底等古代医生的影响过大，大多数医学权威认为没有必要追随文艺复兴的新潮流，任何对公认传统的挑战都遭到压制。

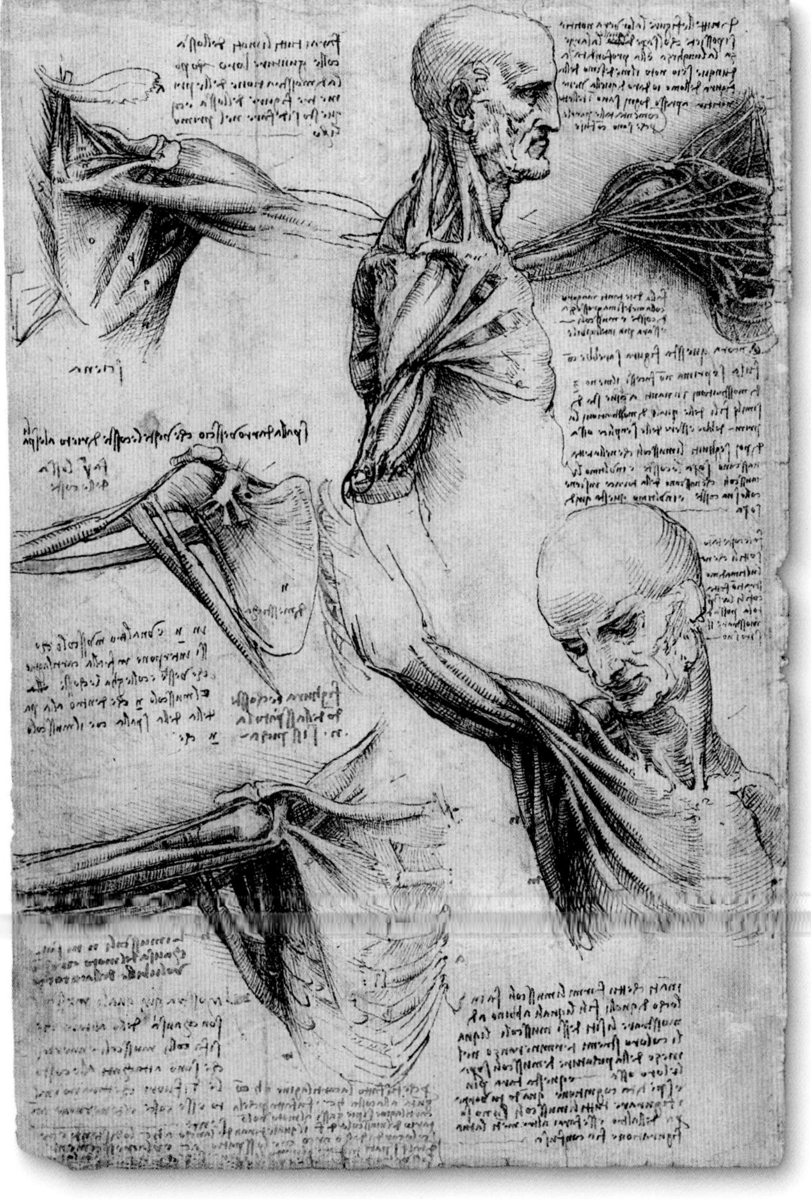

◁达・芬奇的肩部解剖图
维萨里从艺术家兼科学家莱奥纳尔多・达・芬奇的作品中得到灵感，达・芬奇也创作过解剖图。两人都对形态体现人体功能这一点很感兴趣。

突破

1543年，佛兰德医生、解剖学家安德烈亚斯・维萨里出版《人体构造》一书，全书分为七卷。这本书如今被视为近现代第一部重要的解剖学著作，但当时却被医学界一些人嘲讽，他们不仅拒绝了解亲眼看到的事物，甚至连看都不愿意看。维萨里曾在巴黎学习医学，但在家乡（今属比利时）卷入神圣罗马帝国和法国的战争后他被迫回家。1536年，他回到勒芬大学，随后去了威尼斯，继而到意大利北部的帕多瓦，在那里攻读医学博士学位（帕多瓦大学在当时是享有极高声誉的高等学府）。1537年维萨里获得医生资格认证，随即受聘为外科学和解剖学教授，当时他年仅22岁。

维萨里很快开始展现出一种独立的学术态度，他不循规蹈矩，更愿意采用亲身实践的方法。他主要通过解剖教授人体结构，认为这是医学知识和外科实践的基础。维萨里效仿他在巴黎的导师雅克・迪布瓦（又名雅各布斯・西尔维厄斯），在解剖课上亲自解剖人体，他和学生们一起观察研究人体内部结构。维萨里从画家同事那里得到指导，运用自己的技巧画出面前真实的人体结构图。这种强调观察体验的方法在当时

> “亚里士多德……称**男性的牙齿**比**女性**的多……谁都可以自己数数……”
>
> 安德烈亚斯・维萨里，《土茯苓书》，1546年

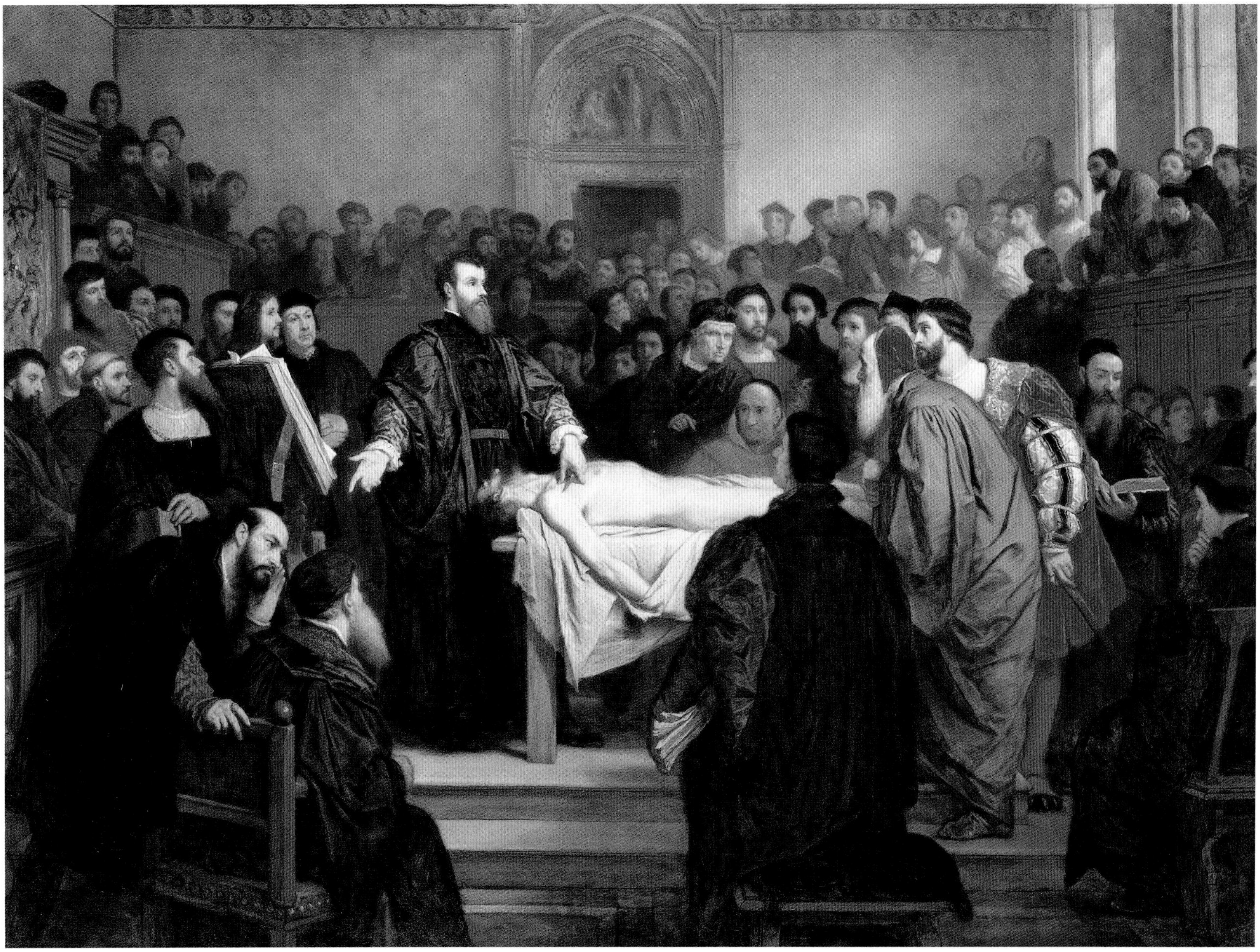

极为难得。传统上，解剖工作由一名助手或理发师兼外科医生（见76~77页）负责，对尸体只做简短的观察，因为人们认为，与解剖演示相比，教授朗读盖伦等人的著作更加重要。

大约在1540年，维萨里开始注意到盖伦久享盛名的著作内容与自己的亲身观察不符。他发现，盖伦当年只能解剖动物，然后根据动物身体结构做出对人体结构的推断。维萨里也研究了动物的身体结构，但与盖伦不同的 »

△ **维萨里在帕多瓦**
这是比利时画家爱德华·阿曼1859年的作品。阿曼专画名人。画中，维萨里在帕多瓦讲课、演示。

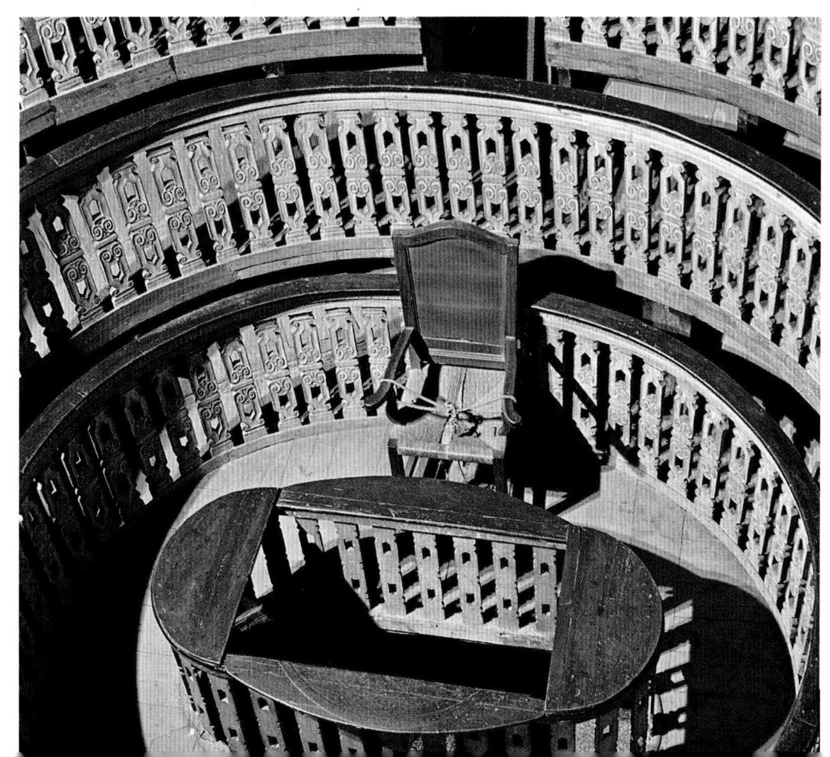

▷ **帕多瓦的解剖室**
维萨里提高了解剖学的地位，使其成为内科医生和外科医生的医学教育必修课程，这是他留下的传统之一。图为帕多瓦为纪念维萨里而修建的解剖室，1595年开放，学生可以近距离观察解剖过程。

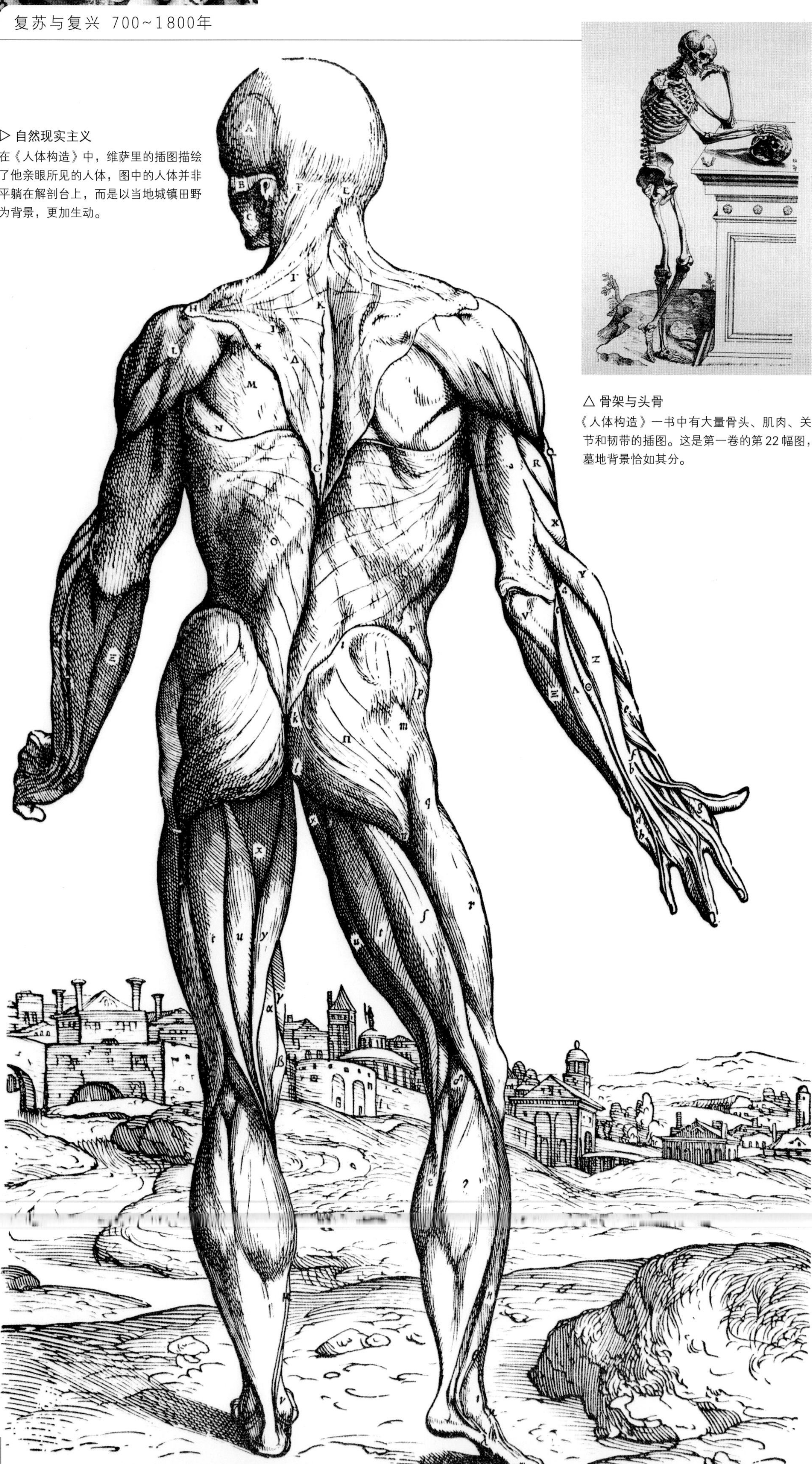

▷ 自然现实主义
在《人体构造》中，维萨里的插图描绘了他亲眼所见的人体，图中的人体并非平躺在解剖台上，而是以当地城镇田野为背景，更加生动。

△ 骨架与头骨
《人体构造》一书中有大量骨头、肌肉、关节和韧带的插图。这是第一卷的第 22 幅图，墓地背景恰如其分。

是，他可以直接对照自己通过解剖获得的人体结构知识。维萨里的观点开始与帕多瓦其他解剖学家相左。当地一位法官对维萨里的研究很感兴趣，同意把被处决的罪犯遗体交给他使用，维萨里因此可以更自由地研究，进行仔细的解剖、检查和分析。

医学巨著

1538 年，维萨里为学生印发了六幅解剖图，名为《解剖图谱六种》。他感到有必要写一部完整著作来专门介绍自己的解剖研究成果。《人体构造》一书出版于 1543 年，这部鸿篇巨制在很多方面都具有开拓性的意义。此书共有 600 多页，可谓卷帙浩繁，共分七卷：骨骼与韧带，肌肉与肌腱，血管，神经，消化，心肺，以及大脑和感觉器官。插图根据真实的解剖观察和研究绘制。图的轮廓和明暗处理巧妙，有立体效果。插图作者不明，但不大可能是维萨里本人。这些图可能是著名画家扬·范·卡尔卡所绘，维萨里在威尼斯与他相识，这位画家或许也参与了《解剖图谱六种》的创作。在《人体构造》一书中，人体姿态生动，富有创意，很多插图以意大利乡间为背景。维萨里选择著名的位于巴塞尔的约翰尼斯·奥普雷尼出版社出书，采用最新技术，确保最高的印刷品质。此书的开本、规模、清晰度和内容震

400 幅 **《人体构造》的插图数量。此书共有 260 个场景，书页尺寸为 42x28 厘米。**

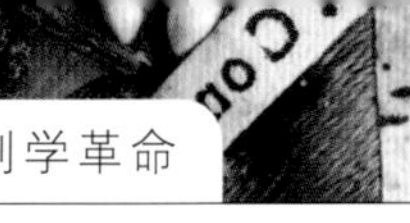

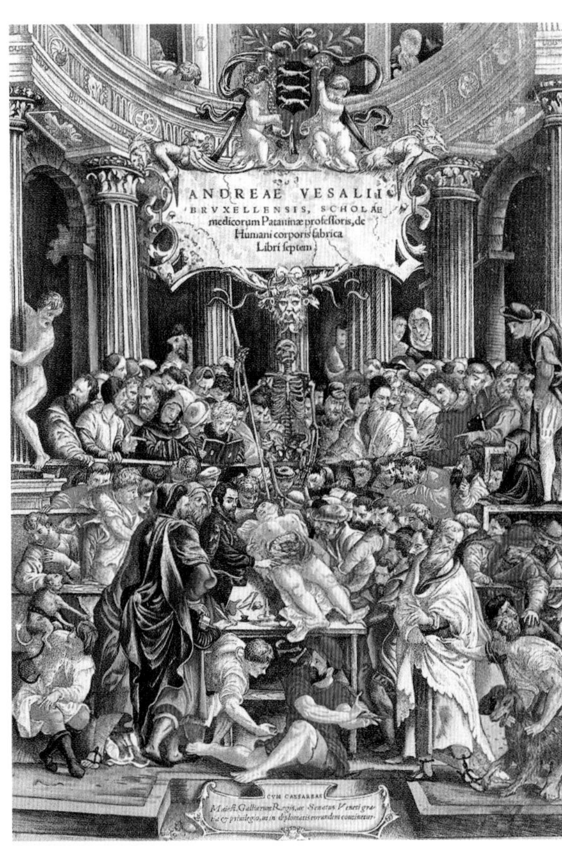

◁ 卷首彩色插图

《人体构造》及其精编本初次印刷均为黑白版本。特别版及后来的版本为手工上色，图为某精编本卷首插图。

惊了医学界，虽价格不菲但很快售罄。书中，维萨里提出形态与功能联系紧密，本质上如同技术与机械的关系那样。他修正了很多传统观点——例如阐明男女肋骨数量相同；下颌只有一块骨头，而不是两块；肝分为两叶而不是五叶；神经连接器官与脑，而不是器官之间相互连接；肾并非通过血液过滤产生尿液（但后来证明，尿液确实是通过肾滤过血液产生的）；心脏中隔称为隔膜，没有可见孔隙，因此血液不能从一侧流向另一侧（见 82~83 页）。

观察与结果

《人体构造》的内容与盖伦等人的观点相抵触，一些医学专家读后大惊失色。还有人指责维萨里有反宗教倾向。不过，医学界较为进步的人士很快认识到他们不能否认眼前的事实。1555 年，维萨里修订《人体构造》，纠正了之前的一些错误，补充了关于女性身体结构和孕期的内容等。

维萨里大胆不羁，为创立现代解剖学纠正了一些根深蒂固的观点，推出新的理论。他激励启发了新一代解剖学家、内科医生和外科医生，如意大利知名解剖学家加布里埃莱·法洛皮奥和巴尔托洛梅奥·欧斯塔基。

> “只**观察**一两次就做出判断，这不是我的**习惯**。”
>
> 安德烈亚斯·维萨里，《土茯苓书》，1546 年

佛兰德医生（1514~1564年）

安德烈亚斯·维萨里

维萨里出生于布鲁塞尔的一个书香门第——其父先后担任神圣罗马帝国皇帝马克西米利安一世及其继承人查理五世的药剂师。维萨里 28 岁出版《人体构造》一书，其名声传至神圣罗马帝国皇帝查理五世宫廷，皇帝于 1544 年邀请他担任宫廷御医。这一任命的部分原因可能是维萨里献给皇帝一本专门印刷装订、手工上色的《人体构造》。同年，维萨里成婚，1545 年诞下一女。维萨里作为宫廷御医曾周游各地。1556 年，查理皇帝退位，他继续担任查理之子西班牙国王腓力二世的医生。维萨里也已向腓力进献一本《人体构造》精华版，通称精编本。维萨里和家人继续享受宫廷赐予的特权，但 1564 年他离开了西班牙，或因得知西班牙宗教裁判所指控他为异端的传闻而决定逃亡。维萨里的妻女前往布鲁塞尔，而他走上前往圣地的朝圣之路，并一路搜寻药用植物。在耶路撒冷，他被勒令回到帕多瓦，归途中遇上船难，维萨里被困希腊扎金索斯岛，悄无声息地离开人世。

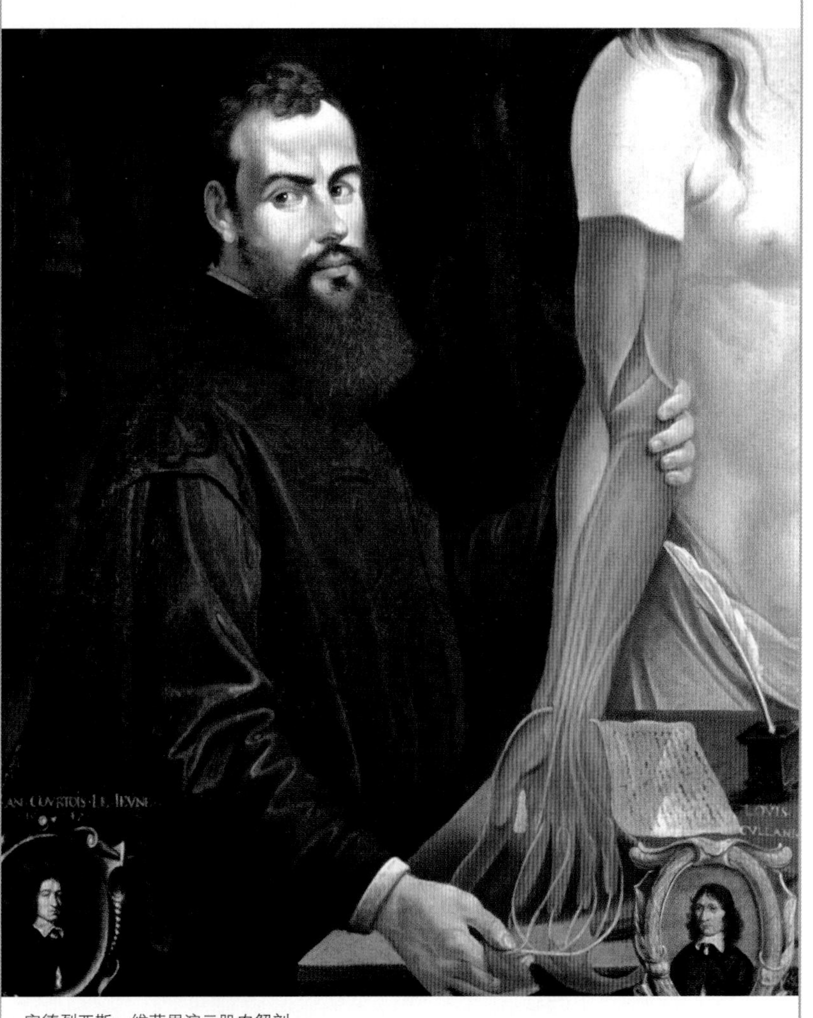

安德烈亚斯·维萨里演示肌肉解剖

理发师兼外科医生

1~12 世纪，欧洲出现了一种新职业——理发师兼外科医主。理发师的教养和学识均逊色于医生，但他们了解一些皮扶和血液的知识，使用有锋利刀片的理发剃须工具和药膏，其装备足以应对医疗挑战。

中世纪时期的医生家境富裕，知书达理。他们熟读希波克拉底（见 36~37 页）和盖伦（见 40~41 页）的著作，但不会亲自从事放血、灌肠、包扎伤口，以及除老茧和蠕虫这样的工作。理发师兼外科医生应运而生。他们最初是医生的学徒，渐渐成了不可或缺的医务人员，地位变得重要起来。他们从当地理发店搬到更为正式的医务场所，混迹于医学界的精英之间。他们的工作范围从接骨扩大到包扎伤口；很快他们又现身于欧洲各地战场，运用其实用的技能和疗法拯救了很多生命。

16 世纪，安布鲁瓦兹·帕雷（见 78~79 页）等人志向远大，理发师兼外科医生在他们的努力下取得了合法地位。但 18 世纪时医学教育更加正式，更加系统化，这种职业渐渐消亡。受过大学教育，也有实践经验的专业外科医生在外科领域占据了主导地位，而理发师们则回归理发剃须的工作。

“这一刻，我**决定再也不残忍地烧灼**那些带有枪伤的可怜人。”

安布鲁瓦兹·帕雷，法国理发师兼外科医生，1537 年用蛋黄、玫瑰油和松节油制成的药膏成功包扎伤口后说道。

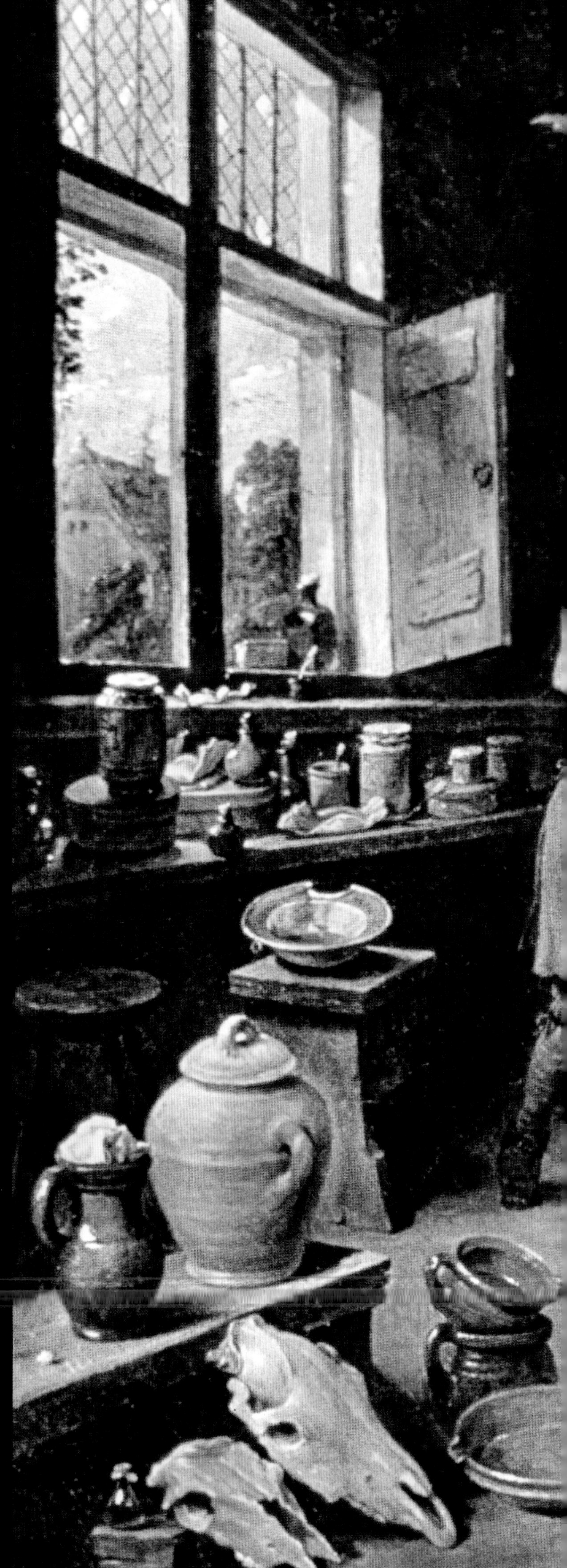

▷ 繁忙的日常工作

这是佛兰德画家戴维·特尼尔斯二世在 17 世纪 70 年代的作品，描绘了理发师兼外科医生忙于工作的情景。房间内到处都是器械、药罐等物品——与那个年代医生诊疗室的优雅风格截然不同。

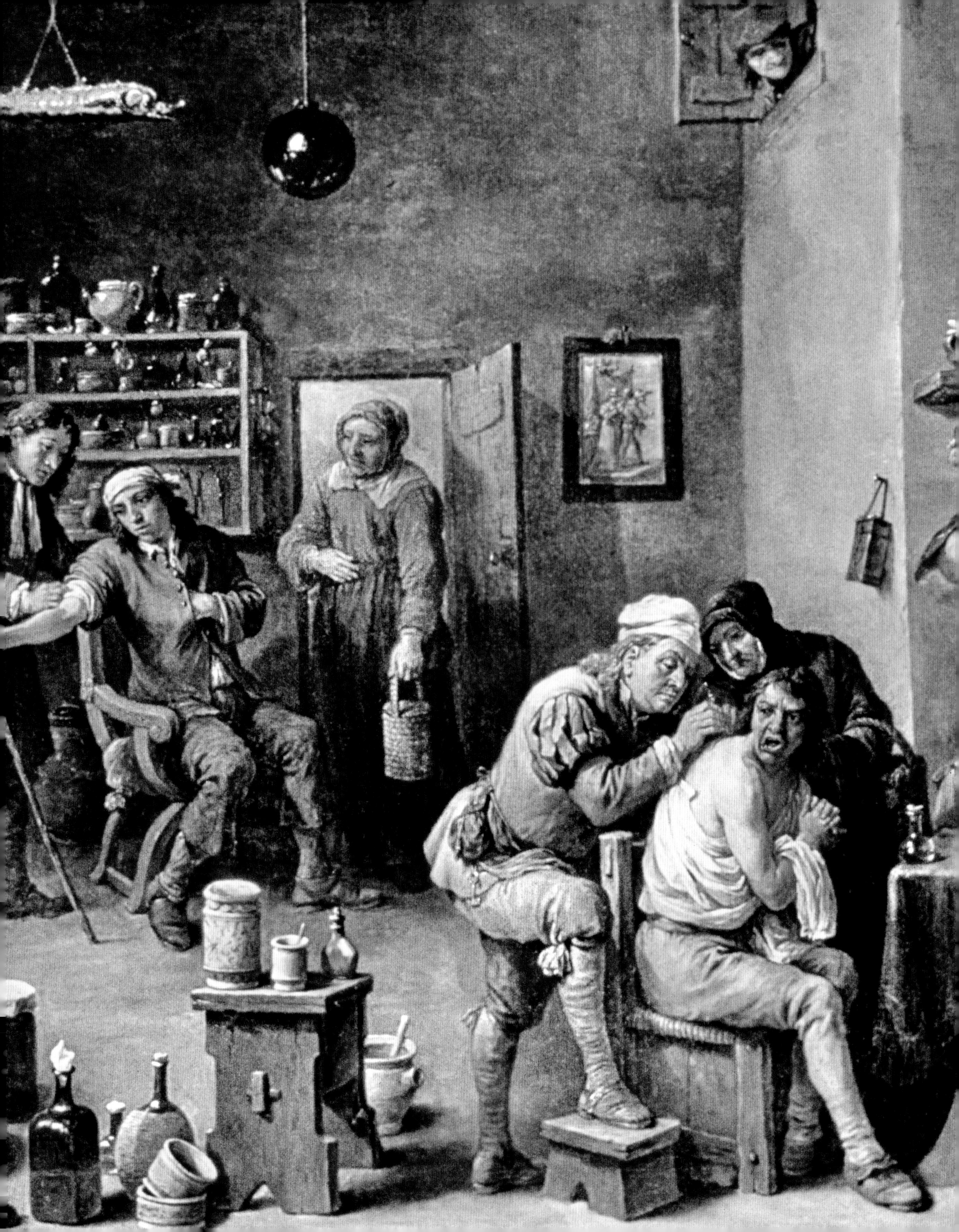

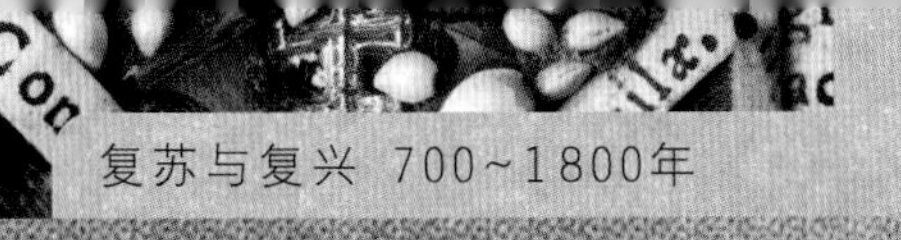

法国理发师兼外科医生（1510~1590年）

安布鲁瓦兹·帕雷

“包扎伤口的是**我**，**治愈**患者的是**上帝**。”

安布鲁瓦兹·帕雷的座右铭

法国理发师兼外科医生安布鲁瓦兹·帕雷在16世纪中期发起了一场悄无声息的外科革命。战场上触目惊心的经历，让他对很多根深蒂固的外科惯用做法产生了怀疑，他决心革故鼎新。

1537年，帕雷在都灵围城期间任随军外科医生，重要契机就在此时出现。当时人们调制沸油用来烧灼枪伤，这种做法据说可以清除火药和弹丸携带的所谓毒素。这时帕雷的沸油用完了，他需要立刻找到替代品，因此想起一种古老药方。他用蛋黄、玫瑰油和松节油调成药膏，敷在战士的伤口上。第二天，帕雷发现伤口开始愈合。而且，这种做法还避免了沸油疗法带来的巨大痛苦。在这次经历的启发下，帕雷决心改变自己在内科和外科领域的思维方法。他决定敏锐观察，自主判断，尝试新想法，并评估结果。当时大多数内科和外科医生盲目遵循古老方法，这种实验方法与众不同。

出身低微

帕雷出生于法国工人阶级家庭，他十几岁时就给在巴黎担任理发师兼外科医生（见76~77页）的兄长当学徒。22岁时他以理发师兼外科医生学徒的身份进入巴黎主宫医院，这家医院与巴黎大学处于学术前沿的医学院挂钩。与其他同类机构不同，主宫医院的学徒可以听课，接受全面培训，学习医学理论、诊断方法以及复杂的外科手术流程。他们往往与水平高超的外科和内科医生一起工作，而不是作为助手。主宫医院还引入了考试和资格认证，使理发师兼外科医生首次获得专业认可。

◁ 现代外科之父

帕雷信奉希波克拉底的伟大传统，认为自己的任务是缓解患者的痛苦，而非加重其痛苦，要帮助人体发挥天然的治愈能力，而不应怀疑和抵制这种能力。

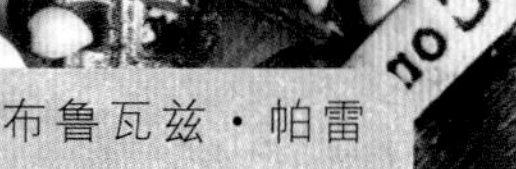

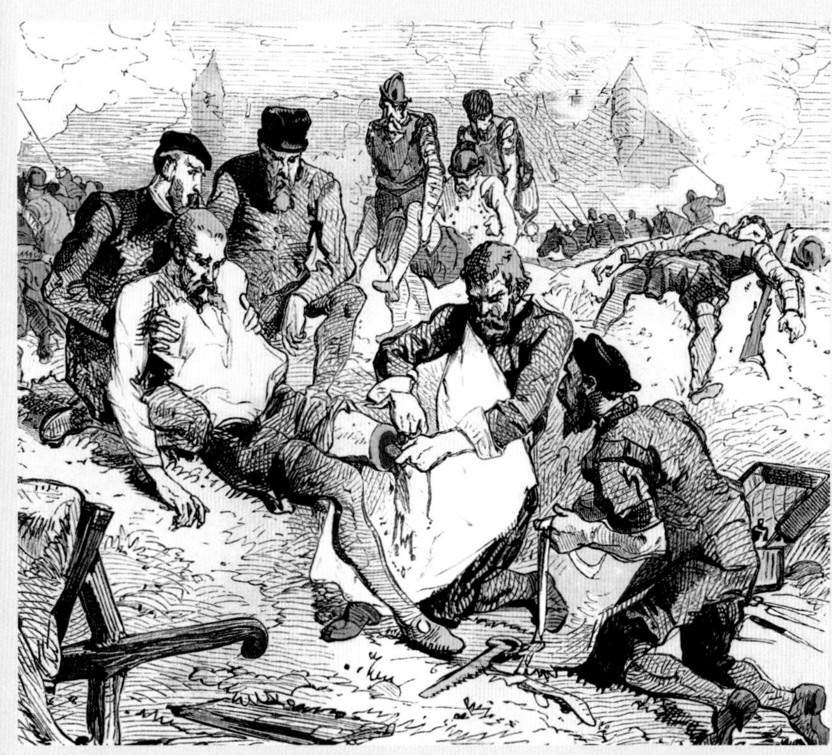

◁ 陆军外科医生

担任战地外科医生时，帕雷曾实施截肢手术，这一经历促使他开始研究结扎线——捆绑残肢或血管止血使用的细绳或细线——的使用。

帕雷学业顺利，准备参加考试，但因为经济问题加入军队，担任军团外科医生并以此挣钱（准备之后回校参加考试）。

新奇的方法

急救截肢后一般进行伤口烧灼。帕雷发现，这种方法不能有效止血，

> “观察**我**如何**学习**治疗枪伤；**不要依赖书本**。”
>
> 安布鲁瓦兹·帕雷，《天南地北之旅》，1580 年前后

他转而采用结扎止血的方法。不过，与烧灼不同，结扎容易引起感染。因此帕雷的一些同事开始将两种方法结合使用。

医学专家们承认了帕雷的才能，也接受了他的创新方法。在帕雷的努力下，理发师兼外科医生的地位得到提高，这一职业渐渐融入外科领域。因才华出众，他被任命为法国国王亨利二世的御医。皇家宫廷的工作解决了帕雷的经济问题，让他有更多时间进行实验。他设计了多种新式假体，包括手、手臂和腿的义肢（有些能够活动），以及义眼和义鼻。在产科方面帕雷也有功劳，他恢复了胎位倒转术——一种孕期纠正胎位、提高顺产概率的产科方法。他驳斥了肠结石（很多动物肠道中发现的一种块状物）具有解毒功能的说法。一名御厨被判死刑后，帕雷提出让他试服一种毒药，如果未被毒死即可获得赦免。尽管使用了动物肠结石，这位御厨服毒七小时后仍旧一命呜呼。

帕雷详细地记述了自己的实践，但他使用的是法文而不是一般医学文献常用的拉丁文。这样，教育水平较低的理发师兼外科医生也能学习他的经验。考虑到这一读者群，帕雷的著作也附有大量插图——这也是他的创新之一。

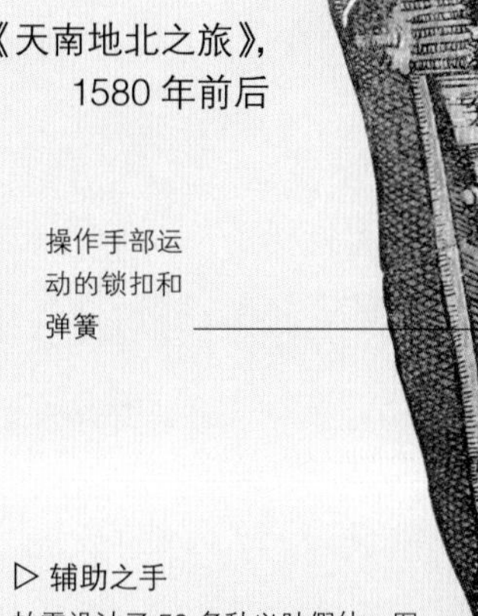

操作手部运动的锁扣和弹簧

▷ 辅助之手

帕雷设计了 50 多种义肢假体，图中这只能够活动的手即为其一。假体使用的巧妙机械装置根据实际解剖结构设计，但它们过于精巧，不适合日常使用。

帕雷著作《创伤及头骨骨折疗法》中的外科器械插图。

年表

1510 年 出生于法国西部拉瓦勒的布尔 – 埃尔桑特。帕雷的兄长是理发师兼外科医生，帕雷因此对医学产生了兴趣，并成为兄长的非正式学徒。

1532 年 进入巴黎主宫医院，接受理发师兼外科医生培训，希望成为一名医生。他很快崭露头角，学业飞速进步。

1536 年 受命担任法国陆军军团医生，当时法国正与西班牙、葡萄牙和神圣罗马帝国等国为敌，战事频频。

1537 年 为枪伤“解毒”而调制的沸油用完后，试用新配方相当成功。帕雷决心采用更温和的疗法，更加强调实验，认真观察，遵循直觉。

1545 年 出版首部重要著作《火绳枪与火器创伤疗法》。

1552 年 成为法国瓦卢瓦王朝亨利二世的宫廷医生。

1559 年 亨利二世在马上长枪比武时眼部受伤，死于败血症。帕雷因尽心救治国王受到嘉奖，继续担任御医，其后又为三位国王服务。

1564 年 编写《外科论》，描述为截肢止血的结扎方法，以及其他开拓性疗法。

1590 年 79 岁逝世，去世前一直担任御医。

修复与再造

生理缺陷和体貌损伤有各种各样的原因，从遗传问题到战场受伤，不一而足。古往今来，人们发明了无数修补、整形和再造人体各部位的技术，目的是恢复其功能，使其外观更自然。

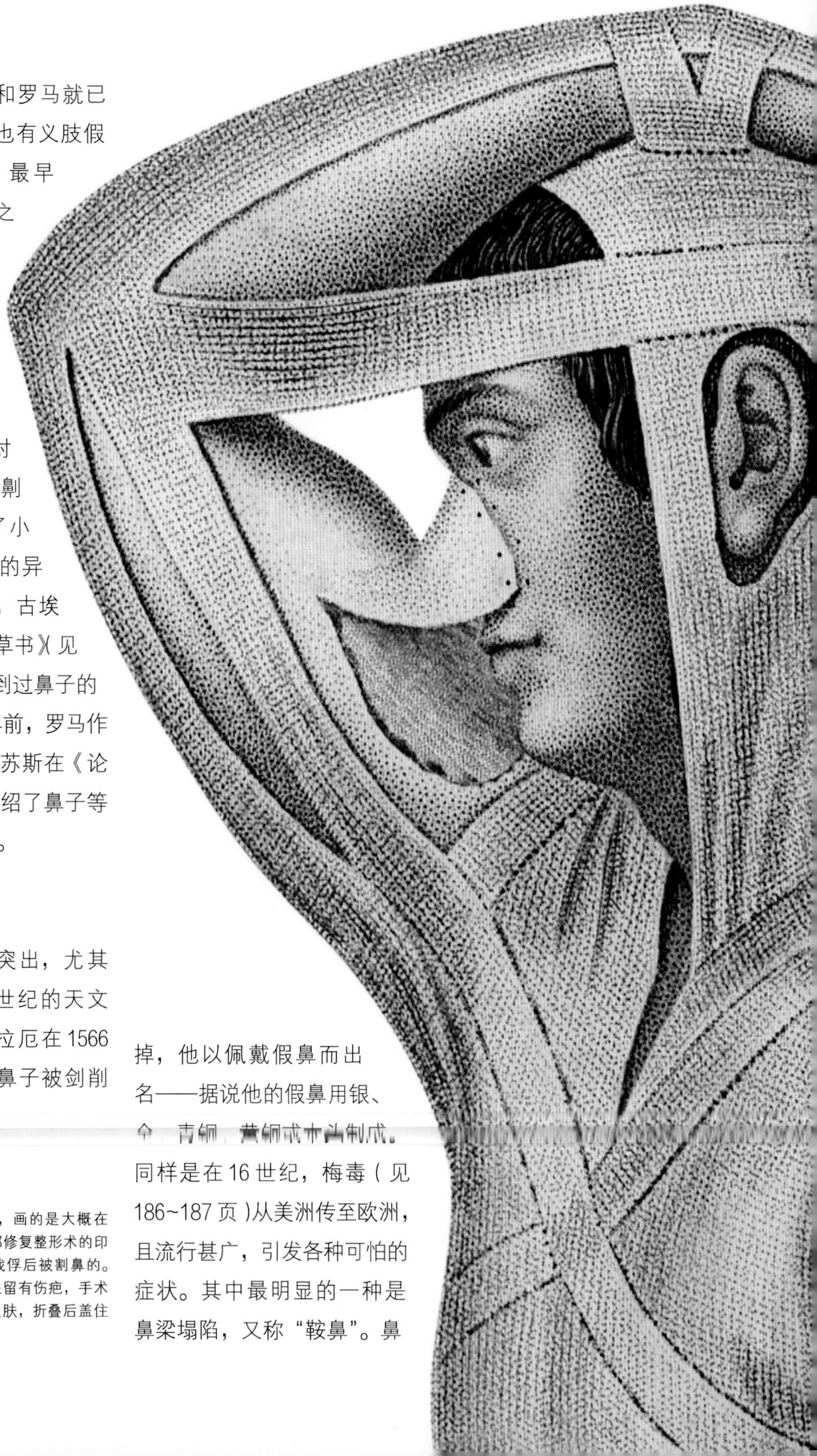

导致面部和肢体畸形残缺的原因随着时间的流逝也发生着变化。过去，首要原因是天花和麻风病等传染病，以及肿块、肿瘤、坏疽、皮肤溃疡和根治性手术。其他原因还有各类创伤、意外烧伤和机器造成的断肢。唇腭裂等先天性问题（出生即有）可能是由于遗传或基因缺陷，也可能是胚胎发育期畸形。

古代起源

再造性外科手术的目标是修补、重构和恢复人体某部位的形态和功能。古代印度、希腊和罗马就已开始实施此类手术，也有义肢假体（见236~237页）。最早提及再造手术的文献之一是2500多年前印度的《妙闻集》（见30~31页）。此书以及其他一些著作中鼻子出现的频率较高，部分原因是古印度对通奸等罪行经常施以劓刑。《妙闻集》介绍了小块皮肤甚至整个鼻子的异体移植。大约同时期，古埃及《埃德温·史密斯纸草书》（见20~21页）也提到过鼻子的整形。约2000年前，罗马作家奥卢斯·塞尔苏斯在《论医学》一书中介绍了鼻子等部位的再造方法。

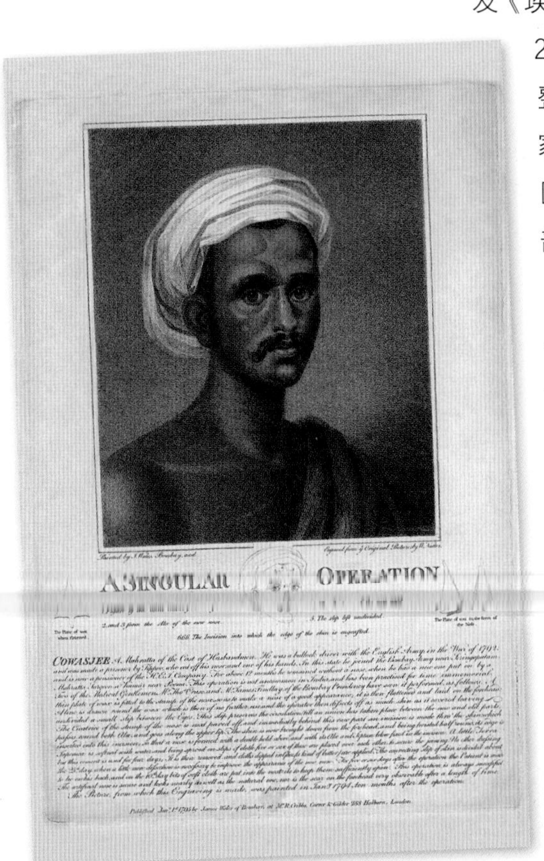

◁ 印度方法
这幅1795年的版画，画的是大概在10个月前接受了鼻部修复整形术的印度人，他是在沦为战俘后被割鼻的。图中可见他的前额处留有伤疤，手术时从那里切下一块皮肤，折叠后盖住裸露的鼻腔。

鼻部修复

鼻子由于位置突出，尤其容易受伤。16世纪的天文学家第谷·布拉厄在1566年与人决斗时鼻子被剑削掉，他以佩戴假鼻而出名——据说他的假鼻用银、金、青铜、黄铜或木头制成。同样是在16世纪，梅毒（见186~187页）从美洲传至欧洲，且流行甚广，引发各种可怕的症状。其中最明显的一种是鼻梁塌陷，又称“鞍鼻”。鼻

"我们……**修复**的部分得于自然却……被命运**拿走**。"

加斯帕雷·塔利亚科齐,《论整形移植手术》,1597 年

部再造术因此成为当时一种主要的医疗手术,亦称鼻整形术。古印度的鼻整形术是从前额或面颊取下薄薄一片皮瓣,调整到合适的角度,然后贴在鼻部。皮瓣与皮瓣的供区仍有一处或几处部分相连,这部分皮下组织称为蒂部。蒂部有血管和神经,为移植的皮肤提供营养,直到皮瓣在鼻部长好。同时,将前额皮肤拉紧,边缘缝合,缩小裸露区域,佩戴头巾或类似头饰遮盖。来到印度的欧洲人研究了当地鼻整形术,伊斯兰文献也是将这种方法传至欧洲的一个媒介。

技术完善

1412 年,理发师兼外科医生古斯塔沃·布兰卡获得在意大利西西里行医的许可,他和儿子安东尼奥很快因鼻部及面部其他部位的再造手术而扬名。1456 年,意大利历史学家巴尔托洛梅奥·法齐亚写道:"布兰卡发明的手术方法值得敬佩,令人难以置信。他想出办法修补、替代被毁坏或削掉的鼻子,把自己的创意发展成为一门了不起的艺术。"法齐亚称,安东尼奥·布兰卡采用手臂而不是面颊和前额的皮肉进行移植,他将患者手臂绑在头部位置,15~20 天后才切断蒂部。普鲁士陆军外科医生海因里希·冯·普佛尔施普荣特在 1460 年的著作《绷带包扎指导手册》中记载有鼻整形术的内容,他还完善了上述手术方法。

20万 美国每年实施的鼻整形术次数。

2000 英国每年实施的鼻整形术次数。

1597 年,意大利外科医生加斯帕雷·塔利亚科齐出版《论整形移植手术》。这部开山之作确立并推广了多种再造外科手术方法,包括布兰卡发明的意大利式手臂植皮鼻部整形术。

塔利亚科齐指出,选择再造外科手术需要权衡利弊:好的一面毫无疑问是利于治疗,或是改善外观等;不好的一面则是不适、痛苦、感染,以及手术失败的可能性。举例来说,鼻整形术有很多优点:手术可以遮住鼻子缺失时外露的深鼻腔,这对患者的心理很有好处;整形后更容易保持鼻腔黏膜湿润,不易发炎,气流顺畅,发音质量和语调更加正常;此外,鼻子还可支撑塔利亚科齐时代迅速流行开来的眼镜。

"整形外科"(plastic surgery)是 1818 年出现的医学术语,既包括治疗性的再造手术,也包括美容性手术。德国外科医生卡尔·费迪南德·冯·格拉夫的报告《鼻整形术》中使用了这一术语,该报告介绍了鼻部再造的流程,以及对原有技术的改进。该报告的发表早于人工合成的可塑性塑料发明约 90 年,当年英文"plastic"(塑料)一词的意思是"造型或塑形"。

◁ 意大利方法
15~16 世纪,一些意大利外科医生发明了一种手臂植皮的鼻部整形术。手臂必须几周保持固定不动,否则植皮容易脱落。

实践

豚鼠俱乐部

医学研究课题寻找志愿者参加实验过程一般都比较困难。英国的豚鼠俱乐部成立于 1941 年,成员是在第二次世界大战中受伤毁容特别是烧伤毁容的空军士兵。他们在位于萨塞克斯郡东格林斯特德的维多利亚女王医院接受植皮及其他前沿的再造手术疗法。大多数俱乐部成员是新西兰外科医生阿奇博尔德·麦金杜的病人。麦金杜在治疗老兵的过程中发明了各种新疗法来拯救生命、恢复功能、改善外观并帮助康复。第二次世界大战后仍不断有病人加入这个俱乐部,包括 1982 年马岛战争的伤残军人。豚鼠俱乐部于 2007 年正式解散。

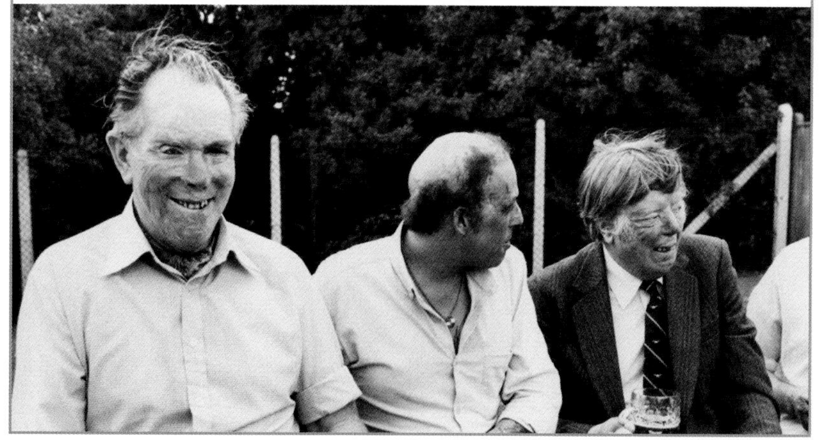

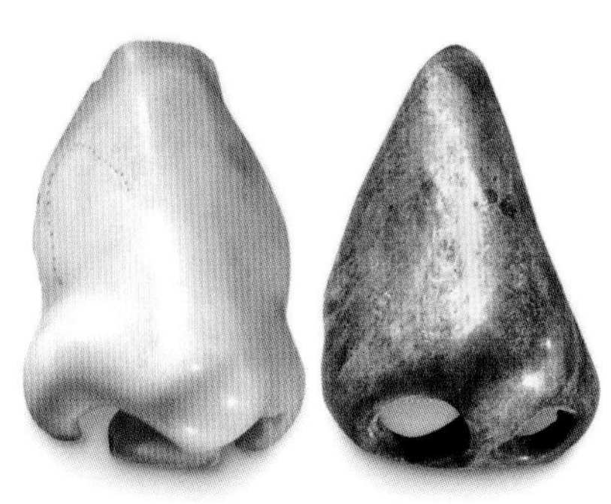

△ 假鼻
残缺的鼻子有时用假体遮盖。上图中,左侧的假鼻为象牙材质,右侧为电镀金属。假鼻通常用植物汁液等天然成分制成的胶水固定。

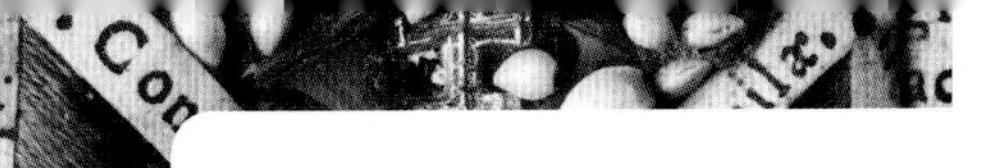

发现血液循环

血液循环指心脏泵血，血液通过血管流经全身。这一过程在今天似乎不言自明，但在过去几千年间人们一直百思不得其解。直到 1628 年，英国医生威廉·哈维才首次准确描述了这个生理学基本概念。

早期，心脏、血液和血管的概念往往为形而上学或空想性质。中国古代的《黄帝内经》（见 26~27 页）一书描述了气血在人体中运行的方式。古希腊的希波克拉底（见 36~37 页）认为，动脉输送肺部空气，而心脏有三个心室，是智力、活力和热力的源泉。另一位古希腊医生埃拉西斯特拉图斯的观点是，心脏产生一种"生命之气"，又称元气。血液在静脉内潮起潮落，生生不息。古罗马医生克劳迪乌斯·盖伦（见 40~41 页）称，动脉压力大，血液为鲜红色，而静脉压力小，血液颜色较深。在他的假说中，已消化的食物被运至肝，在那里转化为新鲜血液，然后又通过静脉传送到人体各部位，在心脏处与来自肺部的空气混合。盖伦认为，通过静脉从肝输出的血液有较低层次的"自然灵气"。在心脏中，血液通过隔膜上微小的孔从右侧渗入左侧，然后进入动脉。在动脉中，血液有了更高层次的"生命灵气"，当它运行到脑后又获得了最高层次

10万 千米 **人体血管总长度。**

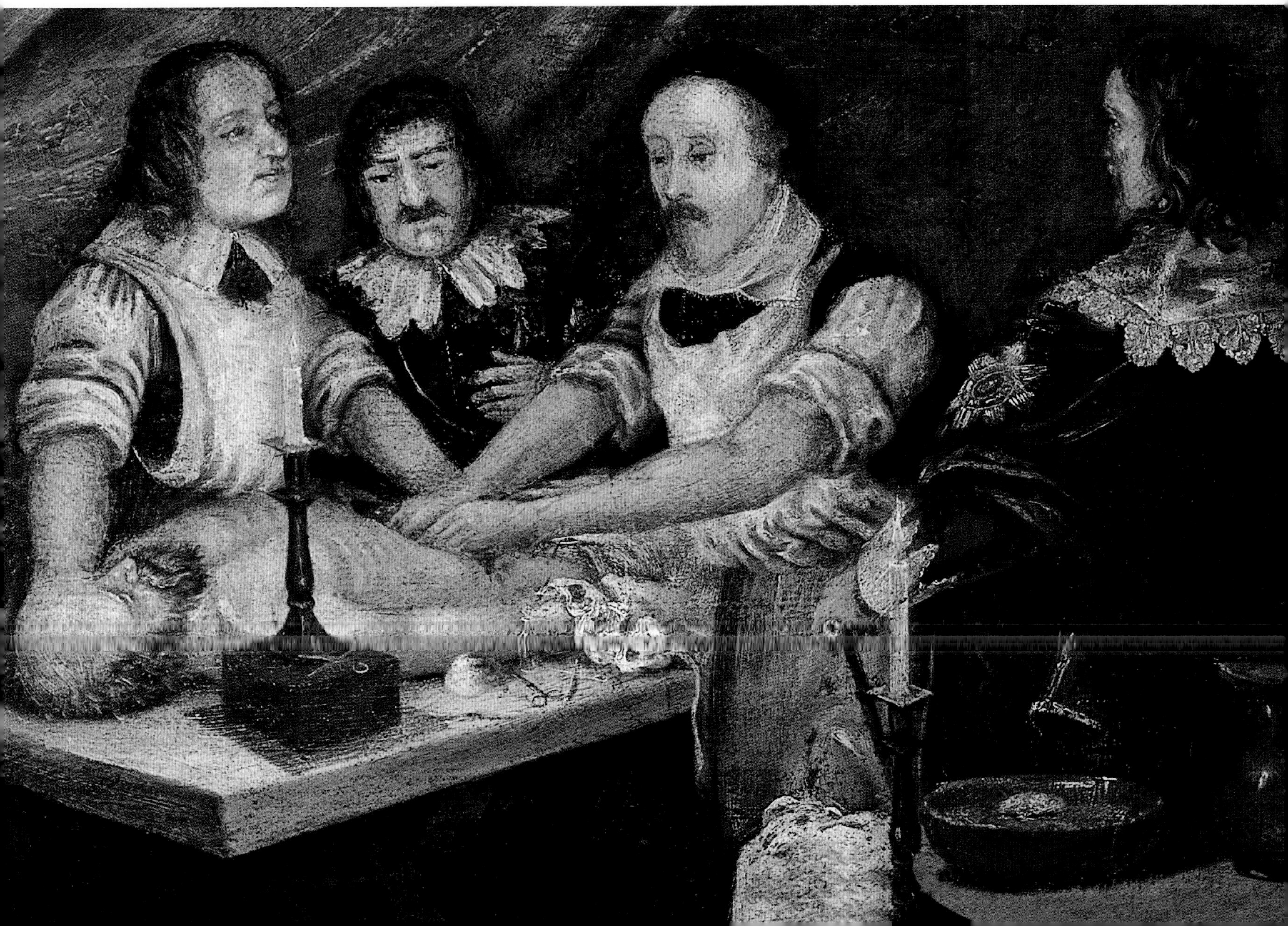

▽ 解剖托马斯·帕尔

威廉·哈维多次进行尸体解剖，其中包括解剖自己的父亲和姐妹。图中他的解剖对象是英国人托马斯·帕尔，据说此人享年 152 岁。

的“动物灵气”。

打破古老神话

直到1000多年后，解剖学家和内科医生才开始怀疑盖伦的学说。阿拉伯医生伊本·纳菲斯（见49页）质疑心脏存在微小的孔这一看法：“心脏的厚隔膜没有被穿孔，没有孔眼……右心室中的血液必须经过肺动脉流向肺部，在肺部渗透扩散后与空气混合，然后经过肺静脉到达心脏左心室，在那里形成生命之气。”这是人类第一次记述血液从心脏右侧通过肺部到达左侧的肺循环过程。

16世纪初，意大利画家兼解剖学家莱奥纳尔多·达·芬奇绘制了准确的心脏解剖图，虽然他不知道隔膜孔的位置，但仍在图中加以标示。佛兰德出生的解剖学家安德烈亚斯·维萨里（见75页）也在撰写其大作《人体构造》时寻找细孔，他的结论是：“即使是一根纤细的鬃毛，也不能从一侧心室穿透至另一心室。”

古代学说渐渐被证伪。1535年西班牙医生安德烈斯·拉古纳断定，心脏只有两个心室，而不是三个。16世纪40年代人们对血液循环的认识又有了进一步发展，生于葡萄牙的医生阿马托·卢西塔诺证明，血管带有活瓣，血液只能单向流动，并非盖伦所言的双向流动。

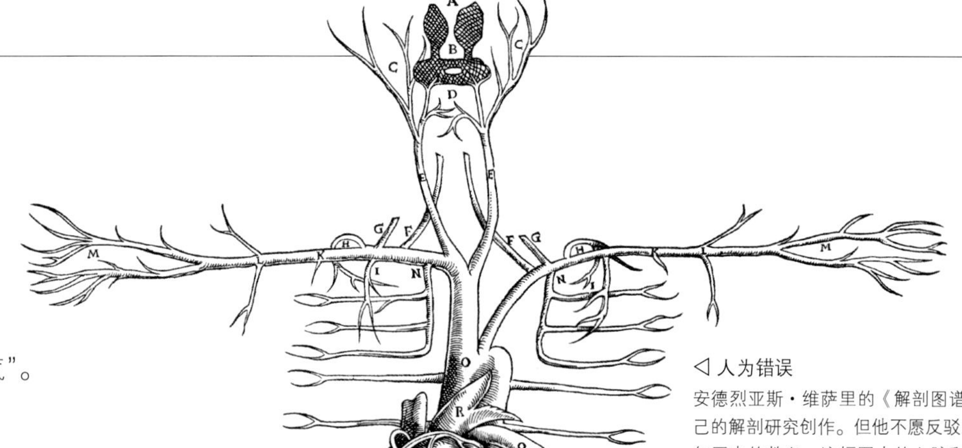

◁ 人为错误
安德烈亚斯·维萨里的《解剖图谱六种》根据自己的解剖研究创作。但他不愿反驳盖伦已有1300年历史的教义，这幅图中的心脏和主动脉与盖伦解剖的猩猩类似。

双循环

西班牙解剖学家、科学家迈克尔·塞尔韦图斯在其1553年的著作《基督教的复兴》中完善了纳菲斯关于肺循环的预见性理论。六年后，意大利解剖学教授里尔多·科隆博出版了《解剖学》一书，支持肺循环学说，介绍了心脏收缩并促使血液流入动脉的过程。意大利医生安德烈亚·切萨尔皮诺1569年创立大循环概念，称“血液通过静脉流向心脏，在心脏那里最终得到完善，然后由动脉输送至全身”。

最终，威廉·哈维（见85页）在1628年最终确立了今天我们所熟知的双循环理论。哈维是伦敦圣巴塞洛缪医院的主任医师，也是詹姆斯一世及其继承人查理一世的御医，有近20年解剖动物和人体的经验。在他的重要著作《心血运动论》中，他推出了肺循环的理论，即血液通过肺部从心脏右侧流向左侧；还介绍了心脏将血液从左心室泵至全身，再回到右心室的体循环过程。哈维曾断言，微小的动脉和静脉之间一定互相连通，才构成完整的循环系统，但他没有显微镜，无法证明其说。意大利科学家马尔切洛·马尔皮吉在1661年发现，连通动脉和静脉的是毛细血管（见96页）。

> “**血液循环理论**并未**颠覆**传统医学，而是**发展**了传统**医学**。”
>
> 威廉·哈维，《血液循环理论》，1649年

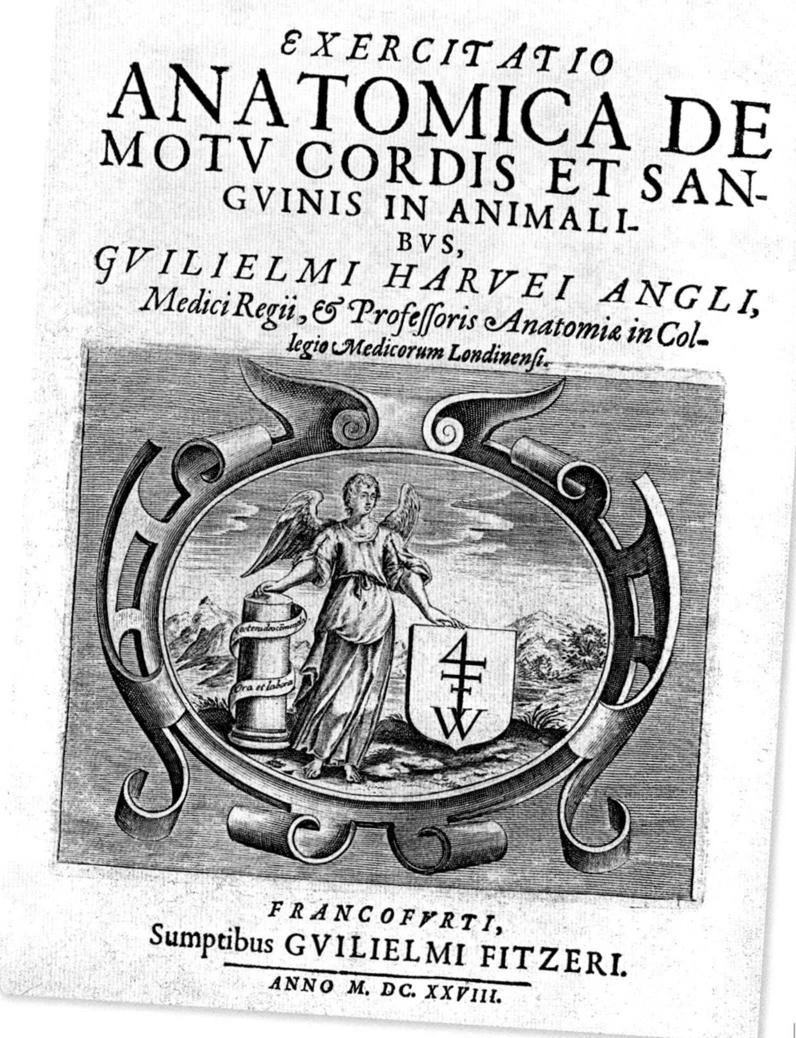
EXERCITATIO
ANATOMICA DE
MOTV CORDIS ET SANGVINIS IN ANIMALIBVS,
GVILIELMI HARVEI ANGLI,
Medici Regii, & Professoris Anatomiæ in Collegio Medicorum Londinensi.

FRANCOFVRTI,
Sumptibus GVILIELMI FITZERI.
ANNO M. DC. XXVIII.

▽ 革命性著作
威廉·哈维的《心血运动论》标志着一个医学新时代的到来。医生们现在明白了血液循环的方式，以及人体组织维持动脉静脉血液供应有助于避免坏疽病的原因。

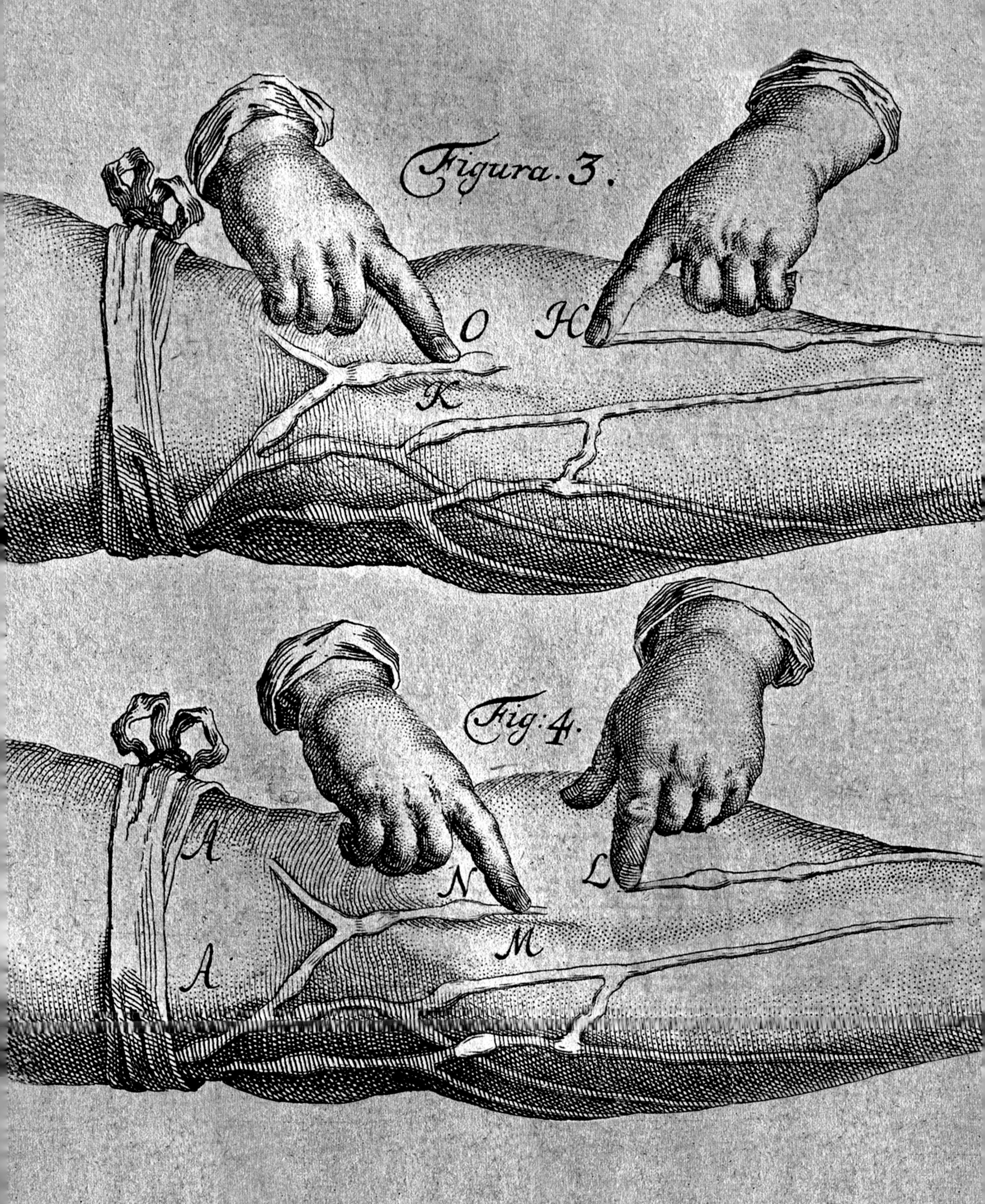
Figura. 3.
O
H
K
Fig: 4.
A
A
N
L
M

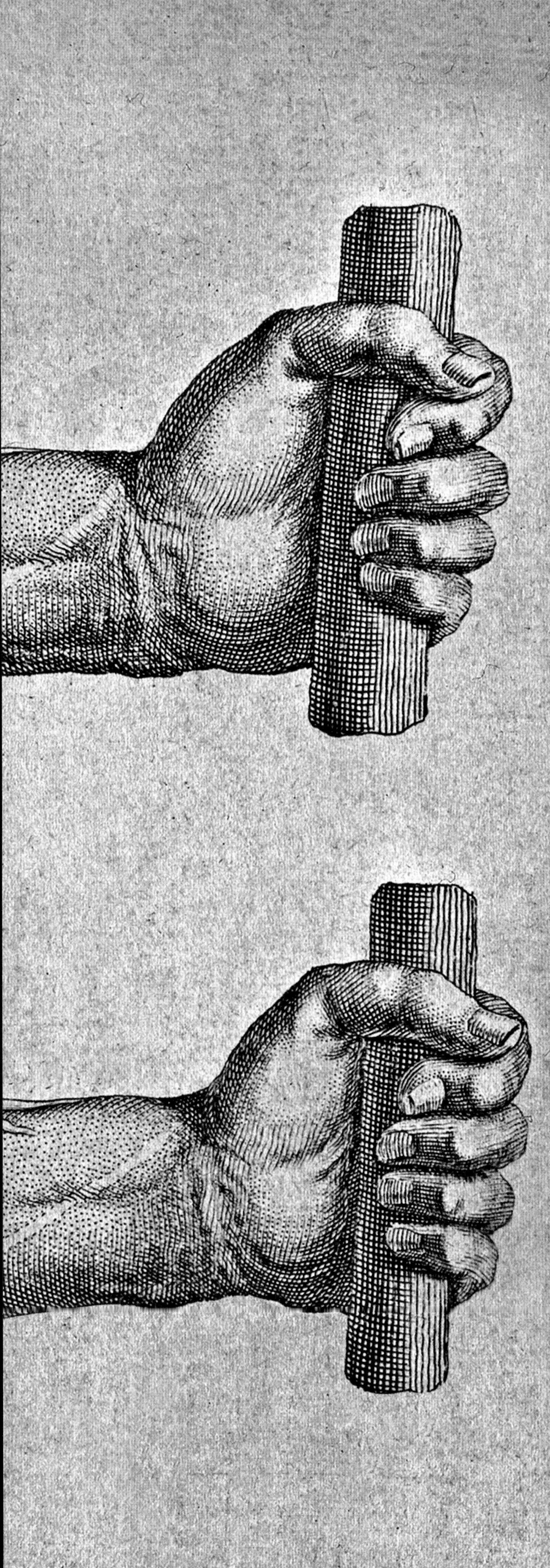

血液循环理论的革命

威廉·哈维的经典著作《心血运动论》(1628 年)印刷质量粗劣，篇幅不长，只有 72 页。然而，此书对循环系统的解释面面俱到，给生理学和医学理论带来了革命性的变化。

在《心血运动论》(全名为《动物心血运动解剖练习》)一书中，英国医生威廉·哈维整理了与循环系统有关的许多学说，其中最早的可以追溯至古希腊和古罗马时期，他把这些学说与自己的理论和证据结合起来。他历经 20 多年，对人体以及 60 多种动物进行过各种研究、解剖和实验。获得大量数据后，他做出一些合理推论，例如“血液确实因心室搏动而流过肺部和心脏……输送至全身……从小静脉回到大静脉……从出发点至……心房”。此外，哈维还知道有两套循环——血液从心脏出发经过肺部再回到心脏的循环(肺循环)，以及血液从心脏出发经过全身再回到心脏的循环(体循环)。《心血运动论》得到一些人的谨慎好评，也受到一些人的公开批评。因为书中学说否定了盖伦(见 40~41 页)及一些古代先贤的理论，批评它的人声称哈维“精神错乱”。不过，舆论渐渐转向，《心血运动论》的科学解释占了上风。

“**血液**通过**环形运动**进入一个循环，**永不停歇**。”

威廉·哈维，《心血运动论》，1628 年

◁《心血运动论》插图

该图介绍了阻止静脉内血液倒流的活瓣。系在上臂的绑扎绳或绷带压迫皮下静脉，使血液淤积，无法向心脏方向流动。因为有貌似小肿块的单向活瓣，即使按摩也不能让血液向手的方向流动。

白内障手术

世界上视力不佳和失明的首要原因是眼球的晶状体混浊，这种晶状体混浊现象被称为白内障。早在 2000 多年前就有简单的白内障治疗，自 1967 年以来医学上所取得的重大进步使现在每年有数百万人重见光明。

白内障形成的主要原因是年龄增长，也可能与吸烟、日晒时间过长有关。随着白内障形成，眼部原本清晰柔韧的晶状体——位于瞳孔后视网膜前，光线从中通过——渐渐出现一块块模糊混浊的部分。最终，白内障进入“成熟”期，晶状体变得坚韧、硬化、混浊，并阻碍视力。

早期切除法

早在几千年前，印度《妙闻集》（见 30~31 页）等文献中就提到过白内障。古罗马时期，作家奥卢斯·塞尔苏斯的《论医学》介绍了一种在当时已经成熟的白内障疗法，即针拨法。采用这种疗法时，医生将一根较粗的尖针穿过眼球表面、角膜和瞳孔，直到碰到硬化的晶状体，把硬化晶状体拨向下方。这样光线就可以再次到达视网膜，但没有晶状体聚焦，视力会有些模糊。

除了针拨法，还有一种疗法是用钝器打击眼部，让固定晶状体的小韧带断裂，晶状体自行脱落。然而这两种疗法都可能导致“未成熟”期的白内障破裂，晶状体碎屑掉入眼球内的胶体中，有可能造成发炎、疼痛甚至视力问题等风险。

连续几个世纪，针拨法一直是白内障的主要疗法。10 世纪时，治疗小有进展，出现了一种用较宽的空心针吸出整个晶状体的疗法，拉齐（见 48~51 页）等伊斯兰医生曾有介绍。该疗法的优势是晶状体不会穿过瞳孔回落，但晶状体仍有破碎的风险，因此这种疗法也未普及。

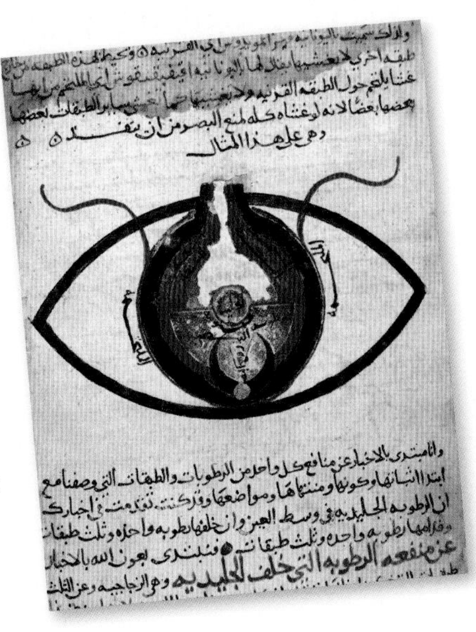

◁ 眼部结构

这是 13 世纪阿拉伯医生穆塔迪比德的著作《眼睛论》中的半解剖图。当时，从擦伤到感染等各种眼部疾病都有相应常规疗法。

1748 年，法国眼科医生雅克·达维耶尔在巴黎开创了一种新疗法。他在角膜上划一个 C 形切口；插入一片狭长小板，将晶状体与角膜隔开；用针将晶状体从晶状体囊剥离；通过移动小板改变晶状体周围的压力，使晶状体从切口弹出。把晶状体囊留在眼中减少了碎屑进入内腔的风险。达维耶尔的疗法有疼痛感，也没有足够小的针可以缝合切口，因此病人必须卧床数日，静待伤口愈合。局部麻醉药（用于身体部位表面）发明于 19 世纪晚期，后来又有了更细更小的缝合线，外科医生可以尝试在角膜的不同区域切口，并且切口更小。

1000万 **全球每年施行白内障手术的次数。但积压的数量也以每年数百万次的速度增长。**

外科进步

1967 年，美国眼科专家查尔斯·克尔曼发明了摘除白内障的晶状体乳化法。这种方法采用超声波振动乳化晶状体，然后用空心针吸出晶状体。同时给前房（虹膜与角膜之间）冲液，洗掉碎屑，填充囊内空间。这一技术发展让角膜切口缩小到几毫米。白内障摘除不再是一项大手术，而是一次即可完成的常规手术，并在全球普及开来。

克尔曼的技术可保留晶状体后囊，这一技术促进了可提高视力的人工晶状体的开发。20 世纪 50 年代，英国眼科专家哈罗德·里德利发明了人工晶状体（IOL），经过反复试验，70 年代起人工晶状体开始普及。

人工晶状体一般在摘除白内障后立刻被植入眼内。晶状体根据就诊者的验光处方制作。柔软的新材料使晶状体可以折叠或卷起，这样它们就可以通过小切口植入后再展开。更先进的外科手术中可使用可调节的人工晶状体，能通过眼内肌肉移动变化实现远近对焦，尽可能避免佩戴老花镜。

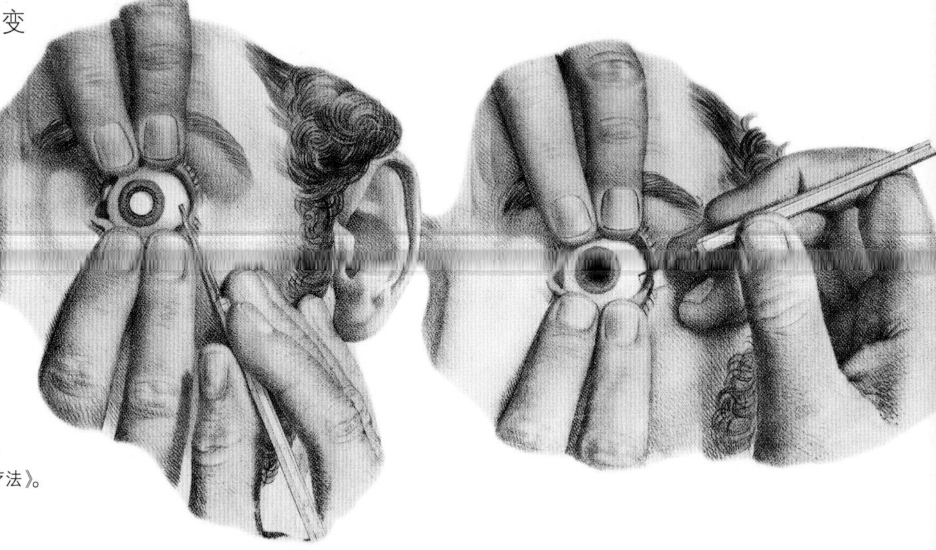

▷ 外科手术细节

最早带有白内障切除细节图片的著作之一是法国医生让－巴蒂斯特·布尔热里 1850 年写成的《完整人体解剖及外科疗法》。本图来自该书 1866 年的版本。

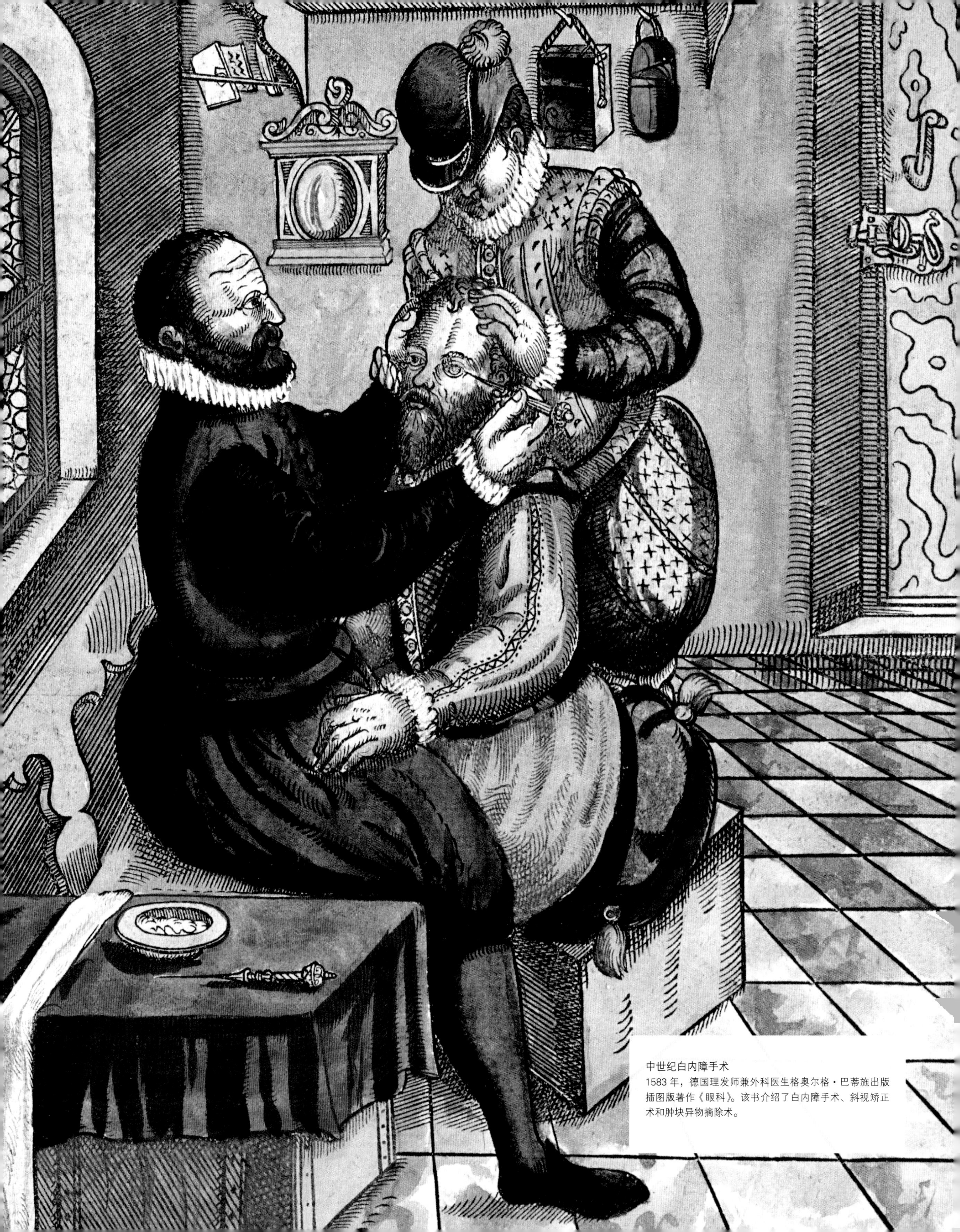

中世纪白内障手术

1583 年，德国理发师兼外科医生格奥尔格·巴蒂施出版插图版著作《眼科》。该书介绍了白内障手术、斜视矫正术和肿块异物摘除术。

流行病在新旧大陆之间传播

欧洲人在 15 世纪晚期初次登陆美洲，他们引发了世界历史上罕见的传染病大流行。美洲原住民对新来者所带来的传染病缺乏先天免疫力，或得不到适当的医疗护理，因而造成数千万人死亡。

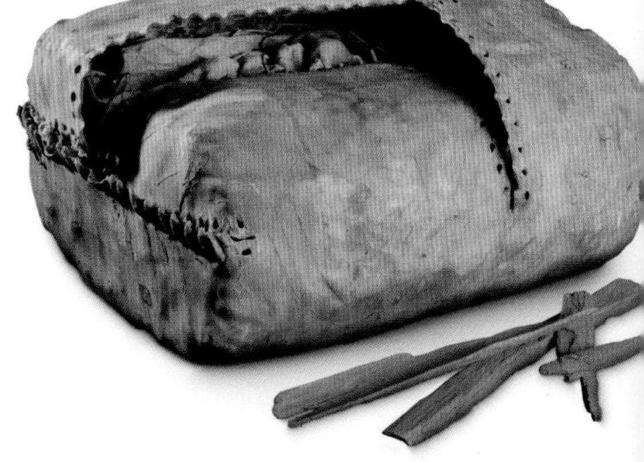

△ 金鸡纳包
金鸡纳树皮可治疗多种疾病，常用生皮包收纳。图为 18 世纪 70 年代秘鲁的收纳包。树皮可以直接嚼食，或者晒干、磨碎，加水饮用。

欧洲人到达美洲的时间一般以 1492 年克里斯托弗·哥伦布航行至此的时间为准。那时，新大陆的人口估计有 4000 万~6000 万。可是，在不到一个世纪的时间里，某些地区的人口数量就减少了十分之九之多，部分原因是战争，但主要原因是欧洲人无意中带来了传染病的大流行。

外来疾病有白喉、麻疹、黑死病（见 66~67 页）、天花（见 100~101 页）、霍乱（见 122~123 页）、流行性感冒（见 196~197 页）、斑疹伤寒、水痘、猩红热、黄热病、百日咳和疟疾（见 174~175 页）。

死亡率极高的主要原因是原住民对于新出现的疾病没有免疫力。经过一代代进化，人体免疫系统自我调整，可以抵御其周围环境中的传染性微生物。具有一定先天免疫力的人生存下来，并把他们的抵抗力遗传给子孙后代；而抵抗力很弱的人则无法做到。欧洲人与上述大多数疾病已经共生几千年，并通过遗传获得了对这些传染病的抵抗力。同时，他们也已发展出各种预防措施、医疗护理以及治疗方法——而这些美洲原住民都没有。

500万~800万
阿兹特克人于1519~1520 年死于欧洲疾病的大致人数。

双向传输

欧洲人也把一些疾病从美洲带回欧洲。这些疾病有梅毒（见 186~187 页）、品他病和贝吉病（与梅毒有关的皮肤感染）、查加斯病（美洲锥虫病）。

梅毒在 1495 年前后传到欧洲。此后的几十年，梅毒的病死率据估计超过 75%。不到一个世纪，人们借助于若干因素逐渐获得对该病的免疫力，其病死率显著下降。因素之一是欧洲人几千年来一直与家畜密切接触，对家畜疾病有一定的免疫力——很多家畜疾病与天花和牛痘（见 100~101 页）等人类疾病相关。相比之下，美洲原住民大多依赖狩猎和采集生活，养殖家畜较少。而且，欧洲人居住在人口密集的城镇，战争、贸易等因素导致他们离开家乡，四处游历。而美洲原住民人口比较分散，他们出行的范围较小、频率较低。因此，欧洲人有长期与各类有害微生物斗争的历史，机体免疫力得到提高。所以，来自美洲的新疾病蔓延时，欧洲人的抵抗力发展得相对较快——与美

5 个世纪 欧洲人首次到来引起大量人口死亡后，中美洲和南美洲人口数量恢复至原有水平所用时间。

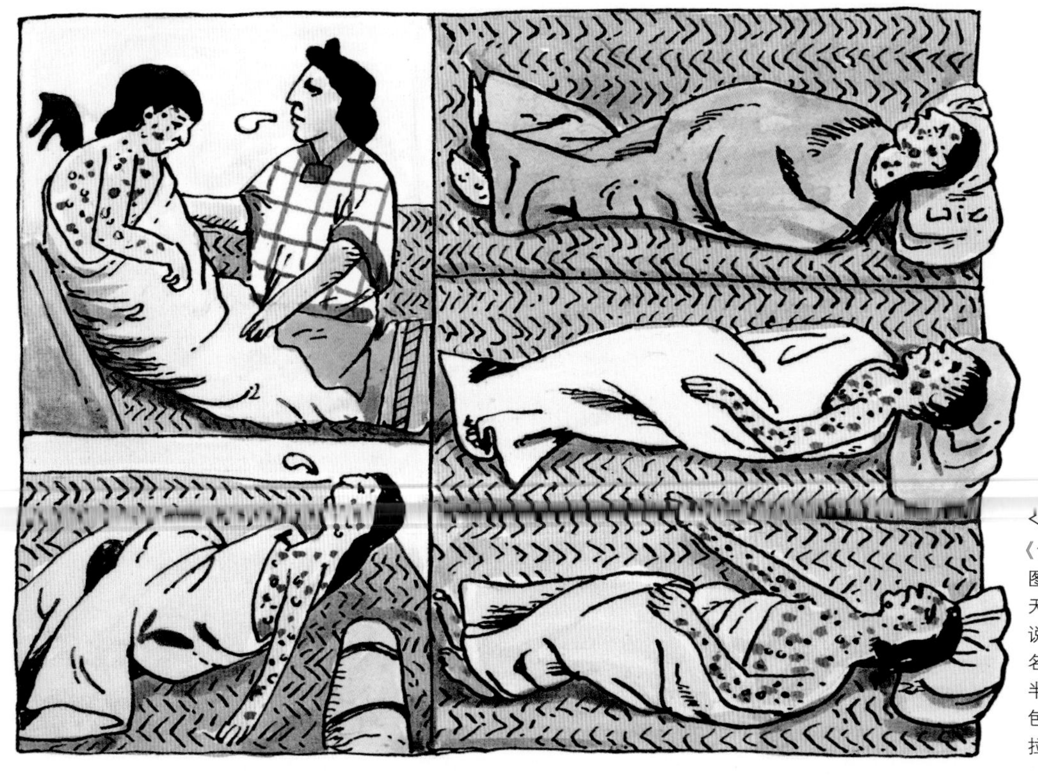

◁ 帝国的毁灭
《佛罗伦萨药典》中这幅插图描绘了阿兹特克人患上天花濒临死亡的情景。据说天花由西班牙军队中一名非洲奴隶传到美洲。近半数阿兹特克人死于天花，包括阿兹特克统治者奎特拉瓦克在内。

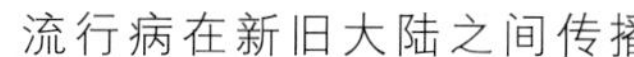

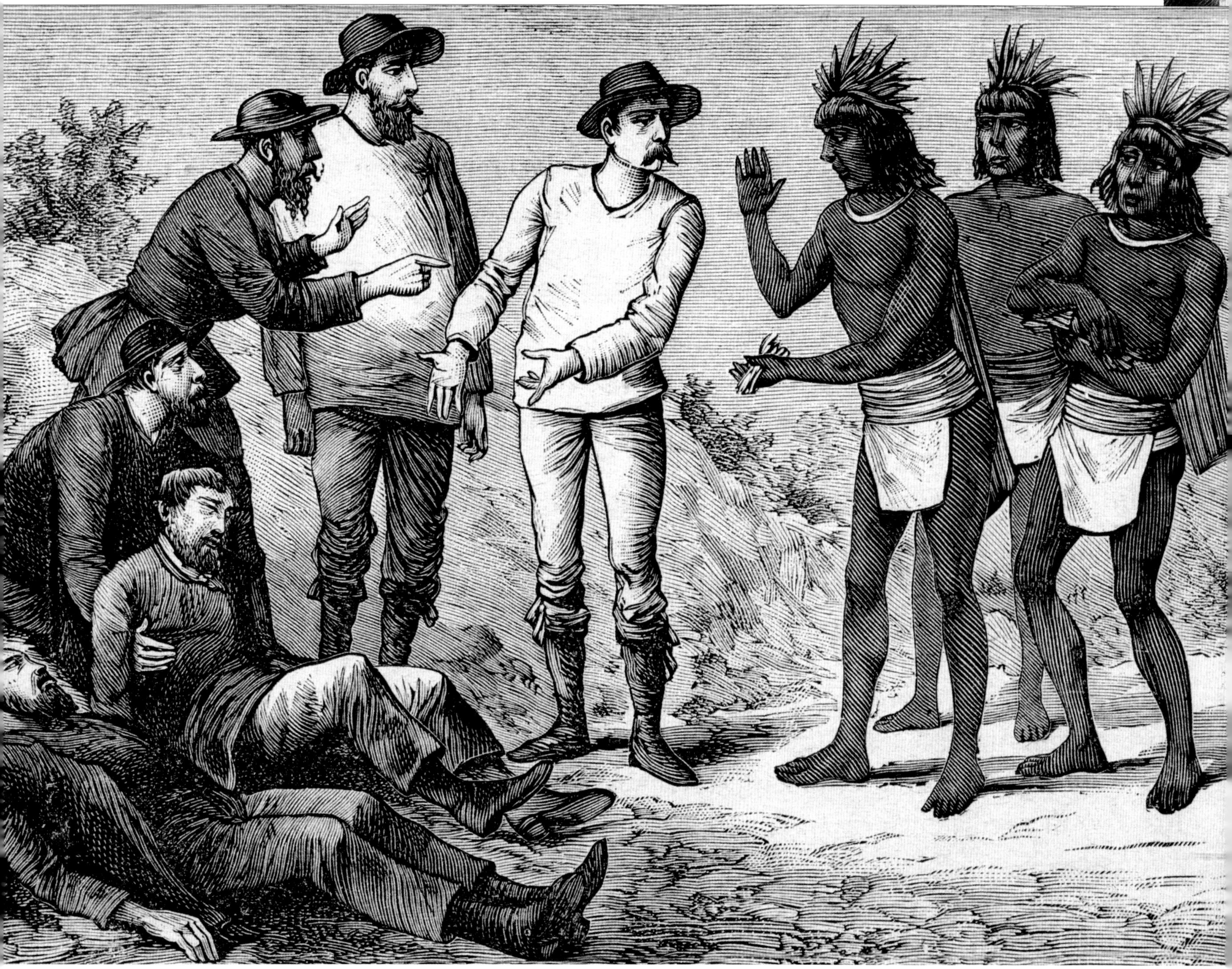

洲的情况有所不同。

神奇疗法

哥伦布大交换是内容更广泛的跨大西洋交流，欧洲与美洲互相传播传染性微生物是其中的一部分内容，交流的内容还有家畜、野生动植物、人类文化、风俗和技术。

最重要的植物交流之一是南美洲安第斯山脉出产的金鸡纳树皮。当地民族（比如现分布于秘鲁和玻利维亚境内的克丘亚人）知道这种树皮的磨粉制剂可有效缓解发热、腹泻、疼痛、肌肉痉挛和疲劳等病症。17 世纪 20 年代，来到此地的耶稣会教士发现用金鸡纳树皮治疗疟疾特别有效。1630 年，金鸡纳树皮制成的药剂治好了秘鲁利马的西班牙总督之妻、钦颂伯爵夫人安娜·德·奥索里奥的疟疾。因此这种树皮被大量采集并出口至欧洲，它被宣称为可以治疗疟疾和其他很多疾病，疗效神奇。1820 年，法国化学家皮埃尔－约瑟夫·佩尔蒂埃与同事成功提取金鸡纳树皮的有效成分，从此可以生产剂量准确的纯药物制剂。

克丘亚语中，称金鸡纳树皮为奎宁，以金鸡纳树为原料制成的药物因此而得名。在各类传染病药物中，奎宁治愈的人数仅次于抗生素。

△ **分享药物**
秘鲁人把金鸡纳树皮送给患上疟疾的欧洲人。欧洲人从美洲原住民那里学到很多植物疗法，如竹芋、马黛茶和烟草——最初烟草被视为多种疾病的万灵药。

“大多数省份**死亡**人数都过半……**死尸如臭虫般堆积如山**。”

西班牙传教士托里维奥·莫托里尼亚，关于 16 世纪墨西哥天花疫情肆虐的评论

英国医生（1624~1689年）

托马斯·西德纳姆

“医生必须**亲临病床**。只有在病床边**才能了解疾病**。”

托马斯·西德纳姆对一位年轻医生如是说

托马斯·西德纳姆是英国医学史上最负盛名的人物之一，他的功绩包括对一些病症的描述和定义，以及鼓励医生走出实验室、进入病房。他影响深远，去世后获得了“英国的希波克拉底”的美名。

西德纳姆直到中年才开始从医。英国内战期间，他作为清教徒在奥利弗·克伦威尔手下服役，1656年才开始在伦敦行医。1665~1666年，大瘟疫席卷伦敦，西德纳姆因此开始彻底研究流行病。1666年，西德纳姆的研究成果成书，这是他的首部著作，名为《热病治疗法》。1676年此书内容扩充，以《医学观察》一名出版，成为标准的医学教科书，被沿用200多年。西德纳姆关于痛风的专著——他自己也是痛风

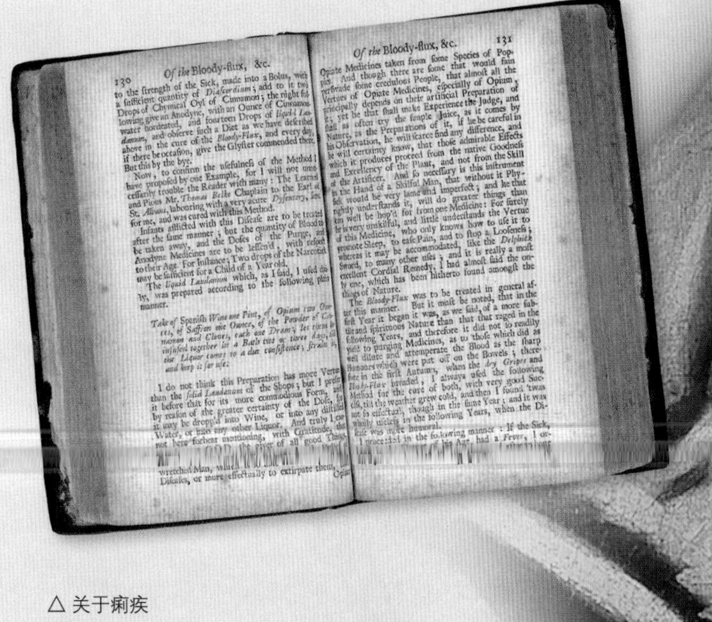

△ 关于痢疾

在西德纳姆的作品集《名医托马斯·西德纳姆全集》中，有他对痢疾一病的介绍。这段文字以个人观察为基础，描述生动。

患者——出版于 1683 年，被誉为他最伟大的作品。

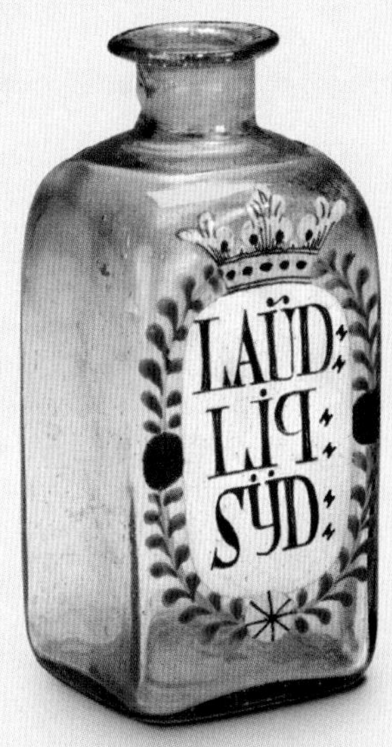
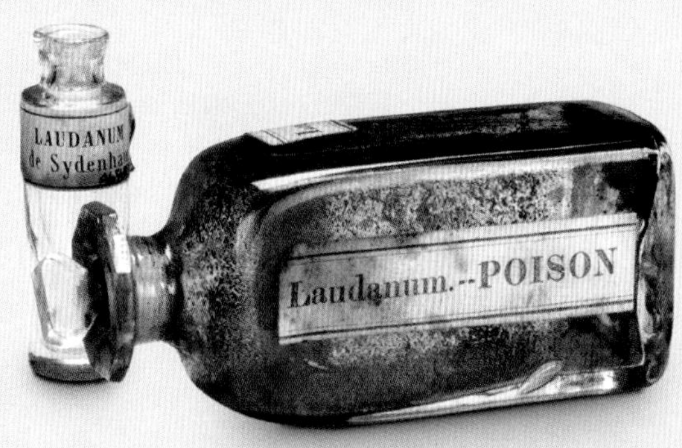

▽ 鸦片酊

在酒精中溶入鸦片，即成鸦片酊。这种药物 16 世纪时由帕拉塞尔苏斯率先发明，但一直默默无闻，直到西德纳姆将其用于治疗各种病症，尤其是止痛，鸦片酊才得到普及。

诊断与药物

西德纳姆是希波克拉底（见 36~37 页）的信徒，他同样相信天然的康复能力，对当时的医疗教学和自己的临床观察持开放态度。传统的体液学说（见 34~35 页）为他的研究提供了思想基础，但在临床实践中他开始以自己的观察为准。

西德纳姆对行规或理论教条毫不在意。他心怀怜悯，提醒医生他们的主要责任是了解和照顾自己的病人。他对疾病“种类”的描述和分类影响深远，大大提高了医疗诊断水平。例如，他描述了风湿热和西德纳姆式舞蹈病，区分了猩红热和麻疹，对天花和痢疾患者进行了观察。西德纳姆希望治疗能够顺其自然，给病人的建议有呼吸新鲜空气、锻炼和适量饮用啤酒。

西德纳姆给病人开草药处方，例如用柳叶汁治疗发烧，他建议不要大剂量用药，而是适量服用。他认为，病人的症状不是疾病的结果，而是人体努力战胜疾病的表现。17 世纪 30 年代，欧洲引进奎宁治疗疟疾，证实了西德纳姆的观点。他表示，奎宁正是通过刺激病人发烧、唤起人体对疾病的天然抵抗力而产生疗效的。

鸦片有缓解疼痛的功效，帕拉塞尔苏斯（见 70~71 页）率先以其为原材料制成鸦片酊，但西德纳姆的配制方法不同——用酒或水与鸦片混合调制，鸦片酊随之普及。这种药物备受推崇，因而得名西德纳姆氏鸦片酊。

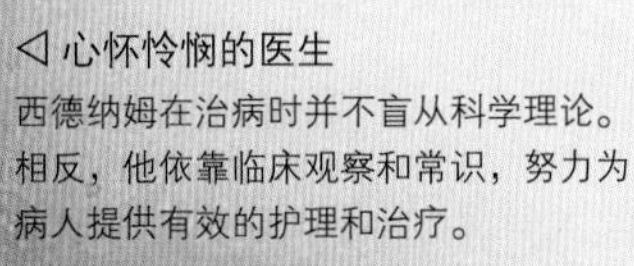
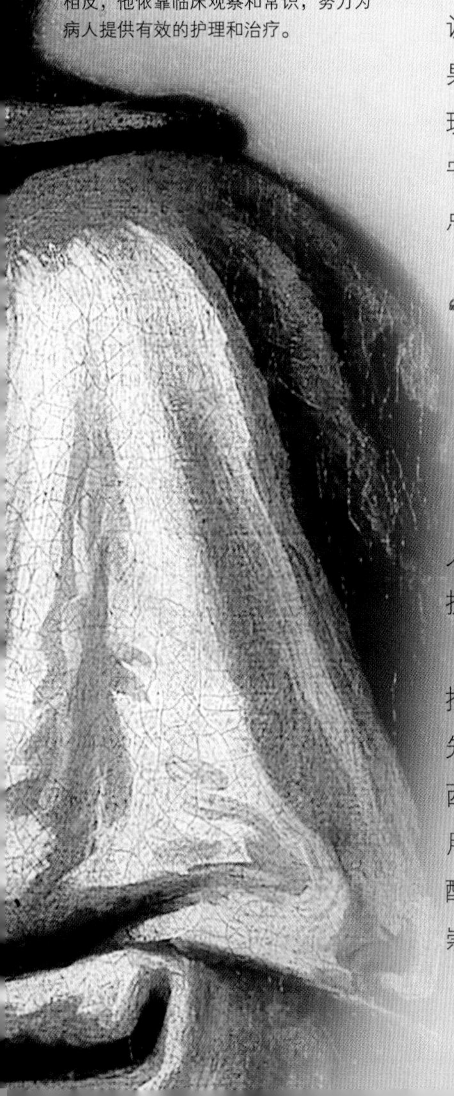

◁ 心怀怜悯的医生

西德纳姆在治病时并不盲从科学理论。相反，他依靠临床观察和常识，努力为病人提供有效的护理和治疗。

赢得声望

西德纳姆在欧洲大陆的影响力最大。他的疗法重新回到激发人体天然防御能力的道路上，而不是强力生硬的“化学疗法”，广受欢迎。

然而西德纳姆本国同时代的人却反感他表达观点的强势作风。他没能当选英国内科医学院院士，他曾说“医术不是通过上大学习得的；送人去牛津学习做鞋和送人去练习医术是一样的”，这样的言论难以赢得评选机构的好感。

尽管如此，随着时间的推移，西德纳姆最终因重视临床观察和对疾病的准确描述而成为英国医学史上最受景仰的人物。西德纳姆不关心辞藻华丽的医学理论，对那些热衷于此的人嗤之以鼻。他认为，是疾病“拜访”病人，疾病并非病人身上持续存在的一部分——这一理论具有革命意义，改变了内科医生的行医思路。

“……医生……应当**勤勉而温和**，为病人解除痛苦……”

托马斯·西德纳姆，《急性病历史及疗法医学研究》，1668 年

年表

1624 年 出生于英国多塞特郡某小村庄的富裕家庭。

1642 年 进入牛津大学莫德林学院学习；英国内战爆发后他中断学业，加入清教徒阵营参战。

1645 年 回到牛津大学，进入瓦德汉学院。

1648 年 获得医学学士学位。不过，有人猜测他得益于家族与议会党人的关系。同期他还入选万灵学院。

1665 年 大瘟疫期间离开伦敦。在乡下时，他写了他的第一本关于热病的书。他把这本书题赠给他的朋友，爱尔兰出生的化学家罗伯特·博伊尔。

1666 年 推广普及治疗疟疾的药物奎宁。

1676 年 在《医学观察》一书中介绍对当时伦敦流行病疫情的重要研究成果，率先对疾病进行分类（这一研究被视为流行病学的基础）。他还获得剑桥大学彭布罗克学院医学博士学位，此时距他毕业于牛津大学已近 30 年。

1680 年 出版流行病专著《信与回信》；题赠剑桥大学钦定医学教授罗伯特·布雷迪。

1682 年 在《书信体论文》中介绍天花和癔症的治疗方法。

1683 年 出版《论痛风与水肿》。该书对痛风与风湿病加以辨别，被视为西德纳姆最伟大的著作。

EPISTOLÆ
RESPONSORIÆ DUÆ
A
THOMA SYDENHAM, M.D.
PRIMA
De MORBIS EPIDEMICIS
Ab Anno 1675. ad Annum 1680.
AD
Amplissimum, Doctissimumq; Virum
ROBERTUM BRADY M.D.
Collegii Cajo-Gonevillensis Custodem, nec-non Regium in Medicinâ apud Cantabrigienses Professorem longè celeberrimum.
SECUNDA
De LUIS VENEREÆ
Historia & Curatione.
AD
Ornatissimum, Eruditissimumque Virum
HENRICUM PAMAN M.D.
Collegii Divi Johannis Cantabrigiensis Socium, Academiæ Oratorem Publicum, & in Collegio Greshamensi apud Londinenses in Medicinâ Professorem.
Editio Secunda.
LONDINI,
Typis R. N. impensis Walteri Kettilby, ad Insigne Capitis Episcopalis in Cœmeterio D. Pauli, 1685.

《信与回信》，1680 年

1689 年 在伦敦去世，葬于皮卡迪利圣詹姆斯教堂。

早期显微镜学家

有些技术进步迅速应用于医学实践，如X射线（见172~173页）。显微镜（见96~97页）发明于16世纪90年代，却在半个世纪之后才用于医学研究。

◁ **扬森显微镜**
这是约1876年制作的16世纪90年代早期扬森显微镜的复制品。显微镜由三段管子构成，可以滑动对焦，还有两枚镜片。放大倍数最大可达10倍左右。

用中间凸出的单片透镜制成的简单放大镜，大约在2000多年前的古罗马就有人使用。从13世纪起，使用眼镜的人越来越多，镜片制造技术也得到发展。那时还发明了能放大10~15倍的放大镜，人们称之为“跳蚤镜”。16世纪90年代发明了使用两片或更多片透镜的复式显微镜。某些历史学家认为显微镜由荷兰镜片制造商汉斯·扬森和扎卡赖亚斯·扬森这对父子发明。还有一些人则将其归功于荷兰发明家和眼镜制造商汉斯·利珀斯海。17世纪初，意大利的伽利略·加利莱伊对显微镜的透镜加以改进。但早期显微镜主要属于奇珍异玩，没有什么科学用途。那时的显微镜囿于模糊和色差问题——不同波长的光线在不同位置聚集，产生彩色边纹的现象，放大倍数仅限于15~20倍。

早期显微镜研究

最早采用显微镜研究成果的著作之一是1625年的《显微镜揭示蜜蜂身体结构》，作者是意大利科学家兼作家弗朗切斯科·斯泰卢蒂。他将物体清晰放大了约5~7倍。当时显微镜在意大利被称为“microscopium”，其英文名称“microscope”在17世纪50年代才开始使用。1644年，意大利天文学家乔瓦尼·霍迪尔纳声称，他用一部望远镜改装的显微镜数出苍蝇的眼睛上有3万个“小方块”。1655年，法国国王路易十四御医彼得·博雷尔写下《望远镜的真正发明家》一书。此时，望远镜技术进步的速度要快得多，在该书结尾，博雷尔介绍了显微镜的有关信息和他的观察所得：“显微镜，无论是跳蚤镜还是苍蝇镜，用其把跳蚤放大到骆驼大小，或是把苍蝇放大到大象大小，它们都是由一根细管内装两枚镜片制成：离眼睛最近的镜片是凸透镜，镜片为球面，直径为两英寸（5.08厘米）；另一枚镜片为平面（一面扁平）。”

开创历史的显微镜学家

给显微镜带来更大名声，促进将其

荷兰科学家（1632~1723年）

安东尼·范·列文虎克

安东尼·范·列文虎克原为纺织品商人，为了检查布料线头，他尝试改进放大镜镜片，在这个过程中他对显微镜产生了兴趣。他使用一种不同寻常的单镜片设计，实现了超过250倍的放大倍数。商人出身的列文虎克，深谙行业保密的重要性，他的设计方法秘不示人——其独特的镜片制造工艺直到20世纪50年代才重现于世。列文虎克去世时，已在英国皇家学会发表了近200篇科学论文，可谓史上首位微生物学专家。

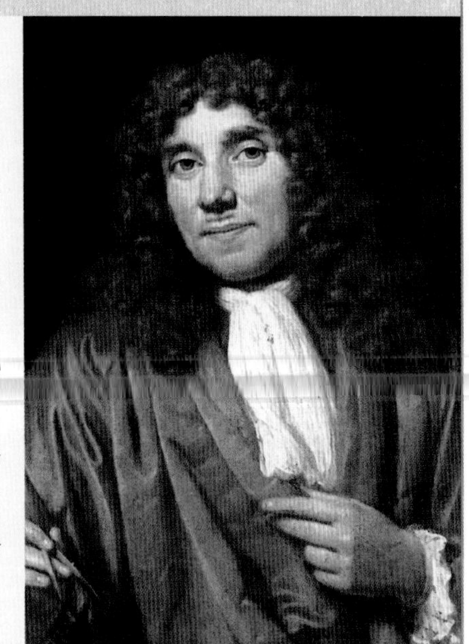

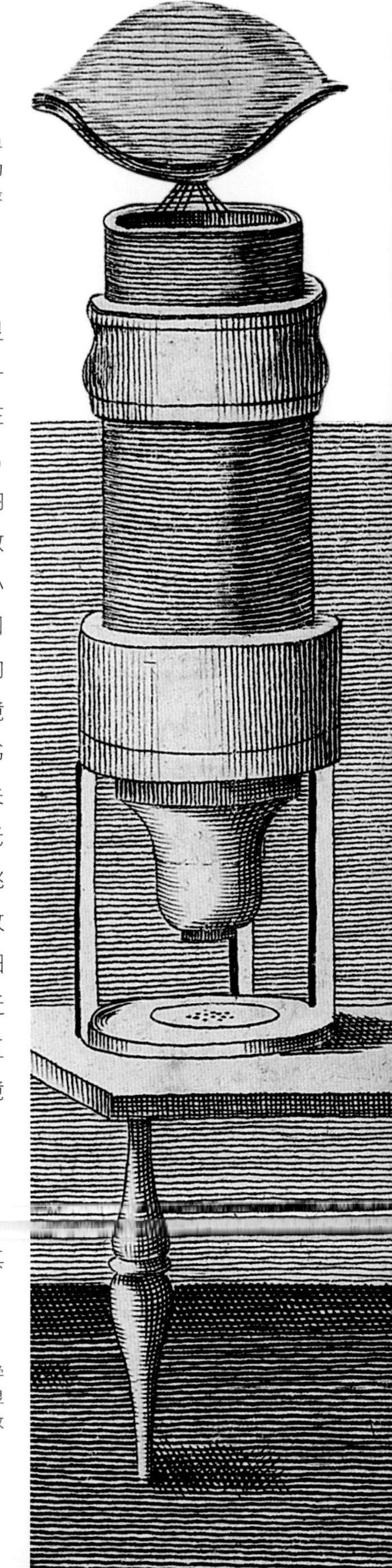

▷ **坎帕尼显微镜**
这幅1686年的插图首次介绍了显微镜用于医学的场景——检查患者腿部。显微镜（图左放大显示）由意大利发明家朱塞佩·坎帕尼制作，螺纹对焦。使用显微镜的部位用聚焦的烛光照亮。

“有**很多**活的**微生物**在运动，**非常小，非常可爱**。”

荷兰科学家安东尼·范·列文虎克早年致函英国皇家学会时如此描述细菌，1683 年

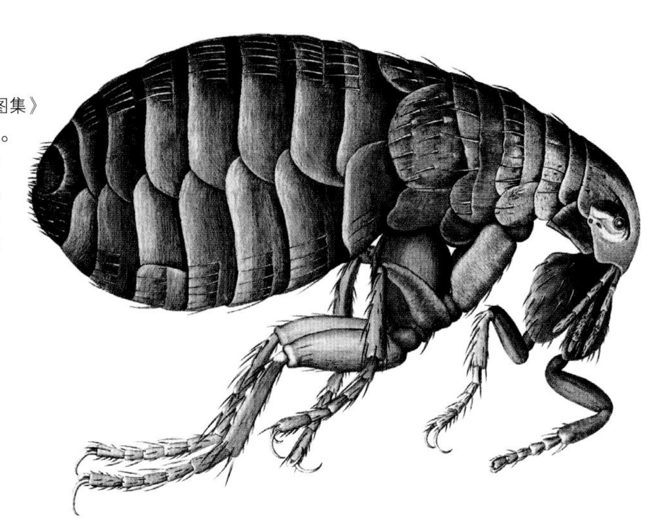

▷ 跳蚤图
罗伯特·胡克的《显微图集》一书使显微镜得到普及。他采用强光照射标本的方法促进显微能力。从此人们可以明确分辨各种微小害虫，例如哪种跳蚤携带鼠疫病菌。

应用于医学的人士有两位——英国的罗伯特·胡克和荷兰的安东尼·范·列文虎克。胡克是伦敦皇家自然知识促进学会最早也是最著名的成员之一。1665 年他出版《显微图集》，展示了从植物的细部到昆虫的眼、足等很多微小物体的图画。这是史上最早的科学畅销书之一。胡克创造了“cell”（细胞）一词，它很快作为生物最小生命单位（见 150~151 页）的名称被广泛使用。

列文虎克用一片近乎球形的镜片设计了一种不同寻常的显微镜。他用这种显微镜观察，描述并画出了很多生物标本，如池水和其他液体中的微生物（单细胞微生物）、血细胞、精子细胞和骨骼肌的带型。列文虎克的发现自 1673 年起陆续由英国皇家学会发表。1877 年，荷兰皇家艺术和科学院为纪念他设立了列文虎克勋章。1885 年，德国生物学家费迪南德·科恩获得该勋章，他在 19 世纪 70 年代把细菌分为四类——球状、杆状、线状和螺旋状，至今人们仍沿用这种分类方法。此时，人体和医学研究已经开始应用显微镜（见 96~97 页）。

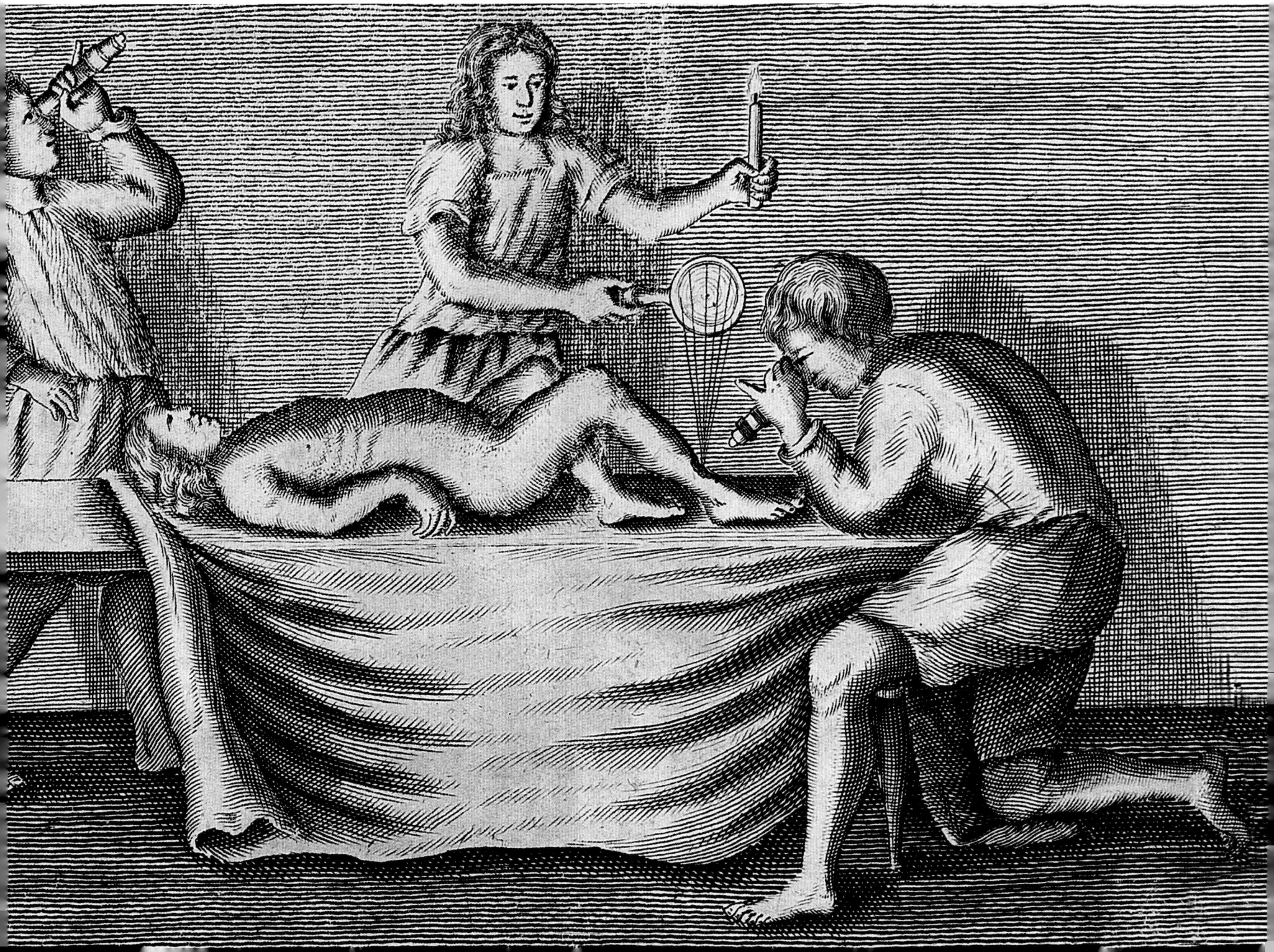

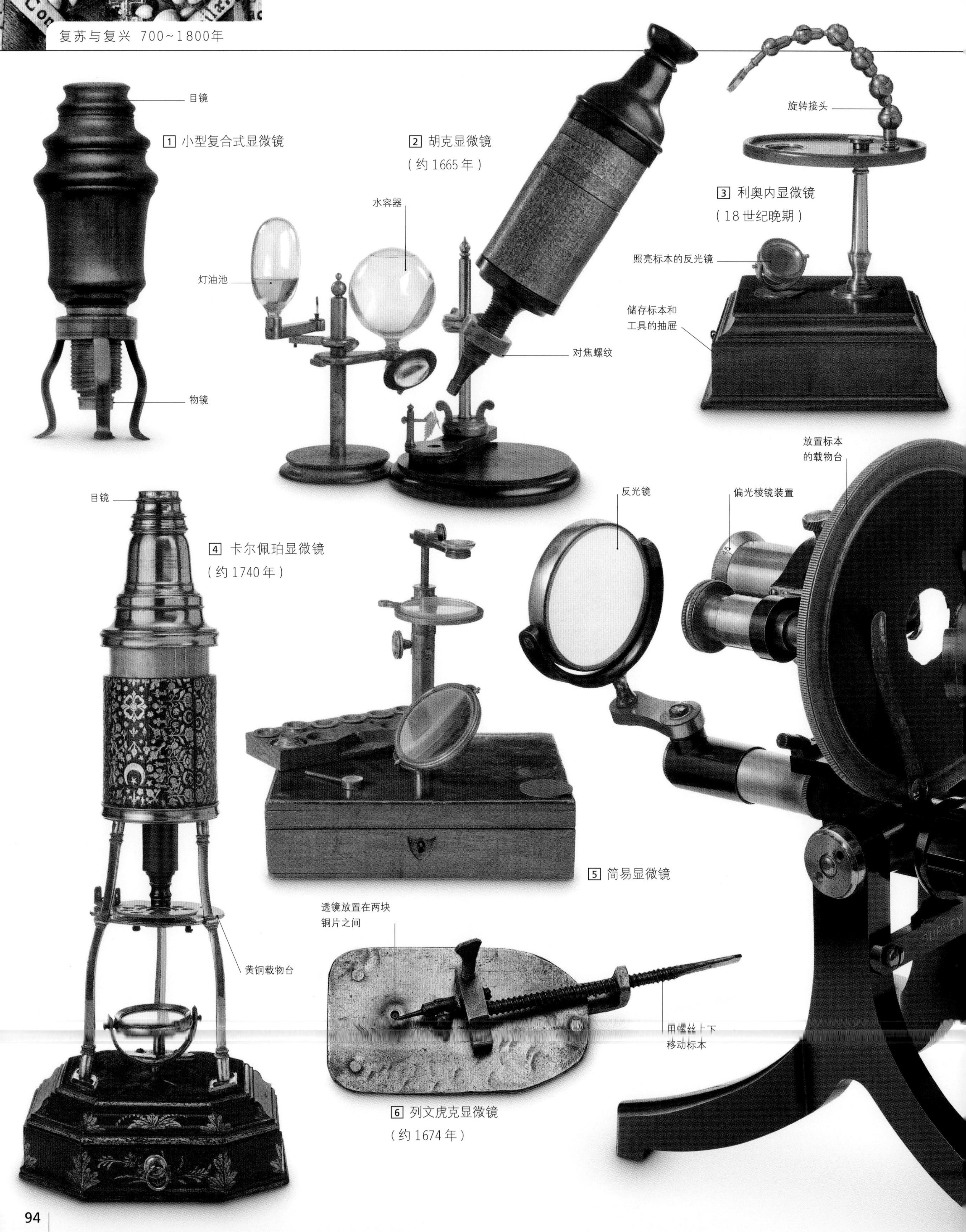
目镜
1 小型复合式显微镜
物镜
2 胡克显微镜
（约 1665 年）
水容器
灯油池
对焦螺纹
旋转接头
3 利奥内显微镜
（18 世纪晚期）
照亮标本的反光镜
储存标本和
工具的抽屉
放置标本
的载物台
目镜
4 卡尔佩珀显微镜
（约 1740 年）
黄铜载物台
反光镜
偏光棱镜装置
5 简易显微镜
透镜放置在两块
铜片之间
用螺丝上下
移动标本
6 列文虎克显微镜
（约 1674 年）

显微镜的演进

最早的显微镜是镜筒中装有两片透镜的简易装置。这种显微镜放大出来的图像展现出一个全新的世界，科学家们得以探索其中的微小细节。随着透镜质量的提高，图像品质也在不断提升。

1 **小型复合式显微镜** 这种早期显微镜有两个透镜，因此图像放大了两次。2 **胡克显微镜** 这是英国科学家罗伯特·胡克的复合式显微镜复制品，用装满水的玻璃容器将灯光聚焦于所要观察的标本上。3 **利奥内显微镜** 这种简易显微镜由荷兰博物学家皮埃尔·利奥内设计，透镜安装在球窝接头顶端，球窝接头与小解剖台相连。4 **卡尔佩珀显微镜** 这台复合式显微镜由英国仪器制造商爱德华·卡尔佩珀制作，不可调节，立式。5 **简易显微镜** 这台简易水生生物显微镜与英国博物学家查尔斯·达尔文乘“猎犬”号皇家军舰探险时所用的显微镜非常相似。6 **列文虎克显微镜** 这台简易显微镜为荷兰科学家安东尼·范·列文虎克用双凸面透镜制作而成。7 **偏光显微镜** 由英国地质学家艾伦·迪克设计，使用偏光——光波在单一平面上振动。8 **卡里-古尔德显微镜** 这是伦敦制造商卡里制作的古尔德式复合显微镜，共有三个透镜。9 **双目显微镜** 结构复杂，内置照明系统，双目镜可以减轻长时间使用显微镜所造成的视觉疲劳。10 **电子显微镜** 这种显微镜使用电子束而不是光学成像，放大倍数更高、图像更清晰。

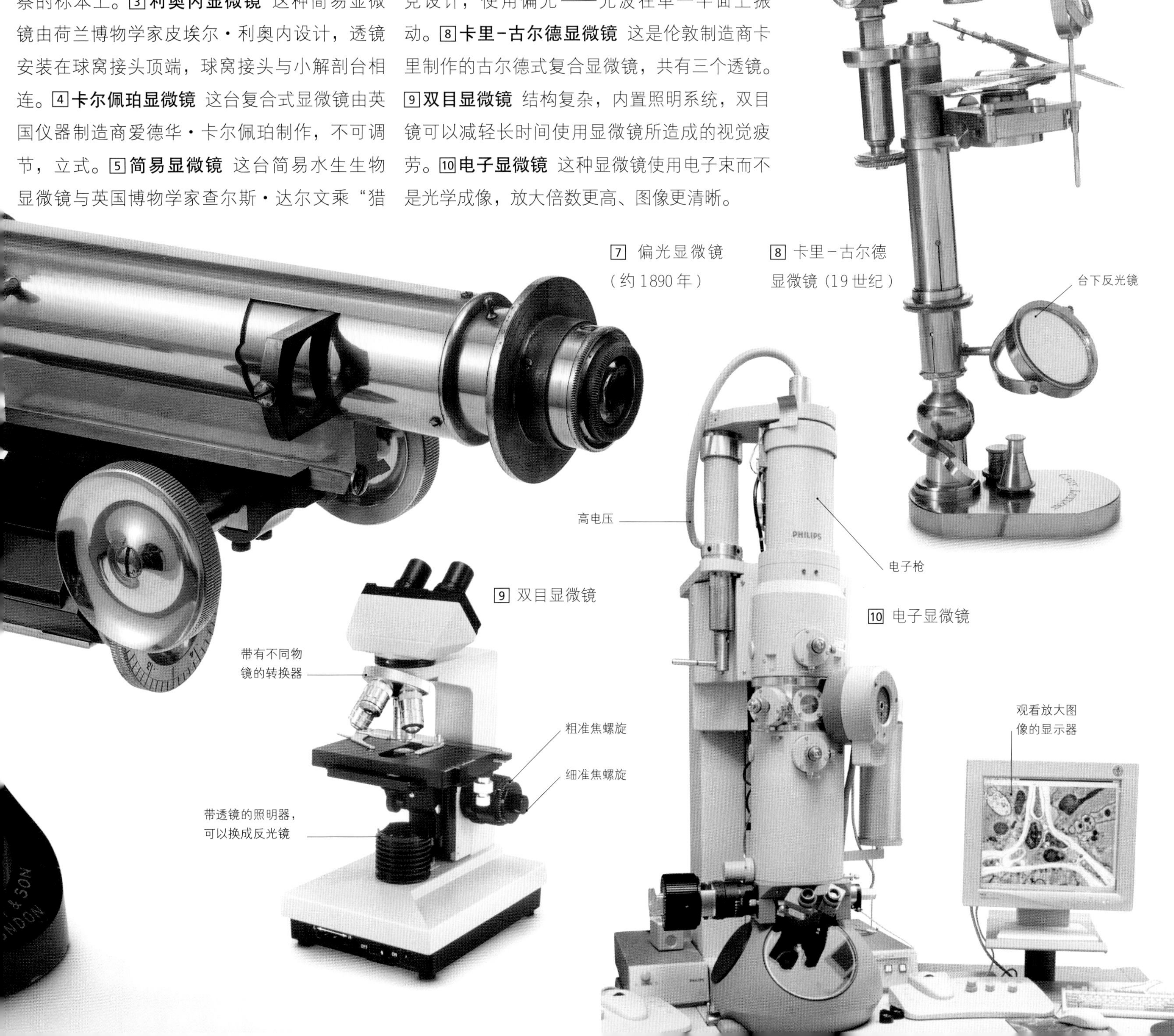

7 偏光显微镜（约1890年）

8 卡里-古尔德显微镜（19世纪）

9 双目显微镜

10 电子显微镜

早期显微解剖学家

早期显微镜学家研究自然界中的微小物体，如昆虫。但从 17 世纪晚期开始，显微镜成为解剖学和医学研究的有力工具，被用来研究细胞、组织和微生物。

16世纪 90 年代光学显微镜的发明，揭示了由微小物体和生物组成的全新世界。17 世纪晚期，几位研究人员开始研究从前未知未见的人体组织和细胞，以及导致疾病的有害微生物（病原体）。

显微解剖学

1653 年，法国国王路易十四的御医彼得·博雷尔（见 92~93 页）提供了有关显微镜用于医学研究的史上最早记录之一。他描述了只能用显微镜观察到的倒长微小睫毛导致疼痛不适的结膜炎的现象，并介绍说清除这些睫毛即可解决问题。

马尔切洛·马尔皮吉（见下栏）在显微解剖学和医学方面做了重要的开拓性工作，研究了大量动植物和人体组织。大约 1661 年，他观察到青蛙肺中有微小管道或血管，其中有微小物体在移动。这是最早对毛细血管的描述之一，补充了威廉·哈维（见 84~85 页）1628 年提到的循环系统中动脉与静脉之间的“缺失环节”。马尔皮吉还发明了新方法——将微小标本照得更亮，给标本着色或注入某些物质，以便于在显微镜下观察。

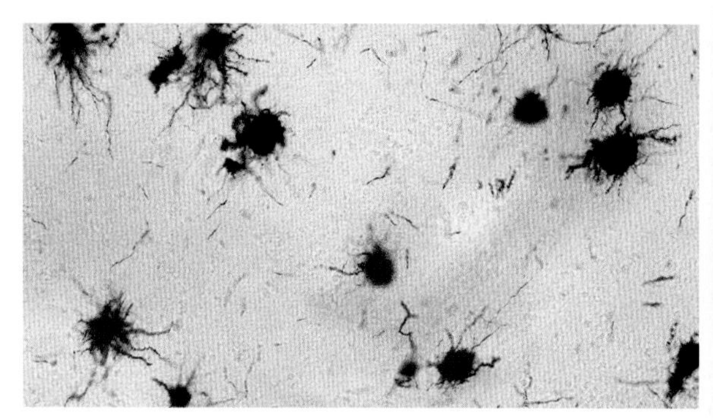

▷ 看到神经元
图为通过使用含银化合物的戈尔吉染色法展现的神经细胞（神经元）的细长纤维。戈尔吉 1873 年发现这种染色技术，称其为“黑色反应”。

组织学的起源

17 世纪晚期，马尔皮吉奠定了组织学的基础，这是一门新的学科。组织学的英文名称“histology”源自希腊语“histos”——意为网或组织。该学科研究人体肌肉、骨骼、神经或软骨等相似细胞构成的组织。法国解剖学家马里-弗朗索瓦·比沙在 18 世纪 90 年代进一步发展了对活组织的研究。

显微镜的质量日渐提升，检视标本的技术同样不断发展。其中之一是使用极薄的组织切片。最初的切片采用剃刀手工制作。1770 年，乔治·亚当斯发明显微镜用薄片切片机，这是最早的自动切片机之一。18 世纪晚期，苏格兰仪器制造商亚历山大·卡明改良了切片机，19 世纪 60 年代瑞士解剖学家威廉·伊斯再度进行改良，切片机性能大大提高。

组织学的又一发展领域是使用化学物质处理和保存组织标本。这样，组织标本更加坚硬，从而易于切片。19 世纪，这种做法进一步改良，在切片时用石蜡取代盐和酸浸渍、固定标本。19 世纪 90 年代开始采用福尔马林作为防腐固定剂——这种化合物可硬化新鲜组织，有助于保留细胞的微小细节。组织学还在另一个方面得到发展，即染色剂的发展应用。染色剂用来为某些结构和物质上色，以便在显微镜下观察。1774 年发明的普鲁士蓝是最早的染色剂之一。19 世

> “与仅仅观察结构相比，**显微镜**观察将揭示**更多奇妙的现象**。”
>
> 马尔切洛·马尔皮吉，发现毛细血管时的评论，《肺的解剖观察》，1661 年

意大利生物学家兼医生（1628~1694年）

马尔切洛·马尔皮吉

马尔皮吉出生于意大利博洛尼亚附近，1653 年从博洛尼亚大学获得哲学和医学博士学位。尽管他对教学有一些兴趣，但到 1660 年他已成为一名医生，钻研解剖学，在博洛尼亚附近的家中研究各类动植物。1656 年和 1662 年他分别在比萨大学和墨西拿大学担任教授。然而，他的研究发现与当时流行的研究方法和理念不合，引发争议，使他不受同行的欢迎，1668 年马尔皮吉成为英国皇家学会成员，该学会大量报道了他的研究工作。1691 年，晚年的马尔皮吉受命担任罗马教皇御医。1694 年，他在罗马去世，死因可能是中风。生物学和人体显微解剖学等很多领域都有他的名字，从昆虫排泄系统中的马氏管、皮肤表面的马氏层到马氏脾小结——脾脏中白细胞聚集的区域。

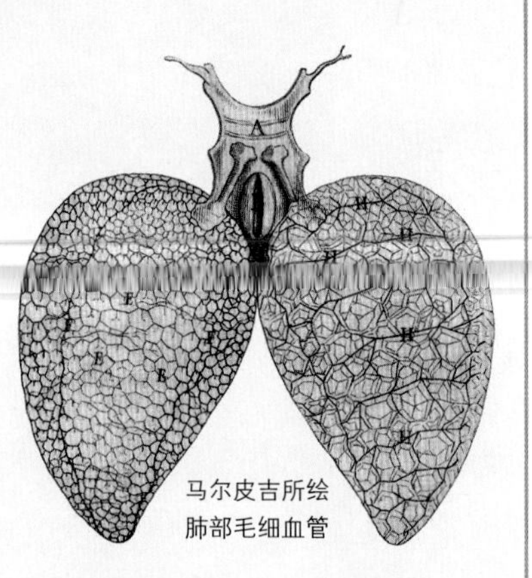

马尔皮吉所绘
肺部毛细血管

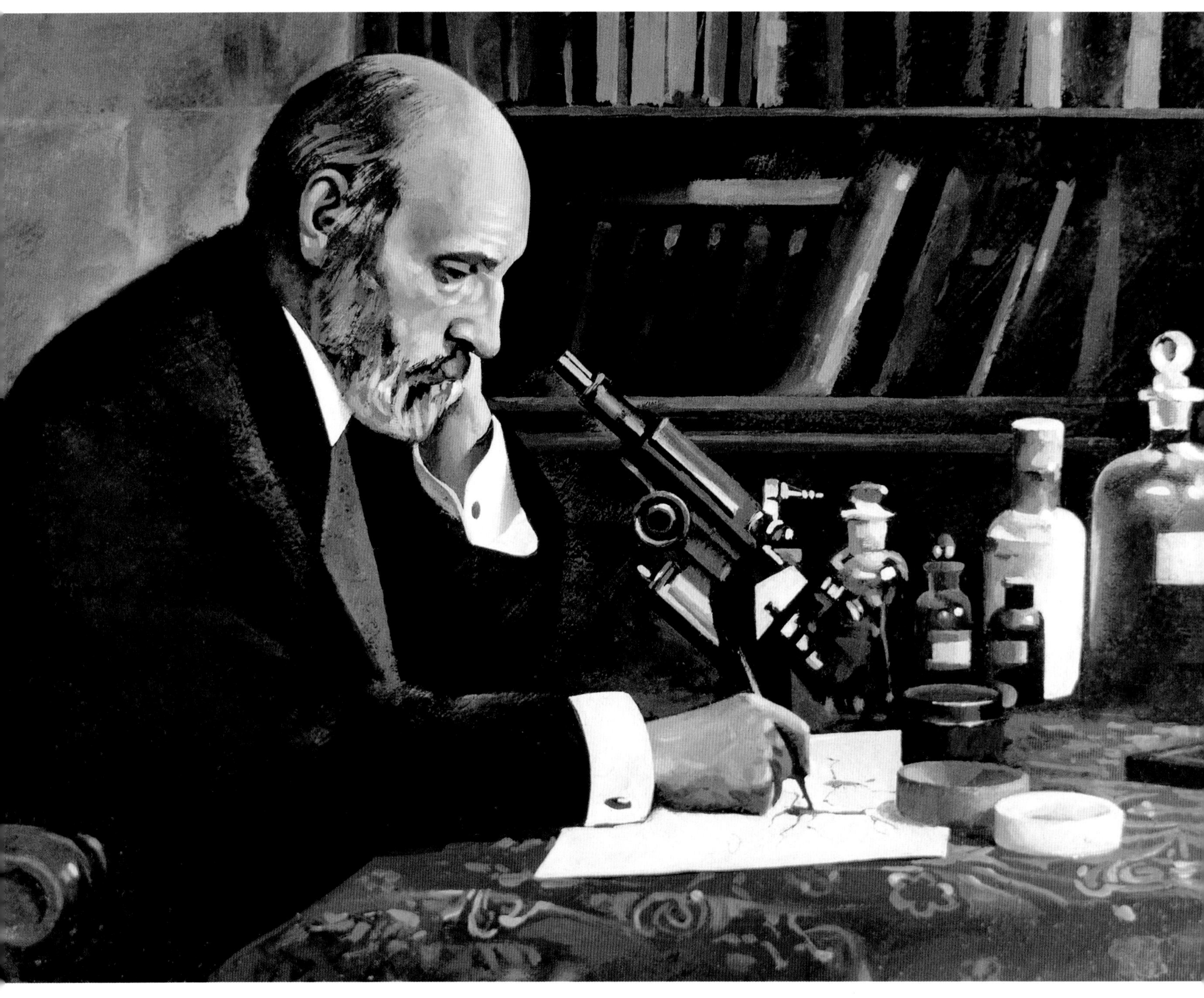

△ 绘画中
卡哈尔不仅是组织学家，也是有天分的画家。他曾画有数百张有关神经系统的插图，至今仍用于教学参考。

纪60年代出现了可以显示血红蛋白等含铁物质的珀尔斯蓝染色剂，它因德国病理学家马克斯·珀尔斯而得名。1876年，化学家A.威苏斯基首次提及苏木精和伊红（H&E）染色剂，至今它仍是最为常见的染色剂。苏木精将细胞核染成蓝色，而伊红将细胞浆染为粉色。此后又有数以百计的专用染色剂被发明出来。

组织学的进步

组织学与组织病理学共同研究异常组织及其致病原理。首部介绍组织病理学及其研究方法的著作是1838年德国生理学家兼科学家约翰内斯·米勒的《癌症的性质及结构特点》。19世纪，显微解剖学、组织学和组织病理学为医学带来了多项重要进步，如细菌理论（见146~147页）、传染性微生物的辨别、疫苗的研制和人体系统微观结构的揭示，尤其是大脑（见160~161页）和神经系统。

1906年，诺贝尔生理学或医学奖由两位组织学家共同获得——意大利的卡米洛·戈尔吉和西班牙的圣地亚哥·拉蒙-卡哈尔。戈尔吉研制的染色剂能够显示神经细胞的细节，而卡哈尔则描述了大脑神经细胞的组织结构。

坏血病

400 多年来，坏血病一直是海员的一大烦恼。1747 年，人们对这种疾病的认识出现突破，苏格兰医生詹姆斯·林德提出，坏血病是由人体缺乏维生素 C 引起的。

尽管坏血病古已有之，但随着欧洲探险和贸易的发展，人们出海时间越来越长，这种疾病方才开始带来困扰。船员们不得不长期食用腌肉和干粮，缺乏必要维生素。无维生素 C（抗坏血酸）的日常饮食持续约 30 周后，船员开始出现坏血病的典型症状——牙龈出血、皮肤发黑、四肢干裂和牙齿松动。18 世纪，朴次茅斯某海军医院医生詹姆斯·林德对这种疾病产生了兴趣，在皇家海军“索尔兹伯里”号军舰上开展小规模临床试验。他发现膳食不均衡是坏血病的起因，他建议船员每天食用新鲜水果预防发病。1753 年，林德发表《论坏血病》，公开自己的研究发现。英国船长詹姆斯·库克尝试多种方法抗击坏血病。1768 年，他率领皇家海军“奋进”号开始为期三年的环球之旅，他随船携带柠檬汁，船员未患坏血病，林德建议的方法被证实有效。虽有大量证据支持，但又过了 10 年，皇家海军才开始将柑橘汁列为船员日常标准给养。

> “食用**柑橘和柠檬**的**良好效果**最为迅速明显……”
>
> 詹姆斯·林德，苏格兰医生，《论坏血病》，1753 年

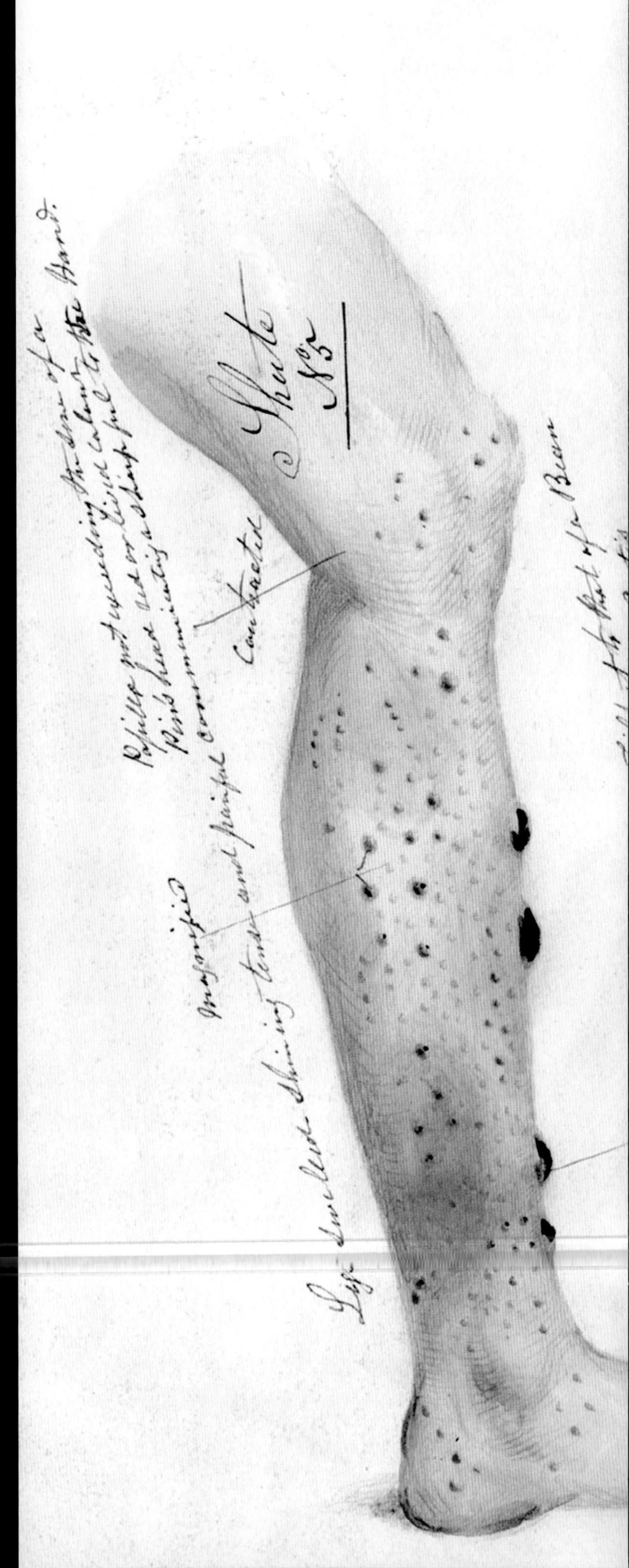

▷ 坏血病

这是英国海军军医亨利·沃尔什·马洪乘坐皇家运囚船“巴罗沙”号（1842 年）时所写日记的一页，展现了坏血病的影响。在此，他介绍了患者腿部的典型症状，如皮肤损伤、开放性创口溃烂、黑斑和出血。

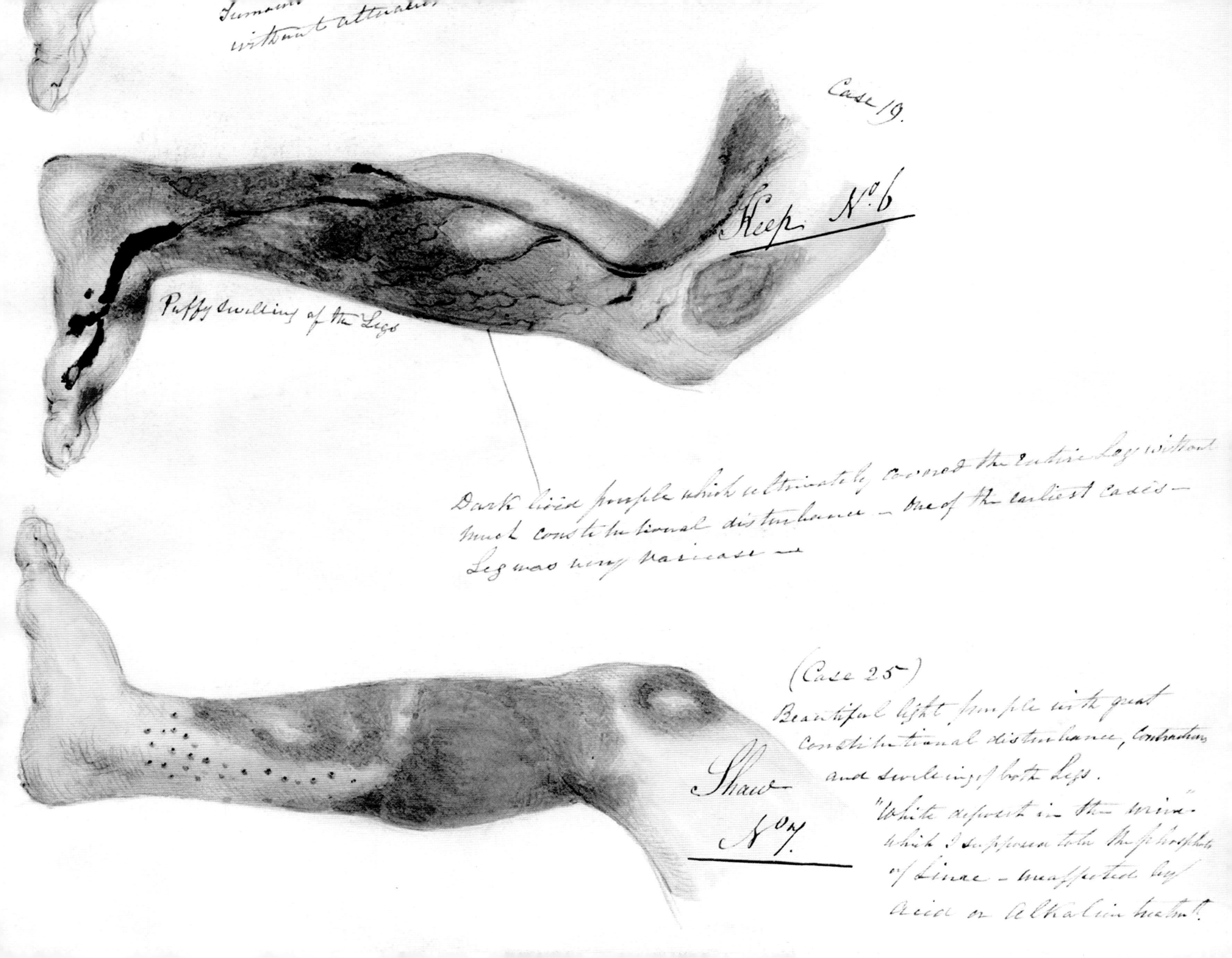

Tumours
without alteration

Case 19.

Keep No. 6

Puffy swelling of the Legs

Dark livid purple which ultimately covered the entire Leg without much constitutional disturbance — One of the earliest cases — Leg was very varicose —

(Case 25)

Beautiful light purple with great constitutional disturbance, contraction and swelling of both Legs.

"White deposit in the urine" which I suppose to be the phosphate of Lime — unaffected by Acid or Alkaline treatmt.

Shaw No. 7.

天花：红色瘟疫

在所有史料记载中，天花或许最为出名——也可以说最为臭名昭著。天花曾造成数十亿人死亡，因其而长期遭受痛苦者为数更多。它是第一种可免疫的传染病，也是第一种——目前也是唯一一种——已被彻底消灭的重大全球性疾病。

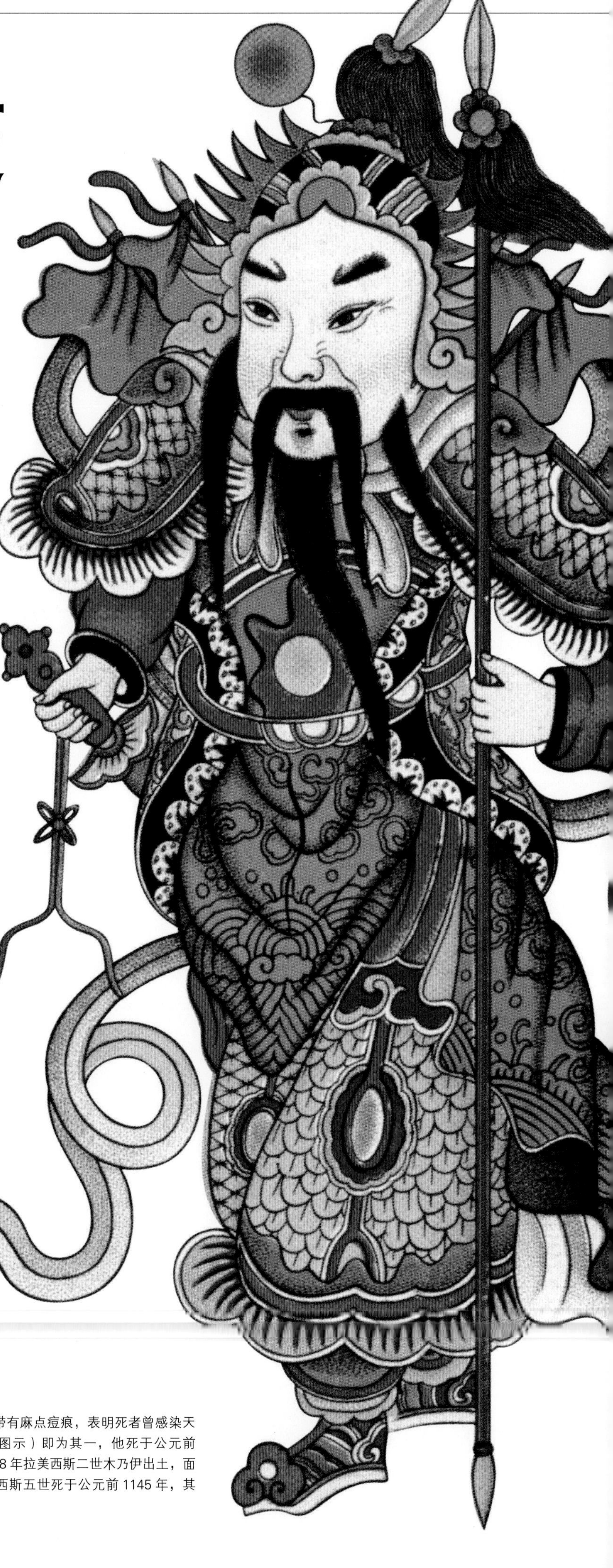

天花由多种天花病毒引起。在典型病例中，它会侵蚀皮肤、口腔和咽喉的小血管，产生水疱。毒力最强的天花病毒大约会导致三分之一的患者死亡。在疫情突然暴发、迅速蔓延的情况下，患者死亡率可能高达80%。

天花通过患者口腔、鼻腔和呼吸道的飞沫传染。直接接触患者体液或与其共用衣物等物品也会被传染。存活患者会留下难看的疤痕和失明等生理残疾，并遭受被社会排斥，甚至被社会抛弃所带来的精神痛苦。

1 人 **19世纪时每秒钟死于天花的人数。**

天花与牛痘、马痘、骆驼痘和猴痘属于同一组疾病。天花的英文“smallpox”中“pox”一词指留下麻点痘痕的斑疹或脓疱，也用于痤疮、梅毒等多种病症。15世纪晚期，英国开始使用“small pockes”（小痘疹）一词，将天花这种病毒引起的疾病与梅毒区分开来，梅毒当时被称为“great pockes”（大痘疹）。天花又称“红色瘟疫”——得名于红色皮疹、水疱和大范围出血等重症天花症状。

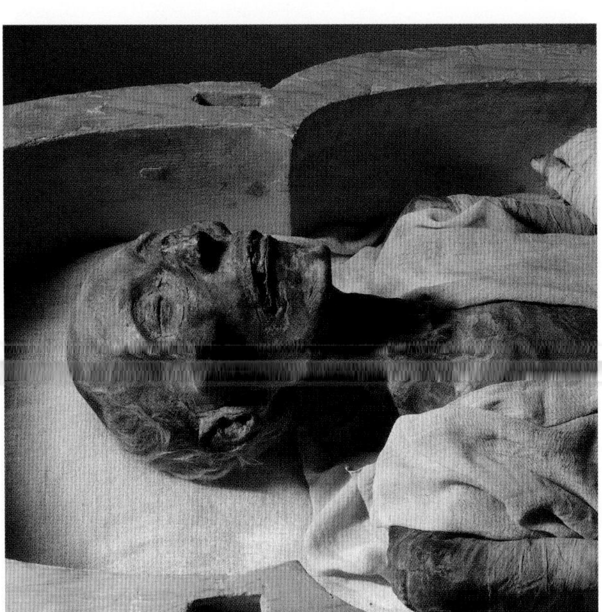

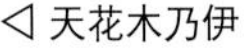

◁ 天花木乃伊

埃及有几具木乃伊的皮肤带有麻点痘痕，表明死者曾感染天花。法老拉美西斯二世（图示）即为其一，他死于公元前1213年，享年90岁。1898年拉美西斯二世木乃伊出土，面部皮肤有病变痕迹。拉美西斯五世死于公元前1145年，其木乃伊也有类似迹象。

“无人会二次感染，即使再度感染也不会致命。”

古希腊历史学家、将军修昔底德，《伯罗奔尼撒战争史》，公元前 431 年

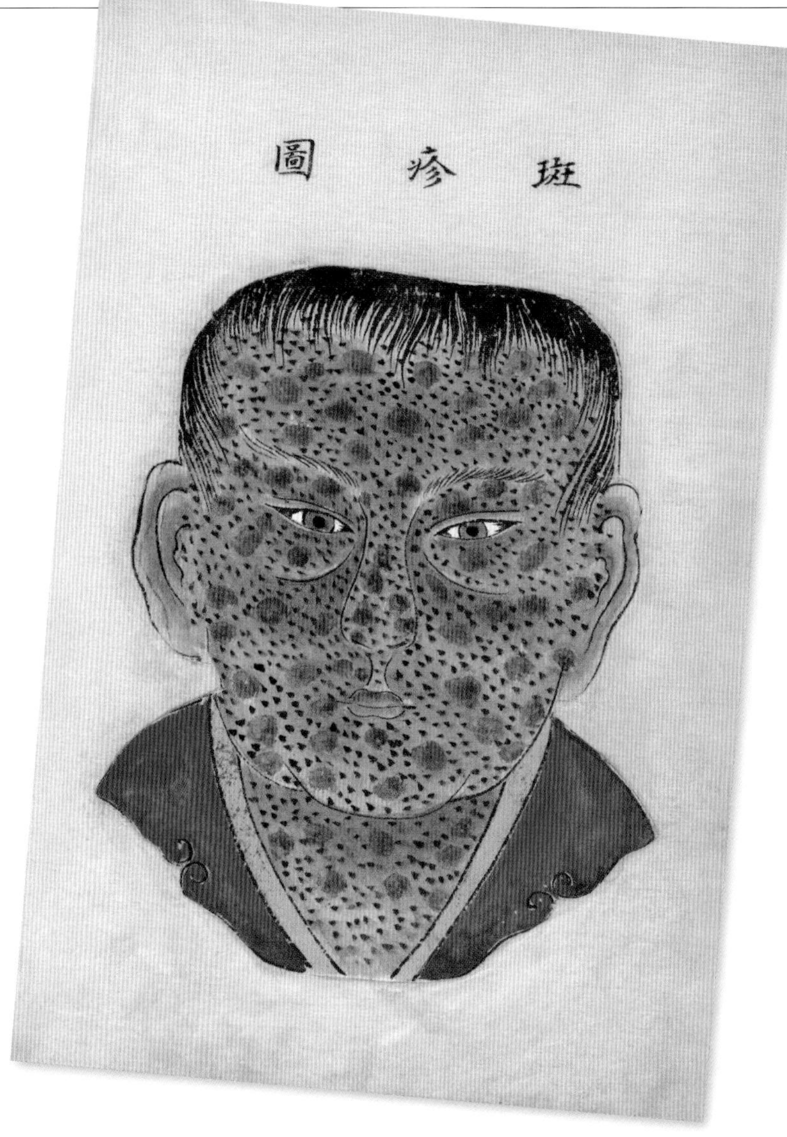

△ 天花症状
1720 年，日本医生神田玄泉出版《痘疹精要》，用大量彩色插图介绍了天花的不同症状。这张插图显示的是一张遍布天花疱痕的脸。

病毒起源

对天花病毒基因的研究表明，这种病毒或许源自啮齿类动物，大约在 1 万~5 万年前传染给人类。天花病毒自此发展出多种病毒株，主要分布在非洲和亚洲。这种传染病的形式变化多端——有些相对温和，患者可迅速康复，有些则严重甚至致命，因此天花最早出现的时间难以确定。3000 多年前古代中国和印度的文献中有一些记录可能与天花相关。古埃及与赫梯的战争史料中也曾提到公元前 1350 年前后暴发了一种类似天花的流行病。古希腊历史学家修昔底德曾记录公元前 430 年雅典暴发的一次疫情，当时约有 3 万人死亡，这可能也是天花。

对这种疾病的描述逐渐清晰准确。大约在 910 年，伟大的伊斯兰医生拉齐在《天花与麻疹》一书中介绍了如何区分天花与其他有脓疱症状的疾病。他还写到，这种疾病在人与人之间传播，痊愈者不会再度感染。

中世纪出现了新型天花病毒，随着贸易、迁徙和奴隶买卖在旧大陆四处传播。克里斯托弗·哥伦布及其船员 1492 年来到美洲，欧洲殖民者给新大陆带来天花。原住民对这种疾病没有先天免疫力，半个世纪里就有数千万人死于天花，天花帮助入侵的欧洲人毁灭了阿兹特克、印加等许多文明（见 88~89 页）。18 世纪 90 年代，天花传到澳大利亚，其东部地区多达半数的原住民患病身亡。

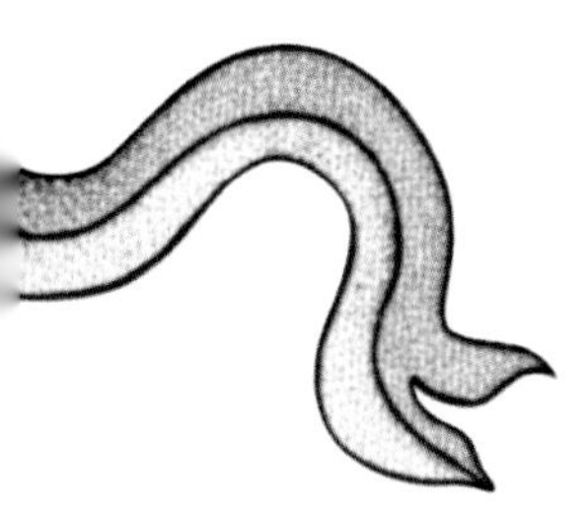

◁ 痘神
余化龙是中国痘神。很多古代文化将天花及类似疾病视为神灵对患者前世今生所犯罪孽的惩罚。

战胜可怕的痘疹

在 18 世纪的欧洲、亚洲和非洲，天花仍然是人类主要的死亡原因之一，共有 5 亿多人死于天花。1798 年，英国医生爱德华·詹纳根据人痘接种法进行种痘试验，试验取得成功（见 102~103 页）。10 年间，免疫接种遍及世界各地。1809 年，美国马萨诸塞州实行强制疫苗接种，英国在 1853 年执行强制接种。20 世纪 40 年代，冻干技术的发展使疫苗成本降低，储存质量更加稳定，制备与管理更容易。

1978 年　最后一例天花致死病例出现的年份。珍妮特·帕克在英国伯明翰大学医学院工作，因实验室保存的天花病毒不慎泄漏而感染。

1967 年，世界卫生组织（WHO，后文简称“世卫组织”）开展天花根除运动。通过投入大量精力和大力监控，病例数减少。南美洲最后一个病例于 1971 年发生在巴西，南亚最后一个病例出现于 1975 年，1977 年南非索马里出现的病例是人类最后一次自然感染天花。世界卫生组织在 1980 年宣布这种古老疾病已经根除，1986 年起，人类不再进行天花疫苗接种。

概念

天花病毒

天花的病原体是天花病毒。这种病毒长约 0.3 微米——3000 株病毒排开可达 1 毫米长。图为电子显微图像，其中红色区域为遗传物质——带有约 200 个基因的 DNA，黄色部分为蛋白质外壳。

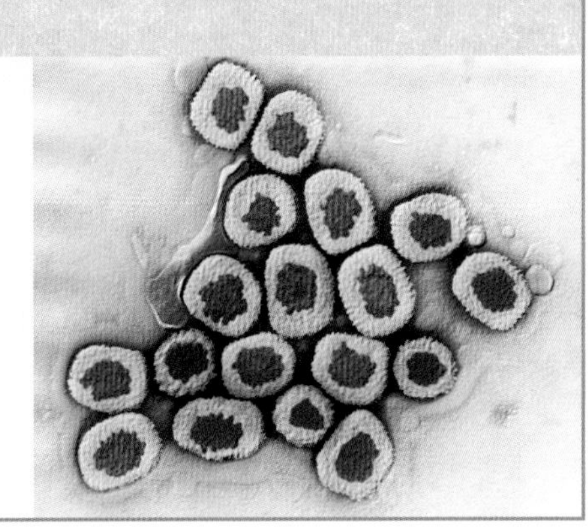

早期疫苗接种

疫苗接种方法由爱德华·詹纳在 18 世纪 90 年代确立，接种疫苗可以帮助人体增强免疫力，从而大大降低患传染病的风险。疫苗接种与抗生素同被视为医学史上最重要的发明之一。

免疫指通过人体天然防线的作用，让人体能够抵御传染病的过程。感染性微生物入侵人体后，免疫系统释放抗体来抵御它们，这时人体先天的免疫力开始发挥作用。被感染后，人体免疫系统会“记住”那些微生物，如果再次遇到它们，就会迅速产生抗体，保护人体。疫苗接种通过模仿感染，人工诱发人体免疫力，通常不会引发疾病。疫苗接种是现代医学的一项重要内容，针对多种危险传染病的疫苗已经研制成功。

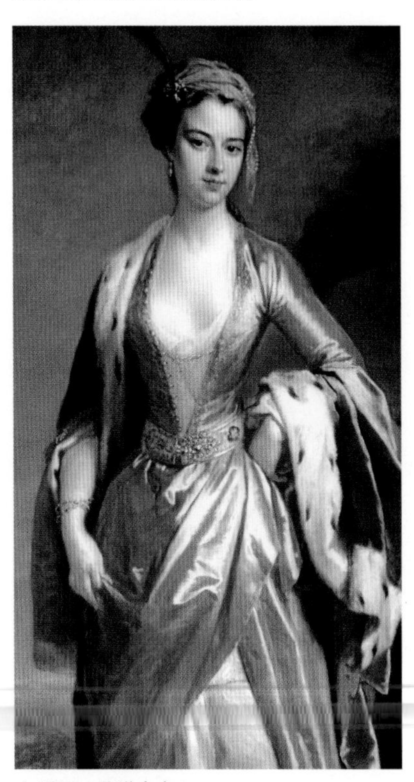

△ 玛丽·蒙塔古夫人

蒙塔古夫人是英国驻奥斯曼帝国君士坦丁堡大使夫人，她在英国成功推广人痘接种。她年轻时曾患天花，她的一位兄弟也死于天花。

早期人痘接种

人体对疾病能形成天然抵抗力，这一点在古代就广为人知。人工免疫最早的尝试可以追溯至 2000 多年前的印度，但免疫接种的概念出现在相当于中世纪时期的中国，当时就有人接种天花病毒（见 100~101 页）。接种方法是：从天花病症轻微的患者身上提取水疱液体、脓或痂，将其接种给未感染者。接种时把上述传染介质涂抹在被接种者皮肤切口上，或将痘痂研末吹入鼻孔。这种方法虽然有少许患上严重天花的风险，但抵御天花感染的概率大大提高了，采用该法后天花患者的死亡率从 30% 下降到 5% 以下。英国人后来将这一方法命名为“variolation”（即人痘接种，源自拉丁语“varius”，意为布满斑点）。

249人 **1721 年，扎布迪尔·博依尔斯顿医生在波士顿实施人痘接种的人数——这是美国首次疫苗接种。**

渐渐普及

英国人痘接种的普及在很大程度上要归功于玛丽·蒙塔古夫人。她在君士坦丁堡（今土耳其伊斯坦布尔）看到人痘接种效果良好，对其意义深信不疑，1716 年她让自己的儿子接受人痘接种。她开始搜集证据，呼吁英国实行人痘接种。

1721 年天花疫情有所抬头，蒙塔古夫人劝说御医汉斯·斯隆尝试人痘接种。在囚犯身上进行的非正式试验取得了成功，人痘接种得到了皇室成员认可，渐渐普及。

18 世纪人痘接种更加普遍，但效果仍然难以预测，偶尔会有严重的病例，甚至造成死亡。接受人痘接种的人必须隔离两周，这也是该方法的弊端之一。

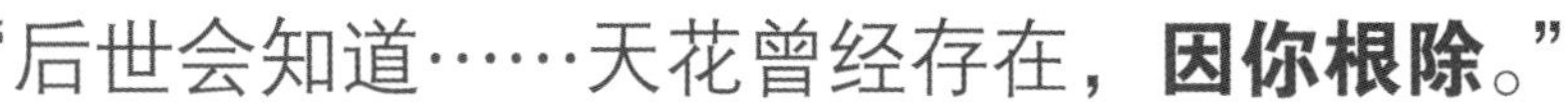

“后世会知道……天花曾经存在，**因你根除。**”

托马斯·杰斐逊，给爱德华·詹纳的信，1806 年

詹纳的突破

爱德华·詹纳是英国西南部伯克利一名成功的乡村医生，他内外科兼修，也是才华出众的博物学家。他年轻时曾接受人痘接种，还因此经期患病。作为医生，詹纳知道感染牛痘可预防天花这一普遍观点——挤奶女工和放牛人似乎鲜少感染天花。还有不少人研究过牛痘与天花之间的联系，如英国医生约翰·菲斯特，他曾在 1765 年撰写论文，题为“牛痘及其预防天花的能力”，

▷ 工作中

詹纳在 1796 年的 17 号病例，为 8 岁的詹姆斯·菲普斯接种牛痘，这次接种引发了轻微症状。6 周后，詹纳有意让他接触天花，并记录“没有患病”。

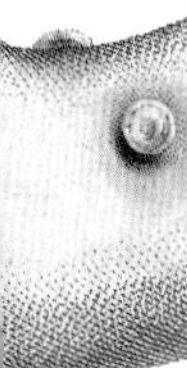

◁ 牛痘疮口

左图中詹姆斯·菲普斯种痘所使用的痘浆来自当地挤奶女工萨拉·内尔姆斯的手。她是詹纳的 16 号病例患者，自然感染牛痘，没有患病症状。

但这篇论文默默无闻。1774 年，据称农夫本杰明·杰斯蒂曾使用织补针将牛痘疮口脓液传给家人，但在其妻病入膏肓后他受到嘲讽。

詹纳知道，要想让人们认真看待牛痘与天花之间的联系，必须有严格医学试验的报告。1798 年，他出版《天花疫苗因果之调查：英国西部郡县发现之疫病，尤以格洛斯特郡为主，名为牛痘》，介绍了 23 名患者的治疗过程，他首先用牛痘痘浆为患者种痘，然后让他们接触天花。根据他的记录，接种牛痘后患者没有感染天花。

虽然医学界对于此类试验的伦理怀有疑虑，但詹纳对种痘过程全面科学的记录以及种痘的成功立刻引起人们注意。他的方法后来经他人改良，迅速传遍世界。

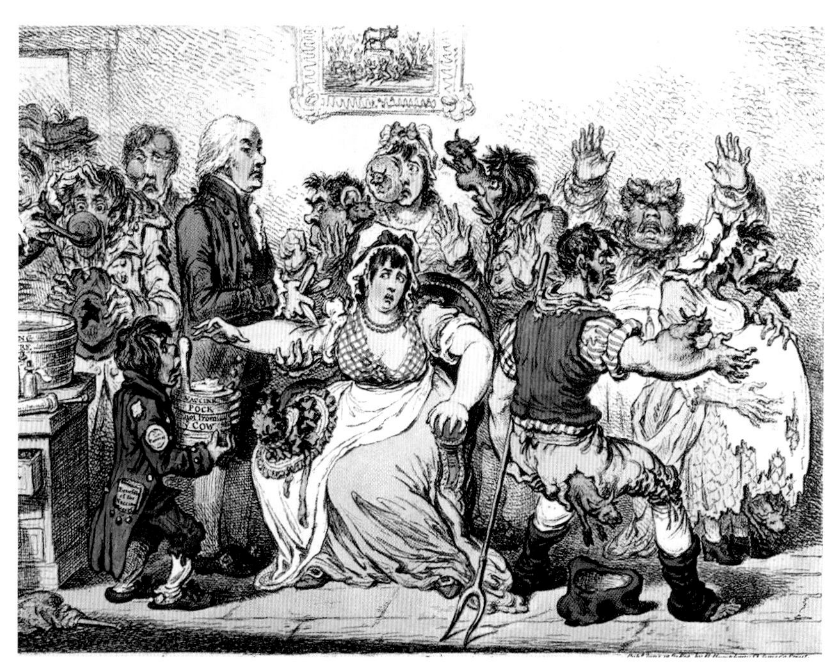

▷ 嘲笑接种

这幅描绘爱德华·詹纳用牛痘为患者接种、预防天花的讽刺画，恰如其分地反映出接种方法得到公认以前的公众情绪。画中患者都长出了牛头。

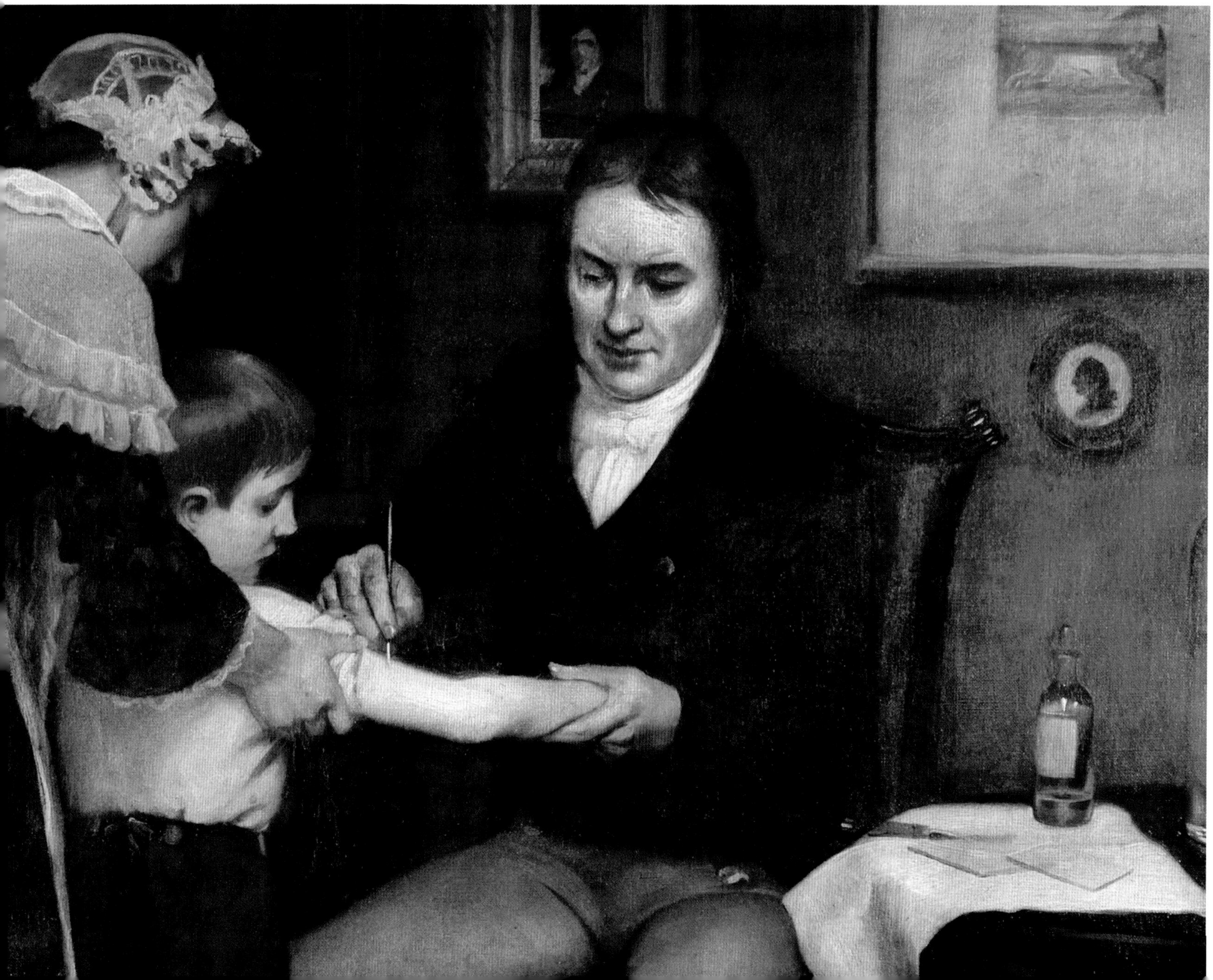

颅相学

颅相学的实践，是通过触摸和测量头部轮廓判断人的性格、品行和智力。如今颅相学已经过时，并被视为伪科学。但在19世纪上半叶，这门学科发展得相当成功，主要流行于英国、爱尔兰、欧洲大陆部分地区和美国。

颅相学起源于德国医生弗朗茨•加尔（1758~1828年）的学说。读书时，他注意到一位同学头部比例异乎常人，且外语天分极高。加尔开始研究大脑和头骨形状与个性特点之间的关系。他提出，大脑由27个“器官”组成，各为一种个性特点的中心："器官”越大，对人的性格影响越大。头骨轮廓体现内部器官位置和发育情况，可以通过观察、触摸和测量辨别。1800年，加尔演讲、写文章，宣传自己的学说，其支持者又进一步完善发展了这门学科。

现在人们知道颅相学并无科学基础，但当时很多人把它作为证实争议问题的工具——例如，论证某一种族优于其他种族的假设。虽然颅相学在19世纪50年代已经衰落，但加尔的某些思想在现代神经病学和心理学中仍有体现，例如大脑特定区域执行特定精神功能的观点。

“**大脑皮层褶皱**……是支配**本能**、**情绪和习性**的部位……”

弗朗茨·加尔，《论大脑及各部位功能》，1796年

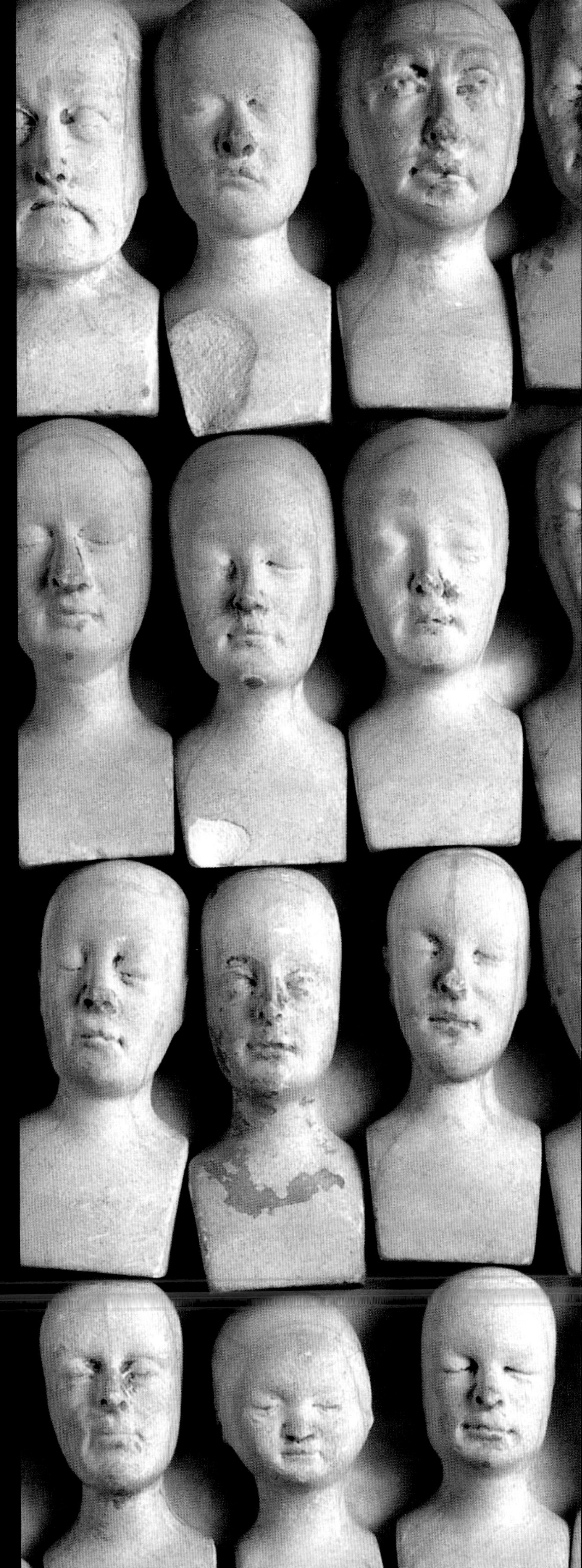

▷ 头部实例

图中头部模型共有60个左右，为蜡像雕刻家、颅相学家威廉•巴利制作，被用于解释颅相学理论。他出生于瑞士，在英国工作。1851年英国举办的万国工业博览会上有这种石膏模型作为教学辅助工具展销。

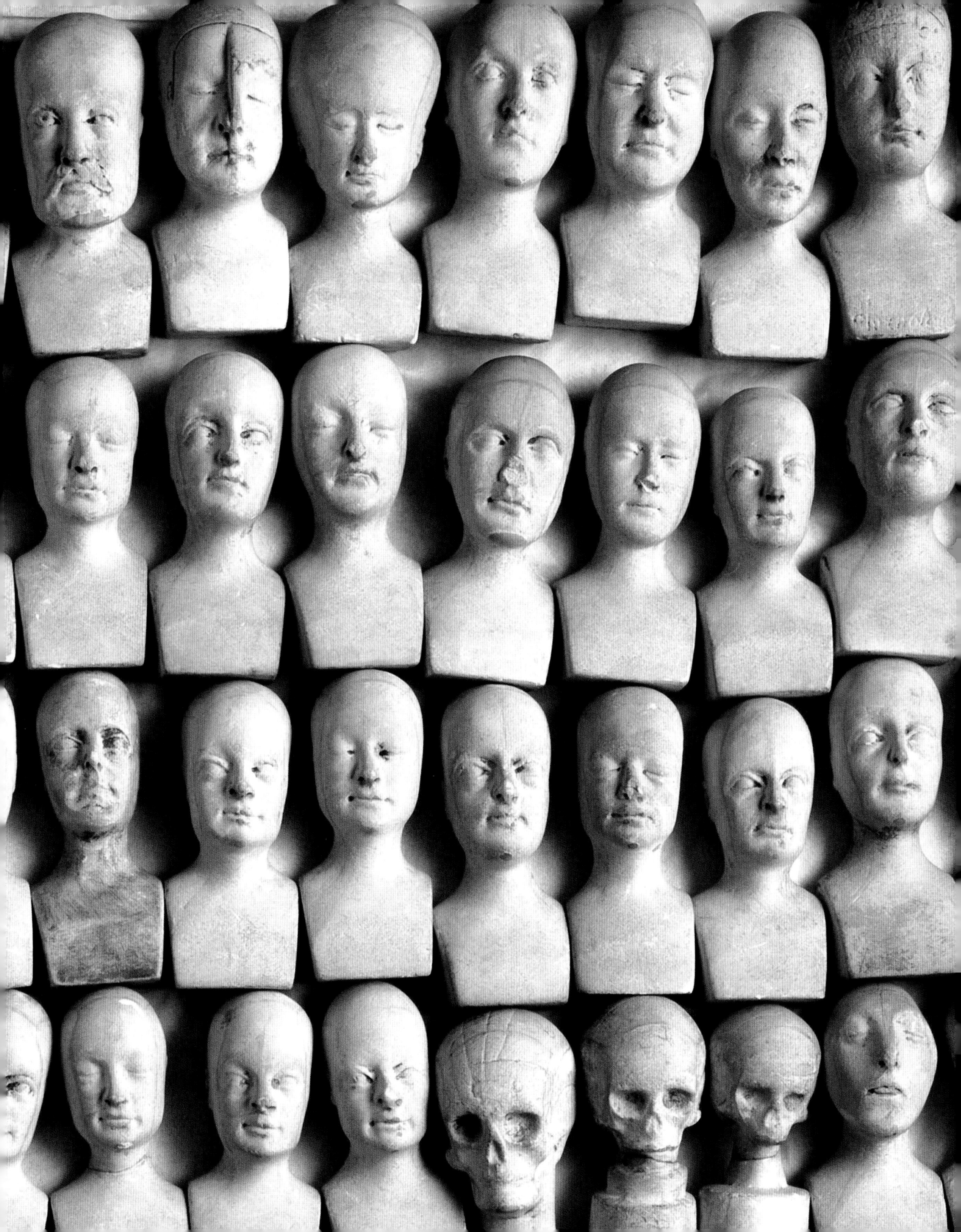

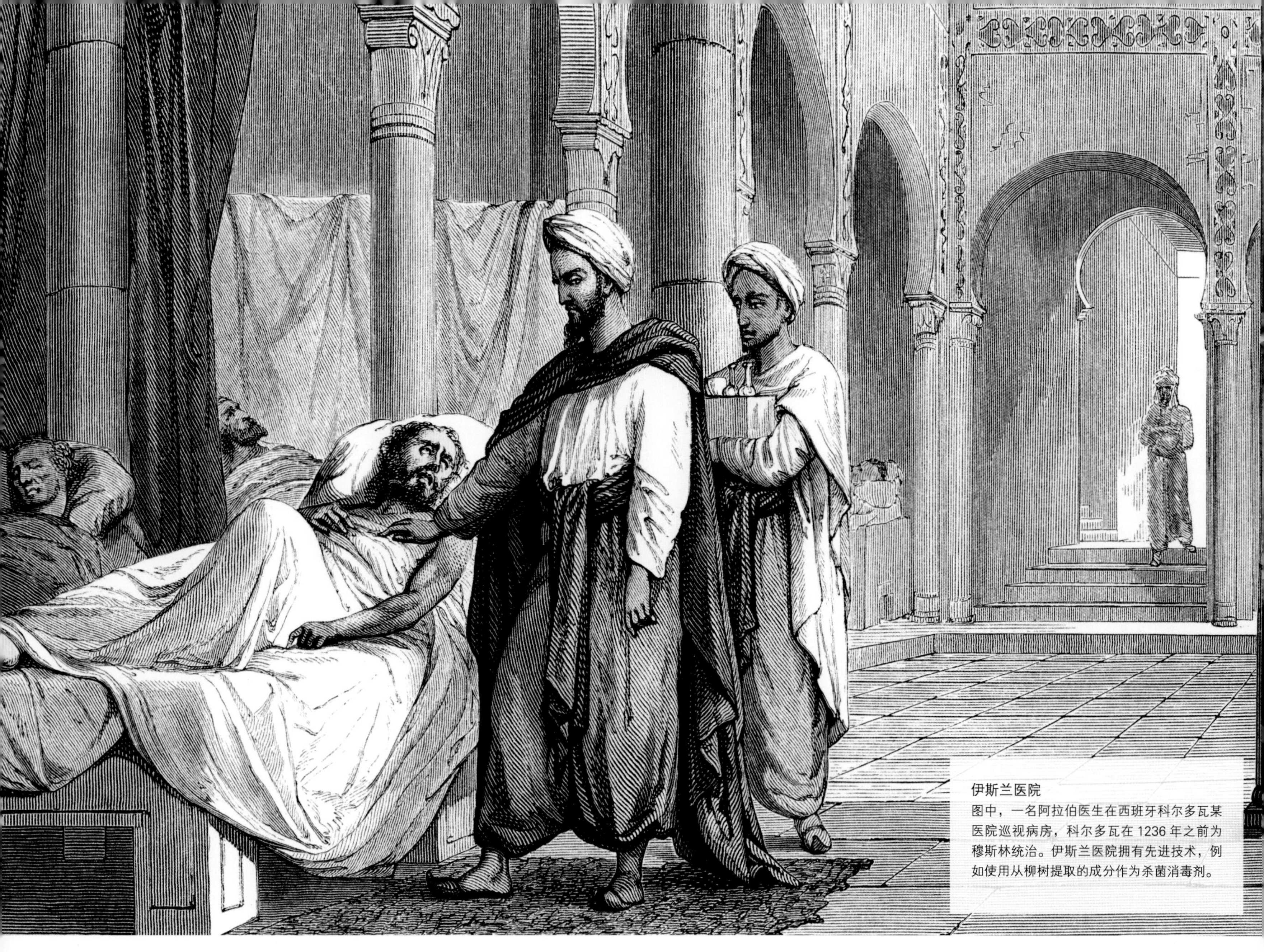
伊斯兰医院
图中，一名阿拉伯医生在西班牙科尔多瓦某医院巡视病房，科尔多瓦在1236年之前为穆斯林统治。伊斯兰医院拥有先进技术，例如使用从柳树提取的成分作为杀菌消毒剂。

现代医院

19世纪，专科医院、正规医学院校和专业护理队迅猛发展。更多患者能够去医院接受治疗，患者阶层背景比以往更加多样，护理水平也大有提高。

古罗马军队曾为伤病军人设立医院（见38~39页），但4世纪时才有基督徒捐资设立机构照料贫困病人，此前并无史料表明有过专门为平民提供医疗服务的场所。中世纪的医院一般附属于修道院，大多负责护理麻风病患者，14世纪后还护理鼠疫等传染病患者和精神病患者。

伊斯兰世界（见49页）确实有更为正规的医院，其中最为古老的一座约805年始建于巴格达。一些医院有医疗培训，但主要负责照料穷人，而不是普通百姓。

亨利八世颁布“解散修道院”法令后，1536~1540年，英国数百家修道院附属医院关闭。只有少数几家重建，因此至1700年，拥有50万人口的伦敦只有两家大型医院——圣巴塞洛缪医院和圣托马斯医院。在欧洲其他地区，宗教改革运动并未大批关闭宗教性质的机构，情况稍好。1784年，约瑟夫二世皇帝重新改造维也纳总医院，设有6个内科病房、4个外科病房。

新式医院

随着伦敦人口增长、经济日渐繁荣，人们对更好的医疗服务的需求也愈加迫切。富商捐资支持修建了多所医院：1720年，威斯敏斯特医院；1724年，盖伊医院；1733年，

“专为儿童患者设立的机构；在那里，优秀的医生……安慰并治疗的只有儿童。”

查尔斯·狄更斯对大奥蒙德街儿童医院的介绍，《我们共同的朋友》，1864~1865 年

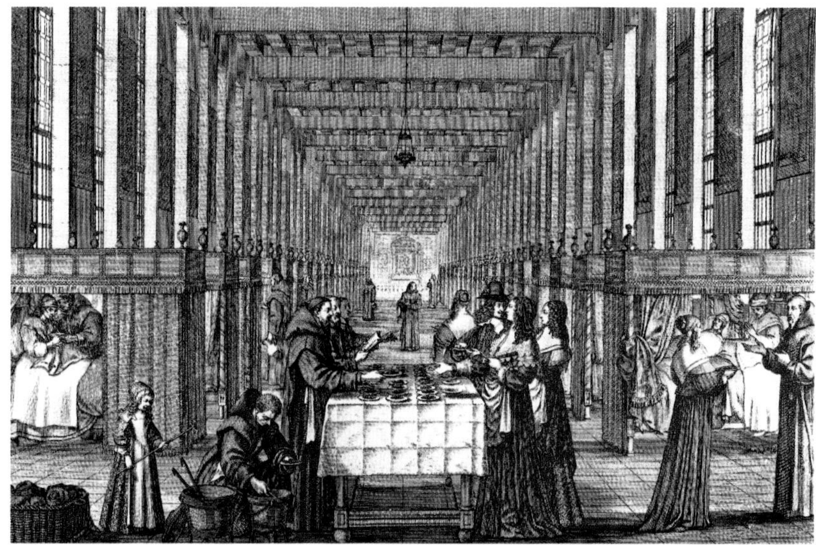

△ 巴黎慈善医院
17 世纪初，法国成立了一些面向穷人的慈善医院。和当时大多数医院一样，成立于 1602 年的巴黎慈善医院的工作人员来自一个宗教组织——慈善兄弟会。

圣乔治医院；1740 年，伦敦医院。地方城市也有自己的医院：1737 年，布里斯托尔医院；1740 年，约克医院。苏格兰的爱丁堡皇家医院建于 1745 年。美国第一家综合性医院于 1751 年在费城建立，1771 年纽约医院建成。

专科医院开始设立

专科医院的设立，可以使内科与外科医生积累治疗某种特定疾病的经验。穆尔菲尔兹眼科医院（成立于 1804 年）是英国第一家专科医院，至 1860 年时专科医院已大约增至 65 家，其中包括皇家胸科疾病医院（1814 年）。美国最早的专科医院是 1824 年成立的马萨诸塞眼科耳科医院。1749 年英国产科医院开业，自此专业妇产科医院宣告问世。

大奥蒙德街儿童医院成立于 1852 年，而巴黎（1802 年）、柏林（1830 年）和维也纳（1837 年）此前均已设立了儿童医院。

医院的医生比以往任何时候都更加训练有素。1750 年，爱丁堡皇家医院成立特别临床病房，医学院的学生在那里学习，直接参照患者病情。18 世纪 70 年代，病房临床教学的理念也传到了维也纳。1834 年，伦敦大学学院成立自己的医院，专门用于医学院教学，正规医学教育更进一步。

护士培训

护理在 19 世纪也成为一种正规职业。1836 年，路德宗牧师西奥多·弗利德纳在德国杜塞尔多夫附近的凯撒斯韦特创立一家医院兼女执事培训中心，培养女性成为宗教组织的“护理－女执事”。其他欧洲国家的护理改革人士趋之若鹜。弗洛伦斯·南丁格尔（见 142~143 页）1850 年去那里学习了三个月，克里米亚战争（1853~1856 年）期间她在英军战地医院将所学知识用于实践。她回国后利用 4.4 万多英镑的公众捐款在英国成立护理学校。自 1860 年起，南丁格尔的学校为英国新建医院输送受过专业训练的护士。

900% 1800~1890 年伦敦圣托马斯医院接诊门诊病人的增长率。

随着医院提供更多医疗服务，贫穷患者有被挤出医院的风险。医院开始向患者收取少许费用，中产阶级患者则希望付更多的钱享受私人病房。为了应对这一趋势，新式“医务所”面世，为穷人免费提供医疗服务。这些机构是中世纪医院的真正传承者，例如纽约医务所（1790 年）、爱丁堡公共医务所（1776 年）和芬斯伯里医务所（1780 年）。

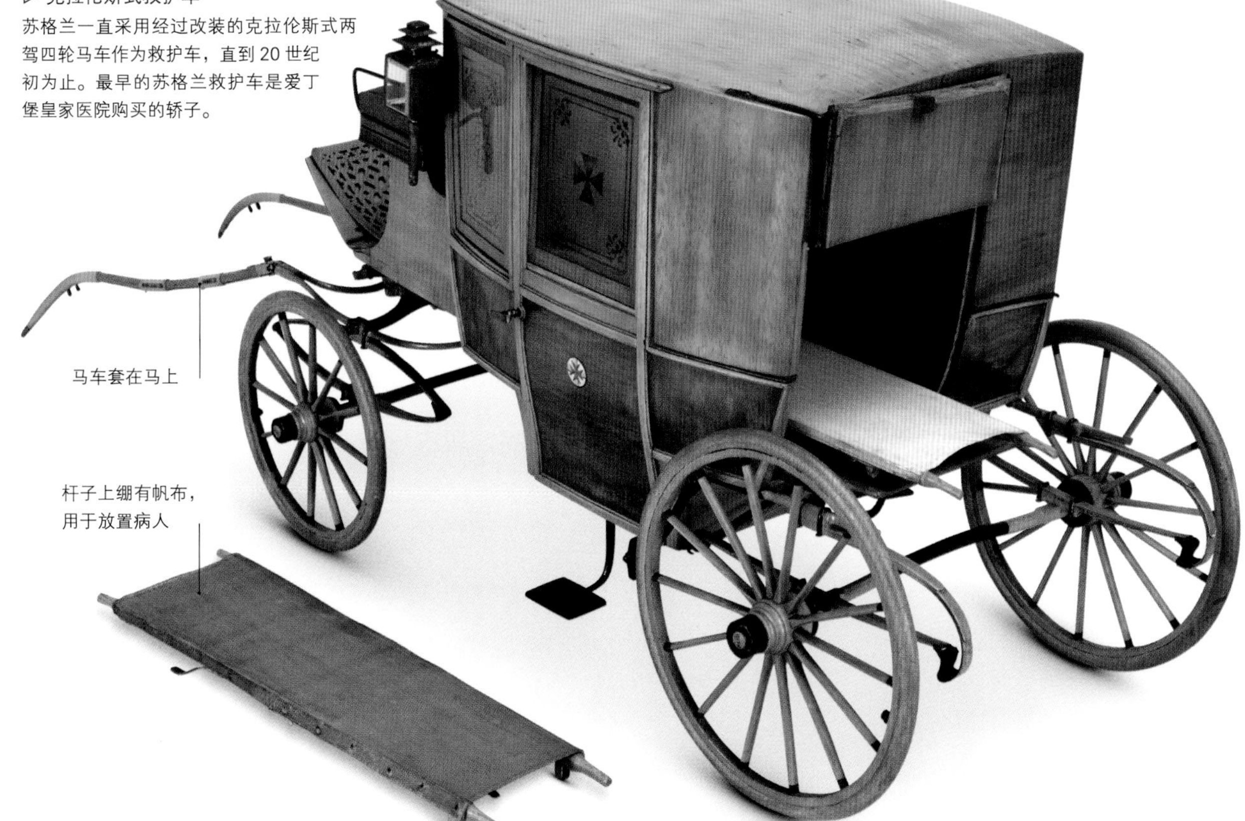

▷ 克拉伦斯式救护车
苏格兰一直采用经过改装的克拉伦斯式两驾四轮马车作为救护车，直到 20 世纪初为止。最早的苏格兰救护车是爱丁堡皇家医院购买的轿子。

顺势疗法

顺势疗法 19 世纪起源于德国，这种治疗方法是基于“以毒攻毒”的原则或“相类定律”。顺势疗法是不同于传统西医的若干种疗法之一。

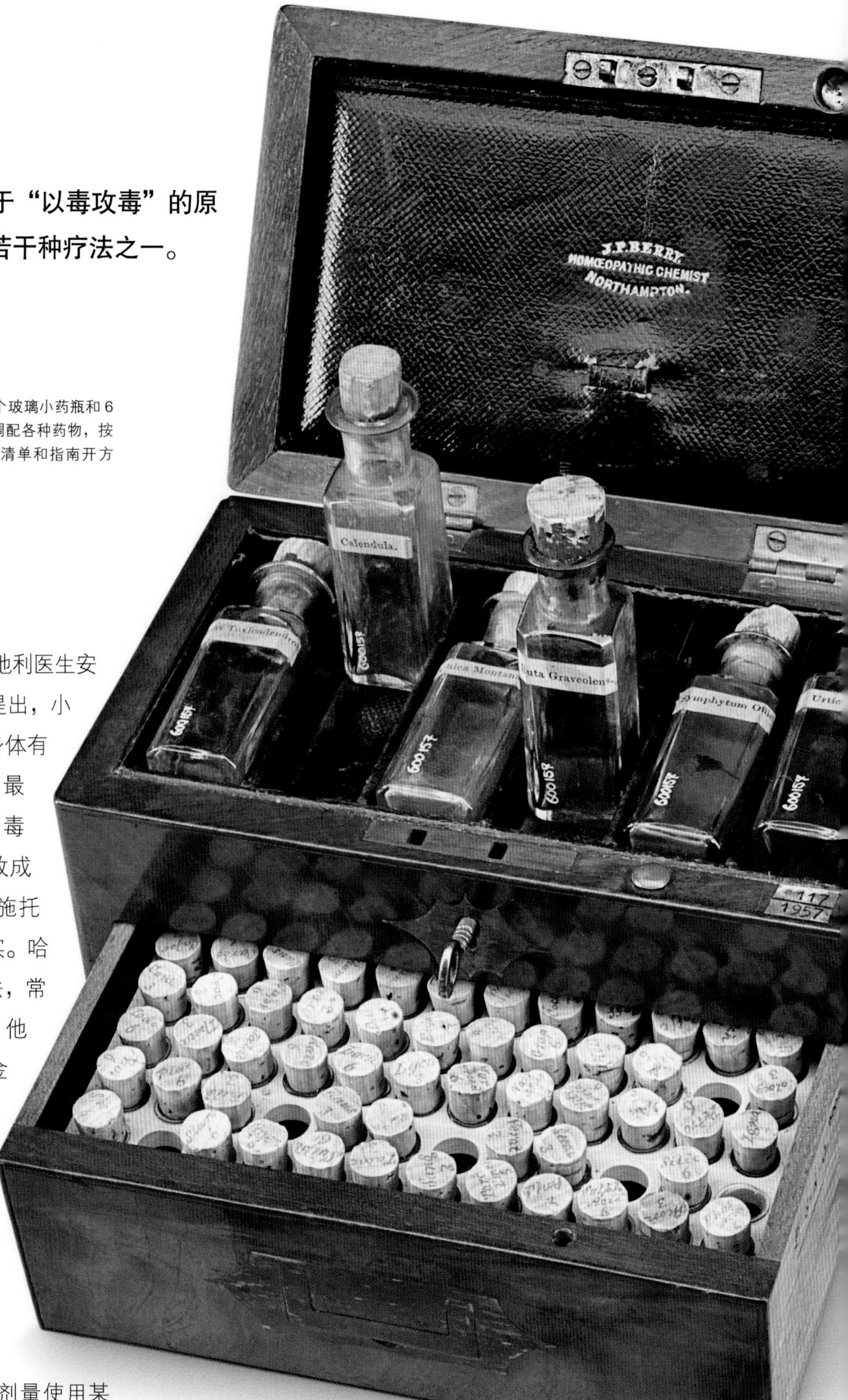

▷ **顺势疗法药箱**
这件 19 世纪初的药箱装有 69 个玻璃小药瓶和 6 个大药瓶。专业顺势疗法医生调配各种药物，按照哈内曼及其门徒编制的各类清单和指南开方给药。

顺势疗法的基本思路——一种在健康身体上引发某些症状的物质，可以少量用于治疗具有同样症状的疾病——起源于古希腊，后来由古罗马人发扬光大。公元前 4 世纪，古希腊医生希波克拉底曾以顺势疗法的思路治病，希腊出生的药剂师迪奥斯科里季斯所著《药物学》（见 38~39 页）也曾介绍这种治疗思路。

18 世纪 90 年代，德国医生萨穆埃尔·哈内曼开始根据这种思路设计治疗方法，后被称为顺势疗法。在此之前，瑞士医生帕拉塞尔苏斯（见 70 页）和奥地利医生安东·冯·施托克等人提出，小剂量有毒物质可能对身体有益。施托克曾用某些最可怕的草药试验，如毒芹。当时尚未出现有效成分提纯的技术，因此施托克的试验结果无法证实。哈内曼开始研究这些说法，常常在自己身上做实验。他试验的植物原材料有金鸡纳树皮——后来成为抗疟疾化合物奎宁（见 174~175 页）的原材料——和颠茄的叶子与果实等。

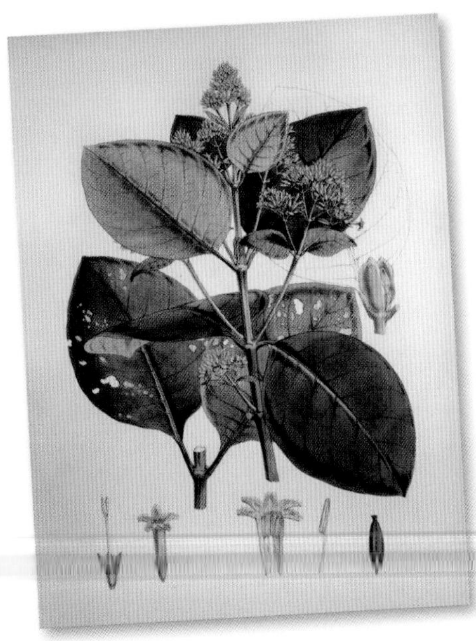

△ **金鸡纳树皮实验**
哈内曼使用传统治疗疟疾的药物金鸡纳的提取物，证明健康人服用金鸡纳会出现类似疟疾的症状。

稀释药物

哈内曼猜想，如果小剂量使用某种物质可以缓解某种症状，那么更小剂量可能效果更好，同时又能减轻不必要的副作用。他研制了用水或酒精反复稀释提取物的技术，每次稀释时都要晃动容器（称为“振荡法”）。他还设计了测量溶液效力

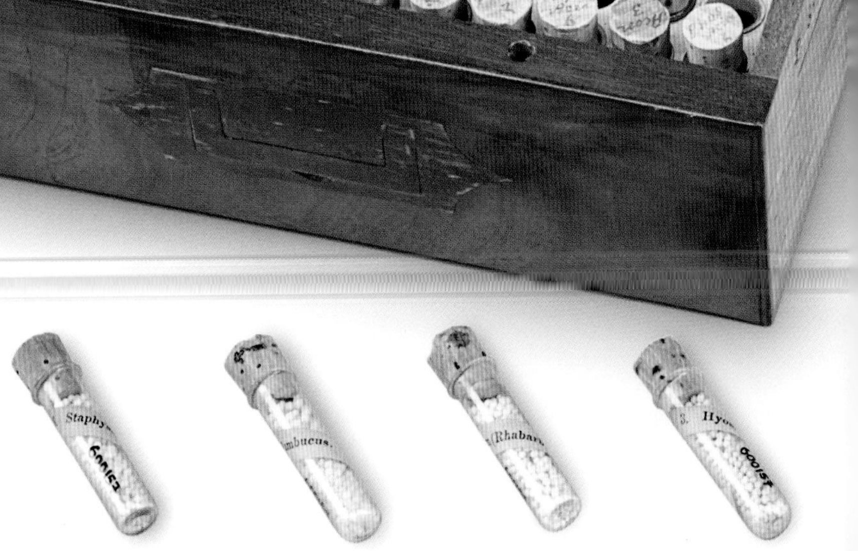

“在健康人身上**引发**……**症状**的物质可以**治疗**表现出**类似**……**症状**的患者。”

萨穆埃尔·哈内曼，约1800年

德国医生（1755~1843年）

萨穆埃尔·哈内曼

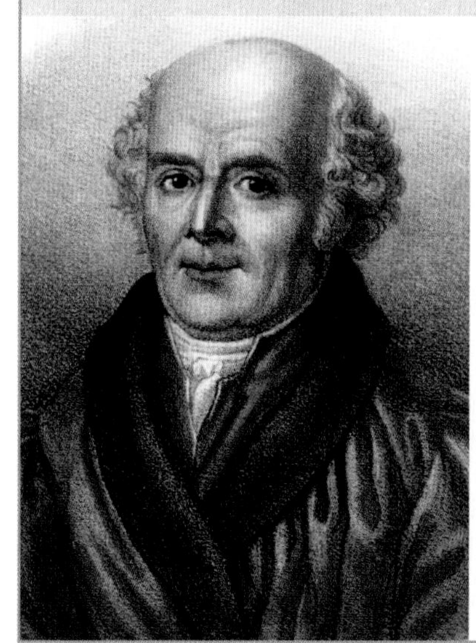

哈内曼出生于德国德累斯顿市附近的迈森。最初他在萨克森担任乡村医生。当时流行一些疗效未经证实的简陋治疗方法，尤其是在农村地区，哈内曼很快对现实感到失望。1785年，他放弃传统医学，转而关注化学和写作。哈内曼在外语方面天资极高（能说10种外语），当翻译谋生，同时四处游历，发展自己的顺势疗法“艺术”。1843年哈内曼在巴黎去世。

的百分制标，即“C单位”。1C稀释液包含1份药物加99份水，2C稀释液则是1C稀释液再次稀释于100份水中，以此类推。稀释的过程称为“效力强化”，稀释程度越高的药物，其效力越大；但某些药剂稀释太多，已不再含有任何原有物质分子。

日益流行

哈内曼在《治愈术推理法》（1810年）一书中阐述了自己的研究成果。他提出，疾病由内在的虚弱（“瘴毒”）引起，顺势疗法可以用温和的方法慢慢将瘴毒从体内排出。他的著作流传甚广，欧洲和北美洲都开始出现运用顺势疗法的医生、相关期刊和组织机构。德国顺势疗法医生中心协会1829年成立，随后又有很多类似机构，如1844年创立的美国顺势疗法研究所。顺势疗法之所以受欢迎，可能是因为它比当时其他一些野蛮疗法更温和；其另一个优点是，患者不必去医院，可以在家中接受治疗，患者在医院有时会感染其他疾病或是接受的传统治疗往往弊大于利。20世纪60和70年代，随着反主流文化以及“另类”生活方式、文学和音乐的兴起，顺势疗法再度流行。

安慰剂效应

尽管有数百万人证实顺势疗法的效果，但很多研究认为，它实际上起作用的是“安慰剂效应”——也就是说，如果患者相信自己会好转，其病症缓解的概率就会增加。如果患者相信自己已服用有益物质，却不知那只是安慰剂（无效药），这种效应尤其明显。即使客观上病情没有明显好转，患者也可能感觉好转。现代医学仍在研究安慰剂效应的机理，这种效应常常出现，却难以解释。某些研究将其归因于大脑中天然存在的内啡肽等活性物质，认为是这些物质导致病情好转。

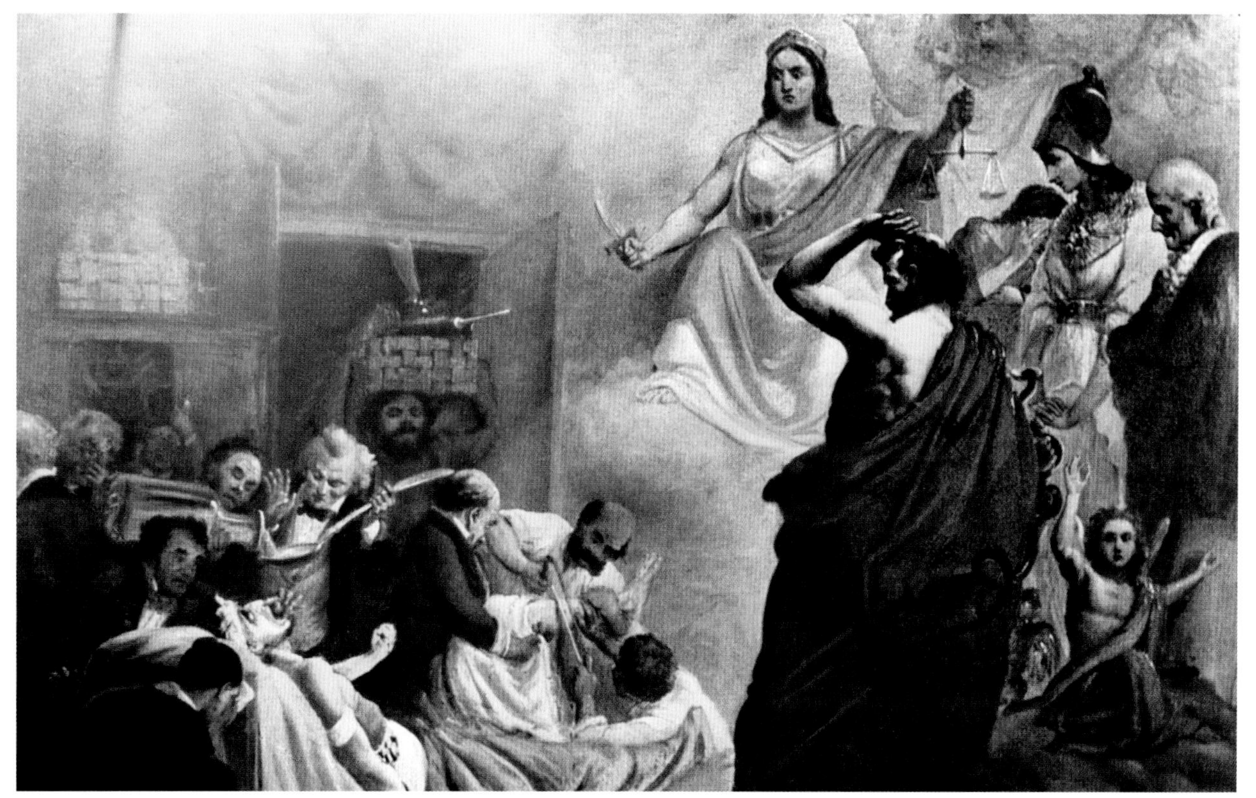

▷ 对替代疗法的需求

这是亚历山大·贝德曼1857年的画作。画中的人物“顺势疗法”看到传统治疗方法惊骇不已。哈内曼经历了放血等18世纪常见疗法带来的危害，因而转而追求新的医疗方法。

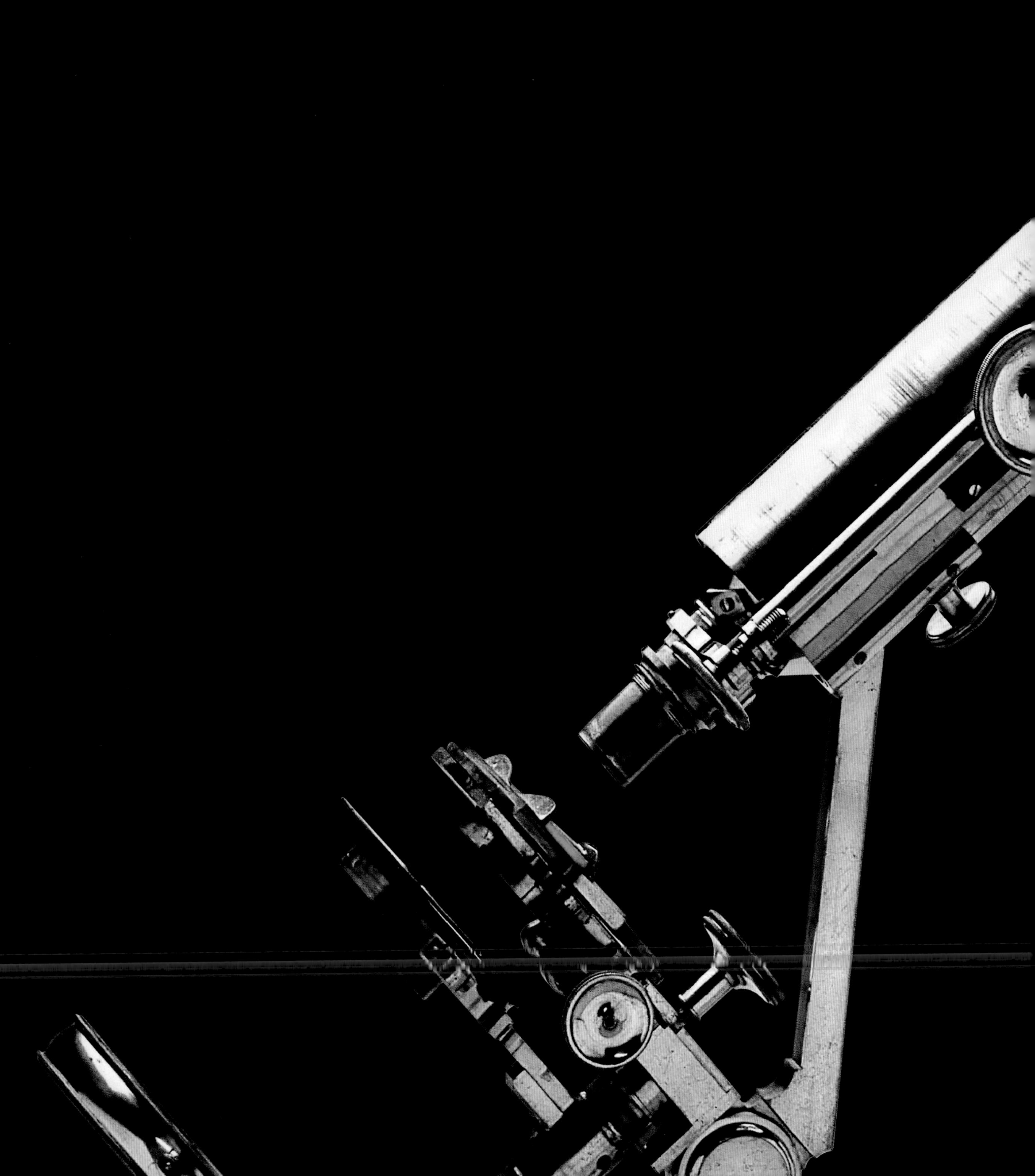

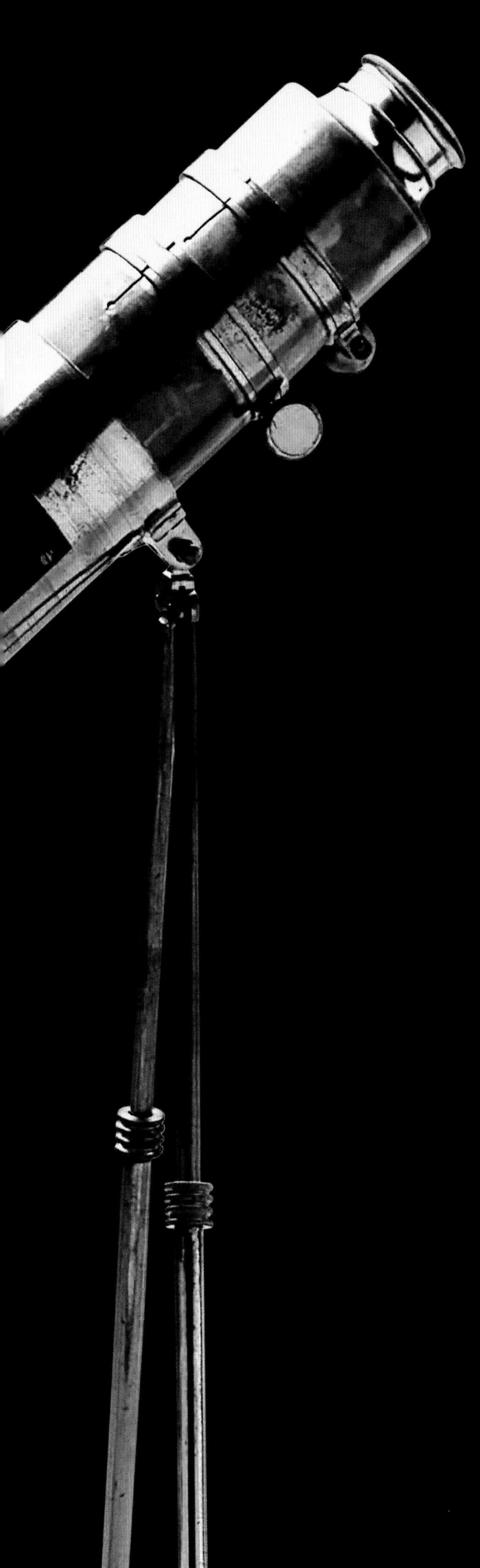

3

科学主导

1800 ~1900年

« 第一台消色差显微镜

年表

科学主导 1800 ~1900年

1800年

1802年
欧洲第一家儿童医院在巴黎开业。

1808年
约翰·克里斯蒂安·赖尔提出精神病学这一术语，认为精神病学应当获得公认的医学专业地位。

1816年
勒内·拉埃内克发明简单而极其重要的诊断工具——听诊器。

︾早期听诊器的应用

1818年
詹姆斯·布伦德尔重拾人与人之间输血的构想，治疗分娩后严重失血的产妇。

︽伯克和黑尔谋杀案

1828年
伯克和黑尔在苏格兰爱丁堡盗墓杀人，将尸体卖给研究解剖学的医生。

19世纪30年代
柏林、圣彼得堡、维也纳和弗罗茨瓦夫等地设立儿童专科病房和专科医院，儿科地位更加巩固。

1838年
约翰内斯·米勒的著作《癌症的性质及结构特点》为组织病理学奠定了基础。

1839年
世界第一份牙科期刊《美国牙科医学杂志》出版。

1840年

1842年
威廉·克拉克拔牙时为患者施行麻醉。克劳福德·朗切除患者颈部囊肿时使用了麻醉剂。

1845年
牙医霍勒斯·韦尔斯演示一氧化二氮的麻醉效果，但患者因疼痛而叫出声。

︽莫顿乙醚吸入器

1846年
威廉·莫顿在马萨诸塞州总医院成功演示乙醚麻醉。

1847年
詹姆斯·扬·辛普森开始使用氯仿缓解产妇分娩疼痛。

1847年
伊格纳茨·塞麦尔维斯推测，“致死颗粒”是维也纳很多产褥热的发病原因；他制定的洗手措施令死亡率大大降低，但其贡献一时并未得到承认。

1849年
伊丽莎白·布莱克韦尔是美国第一位获得医学博士学位的女性。

1854年
弗洛伦斯·南丁格尔抵达斯库台兵营，护理克里米亚战争伤兵。

1858年
《解剖学：描述与外科》出版。此书为亨利·格雷所著，再版时更名为《格雷氏解剖学》。

︾《格雷氏解剖学》书中插图

1860年

1860年
第一家现代护理学校在伦敦圣托马斯医院成立。

1862年
路易·巴斯德进行曲颈玻璃烧瓶实验，证明如果营养液不接触污染微生物就不会滋生细菌。

︽利斯特的石炭酸喷雾器用来消毒灭菌

1867年
约瑟夫·利斯特发表报告《外科手术消毒原则》。

1868年
神经病学主要创始人之一让-马丁·沙尔科开始研究帕金森病。

1872年
伊丽莎白·加勒特·安德森创立伦敦新女子医院（后更名为伊丽莎白·加勒特·安德森医院）。

1873年
卡米洛·戈尔吉发明银染色法，在显微镜下可以展现神经组织细节。

1876年
罗伯特·科赫证实，炭疽病由一种细菌引起，现称炭疽杆菌——瘴毒理论遭受致命打击。

1876年
苏木精和伊红染色法首次被提及，又称H&E，成为组织学（研究细胞和组织）观察细胞和组织最有用的技术之一。

1879年
巴斯德首次成功研制疫苗预防鸡霍乱，并把研究领域拓展到人类疾病。

一些最伟大的医学成就出现于19世纪，如麻醉剂、消毒程序和疫苗接种的迅速发展。路易·巴斯德和罗伯特·科赫走在前沿，开创细菌理论，取代了古老的自然发生论和瘴毒理论，而显微镜研究让引发霍乱、肺结核和破伤风等高致死率疾病的细菌现身。显微镜也使得组织学和病理学取得巨大发展。女性开始获得行医资格，护理成为公众认可的职业。19世纪的最后10年，X射线开辟了无创医学成像的新天地。

1880年

1895年

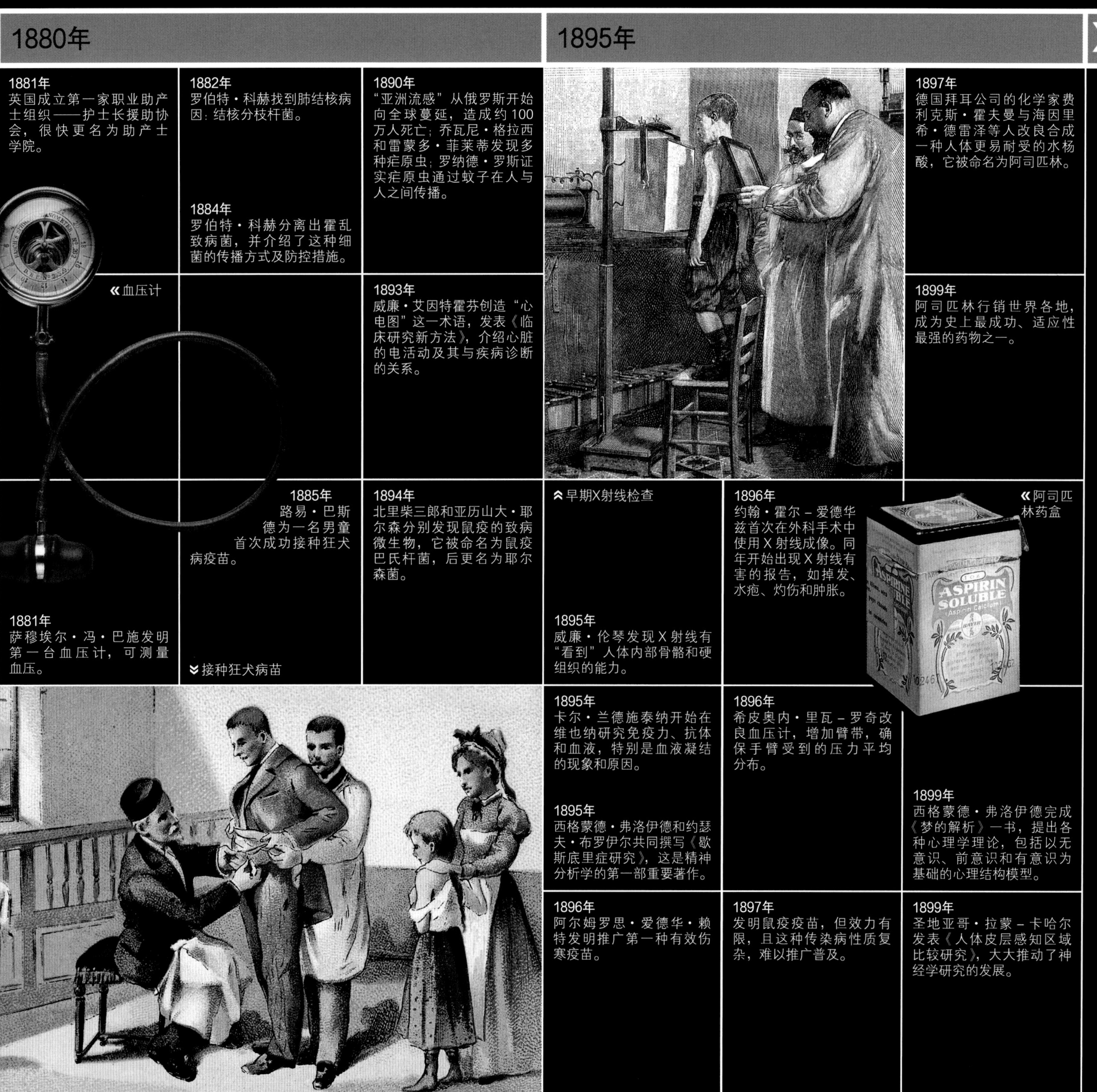

1881年
英国成立第一家职业助产士组织——护士长援助协会，很快更名为助产士学院。

1882年
罗伯特·科赫找到肺结核病因：结核分枝杆菌。

1884年
罗伯特·科赫分离出霍乱致病菌，并介绍了这种细菌的传播方式及防控措施。

1890年
“亚洲流感”从俄罗斯开始向全球蔓延，造成约100万人死亡；乔瓦尼·格拉西和雷蒙多·菲莱蒂发现多种疟原虫；罗纳德·罗斯证实疟原虫通过蚊子在人与人之间传播。

1893年
威廉·艾因特霍芬创造“心电图”这一术语，发表《临床研究新方法》，介绍心脏的电活动及其与疾病诊断的关系。

« 血压计

1881年
萨穆埃尔·冯·巴施发明第一台血压计，可测量血压。

1885年
路易·巴斯德为一名男童首次成功接种狂犬病疫苗。

1894年
北里柴三郎和亚历山大·耶尔森分别发现鼠疫的致病微生物，它被命名为鼠疫巴氏杆菌，后更名为耶尔森菌。

︾ 接种狂犬病苗

︽ 早期X射线检查

1895年
威廉·伦琴发现X射线有“看到”人体内部骨骼和硬组织的能力。

1896年
约翰·霍尔－爱德华兹首次在外科手术中使用X射线成像。同年开始出现X射线有害的报告，如掉发、水疱、灼伤和肿胀。

1897年
德国拜耳公司的化学家费利克斯·霍夫曼与海因里希·德雷泽等人改良合成一种人体更易耐受的水杨酸，它被命名为阿司匹林。

1899年
阿司匹林行销世界各地，成为史上最成功、适应性最强的药物之一。

« 阿司匹林药盒

1895年
卡尔·兰德施泰纳开始在维也纳研究免疫力、抗体和血液，特别是血液凝结的现象和原因。

1895年
西格蒙德·弗洛伊德和约瑟夫·布罗伊尔共同撰写《歇斯底里症研究》，这是精神分析学的第一部重要著作。

1896年
希皮奥内·里瓦－罗奇改良血压计，增加臂带，确保手臂受到的压力平均分布。

1899年
西格蒙德·弗洛伊德完成《梦的解析》一书，提出各种心理学理论，包括以无意识、前意识和有意识为基础的心理结构模型。

1896年
阿尔姆罗思·爱德华·赖特发明推广第一种有效伤寒疫苗。

1897年
发明鼠疫疫苗，但效力有限，且这种传染病性质复杂，难以推广普及。

1899年
圣地亚哥·拉蒙－卡哈尔发表《人体皮层感知区域比较研究》，大大推动了神经学研究的发展。

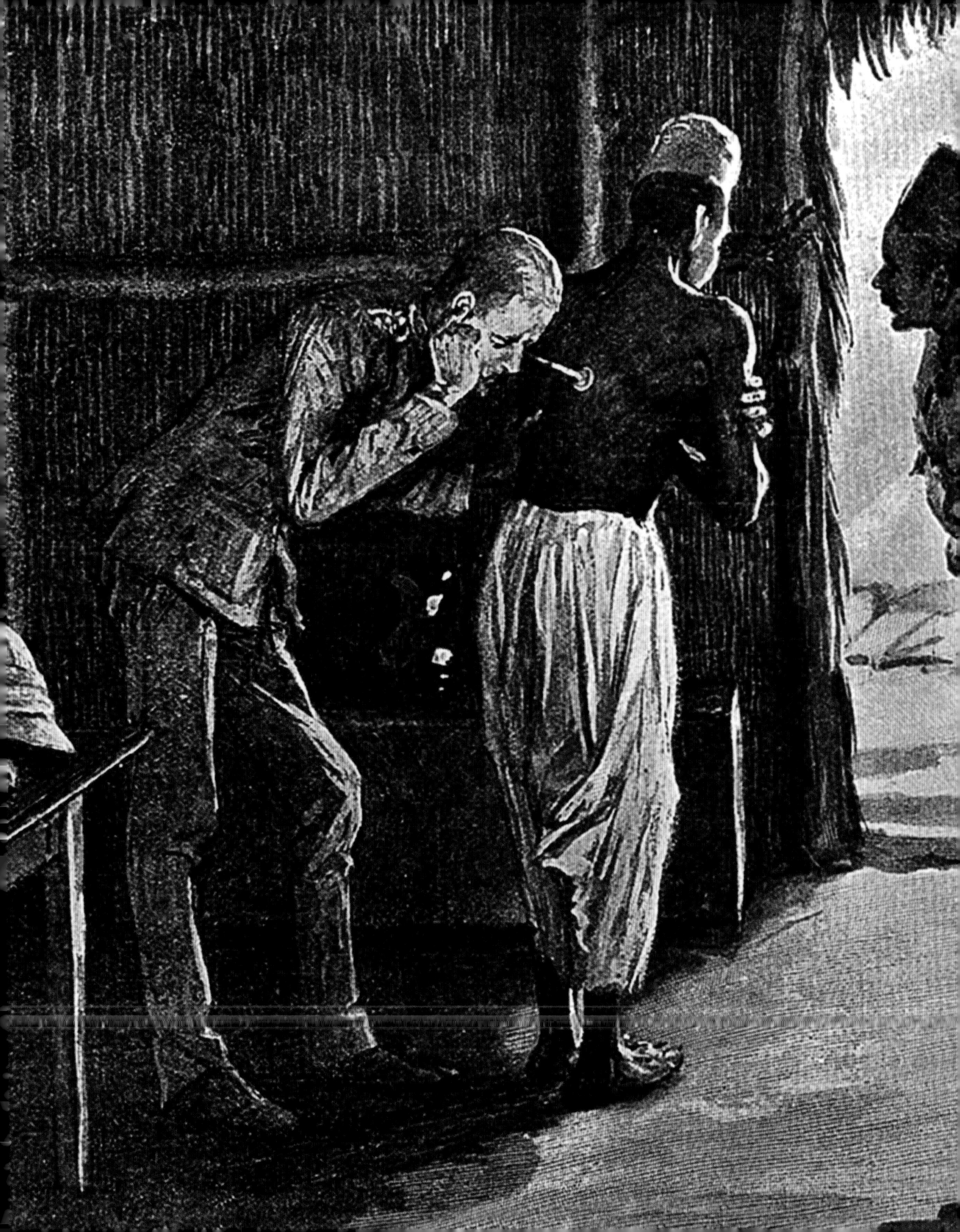

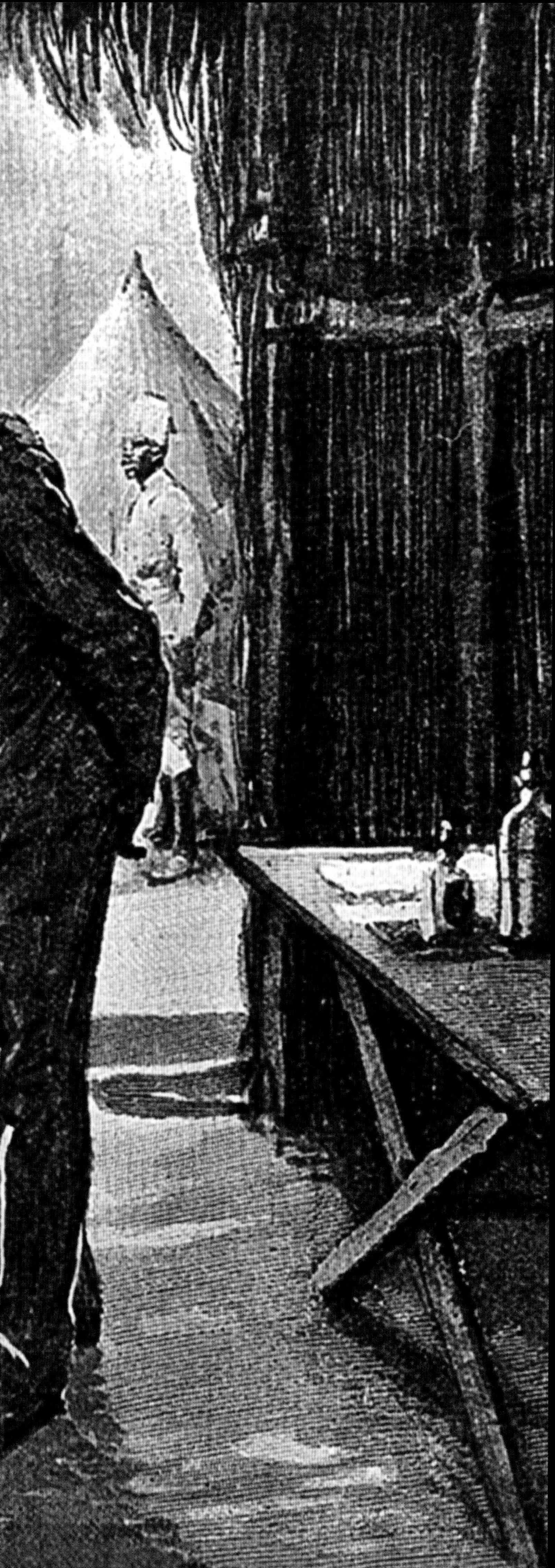

第一台听诊器

1816 年，听诊器的发明让医生有了聆听人体内部声音的新工具。这是医学史上最重要——也是最简单——的诊断工具创新之一。它很快成为内科医生至关重要的装备，也是医生长久以来的职业象征。

第一台听诊器与现代听诊器外形相去甚远。19 世纪初，法国医生勒内·拉埃内克用一张卷起来的纸听一位有心脏病的女患者心跳。此前，医生会直接把耳朵贴在患者要检查的部位上——这种检查方法被称为听诊。拉埃内克觉得脸贴着女患者太近于礼不合，因此另辟蹊径。他发现把纸筒放在患者胸部可以放大心肺的声音。他木工技艺精湛，做了一个空心木管，一头有洞——放在耳旁——另一头为漏斗状锥体。拉埃内克为自己的发明创造取名“stethoscope”，源自希腊语的“我看到”和“胸部”。到了 19 世纪 50 年代，内科医生已普遍使用听诊器。

拉埃内克使用听诊器诊断出多种疾病，如支气管炎、肺结核和肺炎。1819 年，他出版著作《间接听诊法》，介绍自己的研究发现。哮喘产生的黏液以他的名字命名，被称为“拉埃内克的珍珠”。造物弄人，拉埃内克本人患有肺结核，这是拉埃内克的侄子梅里亚代克·拉埃内克医生 1826 年使用听诊器诊断出来的。

“**听到心跳**的声音，我又**惊**又喜。”

勒内·拉埃内克，用紧紧卷起的纸为女患者听诊后如是说，1816 年

◁ 早期听诊器

这张素描描绘了 1867 年上校军医惠斯顿在苏丹战地医院使用听诊器的情景，当时英国埃及联军正在进行收复苏丹之战。单耳——紧贴一只耳朵——听诊器就像一个小望远镜。

1 拉埃内克听诊器（19世纪初）零件

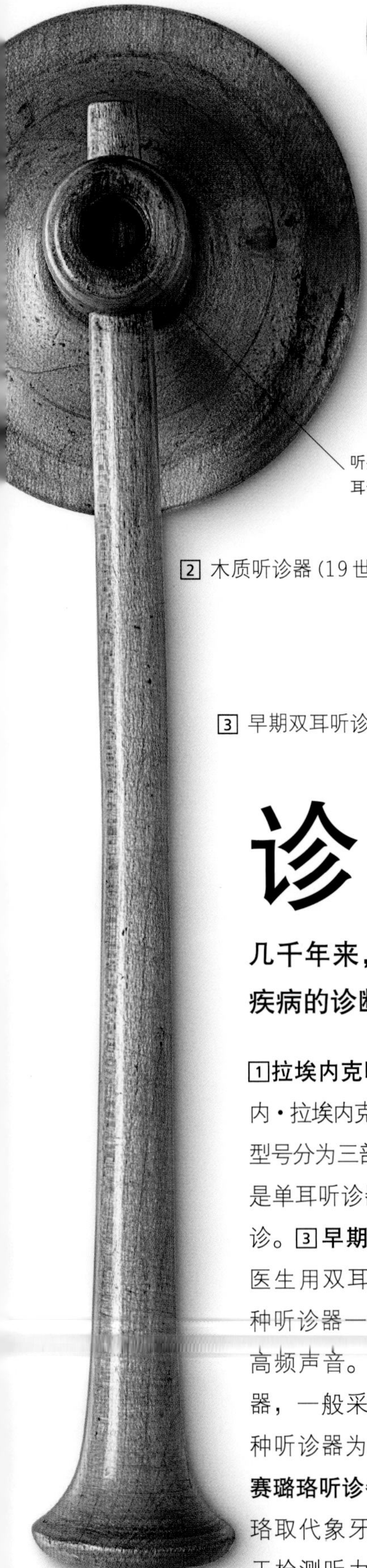

空心管

2 木质听诊器（19世纪60年代）

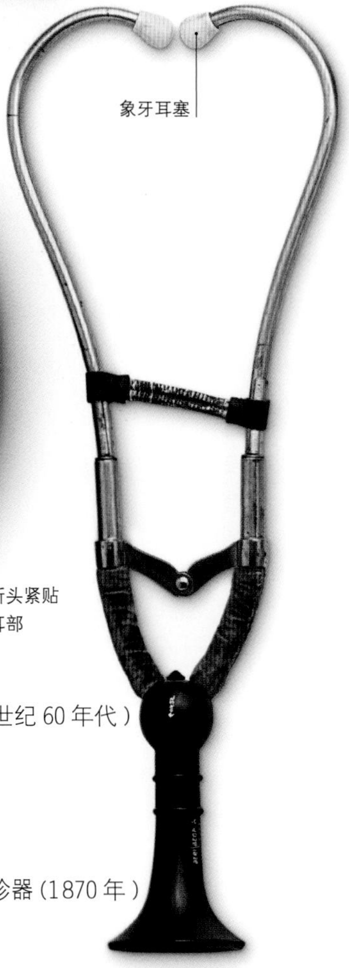

听头紧贴耳部

3 早期双耳听诊器（1870年）

象牙耳塞

4 圆筒形听诊器（19世纪30年代）

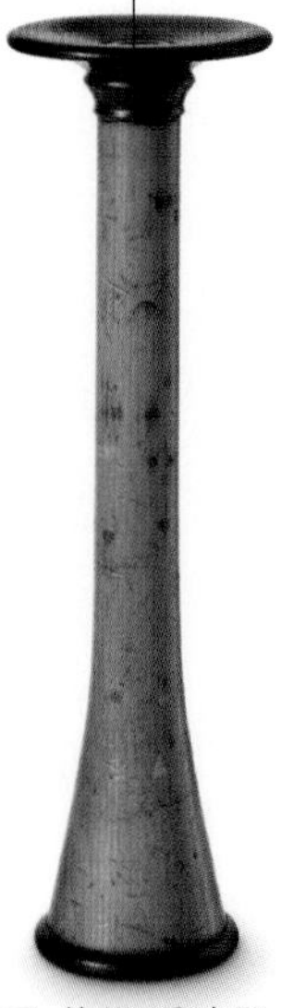

5 休斯听诊器（1890年）

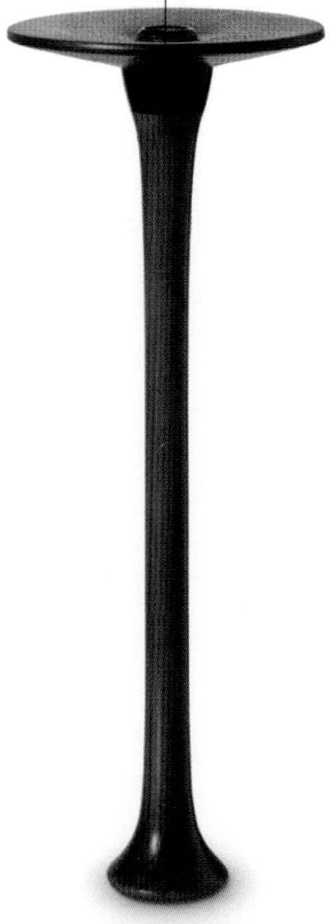

用于儿童的小听头

6 黑尔听诊器（1890年）

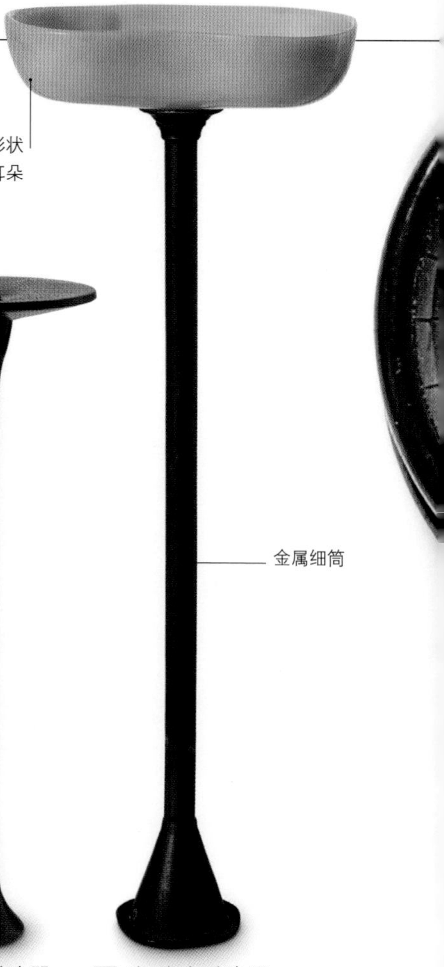

大听头

7 赛璐珞听诊器（1910年）

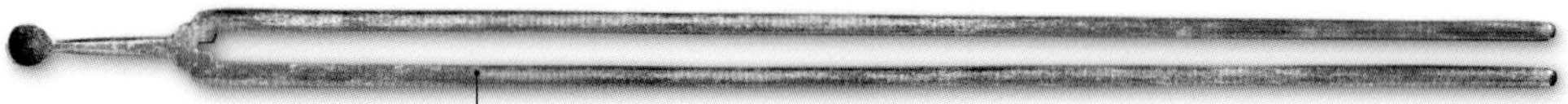

听头形状如同耳朵

金属细筒

8 音叉

两根金属叉齿

诊断器械

几千年来，人们对人体的认识一直在发展和突破，加上技术创新的推动，对疾病的诊断和治疗也相应取得进步。

1 **拉埃内克听诊器** 这种听诊器由法国医生勒内·拉埃内克发明，本为一根木管。最初制作的型号分为三部分，可以拆卸。2 **木质听诊器** 这是单耳听诊器——使用者只能用一只耳朵听诊。3 **早期双耳听诊器** 双耳听诊器可以让医生用双耳同时听诊。4 **圆筒形听诊器** 这种听诊器一头带有圆盘形集声器，能够捕捉高频声音。5 **休斯听诊器** 这也是单耳听诊器，一般采用木质听头。6 **黑尔听诊器** 这种听诊器为木制，但后来采用象牙制成。7 **赛璐珞听诊器** 这一型号的听诊器听头以赛璐珞取代象牙，但主体仍为金属。8 **音叉** 用于检测听力障碍。9 **耳镜** 德国军医弗里德里希·霍夫曼发明了耳镜，用于检查患者耳朵内部。10 **血压计** 这是用于测量血压的仪器。11 **喉镜** 西班牙声乐理论家曼努埃尔·加西亚首次使用这种喉镜观察声门和喉部。12 **检眼镜** 这种检眼镜带有反光镜，可将光线反射到眼睛里，其中心有一个观察眼睛内部情况的窥孔。13 **检眼镜** 此类检眼镜带有各种透镜。14 **黄铜内窥镜** 用于检查膀胱和尿道。15 **叩诊器** 用于发现胸部的异常情况。16 **临床玻璃体温计** 这件小巧的临床体温计由英国医生托马斯·奥尔伯特发明。17 **蛋白测量计** 用于测量尿液蛋白含量，检测肾脏问题。

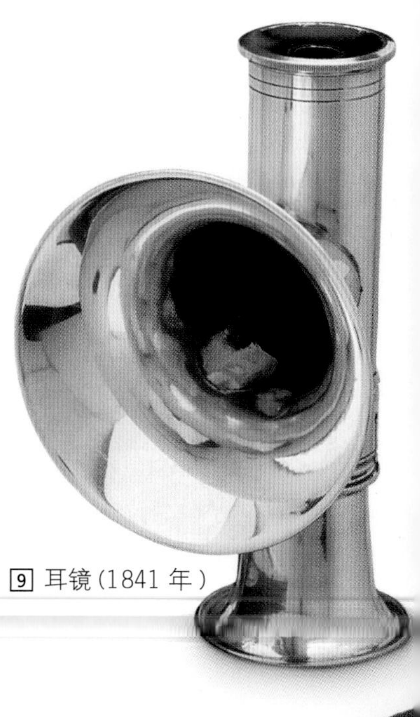

9 耳镜（1841年）

橡皮充气球

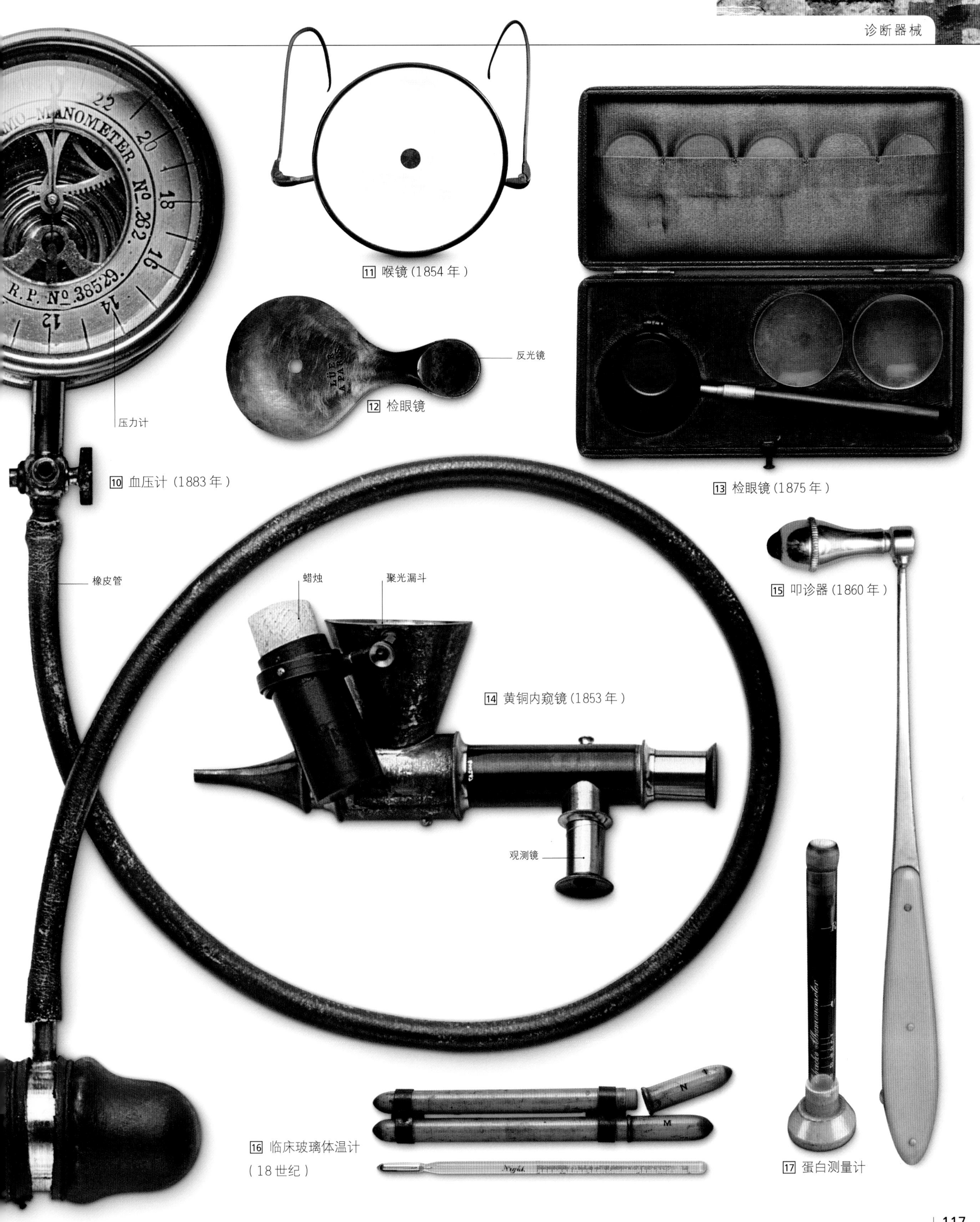

11 喉镜（1854 年）

12 检眼镜

10 血压计（1883 年）

13 检眼镜（1875 年）

15 叩诊器（1860 年）

14 黄铜内窥镜（1853 年）

16 临床玻璃体温计（18 世纪）

17 蛋白测量计

掘墓盗尸人

18~19 世纪，英国医学院用于解剖的尸体供应不足，因此出现所谓“掘墓盗尸人”。他们往往团伙作案，掘出新的尸体交给解剖学者。这种行为引起公愤，英国政府因此修改法律，让医学院可以通过合法渠道获得尸体。

中世纪以来解剖学所取得的进步是人体解剖实践的结果。虽然本笃八世教皇 1300 年禁止人体解剖，违者逐出教会，但是大多数欧洲国家政府采取实用主义态度，允许向解剖学校提供无人认领的穷人尸体。在佛兰德医生维萨里（见 72~75 页）1543 年的著作《人体构造》中，解剖结构插图的细节准确丰富，这只有通过人体解剖才有可能实现。

英国法律更为严格。1540 年，亨利八世准许理发师兼外科医生公会每年解剖 4 具被处以死刑的重犯尸体。1752 年《谋杀法案》规定，解剖学者可以解剖被处决犯人的尸体，即便如此也完全无法满足医学院的需求。因此，外科医生转而求助掘墓盗尸人，盗尸人掘出刚刚下葬的尸体，以 2~20 个基尼（20 个基尼是当时外科医生平均周薪的 20 倍还多）的价格卖给医生。

这种邪恶但利润极高的行为极其常见，以至于 1721 年爱丁堡外科学院与受训学员签约时专门规定，严禁学员与掘墓盗尸人打交道。但禁令形同虚设，因为任何想要成为外科医生的人都必须亲自观

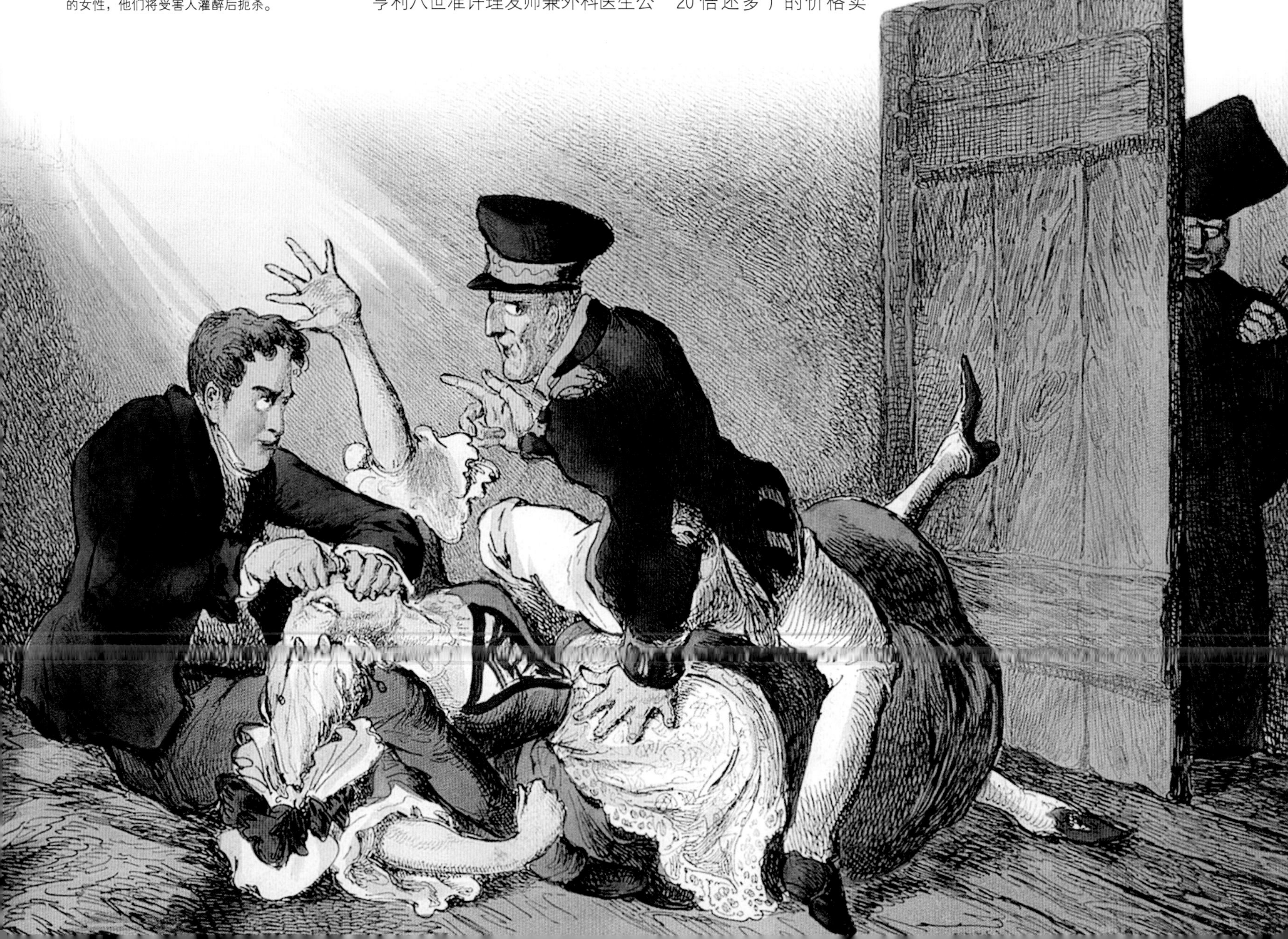

▽ 伯克和黑尔谋杀案
伯克与黑尔卖的第一具尸体生前为领取养老金的退休老人，在他们开办的小旅馆自然死亡。之后他们开始以饮酒为名引诱受害人——主要是柔弱的女性，他们将受害人灌醉后扼杀。

察或实施解剖，对于掘墓盗尸人来说，急需尸体的客户源源不断。

掘墓盗尸团伙

职业掘墓盗尸人往往团伙作案，每年向医学院提供数十具尸体（1795年在兰贝斯发现的一个团伙有15名成员）。名人或“怪人”的尸体的费用更高，如1739年墓穴被盗的大盗迪克·特平和身高超过2.1米的“爱尔兰巨人”奥布赖恩的费用均高达500镑。

掘墓盗尸人极其猖獗，送葬者发现那些手拿铁锨锄头、隐藏在墓地暗处的人并非掘墓人，而是“盗尸者”，冲突频频爆发。某些地区无奈出资雇人在墓地巡逻，富裕家庭则自己花钱加强安保，如使用“防盗棺材”（铁笼）或“专利棺材”。这些棺材发明于1818年，带有金属弹簧锁扣，可以抵挡掘墓盗尸人的开棺工具。

349 具 **据下议院特别委员会1828年收到的证据，1809~1810年掘墓盗尸人提供的尸体数量。**

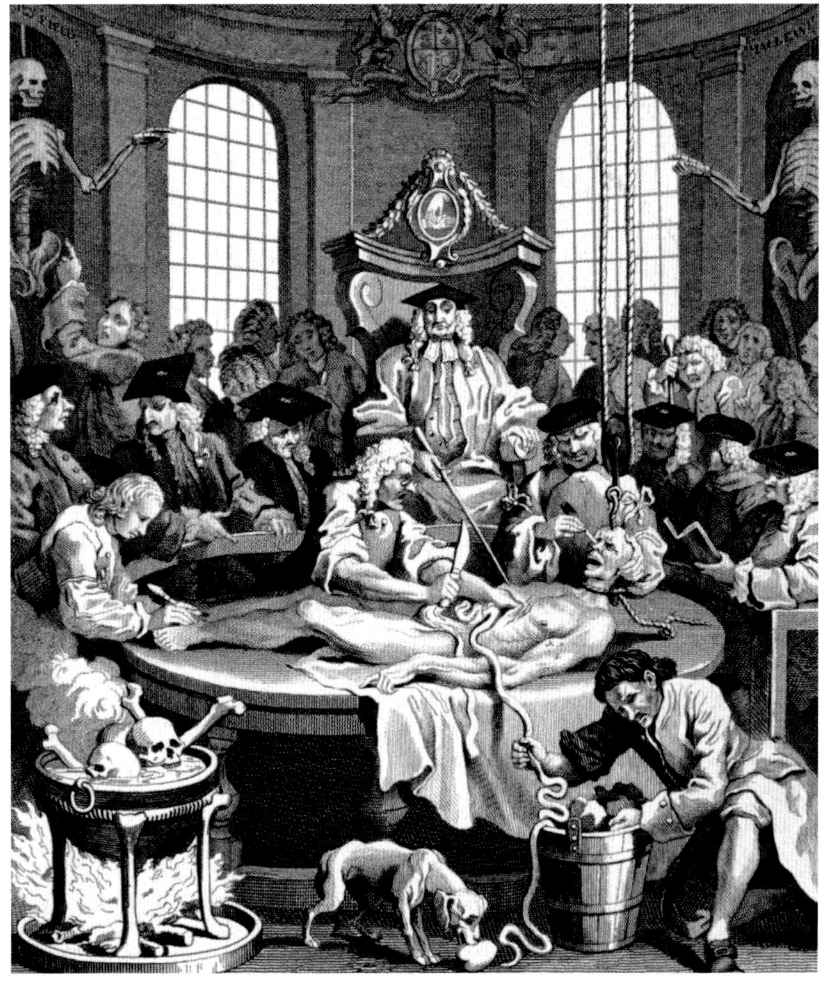

◁ 死后的“惩罚”

《残忍的回报》（1751年）是威廉·贺加斯创作的蚀刻版画，画中被公开解剖的男子生前因谋杀罪被处以绞刑。次年通过的《谋杀法案》希望通过这种在刑罚上“变本加厉”的方式吓阻杀人犯。

掘墓盗尸人一向受人鄙夷——1832年格林尼治发生数千人骚乱，抗议西肯特盗尸团伙。但当局视若无睹，对盗尸行为放任不管。盗取尸体在英国并不违法，直到1788年法院裁定出于“起码的礼仪”必须停止这种行为；即使如此也没有具体法规加以禁止。

谋杀动机

尸体需求如此旺盛，以至于某些掘墓盗尸人更加肆无忌惮。1827~1828年，爱尔兰移民威廉·伯克和威廉·黑尔卖给爱丁堡医生罗伯特·诺克斯16具尸体。在伯克和黑尔住处的床下发现一具女尸后真相大白，他们从未真正掘墓盗尸。事实是两人蓄意谋杀，然后即刻将尸体卖给诺克斯医生。经过一场引人注目的审判后，伯克于1829年1月28日被处以绞刑，次日其尸体被公开解剖。黑尔因作证指控前同伙而逃脱惩罚。

上述谋杀案加上1831~1832年伦敦其他“伯克式凶手”（效仿伯克和黑尔的人）连连作案，引发改革呼声。医学界的自身利益也起到一定作用。1828年利物浦医生威廉·吉尔因接收尸体而被定罪，医生们发现自己也可能因掘墓盗尸人的行为而受到起诉。同年下议院成立了特别委员会，发布了关于解剖学和尸体解剖必要性的报告，但它最初受到反对相关法律放宽者的阻挠。

1832年最终通过《解剖法案》，允许获得许可的解剖讲师使用济贫院、医院和监狱无人认领的尸体。医学院不再需要从非法渠道获得尸体。由于需求减少，掘墓盗尸人的报酬水平急剧下降，几年内这一行当就彻底消失了。

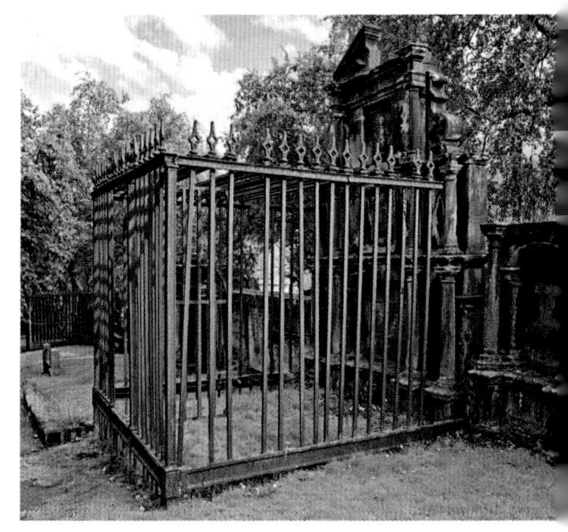

△ 带铁笼的坟墓

苏格兰富有居民的坟墓常常用结实的铁笼（“防盗棺材”）保护起来，防范盗墓者和“盗尸者”。这种铁笼包住下葬的棺材，或是砌在混凝土上，盖住整个坟墓。

> “棺材被强行打开……在没有月光的小路上**颠簸数小时后**，包裹在粗麻布中的可怜遗体最终被**暴露**在一班好奇张望的男孩们面前，**受尽侮辱**。”
>
> 苏格兰作家罗伯特·路易斯·史蒂文森，《盗尸者》，1884年

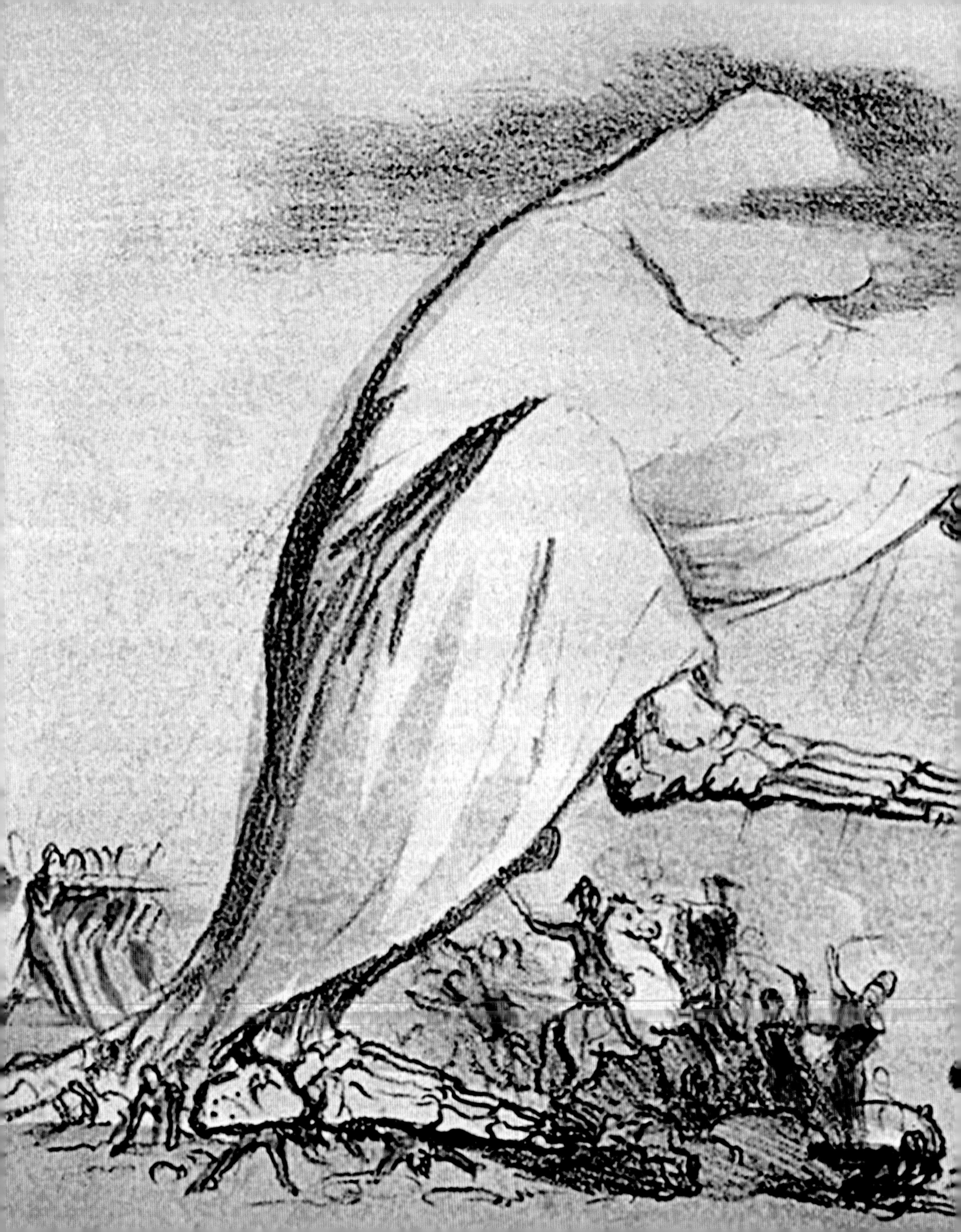

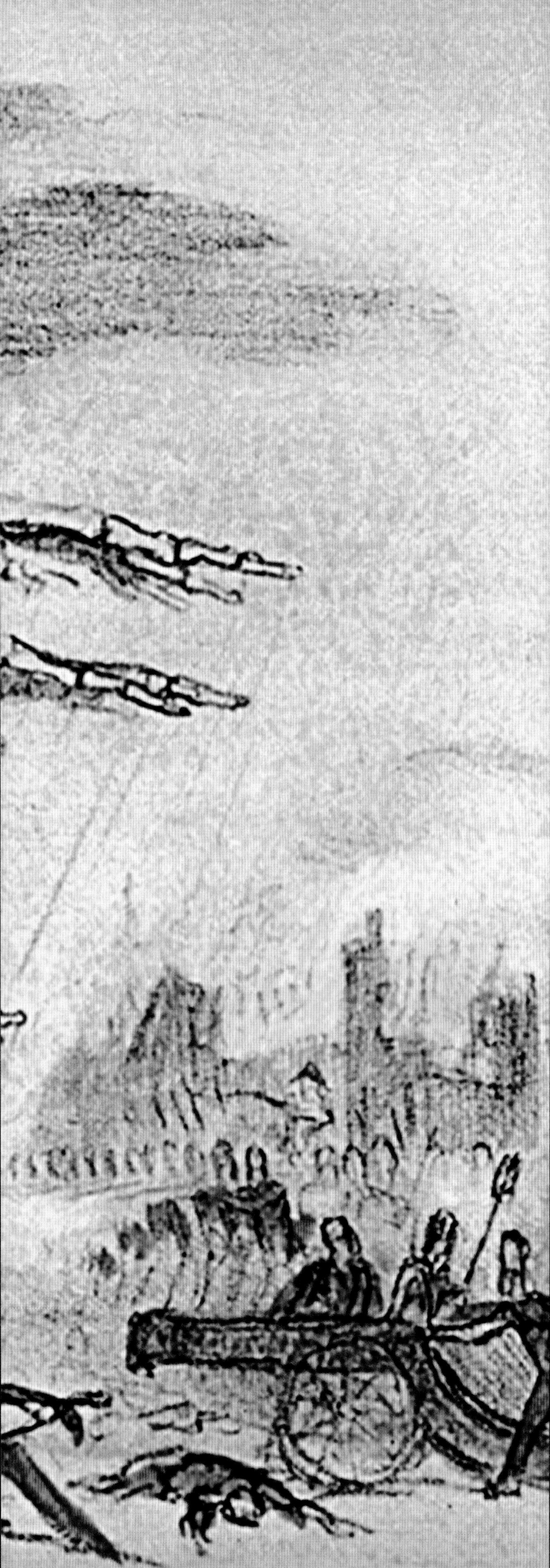

瘴毒理论

异味通常与腐朽破败有关，早已与疾病挂钩。瘴毒理论自古已有，认为疾病是由恶臭的水汽、气体以及其中可能存在的微小颗粒的混合物引发并传播的。

疾病多见的地方往往人口密集，卫生条件差，到处腐烂发霉，充斥着污水粪便和恶臭，因此人们得出有毒空气是疾病根源的结论。中世纪时期，随着城镇规模扩大，鼠疫、肺结核、霍乱和疟疾（疟疾的英文“malaria”源自意大利语“mala aria”，意为污浊的空气）相应多发。

19世纪人们发现了很多过去肉眼看不到的微观威胁，瘴毒理论被重新定义。根据这一理论，腐烂物质向空气中释放显微镜看不到，但可由它们散发的难闻气味辨别出来的有毒水汽和微小颗粒，这些水汽和颗粒侵入人体后引发疾病。虽然伦敦霍乱暴发（见122~123页）时约翰·斯诺的研究表明病因是受污染的水而不是劣质空气，但当时瘴毒理论盛行，人们对他的发现不屑一顾。直到19世纪70年代罗伯特·科赫等人的研究成果才最终让细菌理论（见146~147页）取代了瘴毒理论。尽管他们的理论基础有误，但注意饮水卫生和环境卫生等抗击瘴毒的公共卫生措施是有益的，因为这些措施不仅有助于消除异味，也有助于消除致病微生物。

“护理的首要原则，是让户内**空气**与户外一样**纯净**。”

英国护士弗洛伦斯·南丁格尔，《护理札记》，1898年

◁ 有毒空气

图为英国插图画家罗伯特·西摩19世纪中期创作的漫画，题为《霍乱践踏胜负双方》，一个鬼魅似的人物在战场上散布霍乱。

霍乱

霍乱是史上最致命的疾病之一，死于霍乱的人成千上万，给世界各地带来巨大的社会影响。19 世纪的微生物学研究对这种疾病的认识和控制做出了贡献，但由于安全水源没有覆盖全民，霍乱仍不断暴发。

霍乱已经影响人类好几个世纪。约公元 1000 年时就有印度文献介绍了一种疑似霍乱的疾病，它会引起严重的腹泻和呕吐，导致脱水，死亡率很高。本来霍乱仅限于在南亚次大陆传播，但 1817 年，受感染的旅客通过贸易通道将霍乱带出印度。19 世纪 30 年代，霍乱已经传播开来，远达美国。

在细菌研究受到重视且将细菌或微生物与传染病挂钩之前，人们认为霍乱是因胆汁分泌过多而引起的——霍乱的英文“cholera”源自希腊语“khole”，意为“胆汁疾病”。霍乱与其他有腹泻、呕吐症状的疾病难以区分，19 世纪人类深受其苦，因而对它的性质和病因进行了深入研究和长期讨论。科学界开始陷入细菌理论（见 146~147 页）与瘴毒理论（见 120~121 页）的优劣之争。

参与争论的主要人物之一英国医生约翰·斯诺（见 124~125 页）认为，霍乱并非空气传播。相反，他指出，排泄物中的传染性物质如果进入饮用水水源可能会让大众受到感染。1854 年伦敦霍乱暴发时，斯诺发现一些病例集中在伦敦苏荷区布罗德街一处手压水泵附近。他拆掉水泵手柄后，霍乱不再传播。斯诺虽敏锐地切断了传播途径，但几经努力也没能找到引起霍乱的病原体。

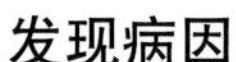

△ 水质检测用具

19 世纪 60 年代，约翰·斯诺认为霍乱经水传染，土木工程师弗雷德里克·丹切尔继而发明这种简易水质检测用具，检测有机物质和化学污染物。

发现病因

19 世纪中期，霍乱传至佛罗伦萨，意大利科学家、显微镜学家菲利波·帕奇尼决心研究霍乱发病情况，了解其传播方式。他解剖霍乱死者，研究他们的肠道情况。经过试验，他成功分离出一种杆菌，形似逗号，他称其为弧菌。但他的发现直到 1965 年才广为人知——距他离世已有 80 多年。

1883 年，帕奇尼的研究已经过去 30 年，德国医生罗伯特·科赫开始寻找引起霍乱的微生物。他来到霍乱流行的埃及，研究死亡患者的肠道。和帕奇尼一样，他也在这些死者的肠道黏膜中发现了杆菌。科赫随后又转到印度进行深入研究，在那里，他实现了对这种细菌的纯培养，并注意到它独特的逗号外形。1965 年这种细菌被正式命名为霍乱弧菌。科赫观察到这种细菌在潮湿处十分活跃，如湿布上。科学界同人认可他的发现，视他为霍乱致病菌的发现者。

科赫的发现具有重要的社会影响——人们开始意识到，接触被污染的水会引发疾病，细菌可能经过污水再度进入供水系统。

供水系统采用滤水管后，霍乱发病率大大降低。但仅仅知道霍乱由污染的水引起并不足以治疗病人、拯救生命，因为清洁的饮用水在有些地区尚属奢侈品，很多人没有条件享受。

> **“疾病死亡率之高，为黑死病以来首见。”**
>
> 剑桥大学教授马丁·道恩顿，《伦敦“大恶臭”：成功的馊味》，2004 年

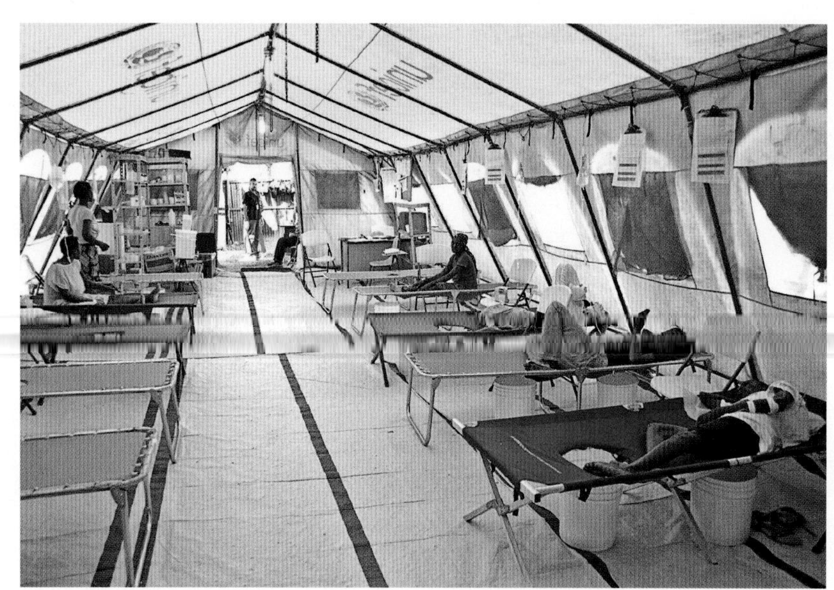

▷ 治疗中心

海地 2010 年地震后出现霍乱，水源污染，疫情迅速蔓延，数千人感染。在这家治疗中心，患者躺在“瓦腾床”（又称霍乱病床）上，这种带洞床适合盛接霍乱患者常见的水样便。

研制疗法

19 世纪霍乱疫情反复暴发，迫切需要找到有效疗法。30 年代，医生们开始认识到脱水是霍乱病人死亡的真正原因，因此人们开始试验体液补充疗法，其中包括静脉注射盐水。经过盐浓度、补液量和给药速度的不断调整改进，死亡率渐渐下降，但直到 20 世纪中期才取得重大进步。

1958 年，美国海军医学研究员雷蒙德·瓦腾发明了中间带孔洞的行军床，这样便可以准确测量排泄物，保证合理补液量，且补液的化学成分与损失体液相同。“瓦腾床”如今在治疗中心仍为例行用品。20 世纪 60 年代人们发现葡萄糖有助于消化道吸收盐分，意义更为重大，第一种口服补液疗法由此诞生。这种疗法（辅以适当抗生素）方便有效，相对廉价，已经成为控制霍乱及其他有腹泻症状的疾病最常用的方法。

自 1817 年首次记录霍乱大流行以来，全球又有数次大规模的严重疫情暴发。更好的疫苗、有效的防控仍然至关重要。

300万~500万 世卫组织

每年报告的霍乱病例数量，死亡人数超过 10 万。

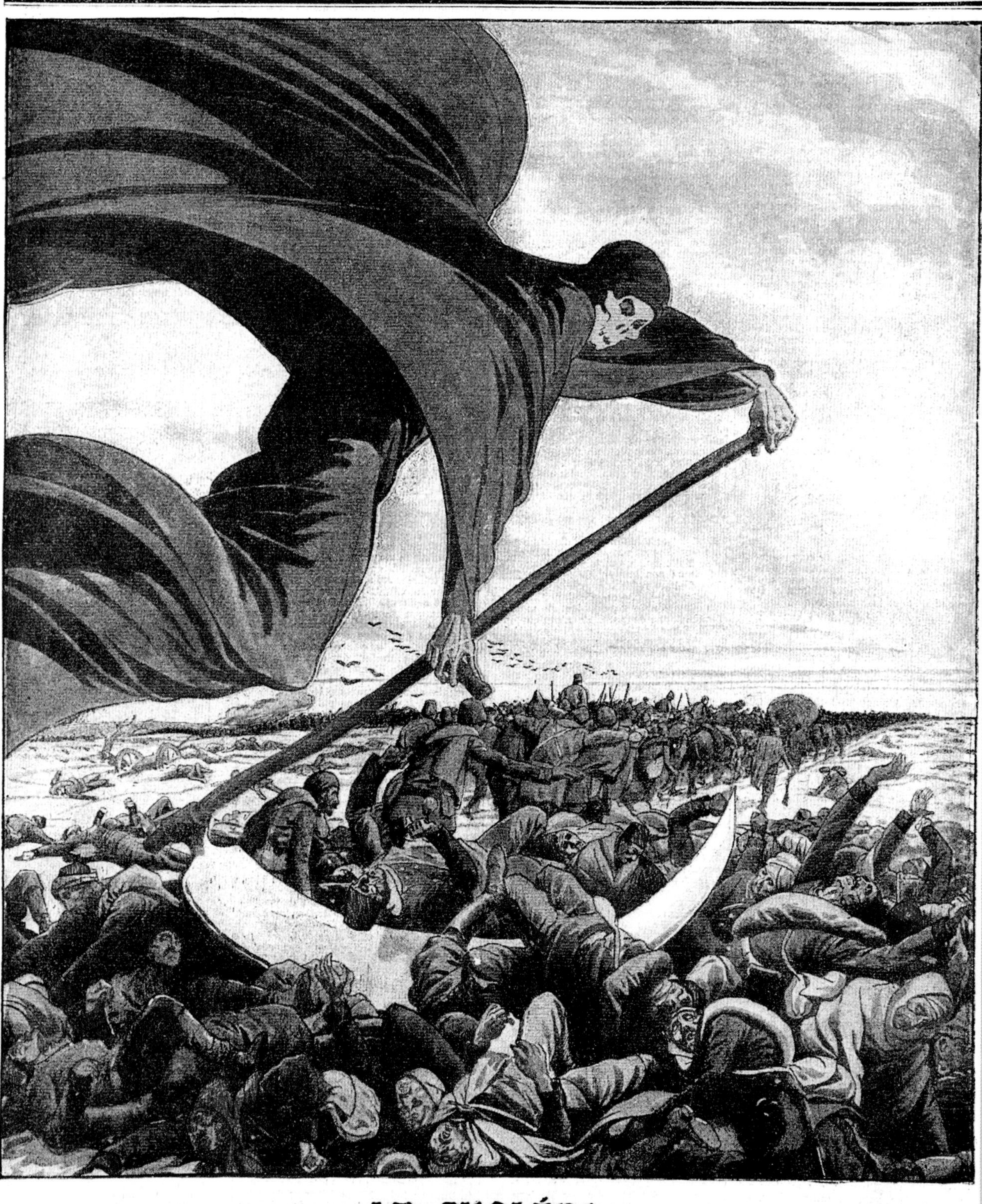

Le Petit Journal

ADMINISTRATION
61, RUE LAFAYETTE, 61
Les manuscrits ne sont pas rendus
On s'abonne sans frais dans tous les bureaux de poste

5 CENT. SUPPLÉMENT ILLUSTRÉ 5 CENT.
23me Année —— Numéro 1.150
DIMANCHE 1er DÉCEMBRE 1912

ABONNEMENTS

	SIX MOIS	UN AN
SEINE et SEINE-ET-OISE	2 fr.	3 fr. 50
DÉPARTEMENTS	2 fr.	4 fr. »
ÉTRANGER	2 50	5 fr. »

LE CHOLÉRA

▷ 霍乱打败土耳其军队

图为 1912 年巴黎某报头版，画中狰狞的持镰收割者——死神所向披靡。打败土耳其军队的不是敌军，而是霍乱。第一次巴尔干战争（1912~1913 年）期间，疫情席卷军营，每天有 100 人死于霍乱。

英国医生（1813~1858年）

约翰·斯诺

“**霍乱**蔓延到……住宅时，那里的**水**就受到**污染**……”

约翰·斯诺，《论霍乱传播方式》，1855年

瓶内水槽用于乙醚汽化

管嘴

▷ 乙醚吸入器
图为斯诺1847年发明的装置，此时离美国首次展示乙醚使用仅有一年。右上角水槽温度可控，用于调节药量。

英国医生约翰·斯诺为人低调谦逊，工作努力，让人类对传染病的传播方式、公众健康、环境卫生有了全新的认识，并强调流行病学（见126~127页）应作为专门领域加以研究。斯诺的推论最终促成了上述进步，但在当时却被忽视。他45岁时英年早逝，没能亲眼看到自己的研究成果得到认可。

读书时斯诺在数学和统计学方面成绩出众，后来在泰恩河畔的纽卡斯尔初步获得了一些医学经验。1836年，他移居伦敦，进入著名医学院学习，后当选为威斯敏斯特医学协会会长。1849年，他参与创建伦敦流行病学学会，这家学会的宗旨是研究流行病的起源、传播、减轻和预防。

乙醚与麻醉剂

19世纪40年代，斯诺对麻醉剂（见128~131页）产生了兴趣。当时的一个热门研究领域是在医疗中使用化学药物，这会让患者感觉迟钝，痛感模糊，进而失去意识。1846年，美国波士顿传来消息，乙醚可在牙科和普通外科中作为麻醉剂安全使用。斯诺急切地阅读关于麻醉剂的各类文献，并开始设计自己的设备。他在动物身上试验新气体——尤其是氯仿，甚至不惜健康亲身试验（现代科学家猜想他亲身试药可能使原有病情加重，导致早逝）。他撰写相关论文，还开创了“专业麻醉师”这门新职业。皇家医学与外科学会（英国皇家医学会前身之一）对他的介绍是这样的：“在世的人中没有哪位比他更熟悉麻醉的方方面面，比他更成功地实施麻醉。”斯诺获得很多赞誉，他的工作让麻醉剂更安全有效，更加普及。

◁ 死神的药房
这幅1866年的漫画表明，斯诺对霍乱经水传播的推论，在10年后终被认可。

研究霍乱

1831~1832年，斯诺在英国北部基灵沃思煤矿首次接触霍乱（见122~123页）细菌感染的病例。1849年，他目睹了更多病例后，开始研究霍乱的病因和传播。霍乱的初期症状以呕吐和腹泻为主，因此他怀疑这是消化系统问题，可能通过食用或饮用污染物质传播。但当时瘴毒理论（见120~121页）盛行，很多专家认为霍乱是血液系统疾病。在他的一本小册子《论霍乱传播方式》初版（1849年）中，斯诺写道：“对方确实摆出很多论据，也有很多名人与对方观点相同。”

1854年，斯诺研究伦敦苏荷区布罗德街霍乱疫情时运用了流行病学方法，他探访住家，询问居

“本刊……**忽略**了斯诺医生……分析推断**霍乱传播**方式时表现出的**远见卓识**。”

医学杂志《柳叶刀》为斯诺的讣告出现遗漏而道歉，1958年

民，深入钻研当地供水和污水处理的规划。他记录的信息并不复杂，其技巧在于数据分析。他绘制的地图显示，病例集中在布罗德街某处公用水泵附近——这种方法在当时可谓新颖。根据他自己的怀疑，在当地政府的帮助下，斯诺安排人拆除公用水泵手柄，居民不得不另觅水源。此时疫情开始渐渐平息，但斯诺认为停用水泵能让疫情更快结束。

次年，斯诺出版《论霍乱传播方式》修订版。尽管他的论据令人信服，但出于各种原因他的理论无人理睬，其中包括提供清洁水源和卫生污水处理所需的公共建设工程成本过高，以及同行不同的观点，如布里斯托尔的医生威廉·巴德将霍乱的暴发归咎于一种通过饮用水传播的真菌。斯诺受挫失望，三年后去世，生前未能看到他的研究获得回报。随后10年，霍乱疫情反复出现，人们对霍乱的研究更加细致，并建立了细菌理论（见146~147页），所有这些都证实了斯诺的推论，奠定了他在医学史上的地位。

▷ 为人朴素低调

斯诺绝非追逐名利的浮躁张扬之士。一位密友形容他“衣着朴素、独来独往，全部乐趣来自科学书籍、亲手实验和简单锻炼”。

年表

1813年 生于英国约克郡，为家中长子，父亲是农场杂工。他在当地的私立学校读书。

1827年 成为纽卡斯尔外科医生威廉·哈德卡斯尔的学徒，1831~1832年霍乱疫情暴发时担任煤矿医生。

1836年 进入伦敦亨特利安医学院学习，此后在威斯敏斯特医院工作。

1838年 加入英国皇家外科医生学会，数月后，加入药剂师协会。

1846年 开始关注乙醚麻醉剂的特性，努力改良麻醉过程，并测试其他麻醉剂。

1847年 发表《论乙醚蒸气吸入》。

1849年 发表介绍霍乱通过污染水源传播的首份报告《论霍乱传播方式》，获法兰西学院奖。

1850年 加入英国皇家内科医生协会。

1853年 维多利亚女王生产利奥波德王子时，斯诺为其施用氯仿麻醉。1857年比阿特丽斯公主出生时斯诺仍循旧例。

1855年 出版《论霍乱传播方式》修订版，书中加入了有关1854年伦敦苏荷区疫情的内容。

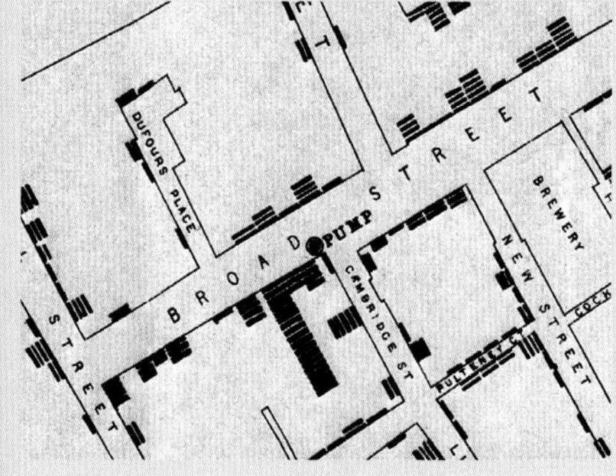

约翰·斯诺的苏荷地图，说明了霍乱死亡病例情况

1858年 出版《论氯仿和其他麻醉剂》一书。斯诺死于中风以及试用麻醉气体所致的肾衰竭。他被葬于伦敦布朗普顿公墓。

流行病学与公共卫生

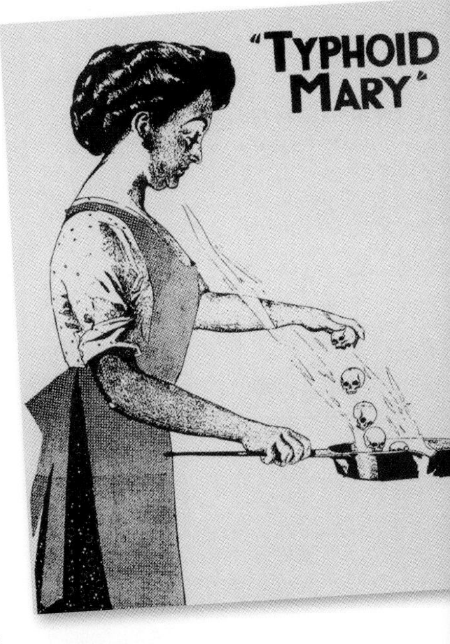

△"伤寒玛丽"

20 世纪初，人们发现没有症状的人也有可能携带伤寒病原体并传播伤寒。厨师玛丽·马伦为多个家庭工作，50 多个人被她染上伤寒。

直到 19 世纪，在迅速发展的城市中，流行病仍未得到有效控制。然而，当医学家开始发现疾病的致病因素后，疾病防控出现突破，防控策略卓有成效，公共卫生进步显著。

公元前 4 世纪，古希腊医生希波克拉底试图用外部因素和环境因素解释疾病原因，而不是像之前那样一直归因于神的不满。不过，医生们一直无法了解、更无力控制传染病的蔓延。但 14 世纪意大利流行黑死病时，隔离检疫和隔离医院（见 68~69 页）的出现，说明人们意识到减少接触感染者是效果最显著的疾病控制方法。

30.6‰ 1826 年巴黎最贫困地区的死亡率

19.1‰ 同年巴黎最富裕地区的死亡率

倡导环境卫生

流行病学——研究疾病模式、病因和传播途径的科学——最初的发展快于疾病预防方法的发展。1662 年，英国统计学家约翰·格朗特对英国死亡报告进行分析，按照死者年龄、性别、死亡时间和地点分类。1826 年，路易·维勒梅在法国进行类似研究，结论是穷人的死亡率高于中上阶层人士。工业革命吸引农村劳动力来到城市地区，导致城市发展速度超出控制，19 世纪盛行的"瘴毒理论"（见 120~121 页）认为，空气中由污物形成的有害水汽是致病的主要原因，应大力加强城市卫生。1831~1832 年袭击伦敦的霍乱疫情引发改革呼声。1842 年，英国律师埃德温·查德威克编撰报告，介绍城市卫生情况。皇家城镇卫生委员会因此成立，各地也纷纷设立卫生委员会，负责落实本地环境卫生和居民个人卫生的有关规定。1848 年实施的《公共卫生法案》赋予上述机构更多权力，允许他们检查公寓住宅，建设下水道。英国医生约翰·斯诺发现霍乱（见 122 页）经水传播的性质后，人们开始重视清洁水源的问题。1858 年，英国议会拨款 300 万英镑，由大都会工程委员会为伦敦建造新的下水道。1870 年新的下水道系统完工后，终于结束了持续 40 年的霍乱疫情。

大众疫苗接种计划

疾病由细菌和病毒（见 166~167 页）传播，这一发现意味着 19 世纪末的公共卫生工作转向针对致命疾病的疫苗接种（某些疾病则需药物治疗）。1853 年，英国展开预防天花（见 100~101 页）的大众疫苗接种计划，随后几十年天花疫苗普及世界各地，全球最终在 1977 年彻底根除天花。脊髓灰质炎、伤寒、腮腺炎和麻疹等疫苗接种计划渐渐让这些一度司空见惯、常常致命的传染病几乎销声匿迹。

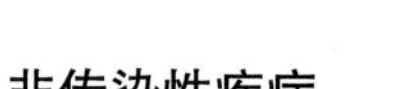

非传染性疾病

第二次世界大战后，随着工业化国家传染病疫情日益减少，全球公共卫生工作转向非传染性疾病——如癌症和糖尿病——以及那些和疟疾一样主要影响贫穷国家的疾病。20 世纪 50 年代初的研究首次发现吸烟与肺癌之间的关系，最终各国开

英国医生1877~1967年

珍妮特·莱恩－克雷朋

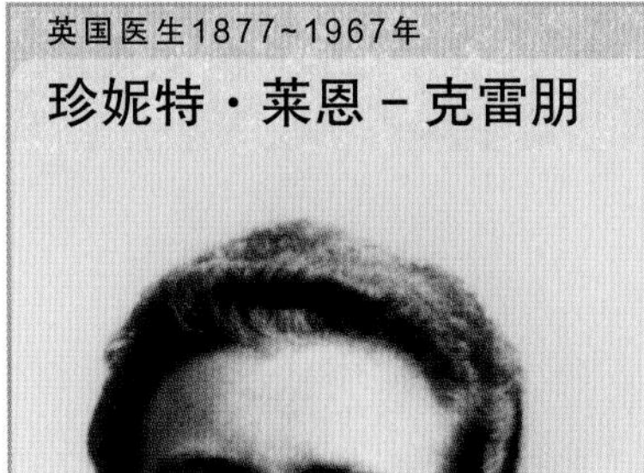

第一位获得英国医学委员会研究奖学金的女性是珍妮特·莱恩－克雷朋医生，流行病学领域有两种重要研究方法由她开创。她使用队列研究的方法比较母乳喂养和奶粉喂养的两组儿童体重增长情况。1923 年，她采用病例对照研究，推断结婚早、生育子女多并且母乳喂养的女性患乳腺癌概率较低。

"首要也是最重要的措施……是排水，清除居住区域和大街小巷的**所有垃圾，改善供水**。"

英国律师埃德温·查德威克，《大不列颠劳动人口的卫生状况》，1850 年

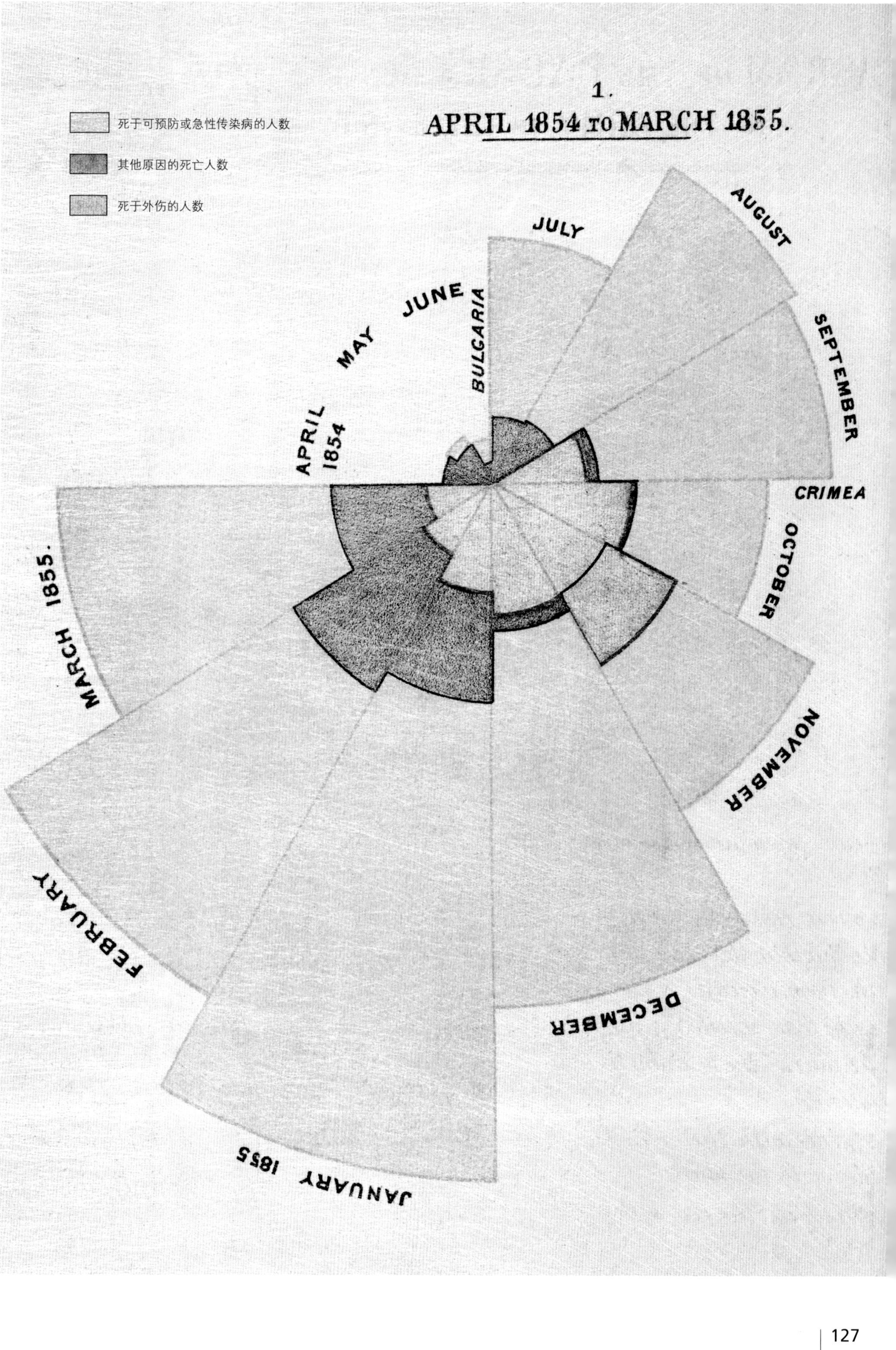
死于可预防或急性传染病的人数
其他原因的死亡人数
死于外伤的人数
1.
APRIL 1854 TO MARCH 1855.
APRIL 1854
MAY
JUNE
BULGARIA
JULY
AUGUST
SEPTEMBER
CRIMEA
OCTOBER
NOVEMBER
DECEMBER
JANUARY 1855
FEBRUARY
MARCH 1855.

▷ 克里米亚战争死亡情况

这是弗洛伦斯·南丁格尔在克里米亚战争期间绘制的图表，说明直接死于传染病的士兵多于死于作战负伤的士兵。南丁格尔极力争取改善战地医院的卫生条件，这张图表也是她的论据之一。

始通过税收和公共卫生宣传活动限制吸烟，某些国家还禁止在公众场所吸烟。

战后卫生组织

各国开始设立机构管理流行病及公共卫生活动，如 1948 年建立的英国国家医疗服务体系（NHS），还有 1946 年成立的美国传染病中心（NCID），现名疾病控制预防中心（CDC）。国际层面上，1948 年成立世卫组织，协调各国共同应对危机——例如 2014~2015 年西非发生的埃博拉疫情和 2020 年暴发的 COVID-19——并开展时间跨度更大的全球各类疾病消灭计划（见 266~267 页）。

"I'm going to grow a hundred years old!"
...and possibly she may—for the amazing strides of medical science have added years to life expectancy
According to a recent Nationwide survey:
More Doctors smoke Camels than any other cigarette!
AMELS Costlier Tobaccos

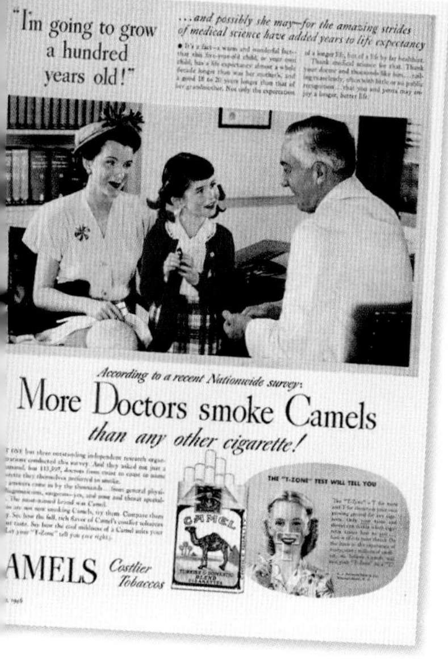

△ 吸烟与肺癌

在医学研究证明吸烟与肺癌的关系之前，某些广告还宣传吸烟有益健康。1960 年，美国尚有三分之一以上的医生不相信吸烟与肺癌有关。

麻醉剂

自古以来，外科医生一直在寻找手术时减轻患者疼痛的方法。1846 年，美国牙医威廉·莫顿终于想到了用气体麻醉患者的有效办法，现代无痛外科手术的时代就此拉开序幕。

在古代，尽管外科医生尝试了多种镇痛方法，外科手术仍然既危险又非常痛苦。2 世纪，中国将大麻用作麻醉剂。中世纪时期，阿拉伯医生则使用以曼陀罗草和鸦片等芳香剂和催眠剂浸湿的“睡眠海绵”。18 世纪有人尝试用螺旋夹钳紧紧压住手术部位附近的神经，但这种方法给患者造成的痛苦往往与手术本身相差无几。18 世纪 70 年代，德国医生弗朗茨·安东·梅斯梅尔开创的迷术（见 160 页）更加有效——这是一种催眠术，可以让患者进入恍惚状态，降低对疼痛的敏感度。

80% 19 世纪之前手术后的大致死亡率。

一氧化二氮

外科手术中缓解疼痛更有效的方法还是吸入气体和蒸汽。1799 年，英国化学家汉弗莱·戴维发现一氧化二氮有麻醉功效，提出“它可能适合用于外科手术”。但他没有继续研究，随后几十年一氧化二氮主要用于聚会，常被称为“笑气”。真正的进步由美国的牙医实现。19 世纪 40 年代，牙医霍勒斯·韦尔斯通过连在动物膀胱上的木管为其注入一氧化二氮，进行试验。他甚至亲身试用一氧化二氮，拔掉自己的一颗牙齿，以证明这种方法无痛。但 1845 年他在波士顿演示时失败了，患者感到疼痛。当时接受手术的是韦尔斯以前的同事威廉·莫顿，莫顿决心换一种方法尝试。

▷ 曼陀罗
曼陀罗的根部含有致幻和麻醉的成分，中世纪时期被用作麻醉剂，有时混以鸦片。使用剂量过大可能引起神志昏迷甚至死亡。

> “先生们，美国人的这个法子可是**比迷术强**多了。”
>
> 苏格兰外科医生罗伯特·利斯顿，1846 年 12 月 21 日在英国完成首次使用气体麻醉的截肢手术后说

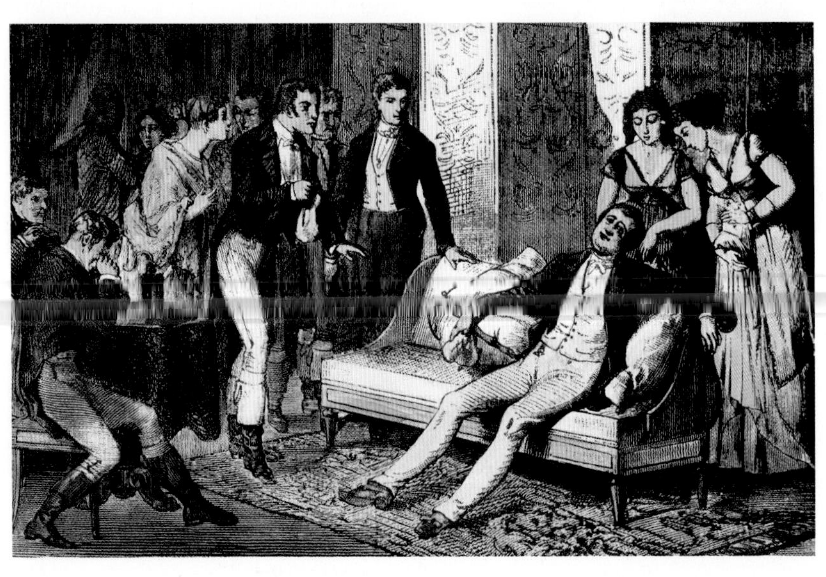

◁ 笑气
自汉弗莱·戴维发现一氧化二氮有令人兴奋的效果后，这种气体便在各种聚会上开始流行。19 世纪 40 年代，运输更加方便的乙醚取代一氧化二氮，因此此类聚会被戏称为“乙醚嬉戏”。

乙醚和氯仿

乙醚（又称二乙醚）的属性自 16 世纪就已为人所知，1842 年佐治亚州全科医生克劳福德·朗已将乙醚用作全身麻醉剂。不过，朗并未公开宣传他的发现，莫顿被视为最早在一系列手术中成功使用麻醉剂的人。

莫顿首先在自己身上试用了乙醚，还在一条狗和几个助理身上进行了试验，1846 年 9 月 30 日，莫顿为患者埃本·弗罗斯特拔牙时使用了浸泡乙醚的手绢。患者未感痛苦，莫顿成功的消息传扬开来。几天后他应邀在马萨诸塞州总医院为一名患者手术切除脖颈上的良性肿瘤。这时他施用乙醚的方法已经改良，他使用双颈玻璃球，空气从一侧进入后经过浸透乙醚的海绵，由患者吸入。一群医学专业人士观看了手术过程，莫顿又一次成功。

同年 11 月，外科医生们对莫顿的方法有了足够的信心，在为一名患有膝关节结核的 7 岁女童做截肢手术时使用了乙醚。乙醚应用迅速传播开来，1846 年 12 月 19 日，

英国第一例麻醉手术——拔除臼齿——完成，仅仅两天后又进行了第二例手术——截肢。截肢手术非常成功，患者竟不知腿已被锯，还在询问手术何时开始。

1847 年 1 月，乙醚麻醉术传至法国，六个月后传至澳大利亚。但乙醚起效慢，常引起患者呕吐，渐渐被淘汰。苏格兰爱丁堡大学的助产学教授、产科医生詹姆斯·扬·辛普森 1847 年率先尝试使用新气体氯仿为患者麻醉。与乙醚相比，氯仿起效更快，更温和。19 世纪 50 年代，麻醉师先驱约翰·斯诺为维多利亚女王最后两次生产施用氯仿（见 124~125 页）后，氯仿成为分娩常用的镇痛气体。

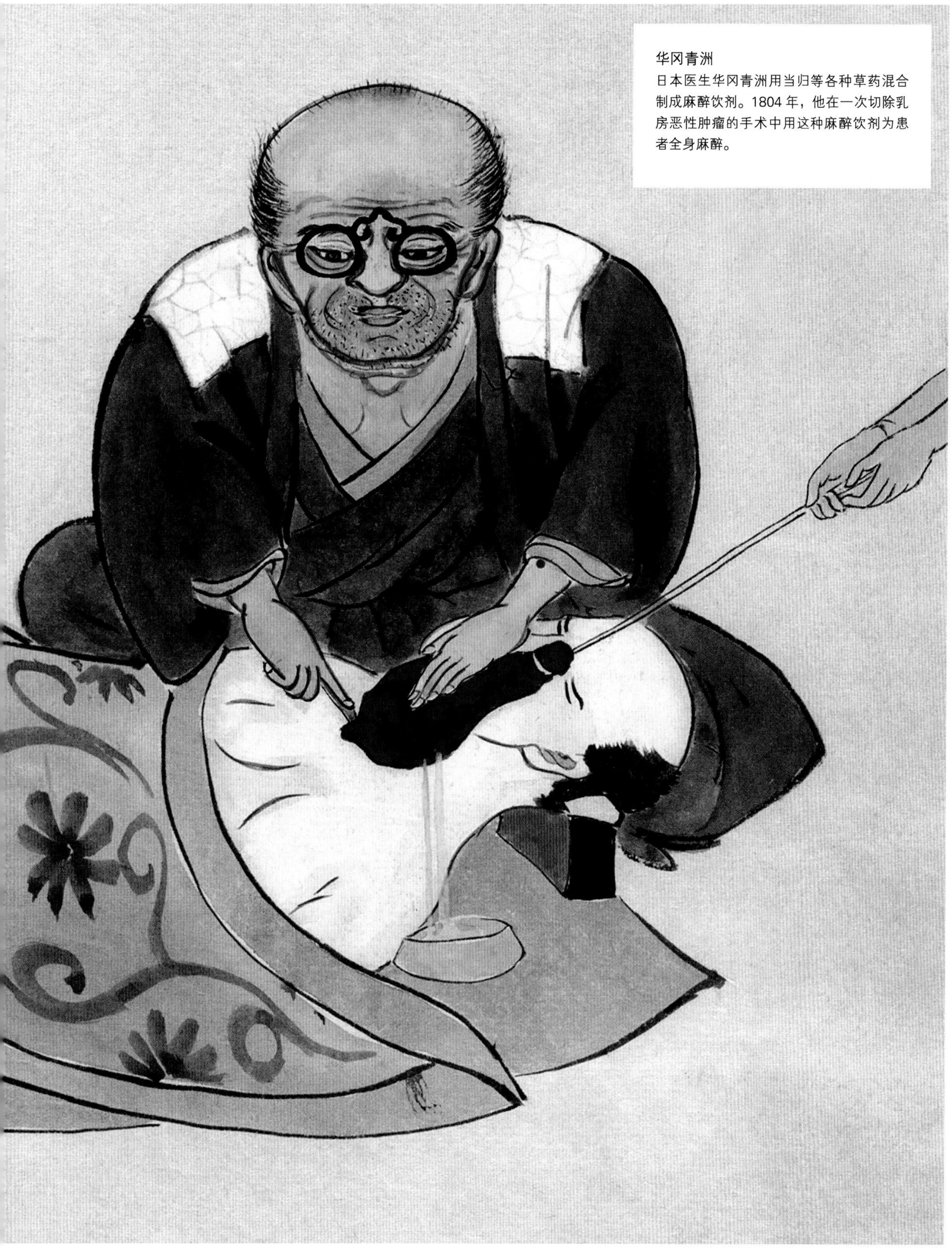

华冈青洲

日本医生华冈青洲用当归等各种草药混合制成麻醉饮剂。1804 年，他在一次切除乳房恶性肿瘤的手术中用这种麻醉饮剂为患者全身麻醉。

前方之路

莫顿的麻醉手术首次成功后的一年内，外科手术发生了革命性的变化。手术时间可以延长，外科医生可以放慢速度，操作更加谨慎，不用担心患者休克死亡。19 世纪下半叶，麻醉术又经历了多次改良。随着麻醉气体的改进，更好的面罩和气泵也设计出来，加强了麻醉效果。局部麻醉剂出现于 1884 年——第一种是古柯碱，眼部外科手术时以滴眼剂的形式使用。静脉注射麻醉起效远远快于吸入麻醉，1874 年首次应用。19 世纪 90 年代又出现了脊椎麻醉。

19 世纪麻醉术的重大进步彻底改变了外科手术的面貌，为 20 世纪和 21 世纪更复杂的手术奠定基础，尤其是内脏手术。

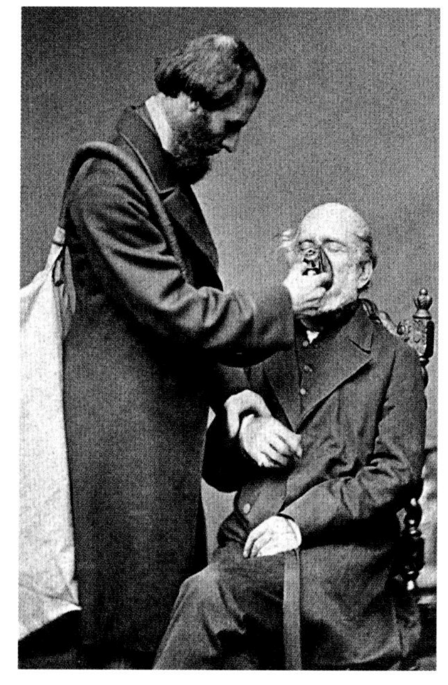

△ **氯仿麻醉器**

1862 年，英国医生约瑟夫·托马斯·克洛弗发明了图中的麻醉器，以此施用氯仿时剂量更加精准，解决了因过量使用麻醉剂导致患者死亡的问题。

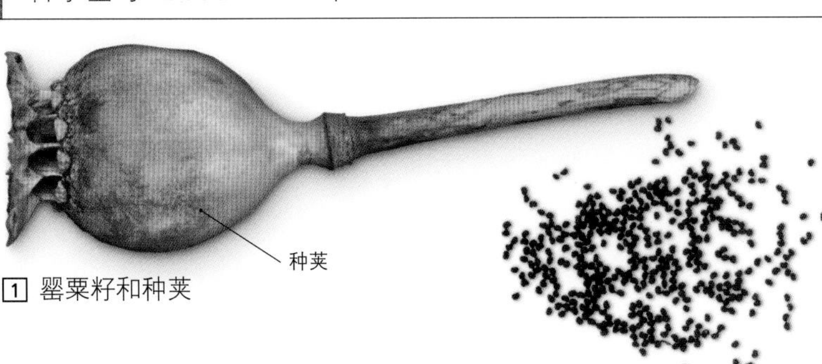

1 罂粟籽和种荚

4 莫顿乙醚吸入器（19世纪，复制品）

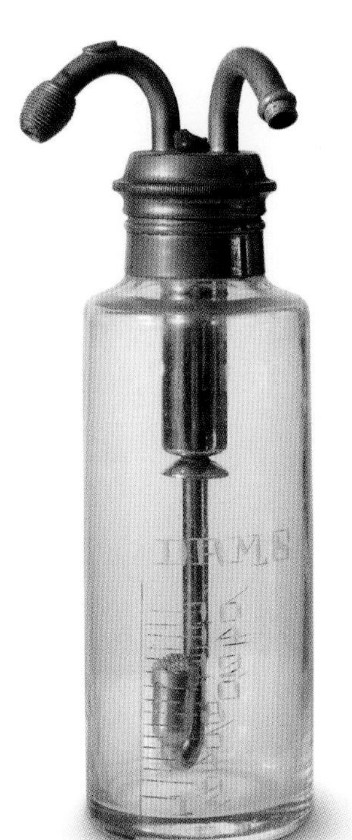
2 氯仿吸入器（1848年）

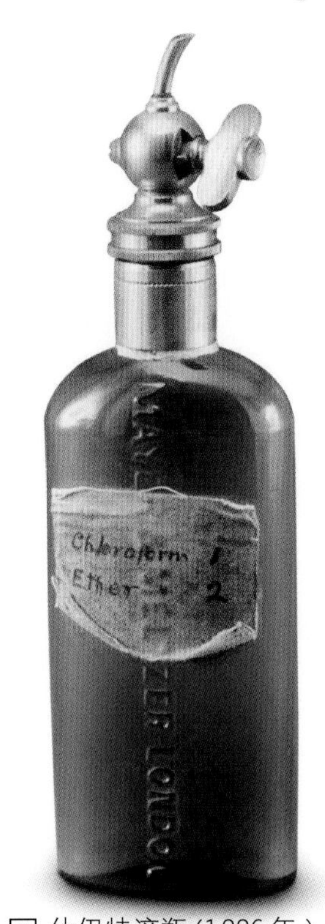

3 休伊特滴瓶（1886年）

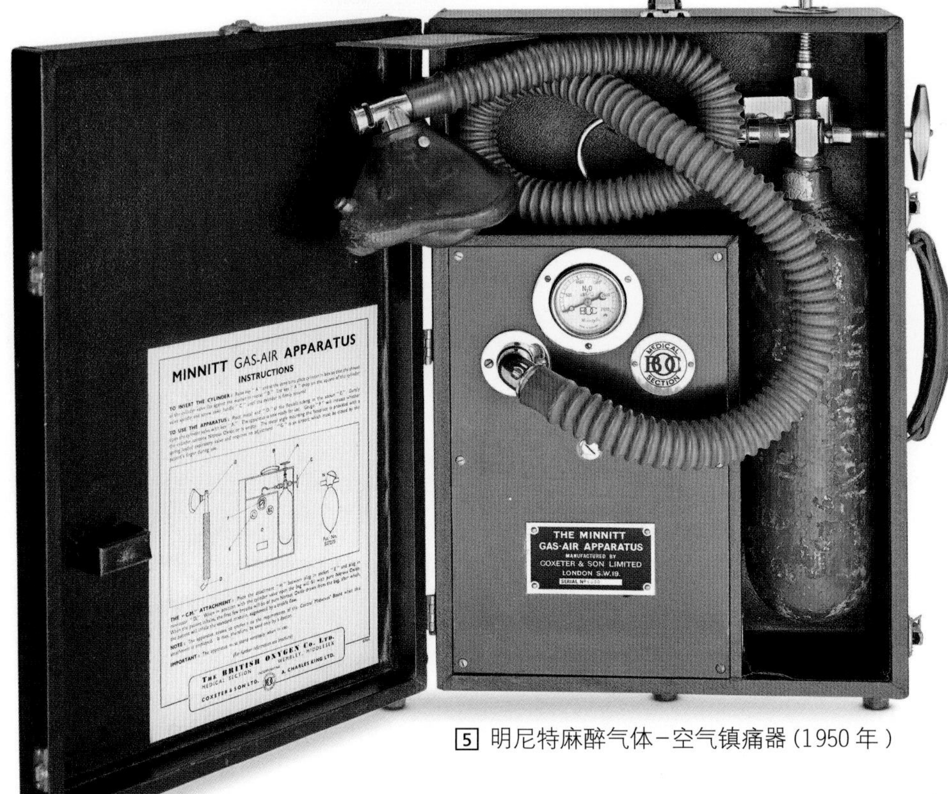

5 明尼特麻醉气体–空气镇痛器（1950年）

早期麻醉

使用麻醉剂（见128~129页）最初需要复杂的仪器来生成、混合、存储和输送气体。随着时间的推移，这些仪器变得更加小巧，便于操作。

1 **罂粟籽和种荚** 罂粟籽具有镇静作用，古代就被用于镇痛。2 **氯仿吸入器** 这种吸入器有两根管子，由约翰·斯诺发明。一根管子泵入氯仿，另一根用于患者吸入氯仿。3 **休伊特滴瓶** 这种瓶子用于施用氯仿或乙醚滴剂，速度可控。4 **莫顿乙醚吸入器** 威廉·莫顿1846年首次使用这种吸入器。乙醚通过龙头后浸透海绵，再从橡皮管和面罩释放出来。5 **明尼特麻醉气体–空气镇痛器** 这种气体–空气镇痛器可以产生一氧化二氮和空气的混合气体，为分娩妇女镇痛。6 **麻醉面罩** 这件19世纪的面罩为金属丝框架，上蒙纱布，用浸透乙醚的海绵盖住患者口鼻。7 **麻醉气体混合器** 这种混合器的大瓶装有氯仿或乙醚，输送至体积较小的便携黄铜瓶中进行混合。较小的气瓶与患者面罩之间有管子连接。8 **皮下注射器** 这种器械便于静脉注射药物。9 **玻意耳麻醉仪** 麻醉师使用拔草具瓶可以对液体汽化进行调节，保证安全地混合气体。10 **克莱菲尔德水银容器** 这一装置可测量患者吸入的一氧化二氮的量。11 **篮式玻意耳麻醉机** 这种麻醉机可以连续释放麻醉气体。12 **一氧化二氮气瓶** 它们从19世纪50年代起就普遍应用于牙科。

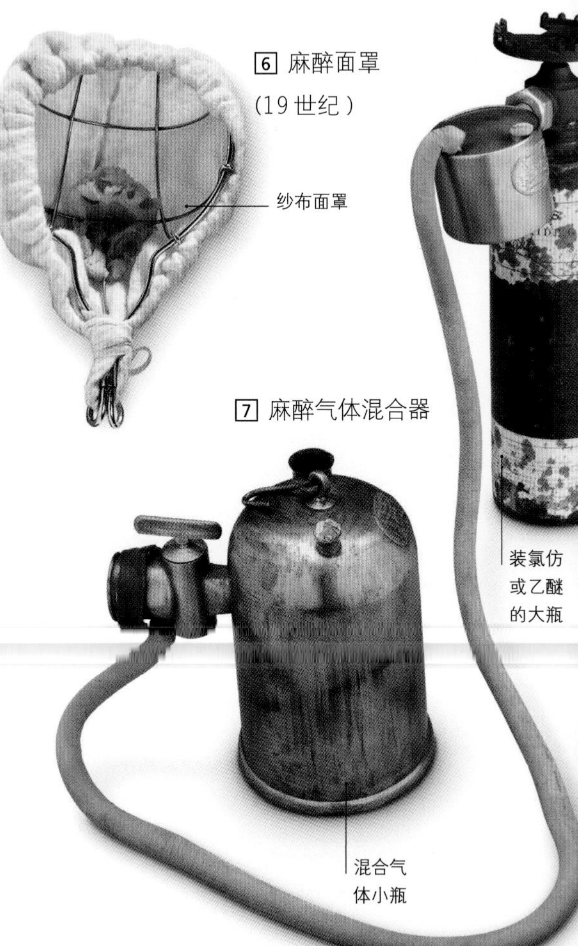

6 麻醉面罩（19世纪）

7 麻醉气体混合器

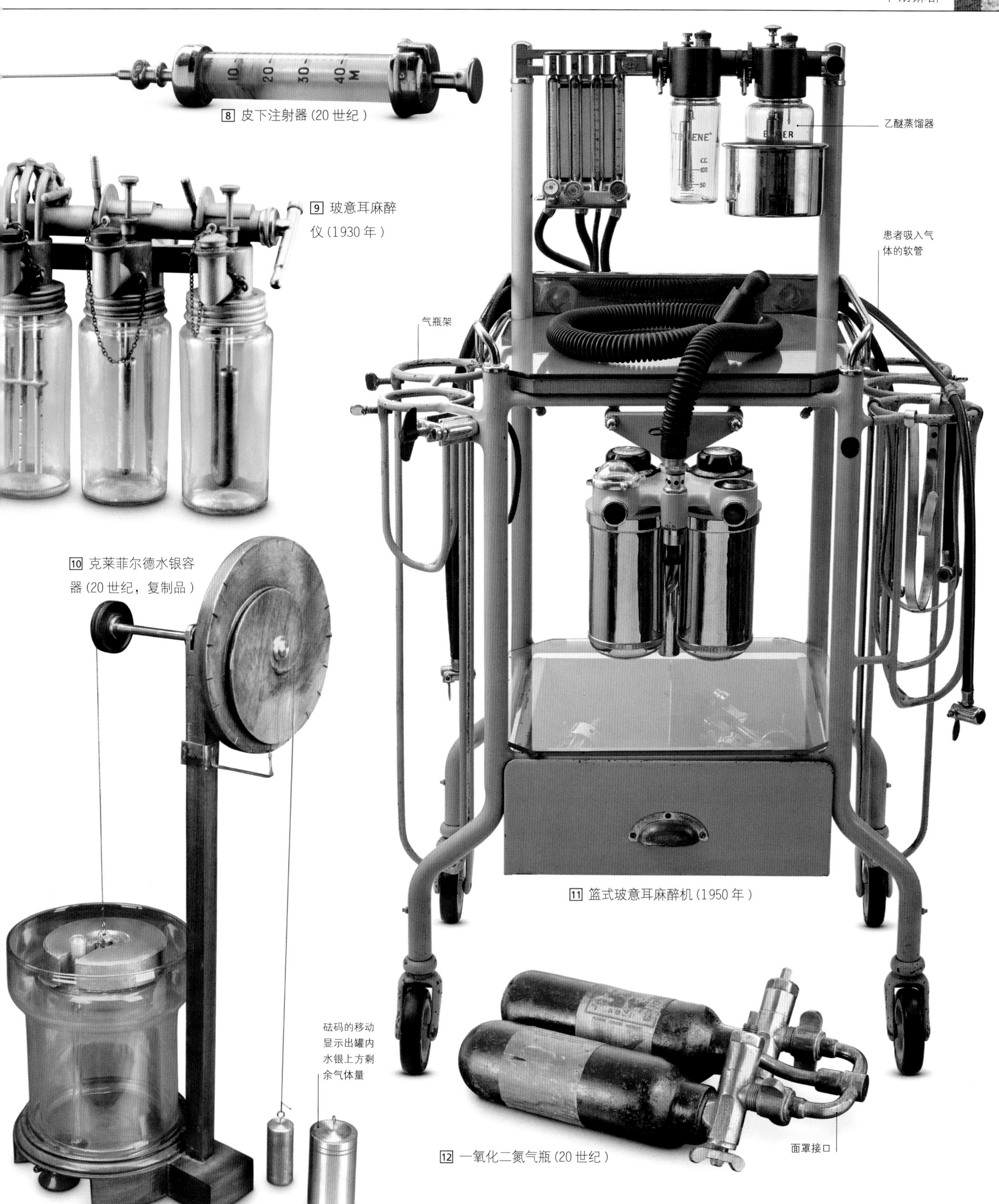

8 皮下注射器（20 世纪）

9 玻意耳麻醉仪（1930 年）

10 克莱菲尔德水银容器（20 世纪，复制品）

11 篮式玻意耳麻醉机（1950 年）

12 一氧化二氮气瓶（20 世纪）

牙科学

牙科技术的进步大大改善了人们的口腔健康。过去大面积蛀牙只能选择全部拔除，而现在牙科患者保留大多数原牙的概率要高得多，甚至可以全部保留。

人们普遍以为中世纪的人饱受牙齿腐烂缺失之苦，然而实际上当时大多数人已经了解牙齿健康的重要性，并定期清洁牙齿。牙科学尚未完全成熟，富裕阶层可以享受到牙科治疗，如拔牙、补牙和安装假牙，但工具和技术极为简单，治疗过程痛苦不堪。

历史学家估计中世纪时期有20%的欧洲人有龋齿。19世纪时，人们普遍摄入食糖，这个比例升至90%。随着治疗需求的增长，牙科面目一新。19世纪出现了很多进步，如牙科治疗躺椅、汞合金填充材料和麻醉剂的使用。

19世纪末，牙钻取代锉刀和牙凿，用来去掉腐质并备洞，患者可以不拔牙而选择补牙。继1864年哈林顿发条式牙钻推出后，美国牙医詹姆斯·莫里森在1872年发明了脚踏牙钻。1875年首台电动牙钻的出现标志着现代牙科的开始。1957年，空气涡轮牙钻的问世，开启了高速牙科治疗的时代。20世纪下半叶有了含氟牙膏、激光治疗、树脂填充材料、陶瓷聚合物植牙和隐形牙套，这些发明创造共同推动牙科走向现代化。

“**牙科**是一门特殊的**医学**专科。”

美国医生查尔斯·梅奥，美国医学协会演讲，1928年

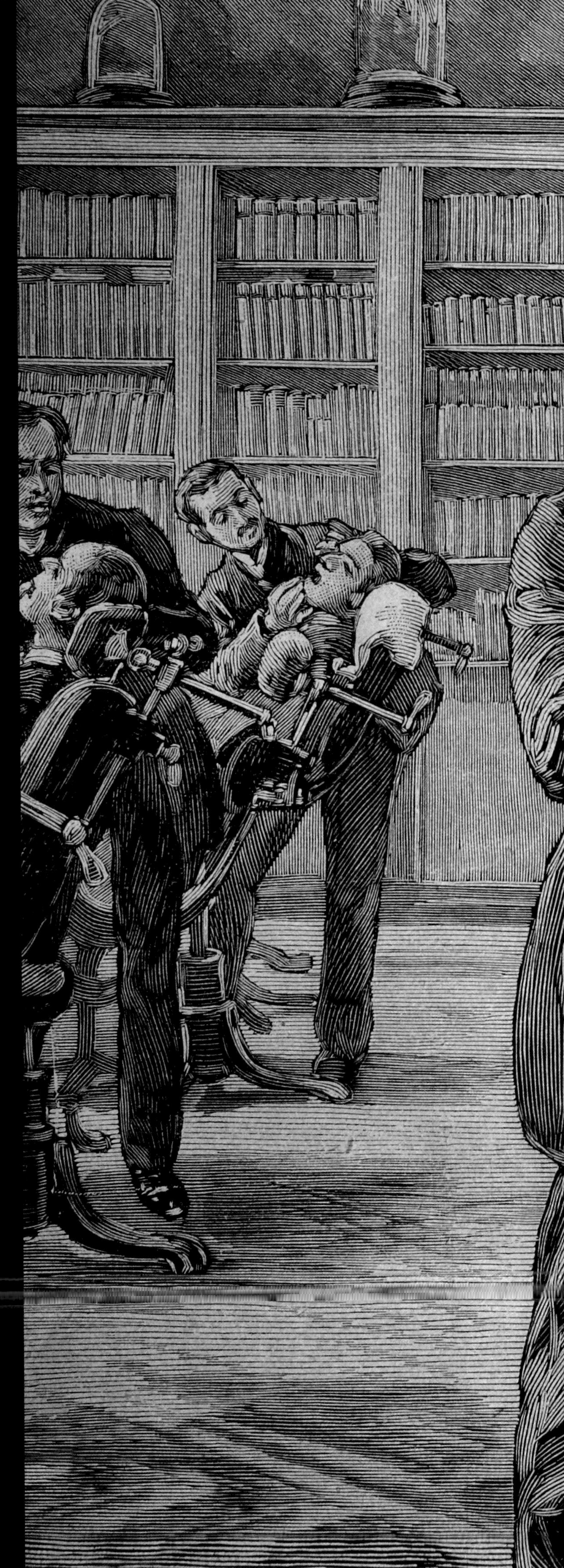

▷ 电麻醉

19世纪40年代，牙科开始试用电麻醉法，在法国尤其多见，图为19世纪70年代巴黎某牙科学校。试用结果令人失望，最终仍以注射麻醉剂告终。

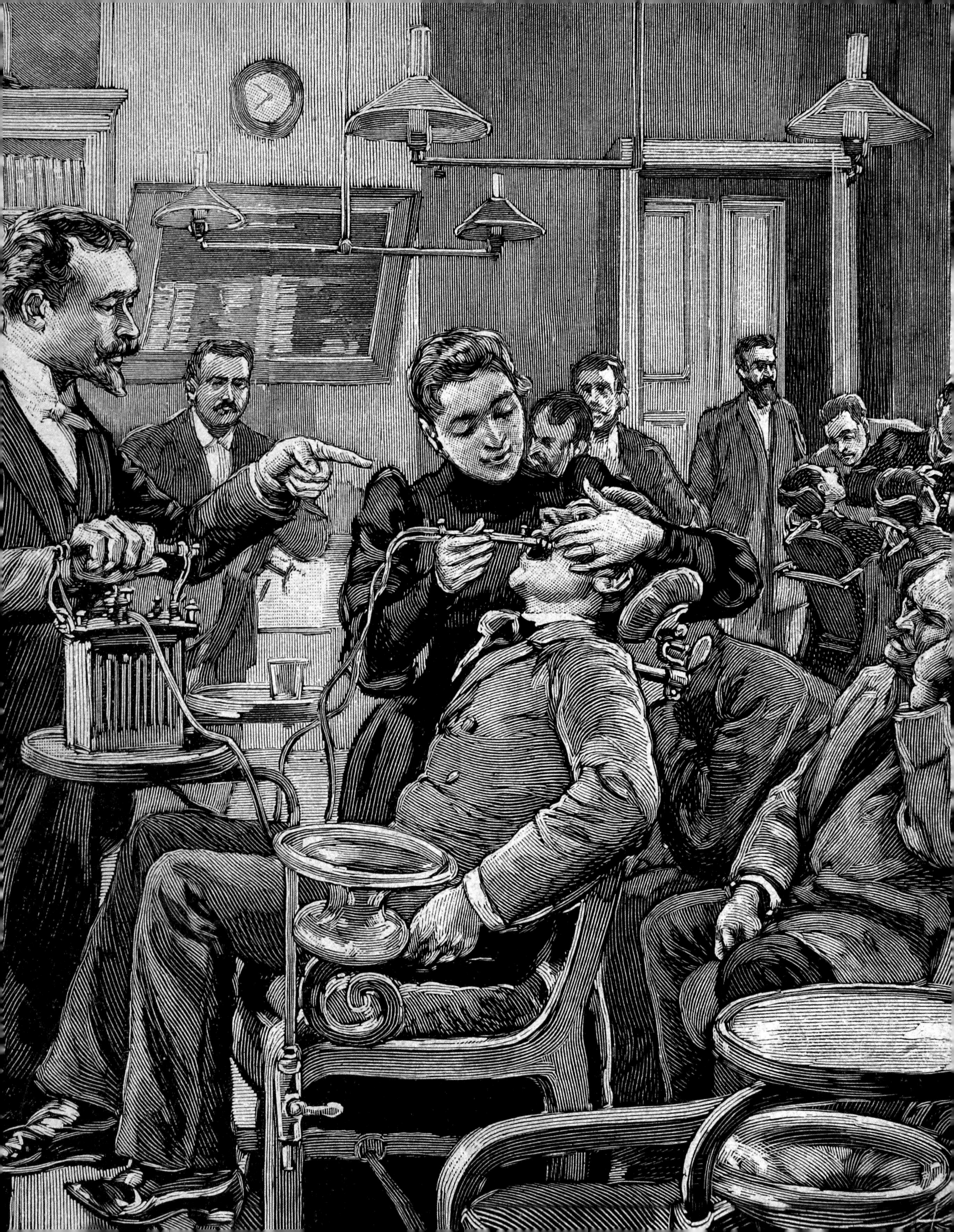

怀孕与分娩

在很多文化中，照料孕产妇和婴儿往往不属于主流医学的范畴。大约 100 年前，助产士的地位才得到正式承认。

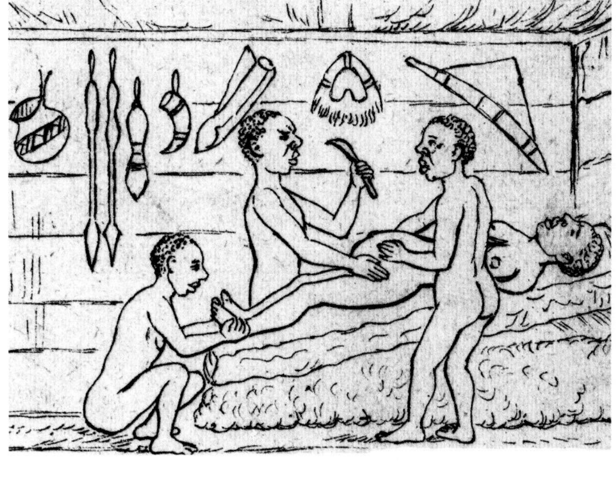

△ 乌干达剖腹产手术

剖腹产最初目的是在产妇可能死亡的情况下挽救胎儿。但 19 世纪的医学进步，如有了麻醉剂和杀菌剂，提高了产妇的生存率。

与女性健康、生育和儿童有关的现代医学专科有处理妇女生殖健康问题的妇科，为无合并症怀孕分娩提供医疗保健的助产科，此外，需要更多医学干预怀孕分娩的有产科，针对婴幼儿直至少年的有儿科。但这种分科并非一直存在。

古代智慧

几千年来，怀孕和分娩属于私事，只有女性家人和密友参与，参与者往往没有医学知识。在古代的美索不达米亚和埃及，女性接生者帮助产妇分娩，《埃贝斯纸草书》（见 20~21 页）描写了相关专家——当时的助产士。关于妇女健康与分娩最早的文献之一是《妇科学》，作者是 1 世纪希腊以弗所的索兰纳斯医生。中国现存最早的妇产科重要著作是唐代医生昝殷的《经效产宝》，855 年前后成书。书中介绍了传统中医（见 26~27 页）的疗法药方，针对晨吐、流产等各种孕期相关病症。

剖腹产——通过切口分娩——是最古老的外科手术之一，中国早在 3000 年前、印度在 2200 年前就有相关记载。这一术语的英文“caesarean”据说源自罗马皇帝朱利乌斯·凯撒（Julius Caesar）之名，传说公元前 100 年他即为剖腹所生，但此术语更有可能起源于“caedare”一词，拉丁语意为“切开”。

1598 年，法国宫廷外科医生雅克·吉耶莫在自己关于助产的著作中用“section”（切开）指剖腹产，没有用“手术”（operation）一词。德国妇科医生费迪南德·克雷尔 1881 年在德国梅克斯海姆村成功完成首例现代剖腹产。其做法是在产妇子宫下半部分开一个切口接生婴儿，同时尽量减少产妇失血。

△ 男性助产士

这幅 1793 年的漫画旨在讽刺进入接生这一传统女性行业的男性。他们往往是有名的外科医生，在人们心目中，这些人热衷于扩大自己的名声和影响，而非竭力帮助母婴。

从事妇科医疗工作的男性

16 世纪，法国理发师兼外科医生、军医安布鲁瓦兹·帕雷（见 78~79 页）等欧洲医学界人士发现，他们可以把全科医学知识应用于以女性助产士为主的领域，这些女性助产士没有接受过医学培训。德国内科医生兼药剂师尤卡瑞斯·罗斯林 1513 年出版《孕妇和助产士的玫瑰园》一书，促进医学知识的传播。

1609 年，法国王室助产士路易丝·布儒瓦为人务实开明，她是首位写下产科医学专著的女性，专著题为《论不孕、流产、生育能力、分娩以及妇婴疾病》。但男性取代传统女性助产工作的趋势不减，由此还产生了一个常带有贬义的称呼“accoucheur”，意指男性助产士。

18 世纪上半叶，苏格兰产科医生威廉·斯梅利发

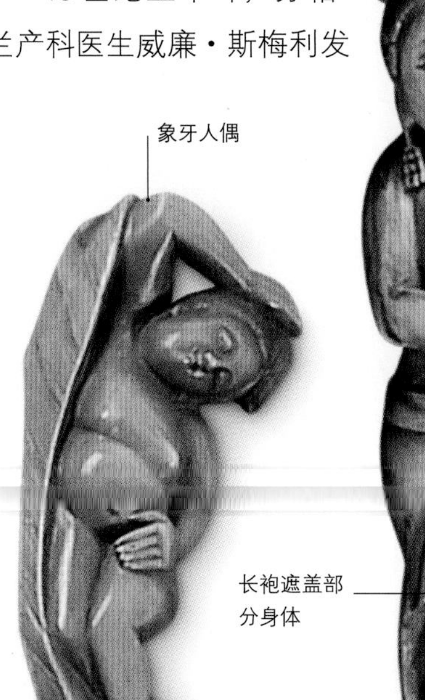

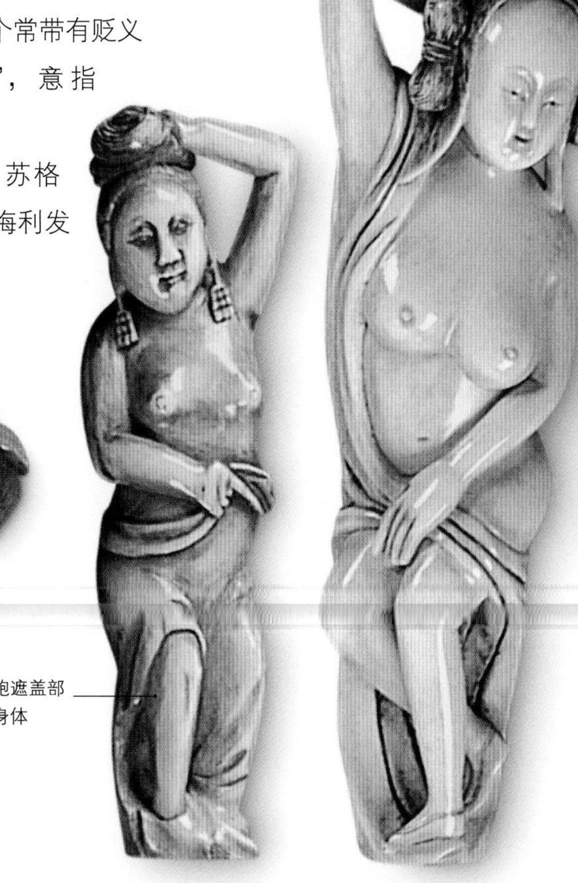

明了一种产钳，他还在18世纪50年代出版著作《助产术的理论与实践》。古罗马时期就已出现的窥阴器（见42~43页）得到了更加普遍的应用。此时，更多产妇在医院而不是家中分娩，与助产士相比，产科医生的影响力得到加强。这一趋势也带来一些问题，如产褥热（见138~139页）——病因是病房卫生欠佳引发感染，新出现的男“专家”往往不像女性助产士那样善解人意，又缺乏相关经验和传统知识。

助产士得到认可

继弗洛伦斯·南丁格尔等护理（见142~143页）先驱之后，助产士也开始为人认可。世界各地渐渐认可助产术，行业日趋规范。1861年，荷兰设立职业助产教育基金会。与此同时，英国女权活动家路易莎•哈伯德1881年创立助产士学院。1902年，英格兰、威尔士通过《助产士法》，确立助产士为专业职业，对培训和资格认证加以规定。1947年，英国助产士学院更名为皇家助产士学院。1949年法国助产士学院成立，1955年美国护理－助产士学院成立。到了20世纪中期，很多国家已有类似措施，承认助产士地位，推行相关资格认证。

美国助产士兼作家（1940年~）

艾娜·梅·加斯金

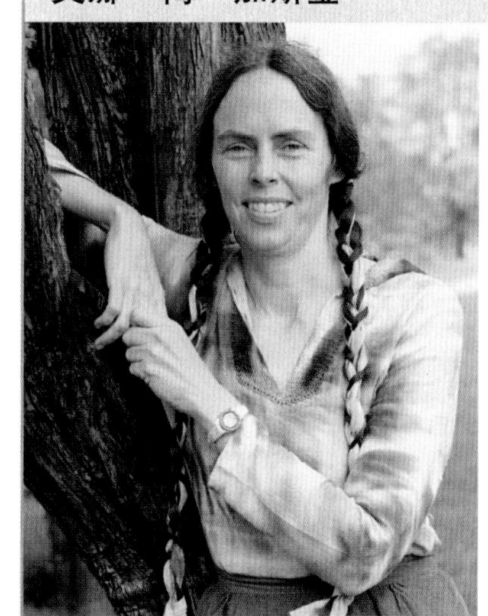

加斯金出生于美国艾奥瓦州，1977年出版《精神助产术》一书。书中，她从自然角度阐述了怀孕、分娩和婴儿喂养的问题，强调生育的精神、智力、情感和传统因素，以及医学干预的实际过程。她支持自然分娩运动，呼吁尽量减少干预，鼓励亲属朋友积极参与，尽可能在家中分娩。直至21世纪初，她还在继续创作出畅销书。

“**我们的身体必须运转良好**，否则地球上就不会有这么多人。”

美国助产士兼作家艾娜·梅·加斯金，《艾娜·梅的生育指南》，2003年

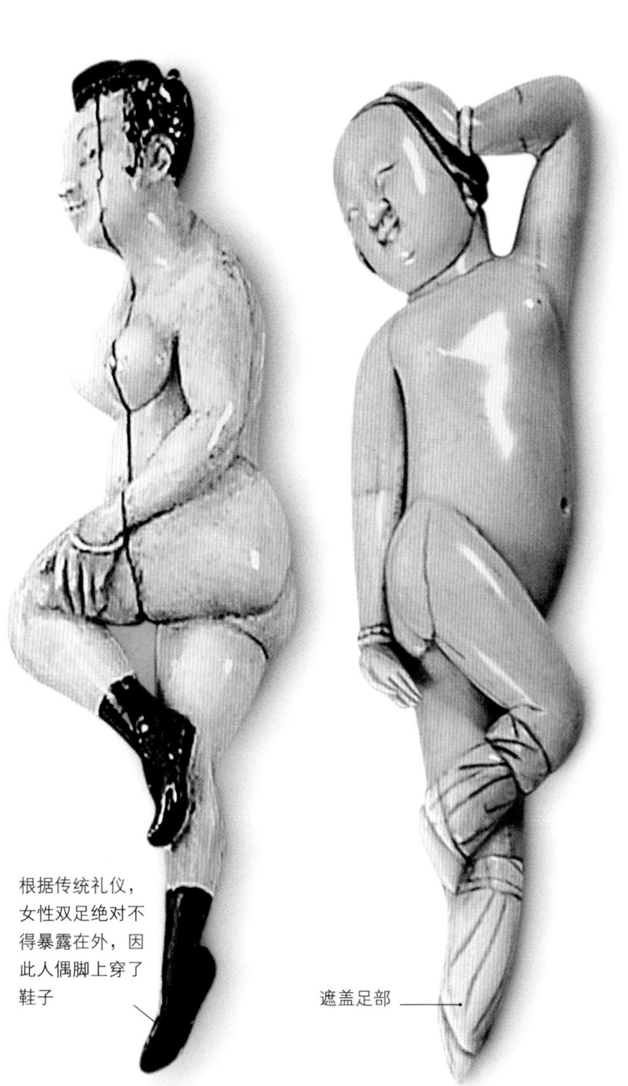

根据传统礼仪，女性双足绝对不得暴露在外，因此人偶脚上穿了鞋子

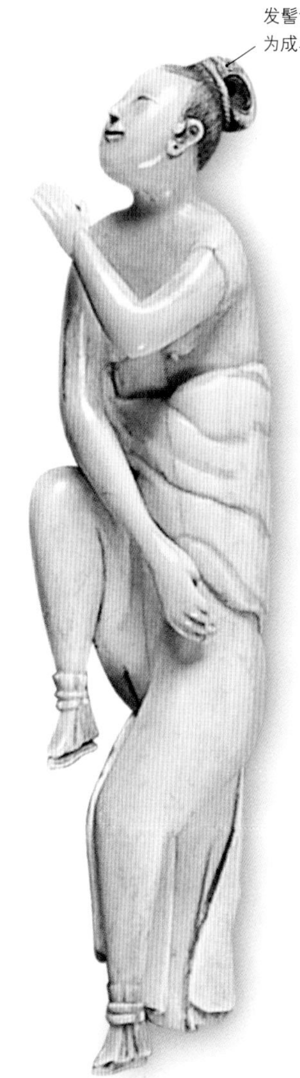

遮盖足部

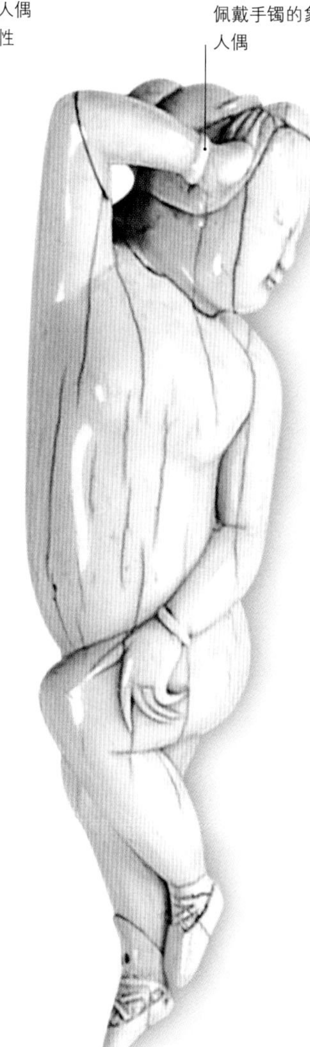

发髻说明人偶为成年女性

佩戴手镯的象牙人偶

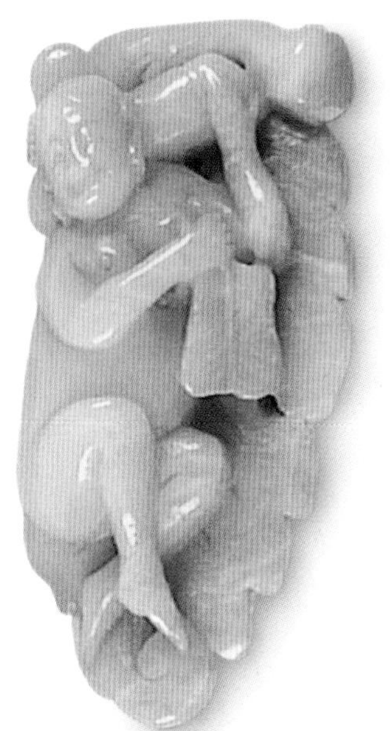

▽ 诊断人偶

出于文化禁忌，或是仅仅因为害羞，男医生往往不能检查女性生殖器部位，因此女患者用诊断人偶解释自己的病情。图为18、19世纪亚洲的诊断人偶。

科学主导 1800~1900年

助产士

据古埃及的雕塑和纸草书记载，孕妇和产妇由受过专门培训的妇女照料，而在伊斯兰医学中，助产士属于备受尊重的专业人员。但这样的地位并没有持续多久，直到19世纪女性助产士才在医学界重获一席之地。

中世纪时期，这一职业地位降低，助产士的角色一般由社区年长女性承担，在欧洲尤其如此。此类年长女性往往不识字，没有接受过正式培训，但有一定经验，掌握传统技巧和民间疗法。大多数国家一直有这种“业余助产士”，又称传统接生员（TBA）。15世纪，助产士的作用再度得到承认，但仍不正规。从事这项工作的人在男性主导的医学界仍然地位低下。英国1512年教会法做出相关规定，要求助产士宣誓，誓词涉及培训及职责。

17世纪起，男性内科和外科医生行医时开始有了助产方面的内容。后一个世纪是“男性助产士”的时代，特别是在英国，而且在各方面都有进步，18世纪50年代苏格兰产科医生威廉·斯梅利改良产钳即为其一。19世纪形势转变，开始有了具有认证资格的女性助产士，还成立了英国护士长助理协会（1881年）这样的专业机构。助产士在很多国家成为主流医学专科，1919年国际助产士联合会成立。

“**每位分娩妇女**都能得到**助产士**照料的世界。”

国际助产士联合会愿景

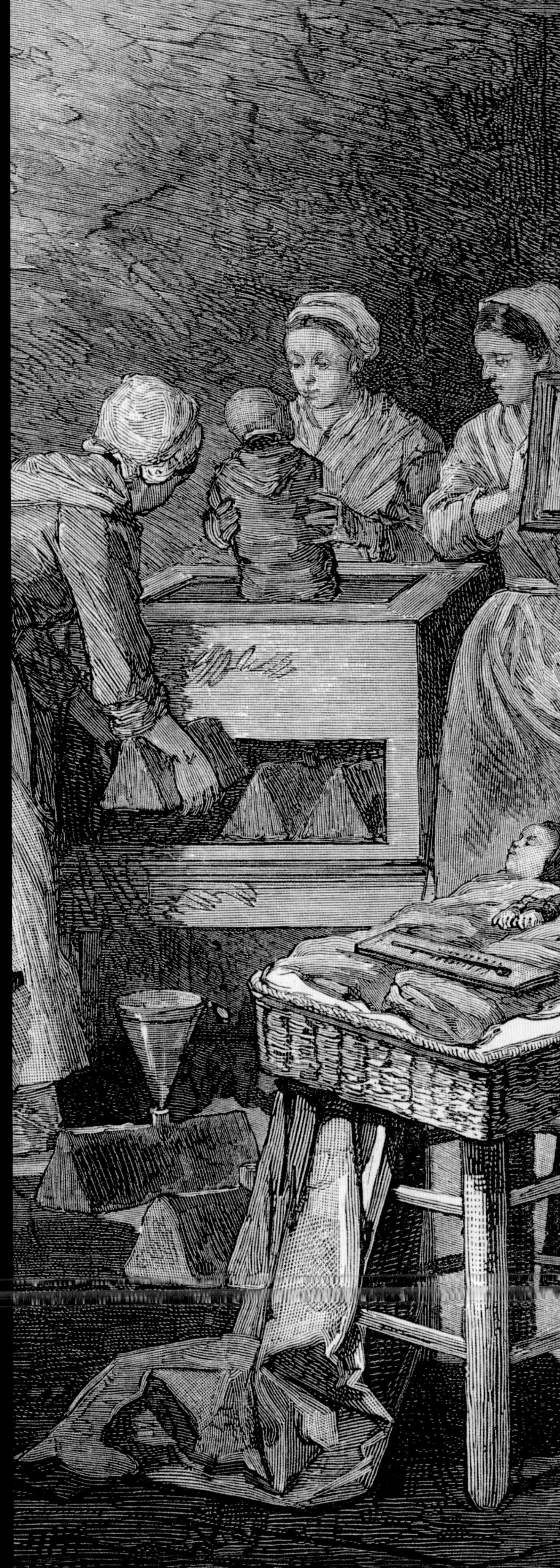

▷ 助产士学校

法国皇家港的巴黎妇产科医院面向“临盆”的穷苦女性，也是一家助产士学校。19世纪90年代，巴黎妇产科医院率先推出早产儿恒温箱，图为这家医院的助产士正在照料箱中婴儿。

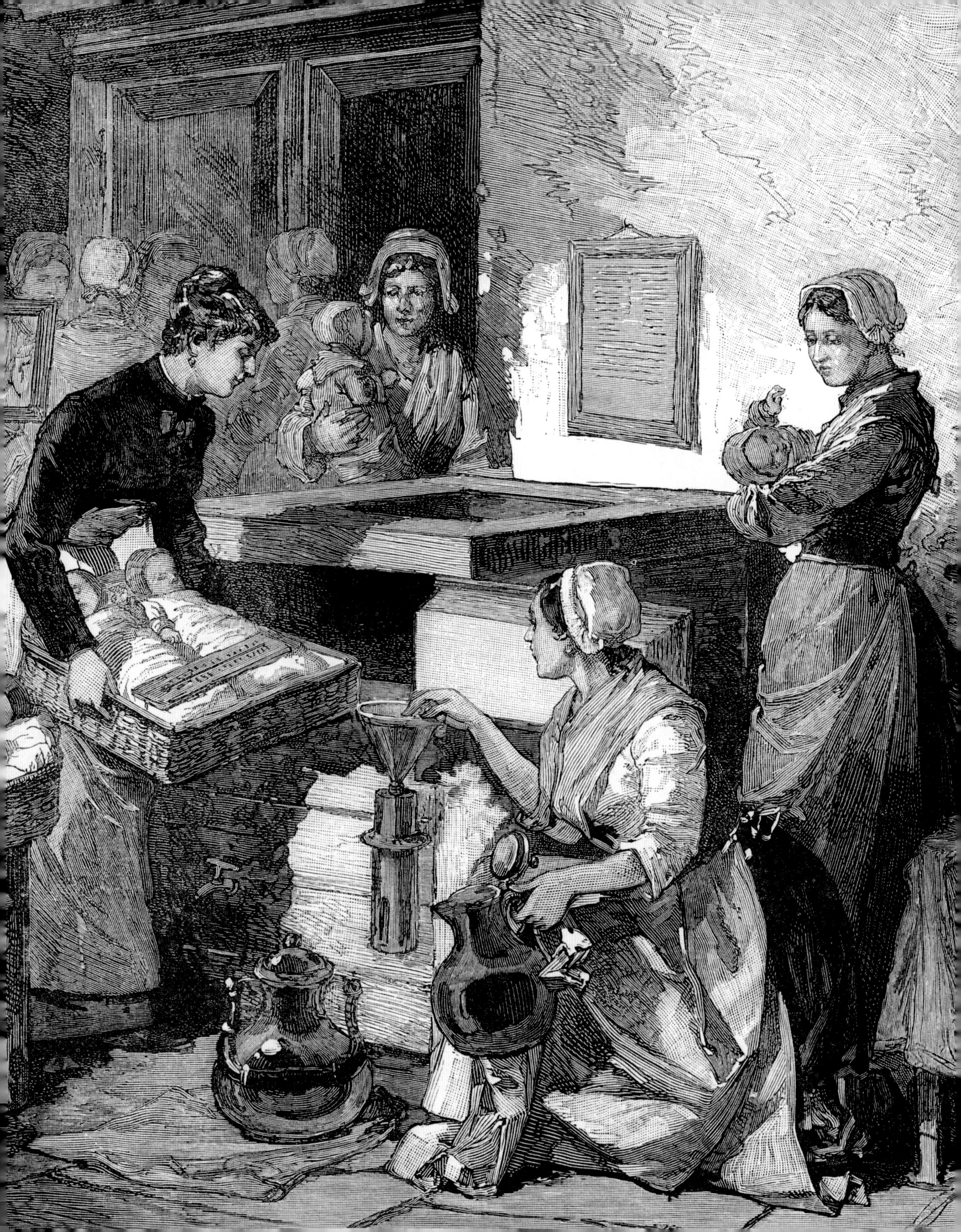

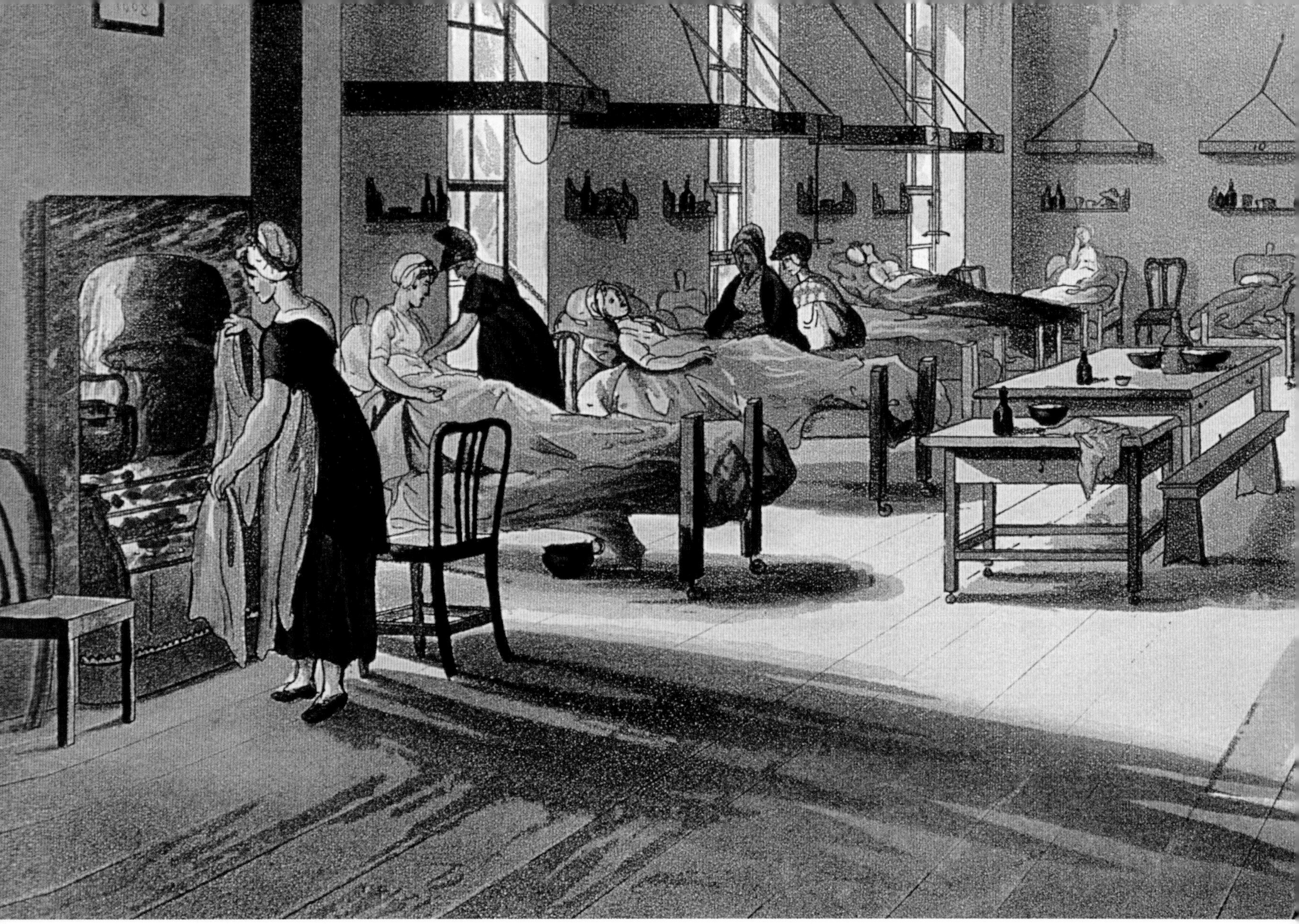

△ 产科病房洗手

1847 年伊格纳茨 · 塞麦尔维斯发现，在他提倡定期洗手之后，维也纳总医院第一产科病房的死亡率从 12%~13% 降至 1%~2%。

产褥热

19 世纪 40 年代，伊格纳茨 · 塞麦尔维斯通过简单的观察和行动，大大降低了产褥热（又称产后发热）的发生率。然而他的工作起初受人嘲讽，其重要性直到数年后人们普遍接受细菌理论后才得到承认。

长期以来，产褥热对于产妇和婴儿而言一直是一种可怕的感染症，直到伊格纳茨 · 塞麦尔维斯在奥地利维也纳的一处产科病房推行变革后，死亡率才首次显著降低。

塞麦尔维斯在维也纳结束医学培训后，在维也纳总医院产科担任教授助理。当时，产妇产褥热死亡率极高——但两个产科病房中只有一个如此。塞麦尔维斯对第一产科病房和第二产科病房在感染率和死亡率上的差别感到疑惑不解，众所周知第一产科病房产妇死亡率更高，但原因无人知晓。塞麦尔维斯按部就班，排除各种可能因素，如饮食、温度、湿度及其他环境状况，他还记下了患者的年龄、家庭背景，甚至宗教信仰。他发现，唯一的重要区别在于病房往来人员：第一产科病房是实习医生的培训中心，而第二产科病房只进行助产士学员的教学。

致命的颗粒

1847 年 3 月，塞麦尔维斯的同事，法医学教授雅各布 · 柯勒什克英年早逝，令他悲伤不已。验尸发现，这位教授曾在尸体解剖示范时意外被刀割伤，他的感染病程与产褥热十分相近。由此塞麦尔维斯推断柯勒什克死于同样的疾病，死因正是被污染的刀所造成的伤口。

两者之间似乎有所关联，但污染的性质仍不为人知，因为细菌的存在尚未得到证实。塞麦尔维斯

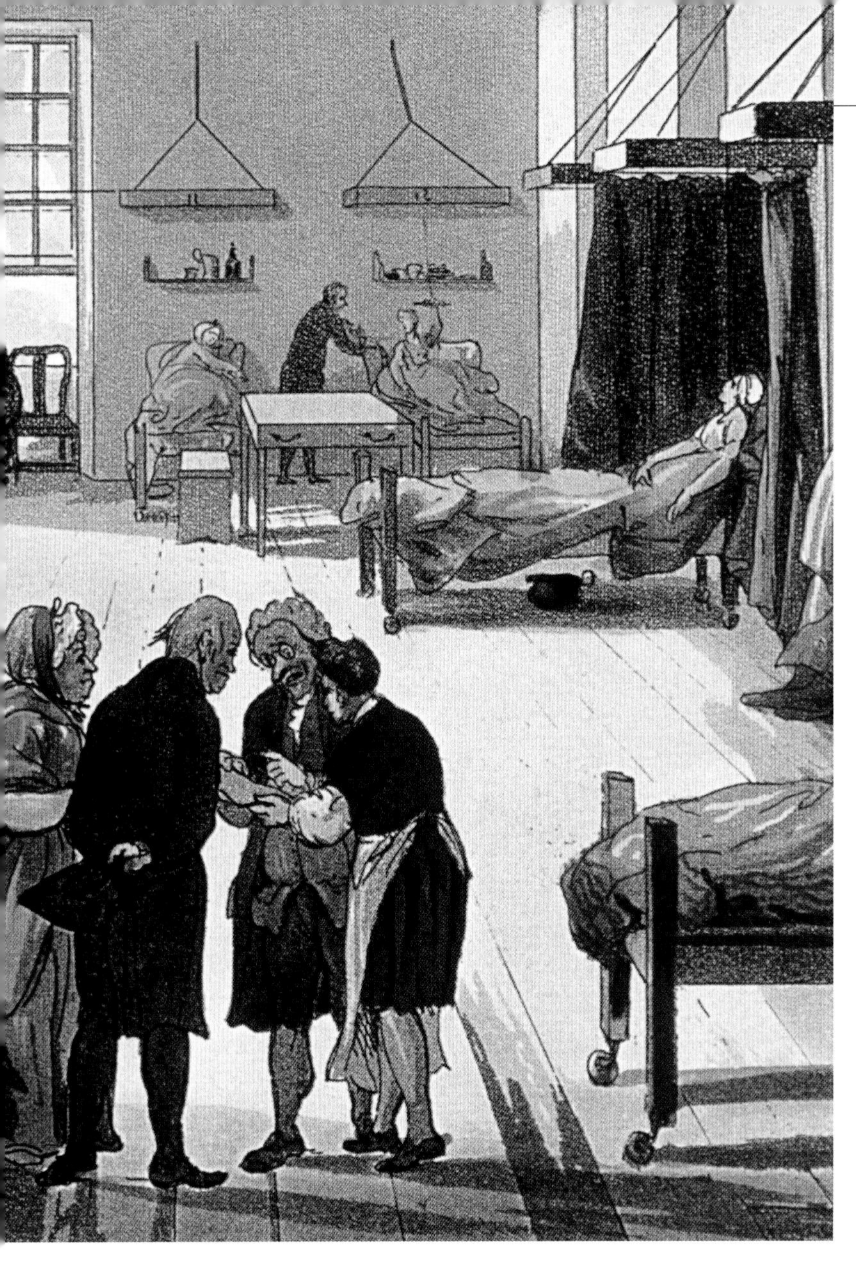

匈牙利医生(1818~1865年)

伊格纳茨·塞麦尔维斯

塞麦尔维斯出生于匈牙利布达佩斯，1844年获得奥地利维也纳大学医学博士学位。随后他来到维也纳总医院产科病房工作，在那里他碰到了产褥热的问题。1850年，他失去升职机会，回到布达佩斯，担任圣洛克医院产科主任，在这家医院他推行与维也纳一样的例行洗手程序。1855年，他被聘为匈牙利佩斯大学教授。1861年，他出版了关于产褥热的重要著作，但反响不佳。塞麦尔维斯患上某种痴呆症后行为日益乖张，被送入维也纳某精神病院后仅两周就告别人世。

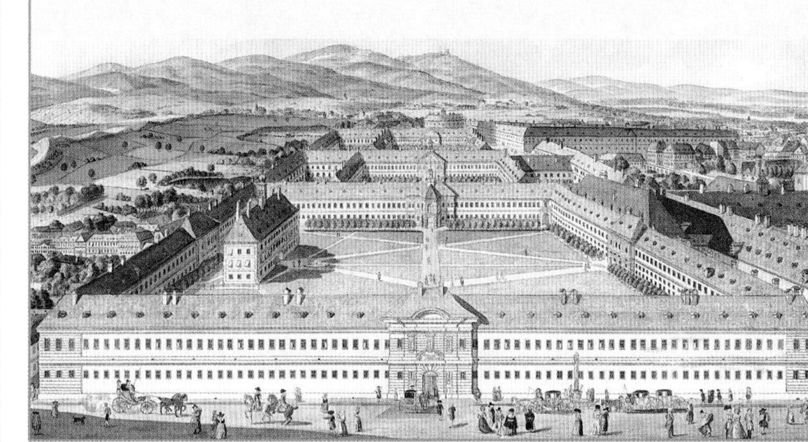

提出，某种感染性物质，他称之为“致死颗粒”，导致了产褥热和柯勒什克的死亡。他认为，外科医生和医学院学生往往在尸检和尸体解剖后直接进入产科病房（维也纳总医院第一产科病房），他们的手上和仪器上都带有这种颗粒，产妇们因此被感染。

例行洗手

塞麦尔维斯确信，解决交叉感染问题的办法是彻底清洁双手。他认为肥皂效力不够，要求所有工作人员定期使用漂白水洗手。此举立竿见影，效果非常惊人。第一产科病房产褥热死亡率大幅下降，与第二产科病房接近，次年继续降低。

塞麦尔维斯认为自己的观点已经得到证实，至关重要。但他却遭到医学界人士的极力批判和不予理睬，这些人通常怀疑各种未经验证的新思想。塞麦尔维斯无法证明“致死颗粒”确实存在，他的理论又与四体液学说（见34~35页）和瘴毒理论（见120~121页）等根深蒂固的思想不符。而且，那些被他指称携带感染源的外科医生们都是重要人士，拒绝承认自己有责任。此外，还有政治和宗教因素作祟，因为塞麦尔维斯是客居奥地利的匈牙利犹太人。

1861年，塞麦尔维斯出版《产褥热的病源、概念及预防》一书，介绍自己的发现，但此书遭受冷遇。塞麦尔维斯1865年在维也纳去世，无人关注。同年，部分源于对产褥热的关注，英国外科先驱约瑟夫·利斯特根据路易·巴斯德的理论——看不到的细菌会引起疾病（见146~147页），率先使用石炭酸杀菌剂（见154~155页）。此后，塞麦尔维斯的工作方才得到充分认可。如今，他在产褥热、改善医院卫生方面所做的杰出贡献，以及在杀菌剂、传染病传播和微生物细菌致病方面的研究，都为人称颂。

> “**干净不合时宜**。讲究卫生被视为吹毛求疵，装腔作势。”
>
> 英国国王爱德华七世御医弗雷德里克·特拉弗斯（1853~1923年）

◁ 传染载体

18世纪初产钳得到普及。但在缺乏卫生知识的情况下，产钳却成为传染源，不断传播产褥热。

医学界的女性

数千年来，医学职业往往反映了广泛的社会现实，世界各地概莫能外。曾经绝大多数医生都是男性，尤其是级别高的医生。20 世纪男女才有了一定程度的平等，但也并非所有国家在这方面都有进步。

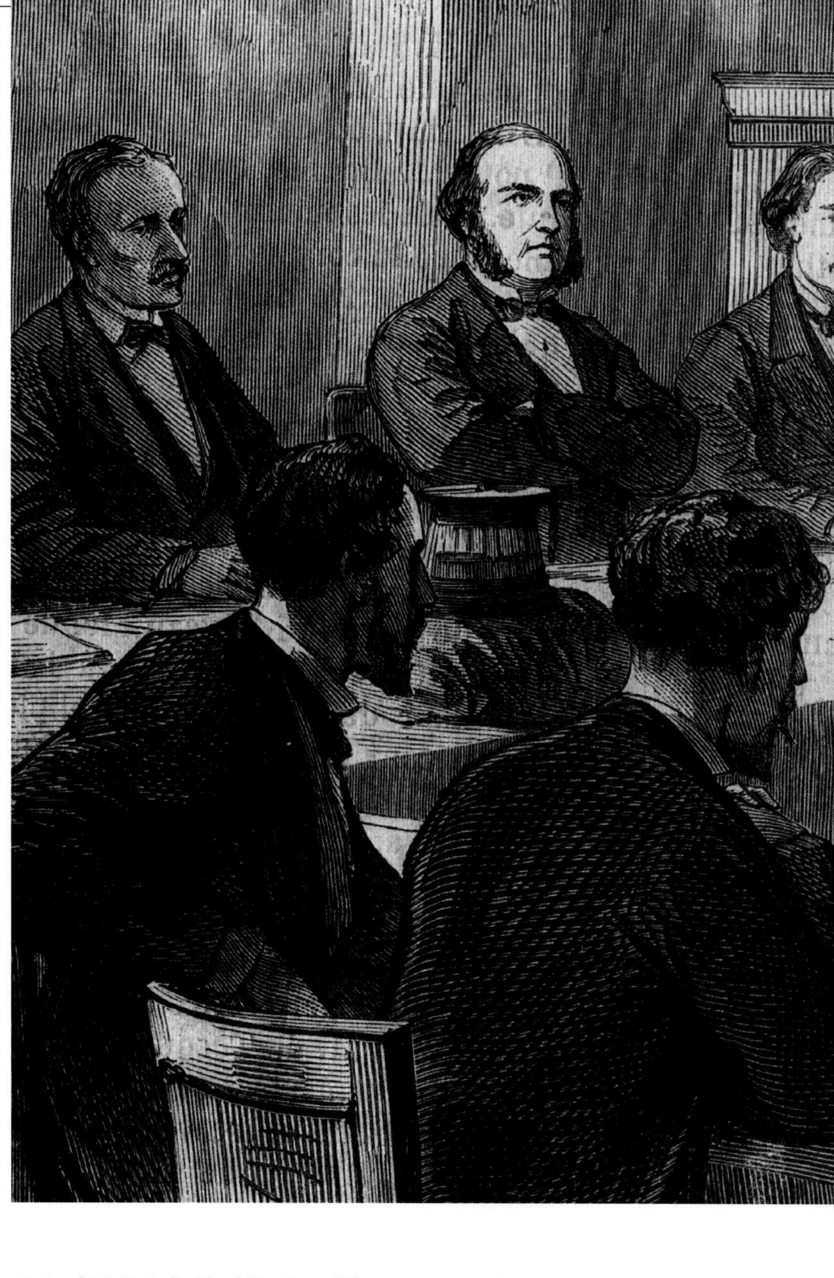

△ 面试委员会

尽管伊丽莎白·加勒特·安德森在英国拿到行医执照，却被禁止在医院工作。她来到巴黎，获得法国医学学位，在那里工作。图中显示她正在接受巴黎索邦大学医学院的面试。

女性一直在照顾、护理（见 142~143 页）和助产（见 136~137 页）方面扮演着重要角色，但只有极少数能够在医学界取得更高的地位，直到 19 世纪都是如此。

已知最早的女医生是约 4700 年前古埃及的梅里特-卜塔。除了她的墓中所刻文字“首席医生”之外，人们对她所知甚少。约 3500 年前，埃及赫利奥波利斯的医学院有女生学习，但具体情况不详。在古希腊，女性参与医学的程度也很有限。古希腊医生梅特多拉被视为首位写下医学著作的女性。约 2300 年前，她写下《论妇女疾病及治疗》，但除此之外她的生平鲜为人知。古希腊还有一位女性昂格诺迪斯，据说曾女扮男装行医。

早期重要人物

从 8 世纪起，中世纪的伊斯兰世界就有关于女性疗愈师的记载，但和很多其他文化一样，女医生只治疗女性患者。土耳其男外科医生苏本措鲁·赛热福丁所著的插图手册《皇家外科》中描绘了女外科医生的形象。信奉基督教的欧洲远没有那么开明，同时期只有少数女医生为人所知。宾根的希尔德加德（见 56~59 页）是一位杰出的修道院院长、诗人、音乐家及医生。她在 12 世纪 50 年代著述颇丰，如被后世称为《博物志》的《简明医学》一书，介绍了数百种源自矿物质、药草和动物的疗法药方。11 世纪后半叶还有一位相比之下更为神秘的人物特罗图拉·德·鲁杰罗，其真实性有待考证，但据说有数部医学著作与她有关。“特罗图拉”成为《女性疾病》《女性治疗》和《女性化妆品》等几部著作的统称。这些著作介绍了女性卫生、生育力、受孕、怀孕和分娩等，内容实用，题材广泛，令人耳目一新。

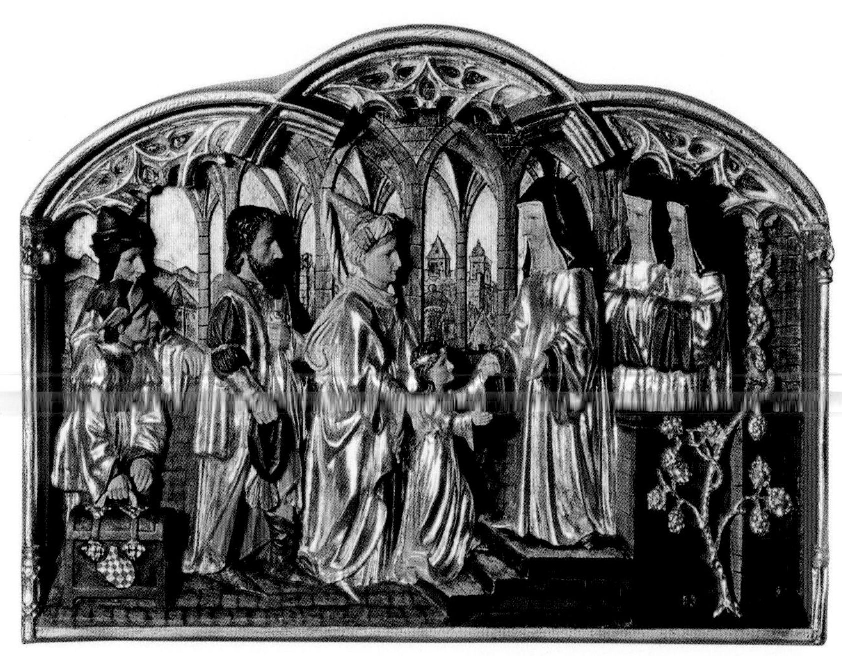

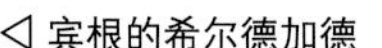

◁ 宾根的希尔德加德

这件祭坛装饰品描绘了 1112 年前后希尔德加德与家人一同抵达迪希邦登堡本笃会修道院的情景。希尔德加德写了多部科学和医学著作，还建立了数家修道院。2012 年，教皇追封她为“教会圣师”。

医学界女性先行者

18 世纪，医学行业开始接纳女性。1732 年，意大利的劳拉·巴西被任命为博洛尼亚大学解剖学教授，得以继续她的医学职业生涯。普鲁士的多罗特娅·埃克斯莱本，经腓特烈大帝特许学习医学，1754 年毕业于哈勒大学。但这些仍是个例。

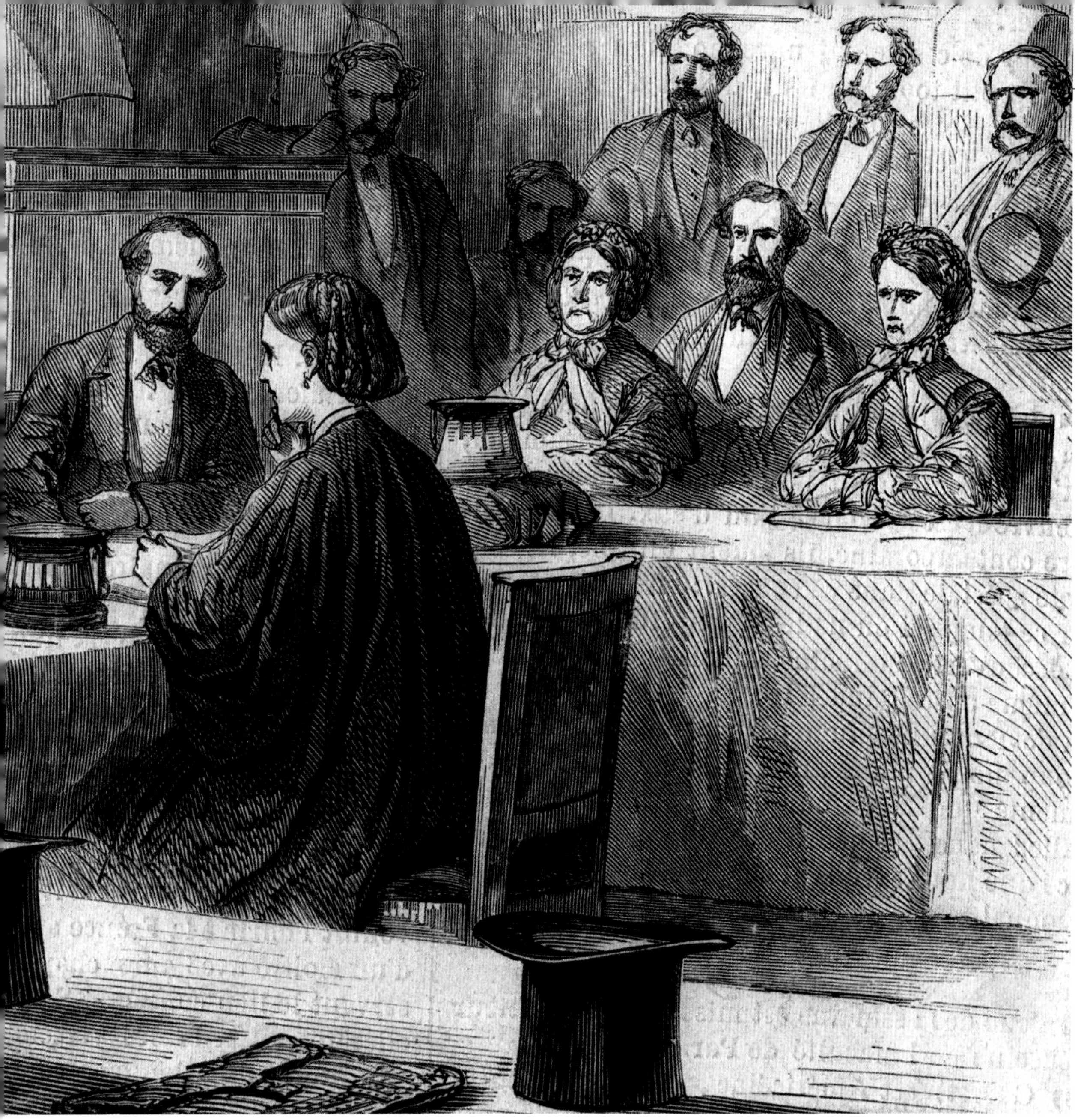

英裔美国医生（1821~1910年）

伊丽莎白·布莱克韦尔

1847年，伊丽莎白·布莱克韦尔进入美国纽约州日内瓦医学院学习。1849年毕业后，她成为第一位获得美国医学院医学博士学位的女性。她想进入医学界工作，却受到偏见的困扰，因此1851年她在纽约创立了自己的诊所及针对弱势女性的医务所，随后又于1857年成立纽约贫困妇女及儿童医院。

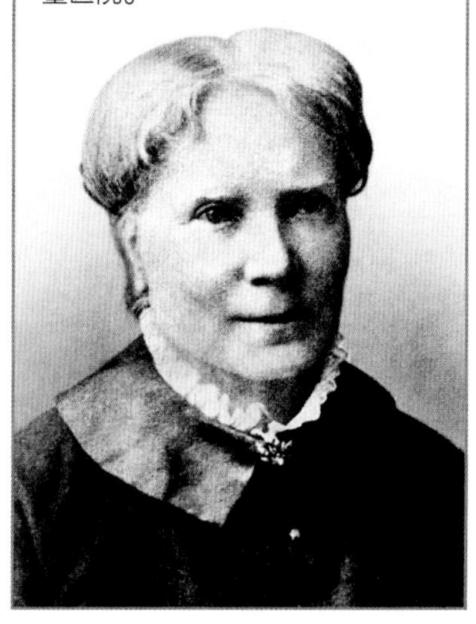

“作为先行者并不容易——不过**太有趣了**！”

英裔美国医生伊丽莎白·布莱克韦尔

1849年伊丽莎白·布莱克韦尔成为美国第一位获得医学博士学位的女性，随后她长期从事医学工作，成绩斐然，是女性进入医学界的先锋（见右栏）。1874年，她与英国医生索菲娅·杰克斯-布莱克和伊丽莎白·加勒特·安德森共同创建伦敦女子医学院。杰克斯-布莱克是英国最早的一批女医生之一，她还在1886年创建了爱丁堡女子医学院。

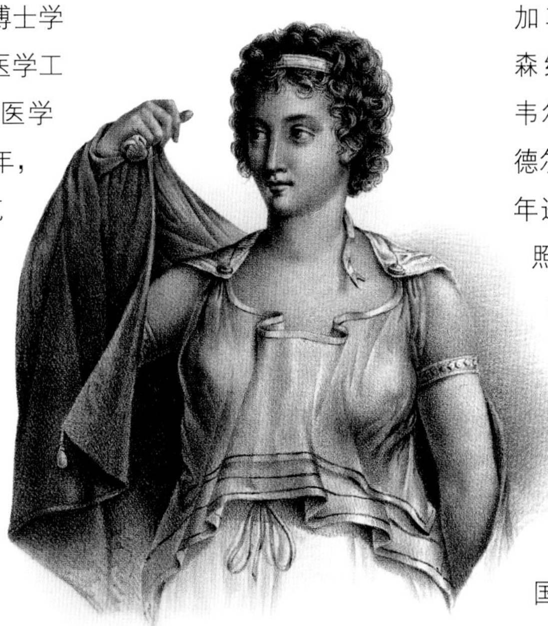

▷ 昂格诺迪斯
昂格诺迪斯生活在约公元前4世纪的古希腊，她女扮男装照顾孕妇和产妇。当时女性被禁止从事医生工作，违者可能被处以死刑。

1859年，加勒特·安德森结识布莱克韦尔后深受鼓舞，她成为伦敦米德尔塞克斯医院的一名护士，1862年进入药剂师协会，获得行医执照——这是英国女性中的首例。她开设私人诊所，随后设立圣玛丽妇幼医务所，1872年成立新女子医院（后更名为伊丽莎白·加勒特·安德森医院）。

57% 2020年英国全科医师中女性所占百分比。

她继续拓展事业，成为英国医学协会首位女性成员，一生都在争取妇女权利。1876年，英国修订法律，允许女性全面进入医疗行业，但潜在的偏见仍然存在，且持续数十年之久。在其他国家，女性也渐渐进入医疗行业，尤其是欧洲。马德莱娜·布雷斯1875年获得行医执照，首开法国女性先河。这一趋势日益扩大，日本医生及妇女权利活动家吉冈弥生于1900年创立东京女子医科大学。此时，女权及妇女参政权运动也在发展壮大，大概自1914年起，女权活动家玛格丽特·桑格（见226~227页）也为女性患者和女性卫生服务用户积极争取权益。

护理

护士是最古老的医学职业之一，但并非一直享有美名。从没有受过教育的“病房女仆”到今天具有学术资格、技术熟练的专业人员，这种转变要归功于一位杰出女性——弗洛伦斯·南丁格尔的努力。

中世纪时期，欧洲医院通常附属于修道院等宗教机构，病人由修士、修女护理。但在16世纪，很多医院被新教改革者关闭。随着18世纪工业化的发展，世俗医院纷纷涌现。这一时期有时被称作“护理的黑暗时代”，护理水平往往十分低下——护士常常是已康复的病人或者是不会读写的男女雇工，很多来自贫困家庭。护士们常与无知、酗酒和滥交联系在一起。

英国护士(1820~1910年)

弗洛伦斯·南丁格尔

弗洛伦斯·南丁格尔出生于一个富裕的英国家庭，她改革了护理这个行业。南丁格尔意志非常坚定，在克里米亚战争期间她不知疲倦地照顾伤兵，得到“提灯女士”的美称。她的改革措施大大降低了病人的死亡率。1860年，她在伦敦圣托马斯医院成立护士培训学校，让护士成为女性的体面职业。

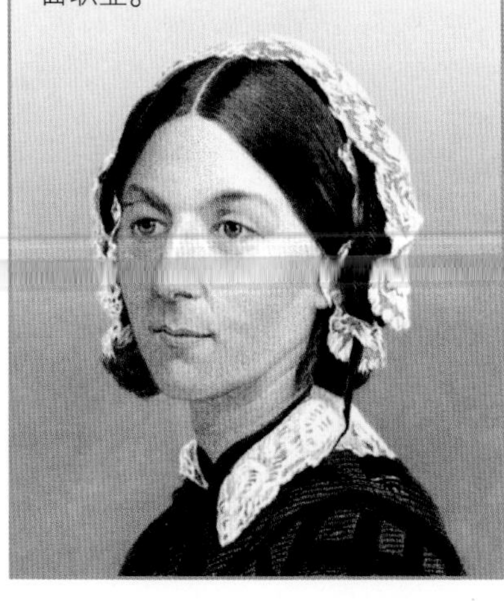

欧洲在19世纪开始推进护理改革，主要推动力来自基督教团体。很多到访德国的人对牧师西奥多·弗利德纳的工作印象深刻，这位牧师1836年在莱茵河畔开设了一家医院（见106~107页）。在那里，护士们接受简单临床指导，学习药物学——调配药品的方法。护理课程在当时来说颇为先进，弗利德纳最出名的学生——弗洛伦斯·南丁格尔——1850年去这家医院学习了三个月。到了19世纪中期，女性接受护士培训的观念已经确立。

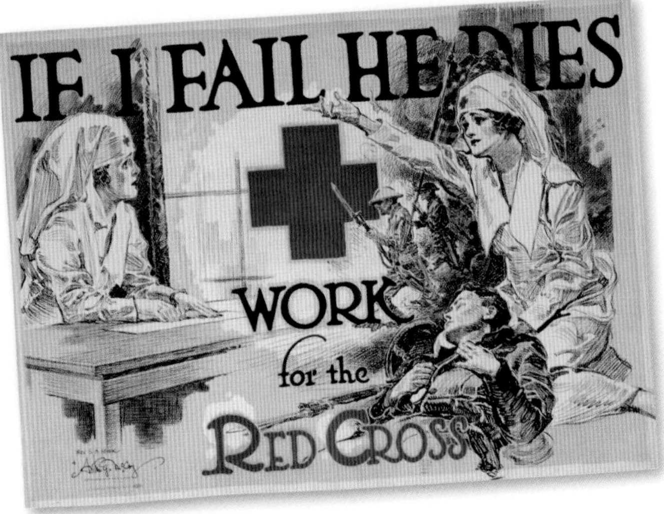

△ 战时招募护士的海报

在第一次世界大战刚刚开始的几个月里，数以千计的护士在图中这种招募海报的感召下奔赴西线。西线战事爆发仅仅八天后，第一批经过培训的护士就抵达法国。

护士上战场

克里米亚战争（1853~1856年）的来临改变了护理行业。霍乱在英国军营迅速蔓延，外科医生们不得不在没有光照、麻醉剂甚至绷带的情况下进行截肢等手术。英国新闻记者报道，伤病军人没有得到良好的照顾，政府随即派遣女护士出国照料伤员。弗洛伦斯·南丁格尔被任命为“土耳其英国总医院女护士主管”，这一重要职位受到了高度关注。

南丁格尔实行严格的纪律，不鼓励护士与病人和医生过多交往，讲究卫生，要求护士时刻保持清醒，注意礼节。生于牙买加的女医生玛丽·西科尔也做出了贡献。南丁格尔和西科尔连同她们的护士和助手，极大地鼓舞了各界女性，表明战争不再是男人的专属领域。1861年美国内战爆发，卫生委员会成立——这是红十字会的前身之一。卫生委员会从克里米亚战争中学到了保持良好卫生的做法，招募大量护士。

护理行业面临改革。1860年，南丁格尔在伦敦圣托马斯医院实现了设立护士培训学校的梦想；英国和美国各地都有以其为蓝本创办的学校。世界各国纷纷成立护理协会，促进了培训标准化，护理最终成为一种被人们认可的职业。1863年，红十字国际委员会（见266~267页）成立，庇护武装冲突中的受伤人员，保证他们的中立性，同时还支持护理培训。

9万 人 **第一次世界大战期间红十字会志愿救护队的志愿者人数。**

现代职业

在第一次世界大战之前，南丁格尔的影响经久不衰。护士的角色是守护清洁卫生，施与怜悯同情，在嘈杂混乱的医院中保持冷静。但护士的实际职责则被描述得相当模糊。第一次世界大战期间，医学和护理的界限被打破。医生们竭力应付紧

“首要要求……不得伤害病人。”

弗洛伦斯·南丁格尔，《医院札记》，1859年

急外科手术，经过培训的护士承担起日常情况下不属于他们的责任，如伤员检别分类（见 256 页）、生理盐水滴注、静脉注射，以及麻醉类药物调配。护理人员还负责很多预防感染的新任务，并把相关知识传授给红十字会志愿救护队（VADS）的志愿者们，成立志愿救护队的目的是补充战时急救护理力量。此外，护士们必须面对战时新技术带来的影响——例如学习为吸入芥子气的伤兵使用氧气瓶，为失明伤员的眼睛敷上碳酸氢钠。

两次世界大战表明，社会需要更多经过全面培训、受过良好教育的护士，如今很多国家要求护士拥有大学学位。护理已从穷人、文盲从事的工作发展成为医疗行业中最重要的职业之一。

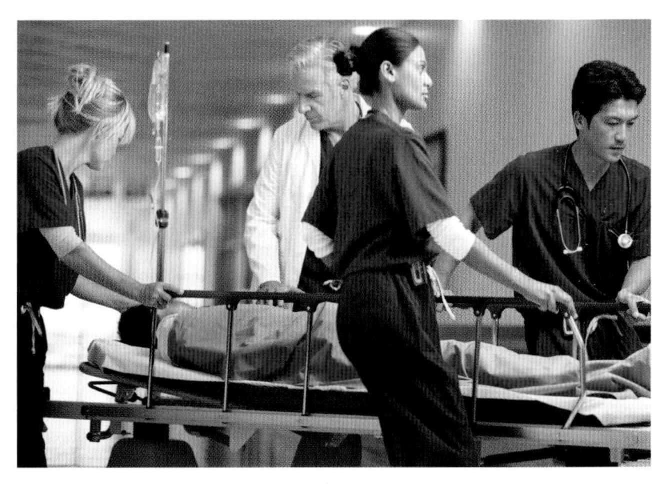

▷ 现代护士
护士的角色不断发展，承担的医疗职责越来越多。现代护士不仅仅是护理者——他们必须拥有很强的技术水平，还能协助临床医生诊断病情，决定恰当的治疗方案。

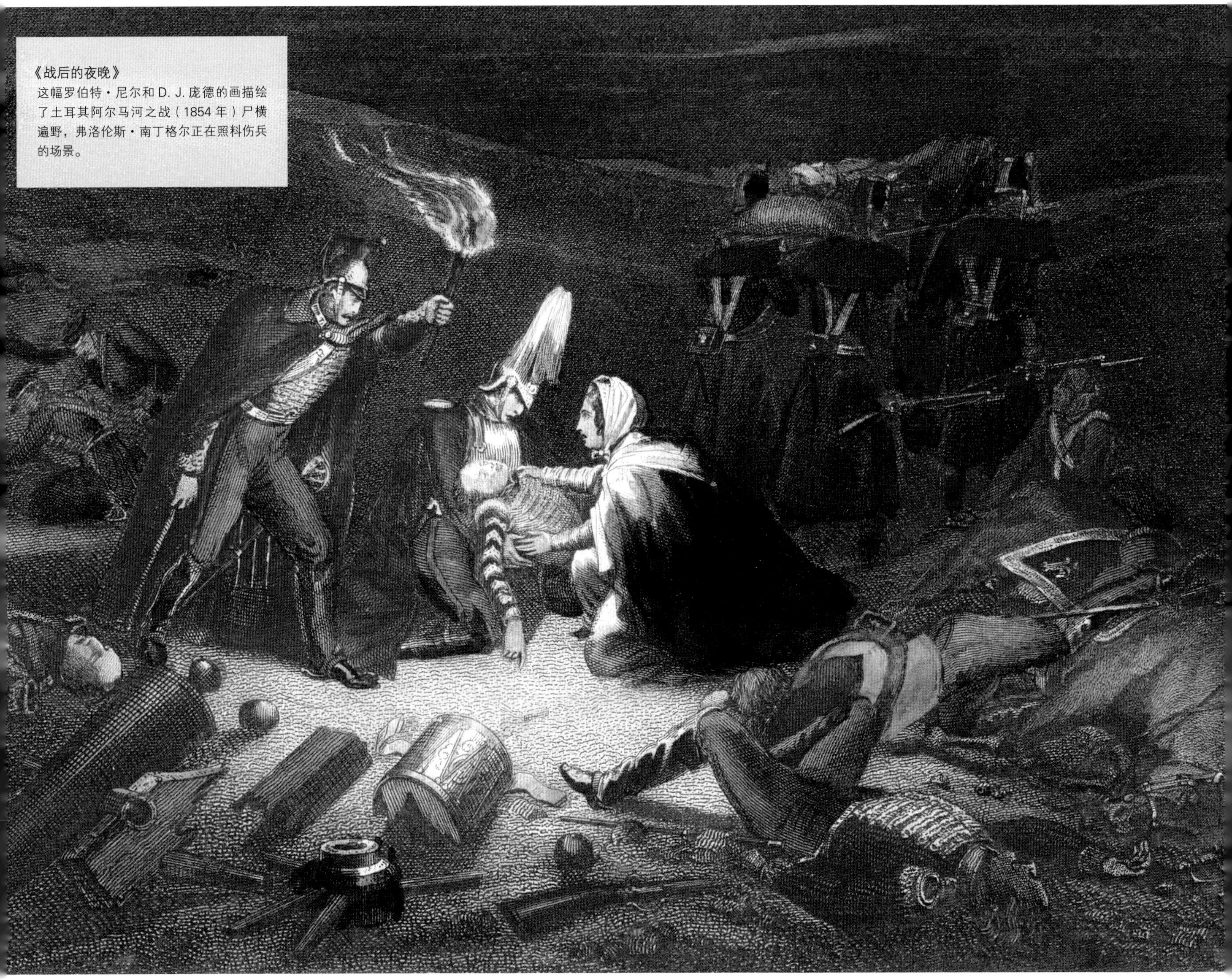

《战后的夜晚》
这幅罗伯特·尼尔和 D. J. 庞德的画描绘了土耳其阿尔马河之战（1854 年）尸横遍野，弗洛伦斯·南丁格尔正在照料伤兵的场景。

Fig. 161.—Bones of the Left Hand. Dorsal Surface.

Fig. 1

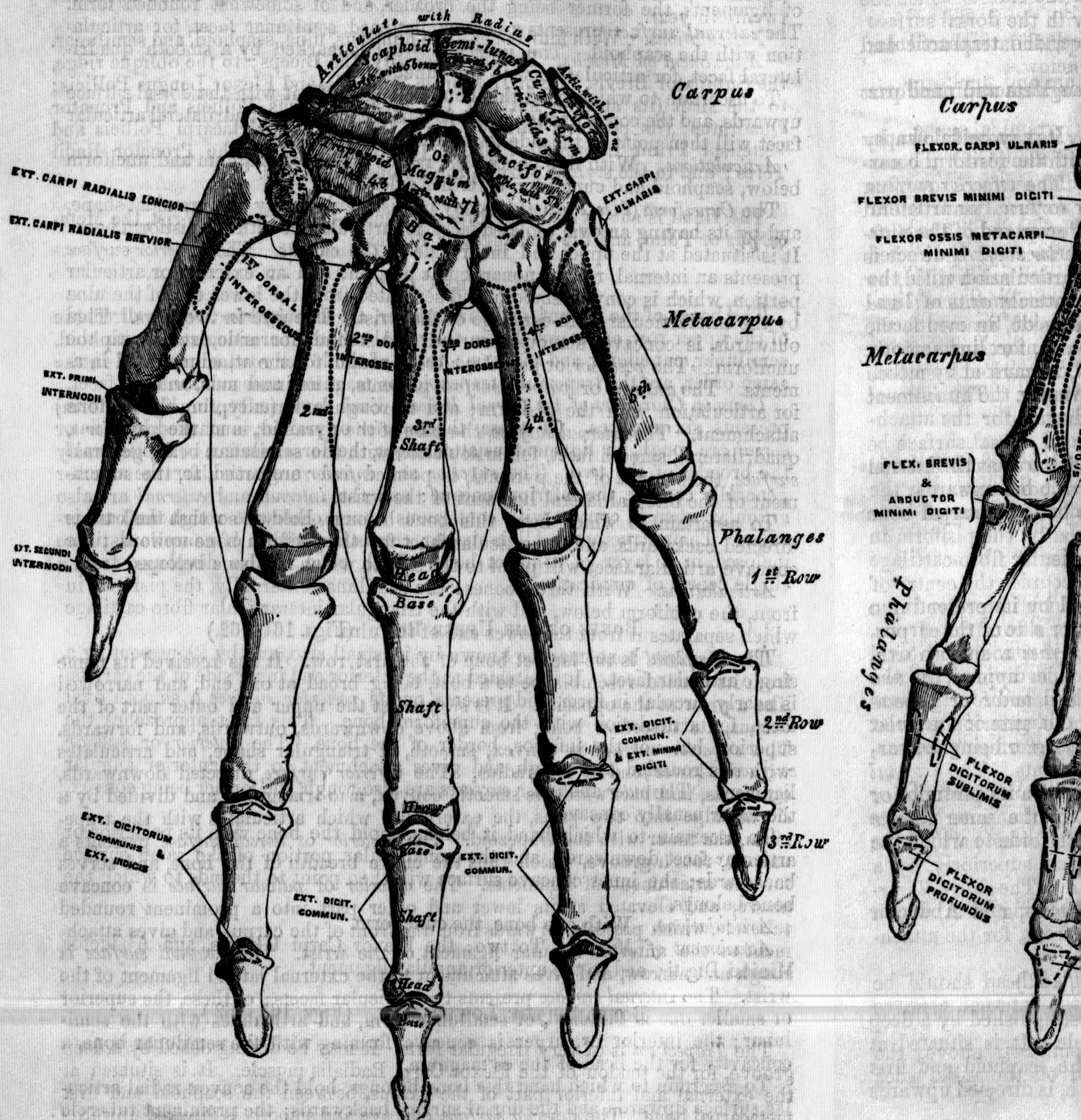

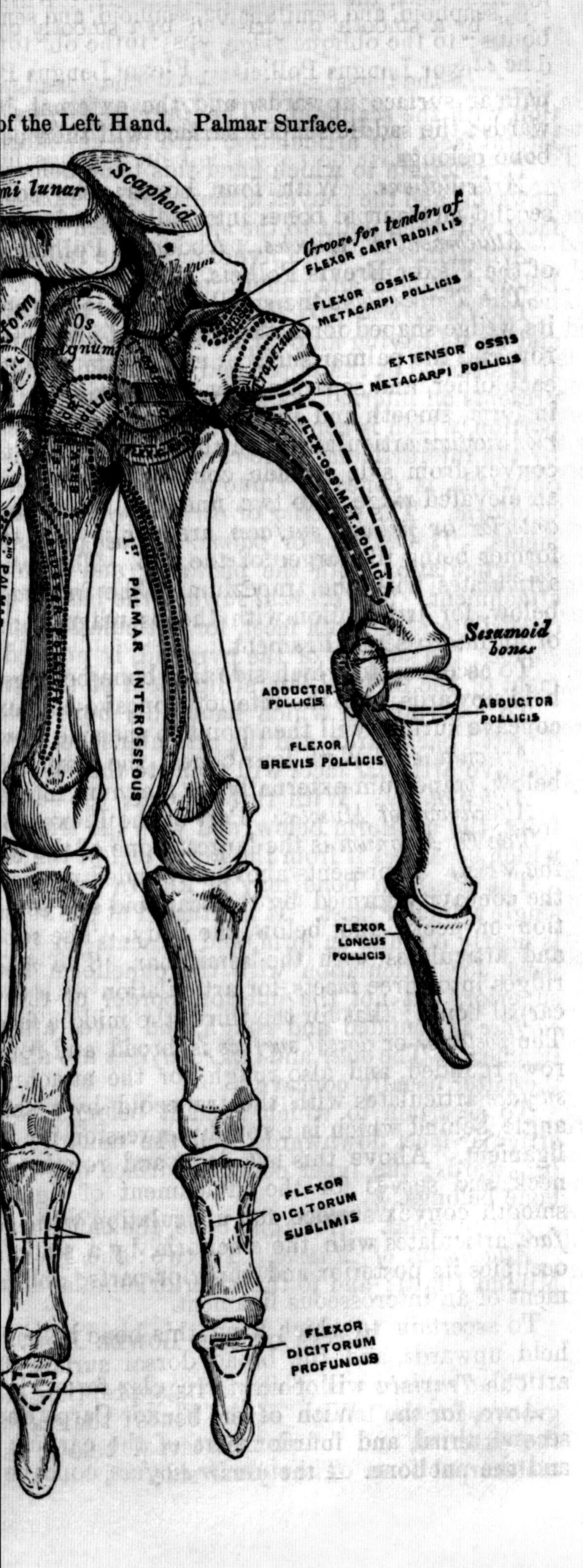

医学出版物

1858 年，英国解剖学家亨利·格雷写下《解剖学：描述与外科》一书，他的同事亨利·范戴克·卡特负责绘制插图。三年后，格雷去世，年仅 34 岁，但他的著作位列医学史上最著名的教学参考书之中，流芳百世。

1853 年，格雷成为伦敦圣乔治医院附属医学院解剖学讲师。他的目标是为学生编写一部价格低廉的简明插图课本，但内容又要准确可信。卡特正在圣乔治学习医学，格雷看中了他的绘画才能。两人解剖那些无亲无故死者的遗体，用文字和插图介绍自己的研究发现。课本内容急剧增加，第一版长达 750 页，共有 360 多幅插图。

1858 年，卡特移居印度行医。1860 年，格雷筹备第二版后不久染上天花去世。他们的书更名为《格雷氏解剖学》，此后定期修订增补，编辑委员会均由名人组成。版本内容不断扩充，加入了显微镜、X 射线、扫描和生理学图表等新的方式；1995 年第 38 版印刷时全书已经超过 2000 页。2004 年的第 39 版面目一新，重新编排后内容精简到 1600 页，共有近 2000 幅插图——其中 400 幅首次出现，还有电子网络版。《格雷氏解剖学》一直是历届医学院学生、外科医生等各类从医人员必备教学参考书。

"当代**所有医生**都**接触**过**《格雷氏解剖学》**。"

临床医学助理教授约翰·克罗科，
珍藏版《格雷氏解剖学》导言，1977 年

◁ 手部骨骼
人类的基本构造大体不变，但格雷原著的修订版定期增添一些细节。卡特离开后，第二版及之后的版本插图由约翰·韦斯特马科特绘制，例如第 20 版中的这幅插图。

微生物学与细菌理论

如今细菌致病众所周知，但不到200年前，细菌的存在尚未被人察觉。此类有害微生物以及抗击它们的方法相继被发现，是医学史上最伟大的进步之一。

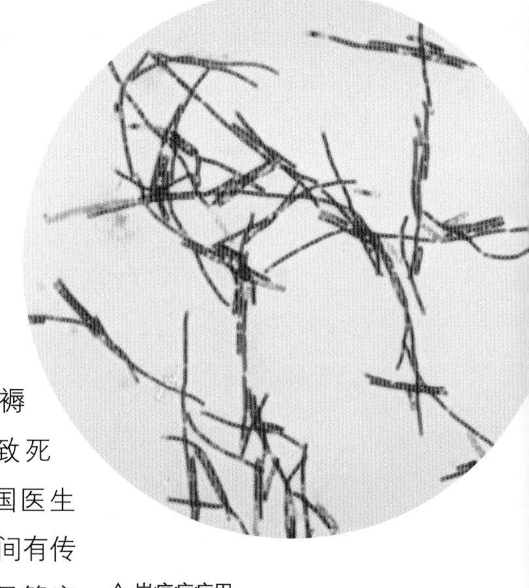

△ 炭疽病病因

科赫培养并检验了20代炭疽杆菌，以证明炭疽病由这种杆菌引发。他还注意到，炭疽杆菌在恶劣环境下会转化为芽孢休眠，环境转好后会恢复活力。

自然界中几乎到处都有生命，极微小的动植物似乎凭空出现。既然没有反面证据，人们就假定非生命体也能滋生生命，这就是自然发生论的基本观点。还有一种流行学说是瘴毒理论（见120~121页），认为有毒蒸汽和气体以某种方式进入人体，产生疾病。1600年前后显微镜发明（见92~93页），此后人们的认识逐渐发生变化。这种新仪器首次揭示微生物无处不在，科学家和医生们开始猜想它们可能是传播疾病的罪魁祸首。

1668年，意大利博物学家兼医生弗朗切斯科·雷迪开始研究所谓腐肉自然生蛆的假说。他把放久的肉装入罐子中进行实验——有些罐子敞口，有些用布盖住，有些则用塞子盖紧。雷迪注意到，只有苍蝇停留在肉上时，肉才会生蛆。

一个世纪以后，意大利教士拉扎罗·斯帕兰扎尼将肉汤煮沸，并把其中一些放入玻璃容器密封，另一些则敞开放置。密封的肉汤未受污染，而其他的很快开始变质。

19世纪时，新的发现层出不穷。1835年，意大利昆虫学家阿戈斯蒂诺·巴西研究蚕病时推断，病情的发生是由于接触或接近了某种“传染源”或“可传播颗粒”。1840年，德国解剖学家兼组织学家雅各布·亨勒提出：“传染物质不仅是有机物，而且是生命体。”1847年，匈牙利产科医生伊格纳茨·塞麦尔维斯推断产褥热（见138~139页）由“致死颗粒”引发。1854年，英国医生约翰·斯诺怀疑霍乱暴发期间有传染情况（见122~123页）。尽管瘴毒理论仍旧盛行，但认为可传播的生物颗粒是人类病因的疾病传染理论，即细菌学说，渐渐扎根。

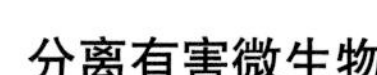

分离有害微生物

1862年，法国生物学家路易·巴斯德（见148~149页）用煮沸的肉汤和曲颈玻璃烧瓶完成了具有关键意义的实验。他推断，某种传染引起暴露在空气中的肉汤发霉，但受到保护、未被传染的肉汤则不会发霉。尽管自然发生论的信徒表示反对，但巴斯德的证明推动了细菌理论的发展——可传播的生物颗粒可能引发人类疾病。

德国医生罗伯特·科赫是巴斯德的同事，后来成为他强劲的竞争对手。1866年科赫以优异成绩毕业于哥廷根大学医学专业，在雅各布·亨勒教授的启发下从事微生物学研究。他在沃尔施泰（今波兰沃尔什滕）设立家庭实验室，在那里开始了一系列影响深远的研究工作。科赫的第一个研究对象是炭疽病——一种传染性极强的食草动物疾病。他分别从健康家畜和死亡家畜身上取样移种到老鼠身上。接种前者的老鼠未发病，但接种后者的老鼠却患上疾病。然后他开始在实验室培养基中培养、提纯炭疽杆菌，在显微镜下研究。1876年他发表自己的研究成果，首次证实特

▽ 驳斥自然发生论

弗朗切斯科·雷迪1668年的著作《昆虫产生实验》表明，放久的肉生蛆不是自然发生的现象，而是苍蝇产卵造成的结果。但自然发生论随后又流行两个世纪。

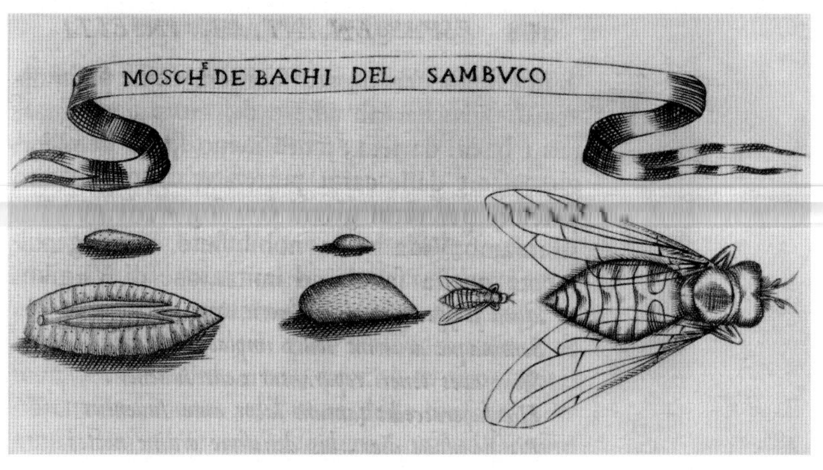

“**地球**……本身**从未生成**过任何**动植物**……我们所知的一切……（来自）植物**真实的种子**和动物本身。”

弗朗切斯科·雷迪，《昆虫产生实验》，1668年

“**纯培养**是所有**传染病**研究的基础。”

罗伯特·科赫，《病原微生物研究》，1881 年

▷ 细菌培养

图为装有肺结核（图左）和霍乱（图右）细菌培养物的实验室试管，这两种细菌均由科赫发现。他的团队发明了多种微生物培养、着色、观察、识别和拍照的技术，为医学研究做出了贡献。

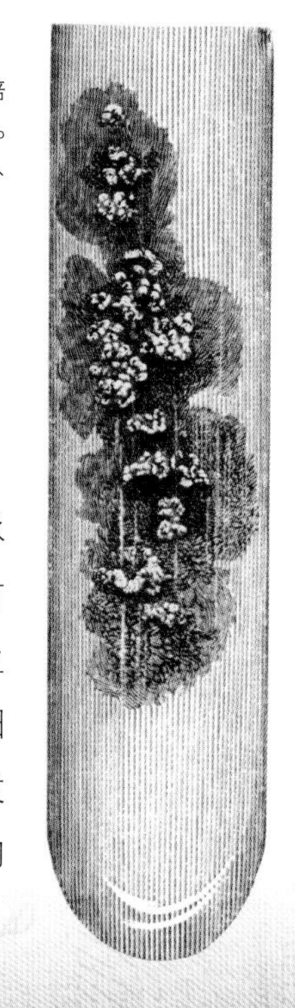

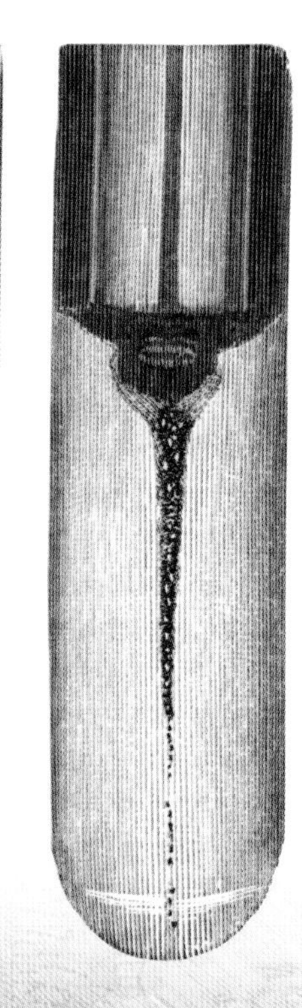

定疾病与微生物之间的关系。1880 年科赫设计了一套验证特定微生物与具体病症关系的标准。这套标准后被称作科赫法则，沿用至今。

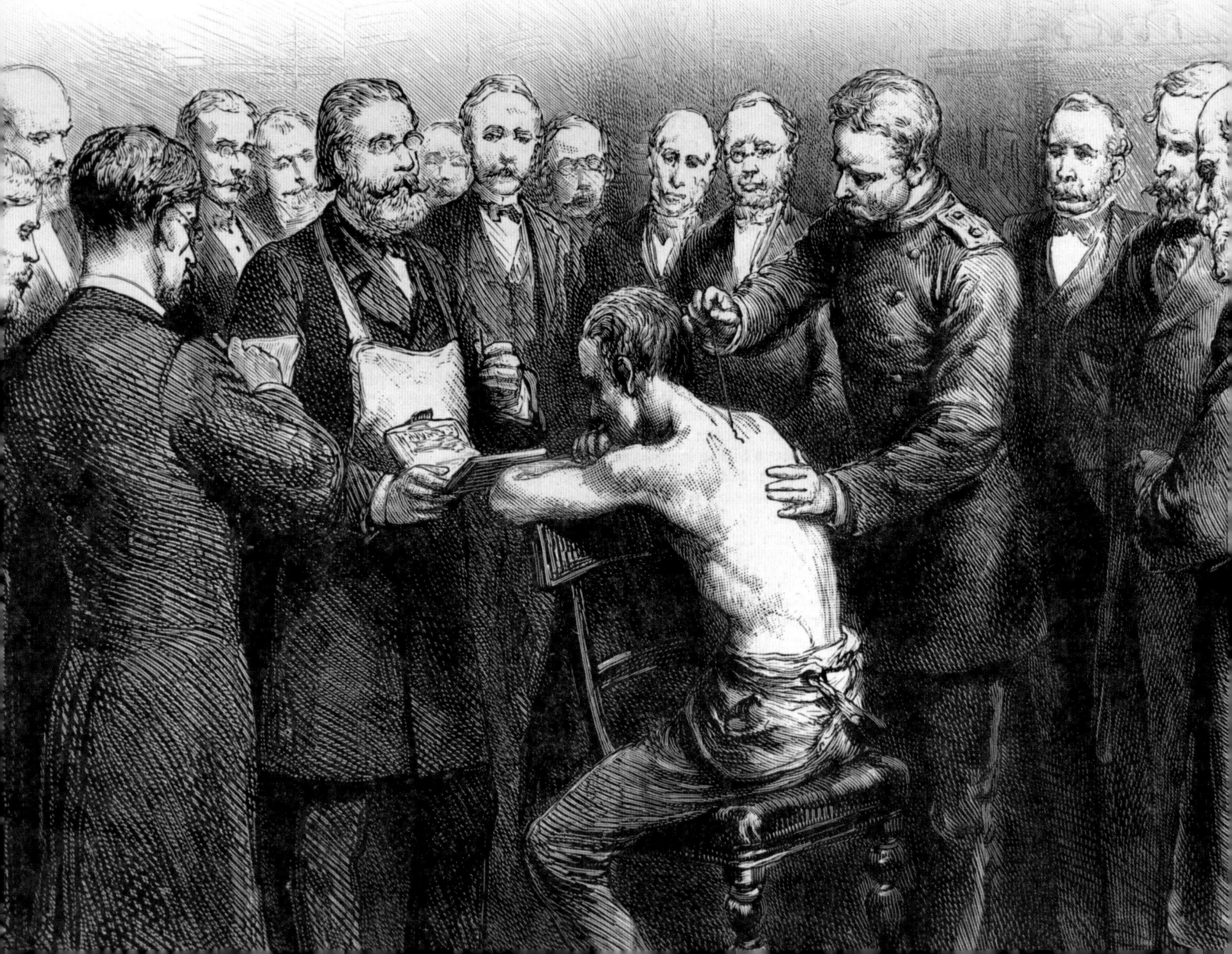

▽ 尝试治疗肺结核

1890 年前后，柏林皇家医院的一位病人接受科赫的肺结核疗法。科赫的肺结核药物结核菌素，引发了巨大争议，治疗亦告失败，1897 年调整后药物再度失败。后来结核菌素被用于诊断肺结核感染的化验。

此后科赫研究肺结核并于 1882 年发现其病原体——科赫氏菌，即结核分枝杆菌。接下来他又转而关注霍乱（见 122~123 页），前往埃及和印度进行相关研究工作。1884 年，他分离出病原细菌，即霍乱弧菌，明确了它通过受污染的水和食物进行传播的方式，并提出了对防控措施的建议。

科赫对医学研究的贡献得到承认，1905 年，因其“在结核病方面的研究和发现”而获得诺贝尔生理学或医学奖。科赫等人以疾病细菌理论替代了瘴毒理论和自然发生论，这一奖项是对他们工作的肯定。

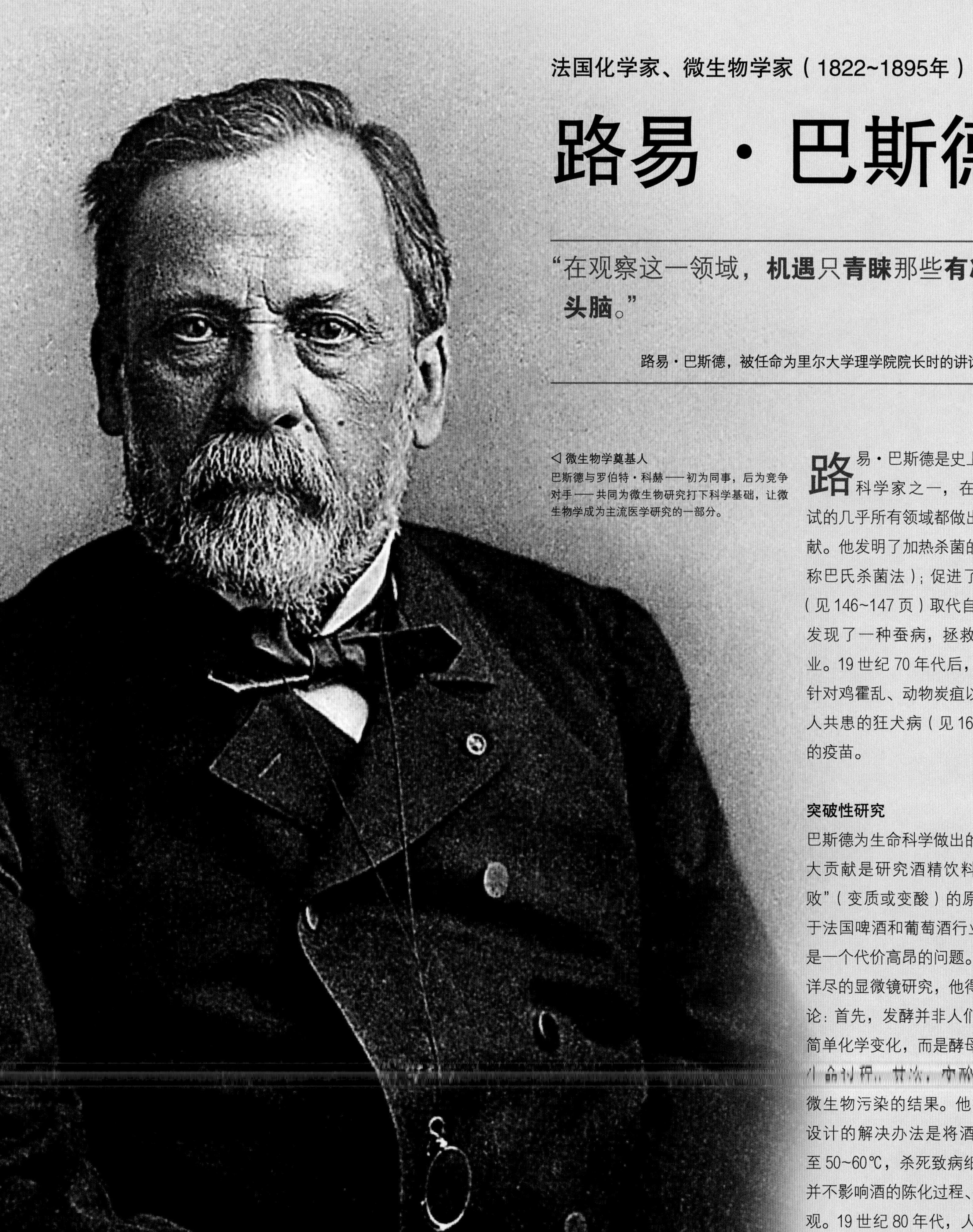

法国化学家、微生物学家（1822~1895年）

路易·巴斯德

“在观察这一领域，**机遇**只**青睐**那些**有准备的头脑**。”

路易·巴斯德，被任命为里尔大学理学院院长时的讲话，1854 年

◁ 微生物学奠基人
巴斯德与罗伯特·科赫——初为同事，后为竞争对手——共同为微生物研究打下科学基础，让微生物学成为主流医学研究的一部分。

路易·巴斯德是史上最伟大的科学家之一，在他勇于尝试的几乎所有领域都做出了重大贡献。他发明了加热杀菌的方法（今称巴氏杀菌法）；促进了细菌理论（见 146~147 页）取代自然发生论；发现了一种蚕病，拯救了丝绸产业。19 世纪 70 年代后，他发明了针对鸡霍乱、动物炭疽以及动物和人共患的狂犬病（见 168~169 页）的疫苗。

突破性研究

巴斯德为生命科学做出的第一项重大贡献是研究酒精饮料偶尔“腐败”（变质或变酸）的原因——对于法国啤酒和葡萄酒行业来说，这是一个代价高昂的问题。经过全面详尽的显微镜研究，他得出两个结论：首先，发酵并非人们所以为的简单化学变化，而是酵母微生物的生命过程。其次，变酸是被细菌微生物污染的结果。他在 1864 年设计的解决办法是将酒短暂加热至 50~60℃，杀死致病细菌，同时并不影响酒的陈化过程、味道和外观。19 世纪 80 年代，人们将这一

方法命名为巴氏杀菌法，以此向巴斯德致敬。从医学角度，这种方法也拯救了不少生命，如预防通过受污染的牛奶传播的肺结核。

巴斯德还对自然发生论提出质疑，这种观点认为生命起源于非生命物质。1862 年，他用曲颈玻璃烧瓶（见下图）进行实验。他证明，只要营养液接触不到污染微生物，即使暴露在空气中也不会滋生细菌。巴斯德的实验有力地驳斥了自然发生论，让这一学说在随后数十年迅速消亡，被主张微生物引起感染和污染的细菌理论所取代。1865 年，巴斯德的研究表明，一种严重的蚕病为有害微生物造成。他还成功地将染病的蚕和健康的蚕分离开，避免病情进一步蔓延。

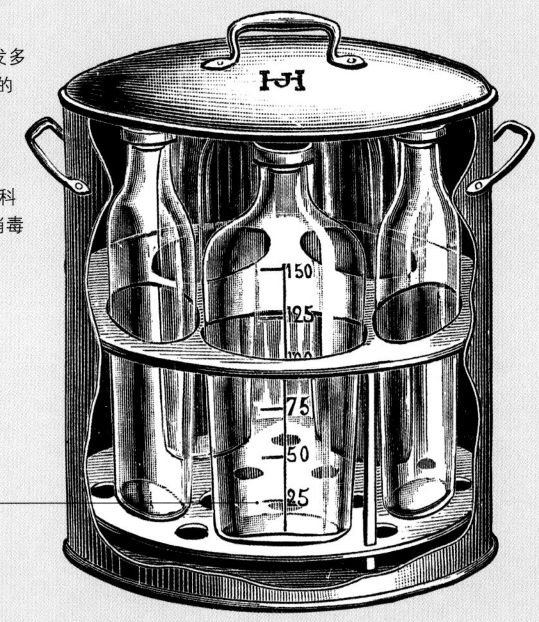

▷ **让牛奶保质**
受到污染的牛奶能引发多种疾病。巴斯德发明的酒类加热法自 19 世纪 80 年代起应用于批量牛奶生产。图为 1898 年法国科学杂志《图解科学》介绍的牛奶巴氏消毒设备。

1881 年 **这一年巴斯德发明了疫苗接种（vaccination）这一术语，原文源自拉丁语“vacca”，意为“奶牛”。**

疫苗接种

同年法国暴发霍乱疫情，巴斯德开始研究霍乱、炭疽及其他人类和动物疾病。他的研究进展甚微，直到 1879 年他开始培养新鲜霍乱菌时才有转机。他中途休假，中断了研究。休假归来后，他用存放了一个月之久的培养液为鸡接种，这些鸡没有死于感染。巴斯德怀疑细菌效力减退，让鸡有了免疫力（见 158~159 页）。这一发现最终让他利用低毒性带病微生物研制出接种疫苗。

动物炭疽病也是一种严重损害法国饲养业的疾病。1881 年，巴斯德为一群奶牛、绵羊和山羊接种了减毒炭疽杆菌；另一群则不予接种。后来两群动物都接种未减毒炭疽杆菌，结果曾接种减毒菌的动物幸存，未接种减毒菌的动物死亡。

1885 年，他为一名男童接种狂犬病疫苗，首次获得成功。这是他最后的研究项目之一，但他继续演讲、筹资、领奖，并在巴黎建立著名的巴斯德研究所。1895 年世界各地沉痛哀悼巴斯德之死。虽然他从未获得行医资格，但他的工作帮助拯救了无数人和动物的生命。

“**并不存在**所谓的应用科学，**只有**科学的**应用**。”

路易·巴斯德，《科学评论》，1871 年

▽ **曲颈烧瓶实验**
巴斯德用曲颈烧瓶做了很多实验。经过加热杀菌后，这些烧瓶长而弯曲的管子能防止尘土、微生物及其他颗粒物落入瓶中，其中的营养肉汤即使暴露在空气中也不会腐败。

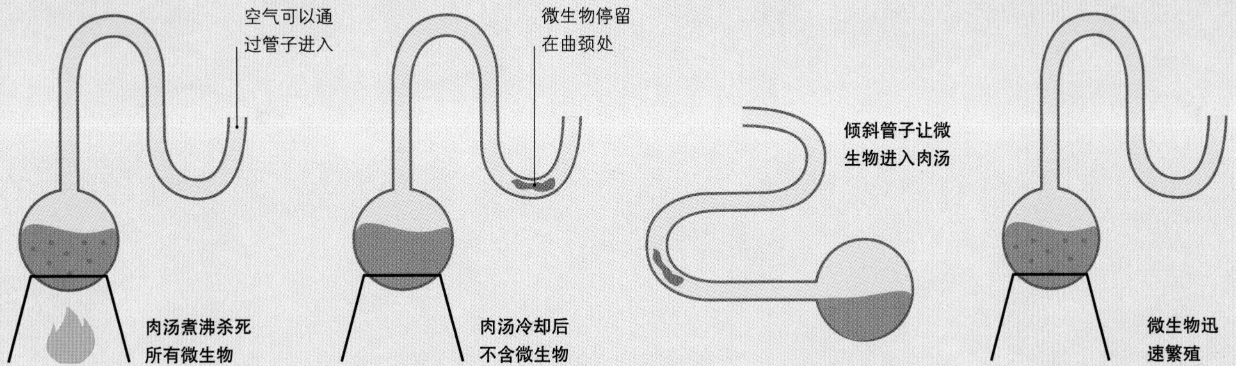

年表

- **1822 年** 出生于法国东部多勒，在阿尔布瓦长大。
- **1840 年** 在法国贝桑松皇家学院先后获得文学和理学学士学位。
- **1847 年** 获得巴黎高等师范学校博士学位。
- **1848 年** 在多地从事科研和教学工作之后，巴斯德被任命为法国斯特拉斯堡大学化学教授。他与玛丽·洛朗结婚。两人生有五名子女，但其中三人因传染病夭折，这也激励了巴斯德后来的研究工作。巴斯德在研究化学物质酒石酸时发现，分子可以有左旋、右旋互为镜像的形式。这一重大发现促成了立体化学的出现。
- **1854 年** 被任命为法国里尔大学化学教授及理学院院长，开始研究“变酸”的酒精饮料。
- **1857 年** 任高等师范学校科学研究部主任。
- **1865 年** 证明微生物攻击蚕卵致病，且这种疾病可以预防。他的建议迅速被世界各地的丝绸厂商采纳。
- **1868 年** 因中风偏瘫，但仍坚持工作。
- **1879 年** 研制出第一种鸡霍乱疫苗；将研究范围拓展至人类疾病。
- **1882 年** 他从 1873 年起就是法国医学科学院准会员，1882 年当选法兰西学院院士。
- **1885 年** 为约瑟夫·迈斯特接种疫苗，这名男孩被患狂犬病的狗咬伤。
- **1888 年** 在法国巴黎建立巴斯德研究所，研究微生物学。
- **1895 年** 去世后葬于巴黎圣母院教堂。次年，他的遗体被移至巴斯德研究所特设的地下墓室。

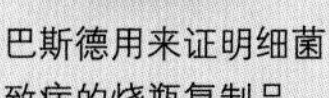

巴斯德用来证明细菌致病的烧瓶复制品

细胞理论

19 世纪之前，无人知晓生命的基本构成形式。显微镜（见 92~93 页）的使用促成了细胞理论——生物体由细胞组成——的发展，细胞理论对医学的诸多领域产生了巨大影响。

16世纪 90 年代显微镜的发明，使人类首次能够在从前肉眼不可见的层面上观察动植物。1665年英国植物学家罗伯特·胡克首次描述了植物细胞的形态。他创造了“细胞”（cell）一词，因为这种生物体基本单位有棱角的结构让他想起修士们居住的小室（英文即“cell”）。1682 年，荷兰显微镜学家安东尼·范·列文虎克观察到鲑鱼红细胞中的细胞核。100 多年后，法国解剖学家兼生理学家马里－弗朗索瓦·比沙借助增加了放大倍数的显微镜，在 1800 年记录了人体皮肤的结构，并把人体皮肤与针织面料相比较。

37万亿 2013 年科学家估测人体细胞的数量。

不过，人们尚未认识到所有生命形式均由这些小结构组成，所有细胞都源自其他细胞，通过细胞分裂或细胞繁殖产生。实际上，19 世纪初人们认为细胞可以从非有机物或分解的生命物质中自发产生。

认清基本结构

1838 年，德国耶拿大学的植物学教授马蒂亚斯·施莱登撰写了一篇题为《植物发生论》的文章，他根据过去的科学观察以及自己通过显微镜观察的结果推断，植物各部分均由细胞组成。他向友人德国生理学家特奥多尔·施万介绍了自己的理论。施万曾在原始鱼类的脊索中观察到类似的细胞样结构，他进一步发展了施莱登的理论，不仅将其应用于植物，还应用于动物身上，并界定了细胞的三个组成部分——细胞壁、细胞核和细胞质。1839 年施万发表论文《关于动植物的结构和生长一致性的显微研究》，其中有一句名言：“所有生物都由细胞及其产物构成。”

然而，细胞如何生成，如何生长，这些尚不得而知。施莱登认为，新的细胞从已有细胞之间的液体中结晶而来，施万接受了这一观点。这种对细胞外部物质的关注使得细胞生物学的发展有几年停滞不前。

1851 年，德国植物学家胡戈·冯·莫尔终于提出，新细胞为现有细胞分裂而来——他在海藻中观察到这一过程。

早在 1842 年，瑞士植物学家卡尔·冯·内格里就曾发现细胞核内部存在的小型聚合体（后称染色体），其中包含着细胞的遗传物质。19 世纪 50 年代，显微镜的功能已经相当强大，可以让科学家看到细胞分裂的过程。1879 年，德国军医瓦尔特·弗莱明观察到细胞分裂时染色体分离，他把这一过程称为“有丝分裂”。细胞的其他组成部分也被逐一发现。例如，1890 年德国病理学家里夏德·阿尔特曼描述了细胞的“发电站”——线粒体，它负责将糖类和氧转化为能量。

奠定基础，更进一步

细胞理论的发展为科学家对遗传的认识奠定了坚实基础。1869 年，

德国植物学家
（1804~1881 年）

马蒂亚斯·施莱登

施莱登曾在德国海德堡大学学习法律，他不喜欢法律工作，最终成为一名植物学家。当时植物学主要研究植物分类，他不以为然地将其形容为“以最省事的方法”识别植物，施莱登摒弃这种研究方法，转而利用显微镜仔细观察标本。根据自己的观察，他得出结论，所有植物均由细胞组成，这是细胞理论的基础。在俄国统治的多尔帕特（在今爱沙尼亚境内）短暂讲学过后，他回到德国担任私人教师。

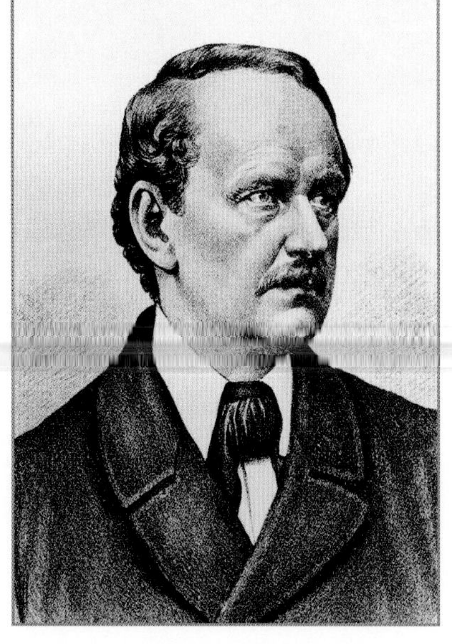

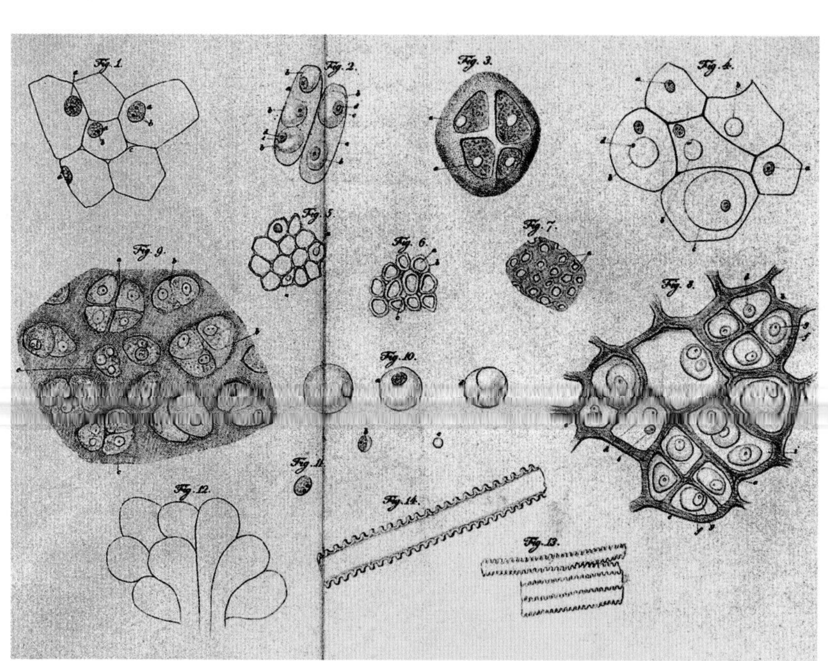

▷ 施万绘图

施万 1839 年出版的著作中包括一些不同动物细胞的绘图。虽然这些细胞形态各有不同，但其中都有核及围合的膜或细胞壁，这一点让他确信，细胞的基本结构大体相同。

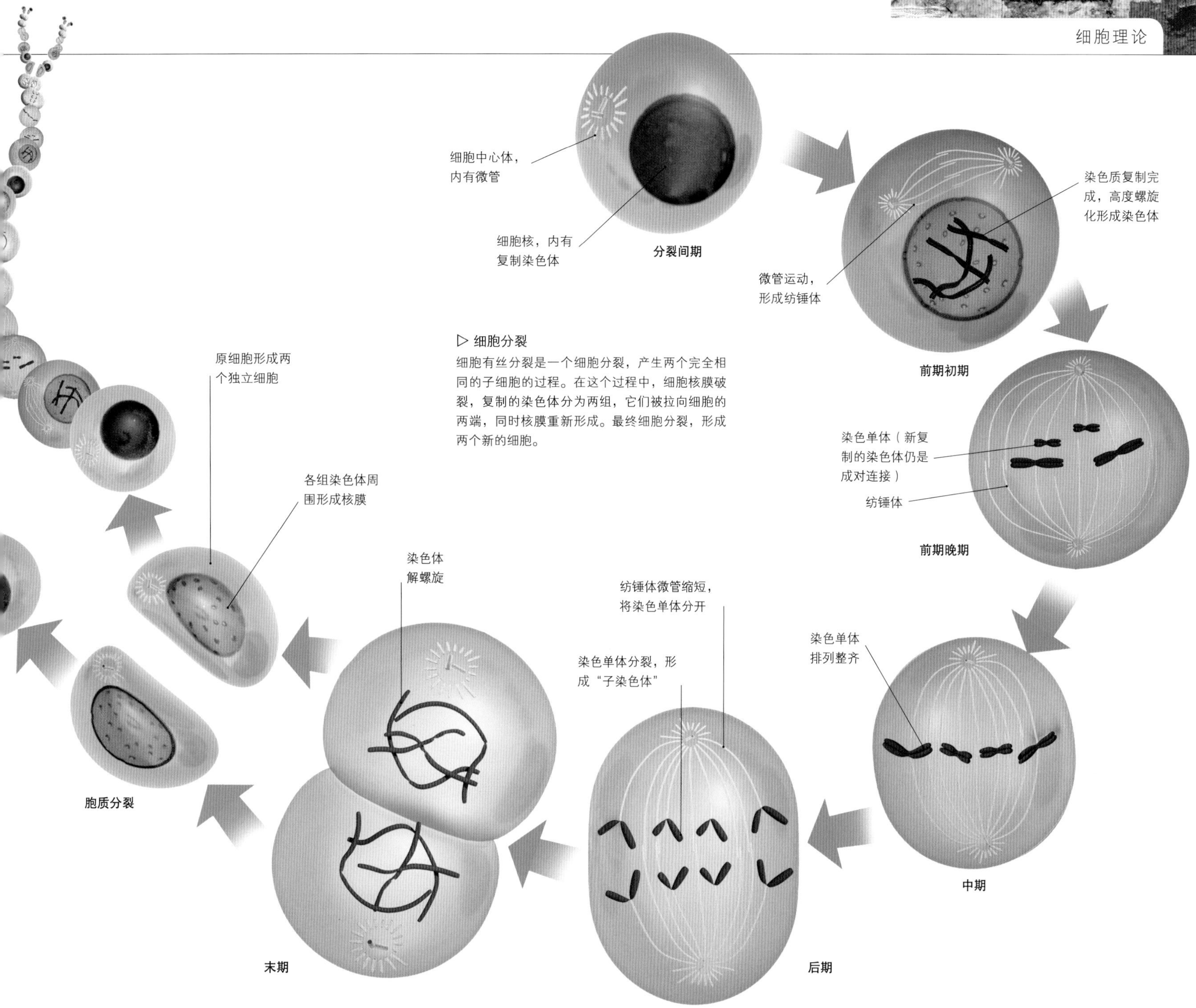

细胞中心体，内有微管

细胞核，内有复制染色体

分裂间期

染色质复制完成，高度螺旋化形成染色体

微管运动，形成纺锤体

前期初期

染色单体（新复制的染色体仍是成对连接）

纺锤体

前期晚期

染色单体排列整齐

中期

纺锤体微管缩短，将染色单体分开

染色单体分裂，形成“子染色体”

后期

染色体解螺旋

末期

各组染色体周围形成核膜

原细胞形成两个独立细胞

胞质分裂

▷ **细胞分裂**
细胞有丝分裂是一个细胞分裂，产生两个完全相同的子细胞的过程。在这个过程中，细胞核膜破裂，复制的染色体分为两组，它们被拉向细胞的两端，同时核膜重新形成。最终细胞分裂，形成两个新的细胞。

瑞士生物化学家弗雷德里克·米舍发现核酸，脱氧核糖核酸（DNA）形式的核酸是遗传基因和染色体的基本构成单位。1905 年，英国生物学家约翰·法默和约翰·穆尔用“减数分裂”这一术语命名细胞连续分裂两次，是有性生殖生物的精子或卵子获得染色体的数量减半的分裂过程。

细胞理论也促进了对细胞病理学和疾病的认识。1863 年，德国病理学家鲁道夫·菲尔绍提出，癌症在人体慢性炎症部位出现，可能引起细胞非正常增生，形成肿瘤。如果施莱登和施万没有研究发现细胞的普遍特性，这些进步都不可能实现。基于他们的研究，细胞理论继续发展，让我们更好地了解人体结构及其运转方式，并为生殖医学、遗传学、病理学和药物学的现代研究工作打下了基础。

“所有细胞都来自先前存在的细胞。”
（原文为拉丁语）

鲁道夫·菲尔绍，德国病理学家，1855 年

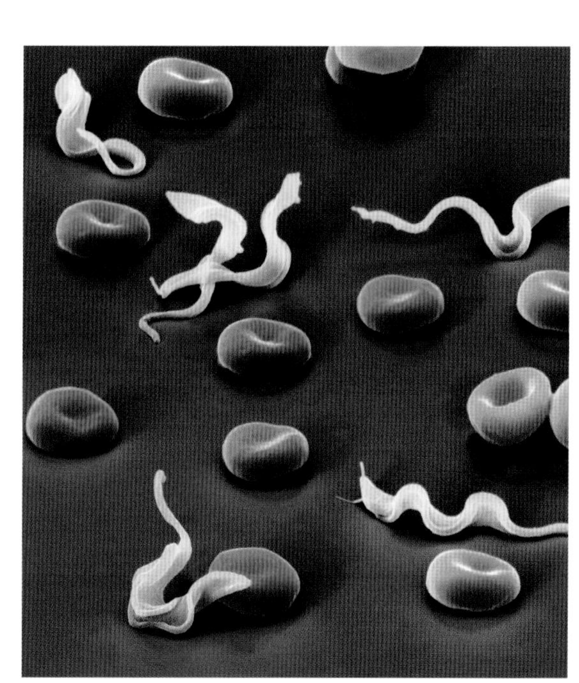

▷ **单细胞寄生虫**
微小的单细胞生物也有细胞核，例如引发非洲昏睡病的原生动物门布氏锥虫。但细菌结构更加简单，而且无核。

病理学与医学解剖

很多医学知识来自检查死者遗体——尸体解剖。最初解剖时用肉眼检查，但显微镜让人类对疾病的认识取得了重大进步，细胞病理学由此诞生。

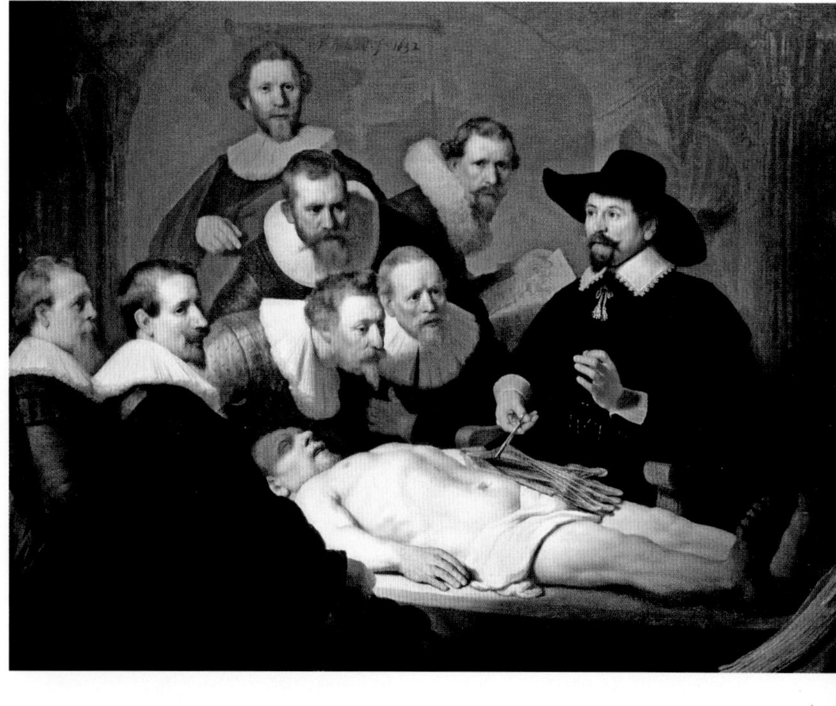

△ 解剖课
在这幅伦勃朗 1632 年的作品中，尼古拉斯·蒂尔普正在为全神贯注的观众们讲解手臂的肌肉组织。当时的尸体解剖课只能使用男性罪犯的遗体，人们需支付费用才能入场观看。

18世纪晚期到 19 世纪初期这段时间是病理学发展的分水岭，这门学科研究器官、组织和体液，以便诊断疾病。这一新兴学科因尸体解剖（尸检）而蓬勃发展。

借助尸检研究

通过尸体解剖研究疾病并非新鲜事物。虽然人体解剖违反古罗马律法，但自古以来人们就借助解剖推动科学发现。但 13 世纪起，尸体解剖在几个欧洲国家合法化。17 世纪时一些名医开始解剖尸体，如意大利解剖学家马尔科·奥雷利奥和荷兰外科医生尼古拉斯·蒂尔普。一些医生甚至发表“尸体解剖报告”，其中最重要的一部是意大利解剖学家乔瓦尼·巴蒂斯塔·莫尔加尼 1761 年出版的《论解剖学所研究的疾病部位和原因》，书中介绍了他对 640 多次尸体解剖的观察研究。现代病理学就源自这些精准的记录。此时人们发现与疾病有关的是人体器官，而不是 2000 多年来的主流医学理论——四体液学说（见 34~35 页）。

自 19 世纪中期开始，在卡尔·罗基坦斯基和鲁道夫·菲尔绍两位杰出人物的引领下，更科学的疾病研究方法将病理学带入了新的发展阶段。奥地利医生罗基坦斯基彻底改变了解剖方式，他坚持按全面而系统化的固定程序进行解剖，解剖后还要撰写报告，准确记录解剖中的发现。不过，罗基坦斯基不愿使用显微镜，其疾病理论中有些最终被证明有误。

转向细胞病理学

与罗基坦斯基不同，鲁道夫·菲尔绍（见左栏）提倡使用显微镜，敦促学生们“用显微镜来思考”。

1858 年，菲尔绍出版《细胞病理学》一书，断言所有疾病都应从细胞中寻找其病因。他认为，疾病源自细胞内的异常变化，这些有变化的细胞会通过细胞分裂的过程繁殖。从疾病基于器官到疾病基于细胞，这是“新病理学”发展的重要一步。

19 世纪晚期，德国人弗雷德里克·冯·雷克林豪森声名鹊起。他是菲尔绍的学生，针对血栓形成（血凝块）、栓塞（血管阻塞）和梗

德国病理学家（1821~1902年）

鲁道夫·菲尔绍

菲尔绍被视为现代病理学史上最重要的人物，他在德国柏林德皇威廉研究所从事医学研究。他证明血栓由血管壁、血液流动及血液成分的改变造成。他的理论后来称为“菲尔绍三定律”。菲尔绍是首位在组织分析中广泛使用显微镜的学者。1855 年，他出版重要著作，“所有细胞都来自先前存在的细胞”的思想由此广为流传；细胞病理学这门学科也正式出现。他解释了肿瘤生长的原理，并首次让人们对于恶性肿瘤——癌症——的治疗寄予希望。1847 年，他发现血癌会引起白细胞过多，为血癌取名白血病。

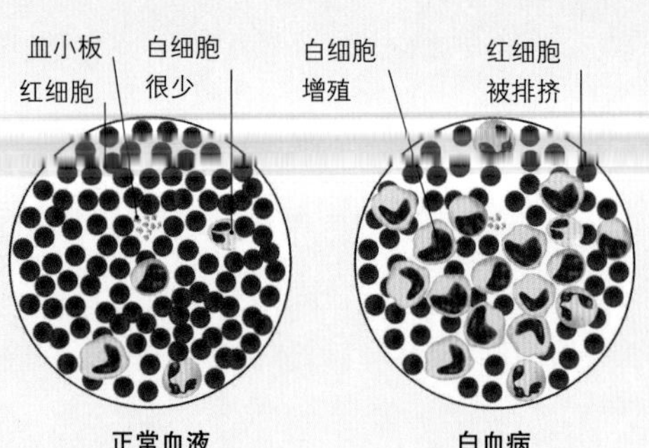

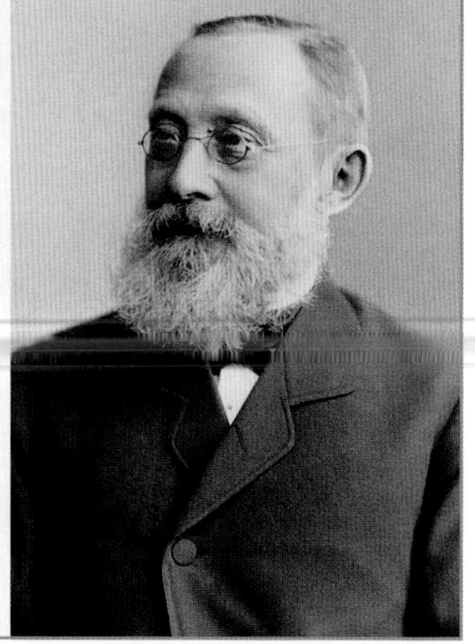

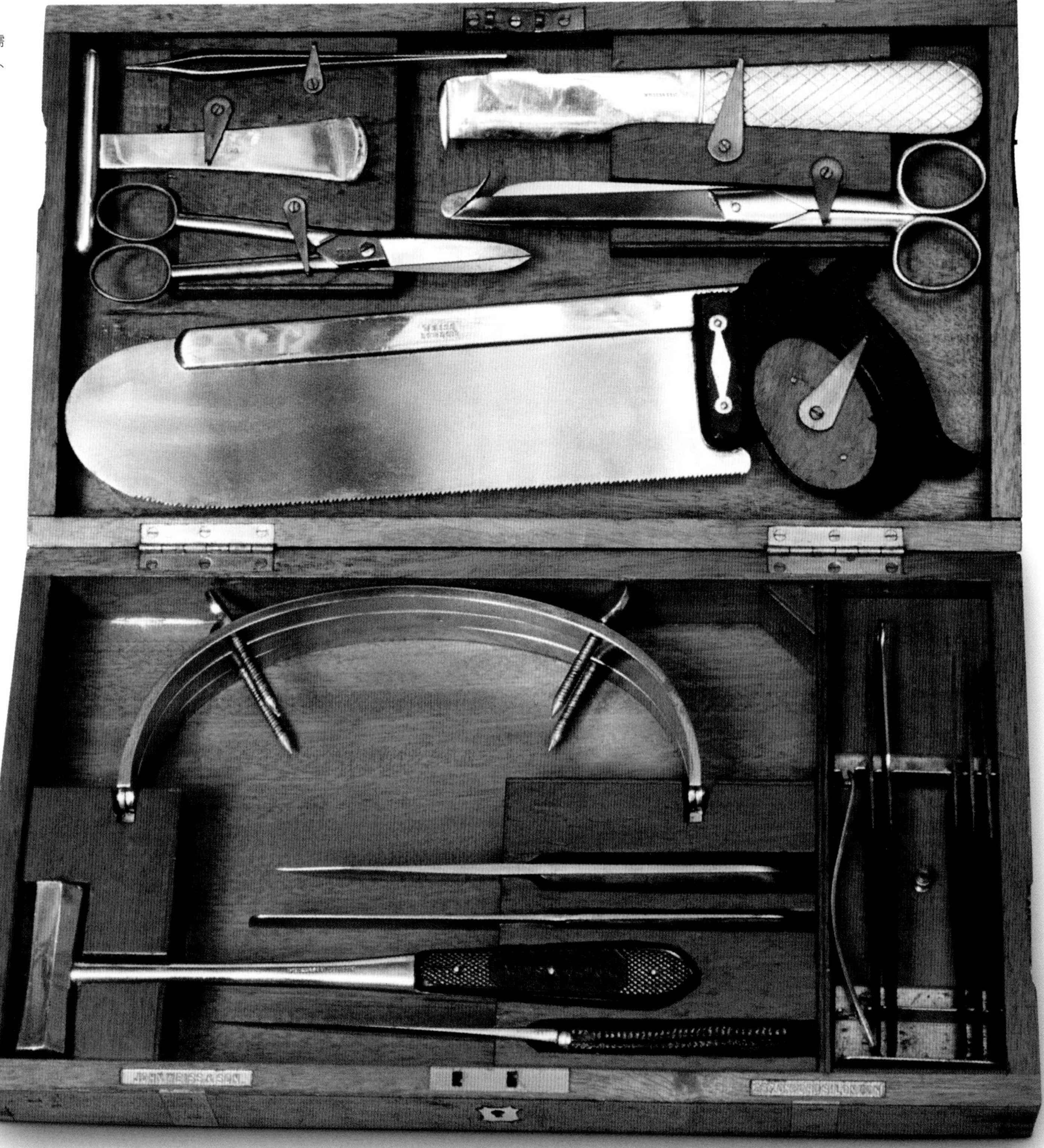

▷ 解剖工具
19 世纪，解剖方法更加严格科学，需要专用工具。图中工具箱中有头夹、骨锯、凿子、剪刀和小槌。

死形成（缺氧导致组织坏死）等很多基于病理学研究的疾病发表了重要研究报告。

关联研究与研究方法

德国裔瑞士病理学家埃德温·克勒布斯也是菲尔绍的学生，他把细菌学与传染病联系起来研究，他的主要成就是于 1883 年发现了白喉致病细菌。

另一位德国病理学家尤利乌斯·科恩海姆发明了将组织冷冻后切成薄片用显微镜观察的方法，至今这仍是一个标准研究步骤。他的学生卡尔·魏格特进一步阐述了细胞变性和坏死的原理——细胞和活体组织因疾病或受伤而坏死。

到了 20 世纪，病理学已经奠定了坚实基础，发展速度加快。现在的诊断结果比以往任何时候都更加准确，这归功于技术进步，尤其是显微镜和计算机辅助图像处理技术。

“曾经**解剖**或检查过很多（尸体）的人**至少学会了质疑**；而对解剖一无所知的人……心中完全没有疑问。”

意大利解剖学家乔瓦尼·巴蒂斯塔·莫尔加尼，《论解剖学所研究的疾病部位和原因》，1761 年

早期杀菌剂

伤口——特别是外科手术时的皮肤切口——容易感染，以前曾造成大量人员死亡。直到19世纪中期约瑟夫·利斯特找到解决办法——使用杀菌剂，接受手术的患者死亡人数才大幅下降。

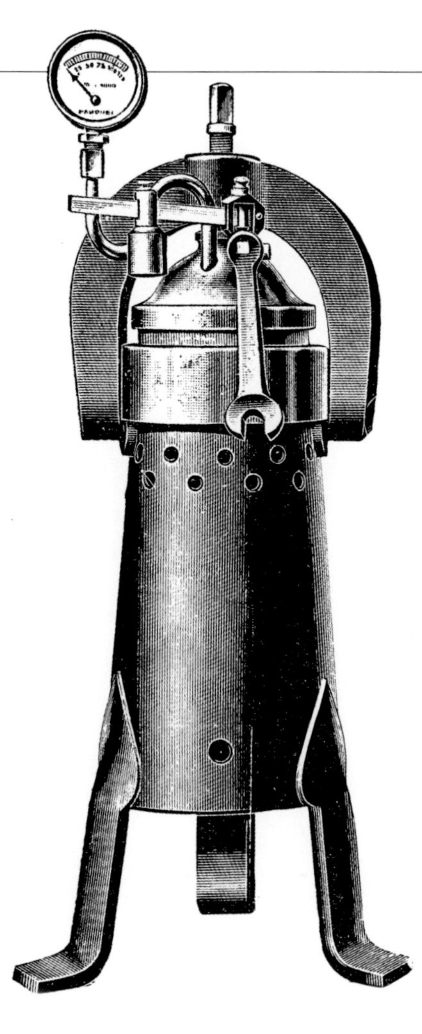

▷ 消毒仪器

1879年，法国微生物学家夏尔·尚贝兰发明高压灭菌设备，这是一种使用高压蒸汽为外科手术工具消毒的密闭式压力舱。这是无菌外科手术的重大进步。

医生们都知道，伤口感染溃烂后会化脓。这种“脓毒症”即皮肉化脓，极难医治，很多医生甚至把它视为康复过程的正常环节，尽管很多患者会因此死亡。为解决这一难题人们努力探索：公元前4世纪，希波克拉底（见36~37页）建议在伤口敷料中使用酒和醋，他认为这样可以预防脓毒症，因为酒和醋都有轻度杀菌的功效。虽然这种方法有一些成功的案例，但对于开放性骨折的患者从未奏效。这种创伤尤其容易感染，因为有很多碎骨暴露在外，细菌会借机进入人体。

1812年，事情有了进展，法国化学家贝尔纳·库尔图瓦在寻找制造火药所用硝石的替代品时发现了碘——一种效力更强的杀菌剂。当时这种杀菌剂没有科学研究的支持，所以并未普及。

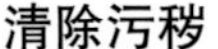

清除污秽

19世纪，人们普遍认为感染由“瘴毒”（空气中的劣质蒸汽，见120~121页）引起，因此十分重视清洁卫生，确有一定效果。例如，1847年在维也纳工作的匈牙利医生伊格纳茨·塞麦尔维斯推行严格制度，要求医护人员使用漂白水洗手并清洁外科手术工具和包扎用品（见138~139页），成功降低了感染率。

不过，人们尚未充分了解感染的真正原因，直到19世纪50年代路易·巴斯德（见148~149页）证明，导致感染的罪魁祸首是进入伤口的微生物，而不仅仅是劣质蒸汽。年轻的爱丁堡医生约瑟夫·利斯特推测，如果能找到阻止微生物进入伤口的方法，问题或许能得到解决。他尝试氯化锌等多种物质，但似乎对开放性骨折均没有效果。后来他听说英国卡莱尔使用石炭酸处理污水，就要来一些样品。1865年8月，他在为一名11岁男孩进行腿部开放性骨折手术时使用石炭酸处理伤口。虽然石炭酸造成轻度皮肤灼伤，但男孩的腿没有感染。次年，他又在九位患者身上使用石炭酸，其中七位经历手术后没有感染。

46% 使用杀菌剂前格拉斯哥皇家医院截肢患者的感染死亡率。

15% 使用杀菌剂后截肢患者的感染死亡率。

喷雾杀菌

利斯特的“杀菌剂”极为有效，因此使用“杀菌剂”很快在格拉斯哥医院成为例行程序，截肢手术感染死亡率下降。1869年，利斯特发明了一种在局部麻醉剂中混入石炭酸的杀菌喷雾。之前，外科医生害怕感染，不愿在皮肤上切口，而此时更为复杂的手术终于可以实现。

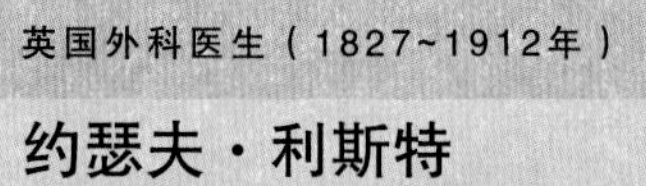

英国外科医生（1827~1912年）

约瑟夫·利斯特

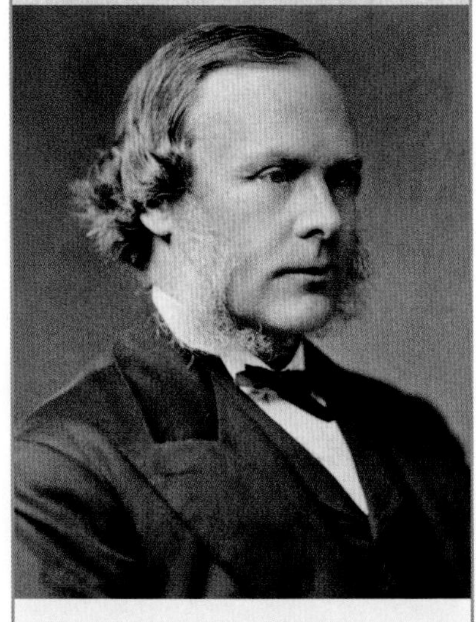

利斯特的父亲是一位酒商，也是一位对显微镜感兴趣的业余物理学家。利斯特遗传了父亲的好奇心。他在伦敦大学学院学习医学，其间曾撰写一篇关于炎症的论文。1853年他转到爱丁堡大学，1860年又前往格拉斯哥，成为外科学教授。他在格拉斯哥进行了杀菌剂研究工作。1877年回到英格兰，他的杀菌剂理论最初遇到很大阻力，他不得不慢慢克服困难。1897年，他成为首位获得英国爵位的外科医生。

> “我突然想到，**或许可以避免**受伤部位溃烂……方法是使用能够**杀死飘浮颗粒**的某种物质作为敷料。”
>
> 约瑟夫·利斯特，查令十字医院赫胥黎纪念演讲，1900年

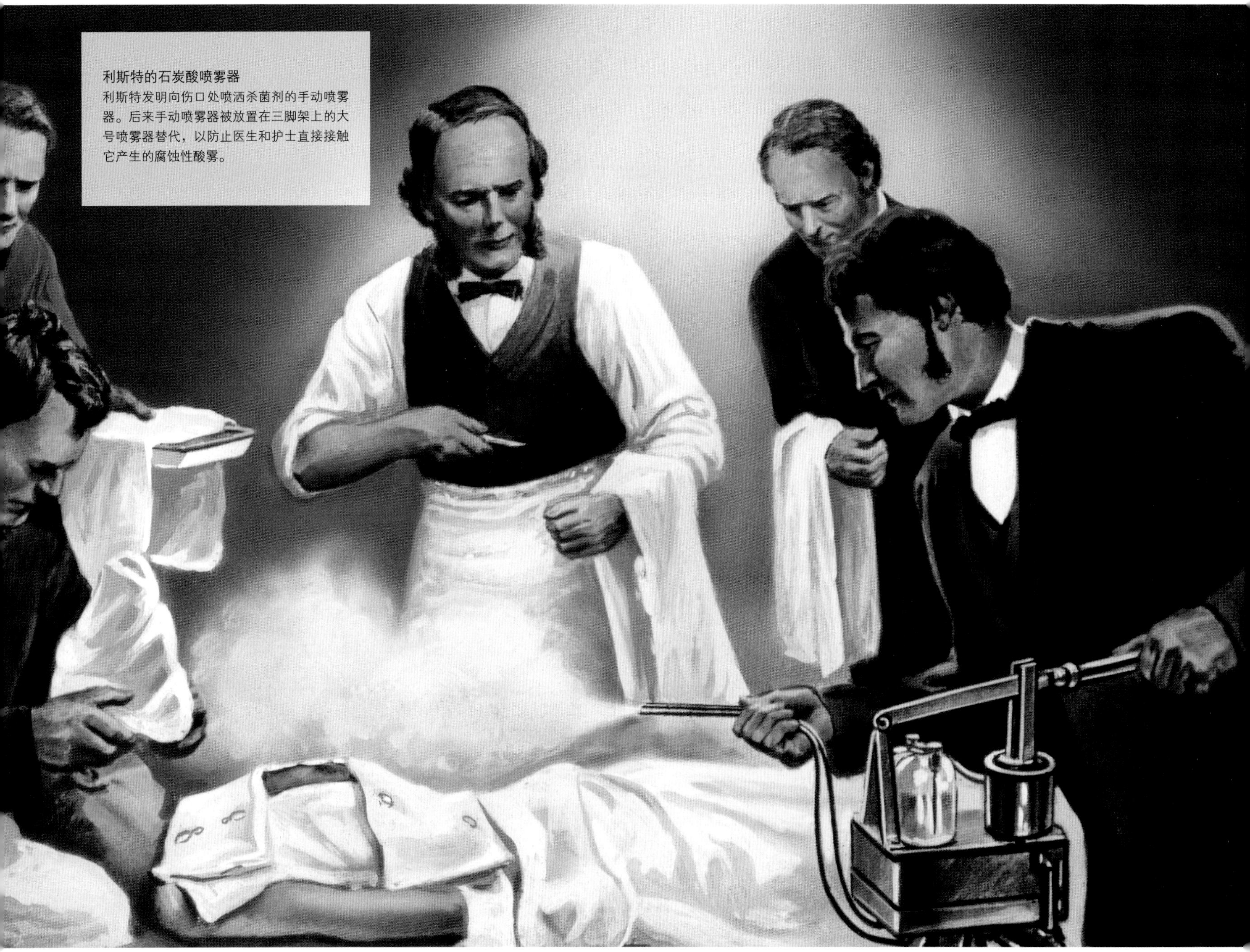

利斯特的石炭酸喷雾器
利斯特发明向伤口处喷洒杀菌剂的手动喷雾器。后来手动喷雾器被放置在三脚架上的大号喷雾器替代，以防止医生和护士直接接触它产生的腐蚀性酸雾。

然而，到了19世纪70年代，石炭酸喷雾渐渐不再流行，人们的关注点从空气中的病原体感染风险转到不够卫生的仪器和不洗手带来的更大风险。苏格兰外科医生威廉·麦克尤恩率先使用蒸汽清洁外科手术工具和口罩。他还发明了一套全钢制外科手术工具，可以高温消毒。可以煮沸消毒的橡胶手套的使用（据记载爱沙尼亚1897年首次使用）进一步减少了感染病例——在此之前外科医生一直不戴手套工作。“无菌”（没有微生物）加上“杀菌”（杀死出现的微生物），外科手术迎来了新纪元。感染的风险虽然没有完全消除，但已大大降低。

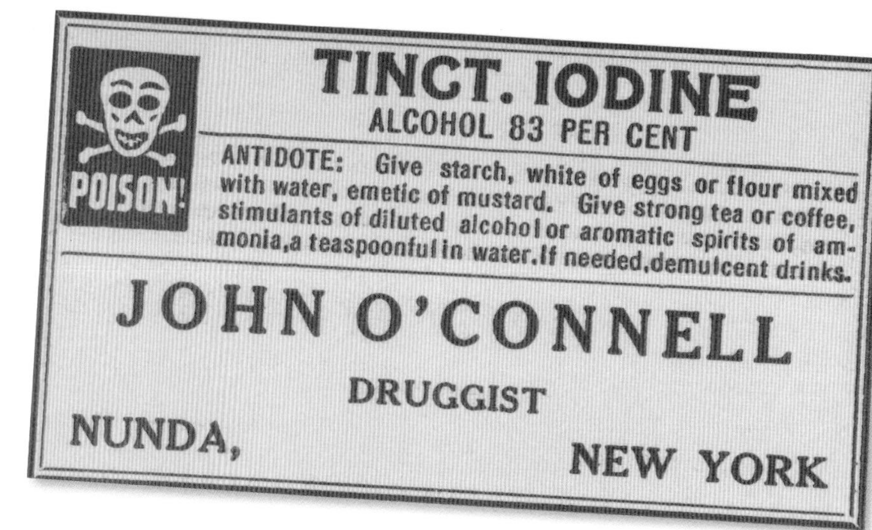

▷ 碘酊
碘在稀释状态下可以用作杀菌剂。但其主要医学用途是治疗甲状腺肿，即甲状腺增生造成的脖颈肿大。

结核病

结核病又称肺痨、痨病、白色瘟疫等，是世界上历史最悠久、传播最广泛、致死率最高的疾病之一。即使到了今天，每年还有 800 万 ~1000 万人患病。

石器时代的遗迹表明，15000 多年前结核病就已出现，关于结核病的文字记载则可以追溯到 7000 年前。希波克拉底（见 36~37 页）称结核是当时最普遍的疾病，他认为这是一种遗传病。文艺复兴时期，欧洲城市扩张，结核疫情频繁暴发，关于其病因出现了多种解释。现在人们知道，结核病是一种细菌性疾病，主要影响肺部，通过空气传播。但结核症状极其多样，直到 19 世纪 30 年代才被确认为同一种疾病，此后不久第一家结核病人疗养院开业。类似病院大多数位于高地，患者可以在那里休养、呼吸纯净空气，补充营养，人们认为这些有助于身体痊愈。

1882 年，罗伯特・科赫（见 146~147 页）发现了导致结核病的细菌——结核分枝杆菌。但直到 1947 年医学试验证明新发现的抗生素类药物链霉素有治疗效果，这种疾病才部分得到控制。结核病在发展中国家仍然流行，主要分布于非洲及南亚、东亚和东南亚。世卫组织的主要目标之一是在 2030 年之前消灭结核病疫情。

“穷人的**住处过于拥挤**……（是）**痨病**真正的**滋生地**。”

德国医生罗伯特・科赫，在英国议会所作有关结核病的演讲，1901 年

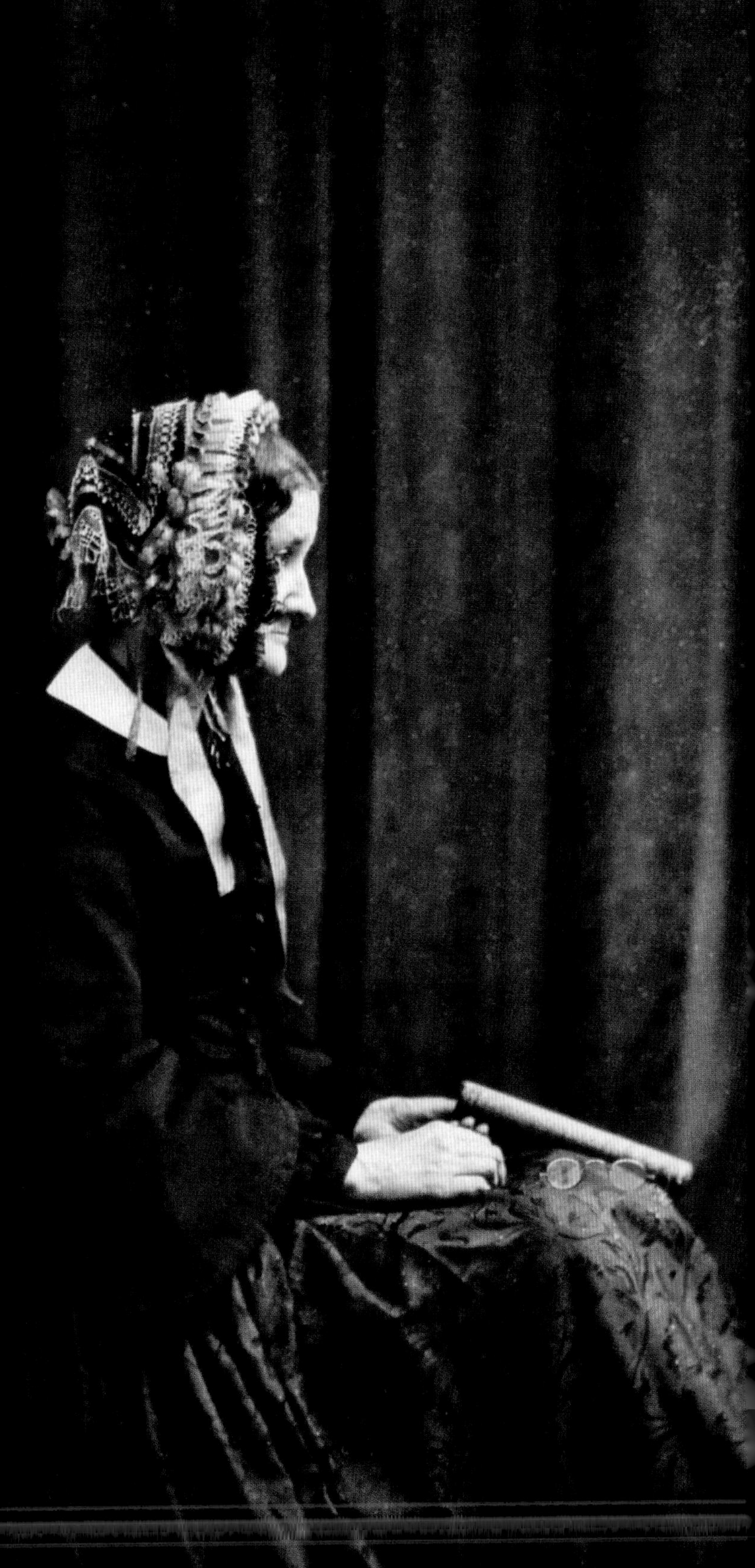

▷《渐渐逝去》
18 世纪至 20 世纪初，结核病在作家、诗人、剧作家和画家的笔下带上一丝“浪漫色彩”，患者都是能干、聪慧、富有创造力的人。图为英国摄影师亨利・皮奇・鲁宾逊创作的五幅蒙太奇组照之一，主角是一位濒临死亡的年轻女性，场景静谧安详。

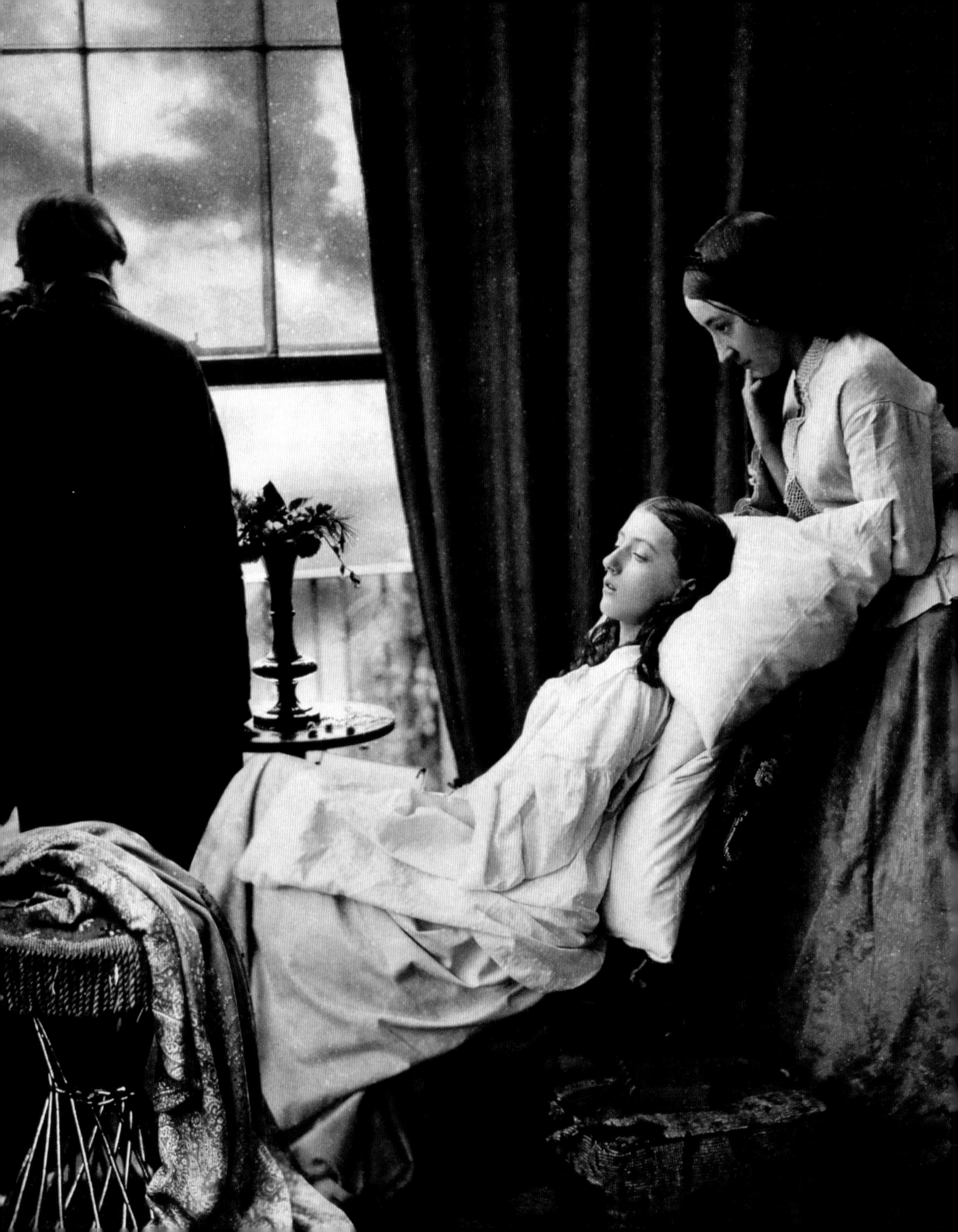

疫苗的成熟

19世纪晚期，关于疾病传播方式和免疫原理的一系列发现给医学带来了革命性变化。新的疫苗由此研制成功，可以预防迄今每年导致成千上万人死亡的传染病。

法国微生物学家路易·巴斯德（见148~149页）对微生物学与细菌理论（见146~147页）的研究工作给人们带来了研制药剂抗击各类疾病的希望，除了爱德华·詹纳发明的天花疫苗（见102~103页），可能还会研制出更多的疫苗。

重大突破出现于1879年，巴斯德研制出第一支实验室疫苗。巴斯德当时从事鸡霍乱研究，他给禽类注射活性鸡霍乱细菌，然后观察这种致命疾病的发展。一天，他要求助手给鸡群注射新鲜的鸡霍乱细菌培养液，但助手却忘记了。一个月过后，巴斯德给鸡群注射了还在架子上的“陈旧”培养液。鸡群虽然出现了轻微的疾病症状，却没有病死。随后巴斯德又给它们注射了新鲜细菌培养液，鸡群也没有患病。他就这样发现了减毒原理，患者接受毒性减弱的带病微生物后可以获得完整的疾病免疫力。1882年和1885年，巴斯德先后将这一原理运用于炭疽病和狂犬病。

◁ 白喉的症状
这种疾病的特点是发热、剧烈咳嗽，感染部位出现灰白色假膜，尤其是喉咙和扁桃体。如不加以治疗，幼儿白喉致死率可达20%左右。

发现新疫苗

19世纪80年代末，科研人员认识到，白喉和破伤风等细菌在血清中释放的毒素是相关症状产生的原因。德国生理学家埃米尔·冯·贝林发现，他在先后为小白鼠和马注射不足以致命剂量的白喉细菌后，可以从实验对象身上抽取一种血清，将这种血清注射到其他动物身上，就能使它们产生免疫力。1889年发现的破伤风毒素帮助贝林及其同事北里柴三郎在次年成功研制出一种破伤风抗毒素。1892年，白喉疫苗上市，死亡率急剧下降。1914年，英格兰和威尔士地区每年有5.5万例白喉，而1956年仅有51例。

研究病毒

疫苗研制早期取得的进步大多集中在细菌传播的疾病，而非病毒传播的疾病。虽然19世纪90年代就发现了病毒，但其培养过程比细菌要困难得多。1915年，日本医生野口英世发现，在活兔子的睾丸中可以培育痘苗病毒（与引发天花的天花病毒有关）。20世纪30年代，病毒可以在鸡蛋中培养，斑疹伤寒疫苗（1898年首次试验）得以普及生产，并成功研制出脊髓灰质炎有效疫苗（1954年首次试验）。

△ 疫苗用安瓿
图为1915年的安瓿，内含预防伤寒和副伤寒的疫苗血清。这些疫苗在战时尤其重要，因为死于伤寒的士兵多于战场上受伤死亡的士兵。

德国生理学家（1854~1917年）

埃米尔·冯·贝林

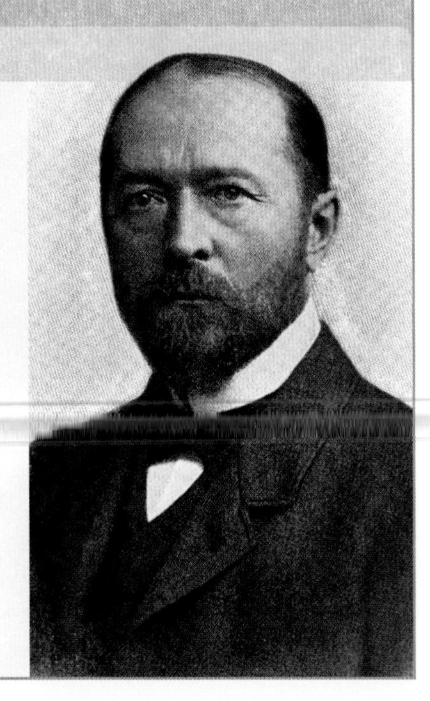

埃米尔·冯·贝林出身贫寒，无力负担大学学费，因此在德国军中学习医术。19世纪80年代初，他证明碘仿化合物虽然不能杀死微生物，却能中和微生物产生的毒素，使其成为无害微生物。

1888年，他开始在柏林卫生研究所工作。在那里，他发现杀死白喉细菌的培养液中留有其毒素，将其注射给动物后可以使动物产生免疫力。1901年，贝林因其研究成果而获得首届诺贝尔生理学或医学奖。

> “抵抗**破伤风的免疫力**……在于能使破伤风杆菌所产生的**毒性物质失去毒性**的**无细胞血液**。”
>
> 埃米尔·冯·贝林与北里柴三郎，《德国医学周刊》登载的论文，1891年

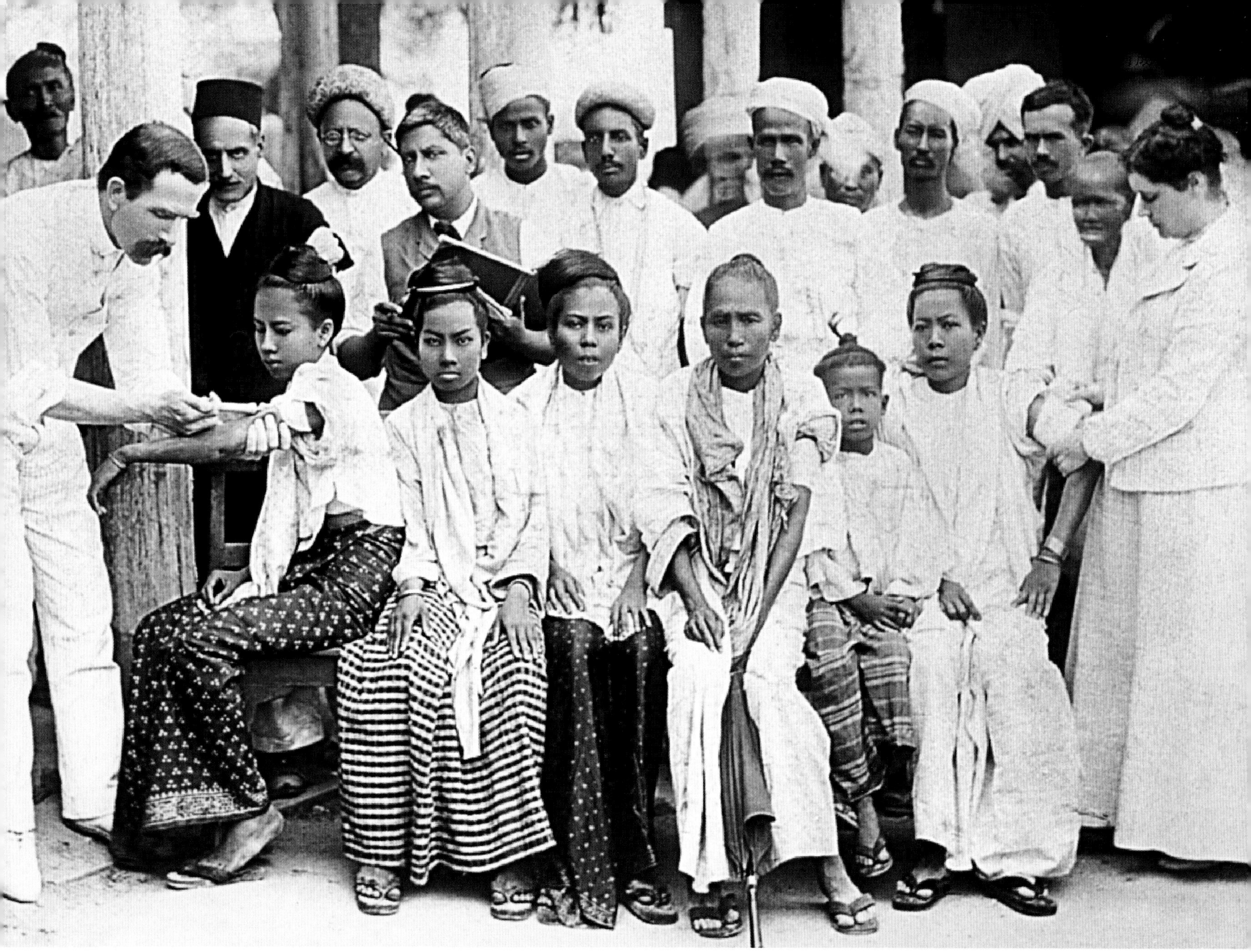

△ 鼠疫预防接种

1906 年缅甸暴发鼠疫，当地使用了 1897 年发明的疫苗开展了大规模预防接种工作。不幸的是，这种疫苗效果有限，仍有 6000 人死亡。

推广疫苗

随着疫苗的普及，很多国家推行公共卫生项目，推广疫苗接种，甚至强制接种。英国是最早实施此类项目的国家之一，于 1853 年通过《疫苗接种法》，强制要求所有婴儿出生后四个月内接种天花疫苗（见 100~103 页）。20 世纪，麻疹和腮腺炎疫苗分别在 1963 年和 1968 年研制成功，很快成为大多数国家儿童预防接种的常规项目。

2.7万 人 **1916 年美国脊髓灰质炎疫情暴发时患病人数。**

73 例 **2015 年全球脊髓灰质炎病例数。**

预防接种给公共卫生领域带来的收益不可估量，既拯救了生命，又省下了用于传染病患者的医疗资源。医学研究工作者继续研制针对难治愈重病的疫苗，特别是艾滋病（见 242~243 页）和埃博拉出血热（见 270~271 页）等病毒感染疾病。其他研究对象包括传染方式难以控制的一些疾病，如疟疾（见 174~175 页）或 COVID-19。

概念

疫苗原理

疫苗中含有减毒、灭活的病原体或编码病原体局部的基因物质（mRNA）。它们携有抗原，刺激宿主免疫系统产生称为抗体的特殊蛋白质来抗击感染。抗体与被改造的细胞结合，作为“记忆细胞”留在宿主血液中。当再次遇到疾病的病原体时，宿主体内已带有抗体可以抵御其侵袭，因此宿主要么症状非常轻微，要么没有任何症状。

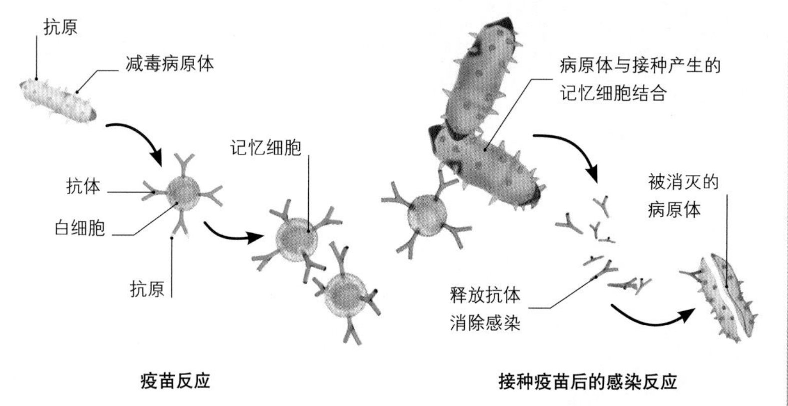

人脑的奥秘

总体而言，人脑的相关医学知识发展落后于人体其他系统，部分原因是这一器官看起来并不活跃，平淡无奇。19 世纪，人们逐渐意识到脑对行为的影响，先驱者们开创了一门新的专科——神经学。

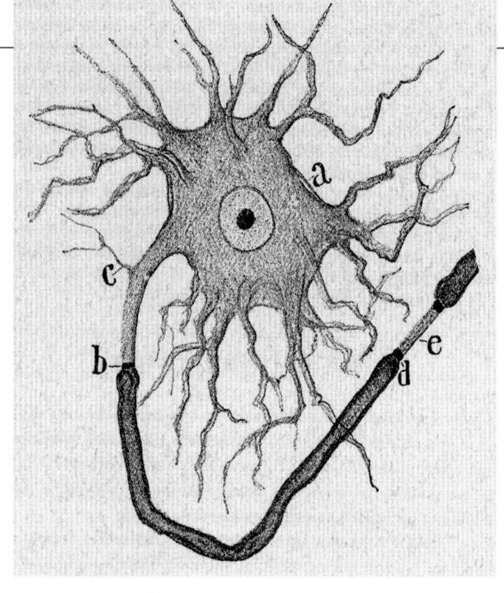

△ 鱼的脑细胞

圣地亚哥・拉蒙－卡哈尔（见 97 页）等科学家借助显微镜的发展进步研究神经细胞。图中鱼的脑细胞用博韦里染色剂（硝酸银）着色。

人脑结构单一，少有明显界线，没有活动的部位，因此其功能的重要性不为人知。脑被头骨严密保护，难以接触。但从古至今医生们一直尝试治疗脑的生理疾病，甚至采用在头骨上钻洞的极端方法（见 16~17 页）。

同样，神经貌似苍白的细线，没有明显迹象表明它们是如何运作的。癫痫和偏头痛等神经疾病往往被归咎于恶灵作祟或是天降神罚。

公元前 4 世纪，亚里士多德称心脏为情感与智慧之中心，而罗马医生盖伦（见 40~41 页）认为脑与“动物灵气”或“心灵能力”有关，如理性、思想、认知和记忆。

随着 14 世纪解剖学的复兴，人脑的总体结构——肉眼可见部分——变得更为明晰。1543 年，佛兰德医生安德烈亚斯•维萨里（见 72~75 页）描绘了人脑外罩的脑膜、外层、内腔、神经和血管。内腔又称“小室”，被认为具有不同功能：前室负责想象力；中室负责理性；后室负责记忆。后来这些小室被称为脑室，实际上脑室内有脑脊液，与心理过程无关。

3000 人 **19 世纪 60~70 年代法国萨尔佩特里埃医院沙尔科负责的神经科患者数量。**

1664 年，英国医生托马斯•威利斯出版《脑的结构》一书，详细介绍了脑与神经的结构，并使用“神经学”一词指代对神经的研究。

18 世纪人们对脑的了解有了重大进步，但也产生了一些事关思想和行为的没有科学依据的思潮。

颅相学（见 104~105 页）研究头骨轮廓，流行于 19 世纪初。还有一种“动物磁性”理论也已被证伪，其创始人是德国医生弗朗茨・安东・梅斯梅尔。他认为所有生物体内都有一种无形的力量或能量，遵守着磁性定律，能够控制这一力量的人可以利用它来治病。在梅斯梅尔举办的聚会或“宴会”上，患者进入类似恍惚的状态。如今，人们认为这种“迷术”与催眠关系密切。

神经学的诞生

18世纪解剖学与病理学的进步借助了显微镜学（见92~93页）和组织学——对显微镜下组织和细胞结构的研究，往往使用染色的方法。这些科学发展让法国教授让－马丁・沙尔科等19世纪的临床医生得以把神经学发展成为重要的医学分支。

临床医生沙尔科才华出众，他通过与患者面谈、体检，进行诊断，确定治疗方案。在其 40 多年的职业生涯中，他记录了患者症状的规律，借助解剖学、病理学和显微镜学工具把临床发现与尸检结果结合起来。由沙尔科定义的神经疾病数不胜数，其中多达 20 种现仍冠以他的姓名。

沙尔科对神经学与精神病学加以区分，影响深远。神经学主要研究人脑的生理，以及其解剖结构和生理结构失常引发的中风和多发性硬化等疾病的原理；而精神病学则关注心理健康和极少或没有体征的情绪、感情与思想失常，如焦虑、抑郁和精神分裂。

沙尔科认为法国医生纪尧姆－邦雅曼－阿芒・迪歇纳是他的“神经学导师”。迪歇纳是首位描述多种神经和肌肉失调疾病并提出治

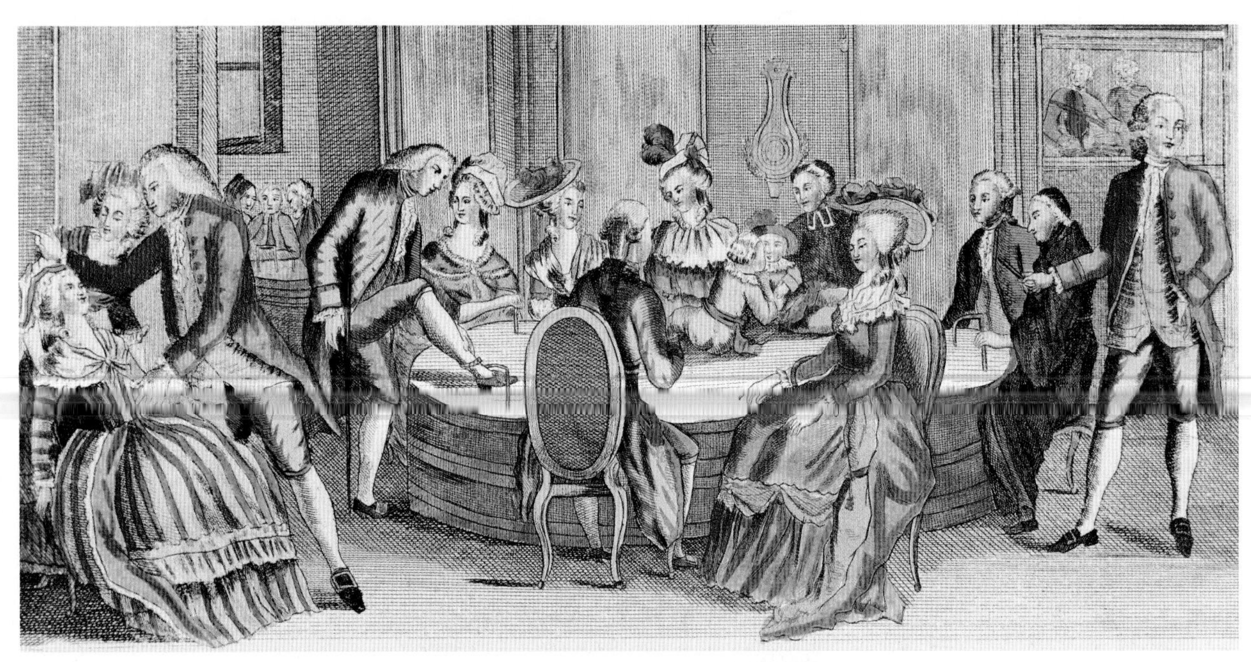

◁ 迷术宴会

梅斯梅尔举办治疗性“宴会”，有钱的患者手抓浸泡在一池“磁性水”中的金属棒，进入恍惚状态。他们相信这种方法能治疗体内的“失衡”，让身体痊愈。

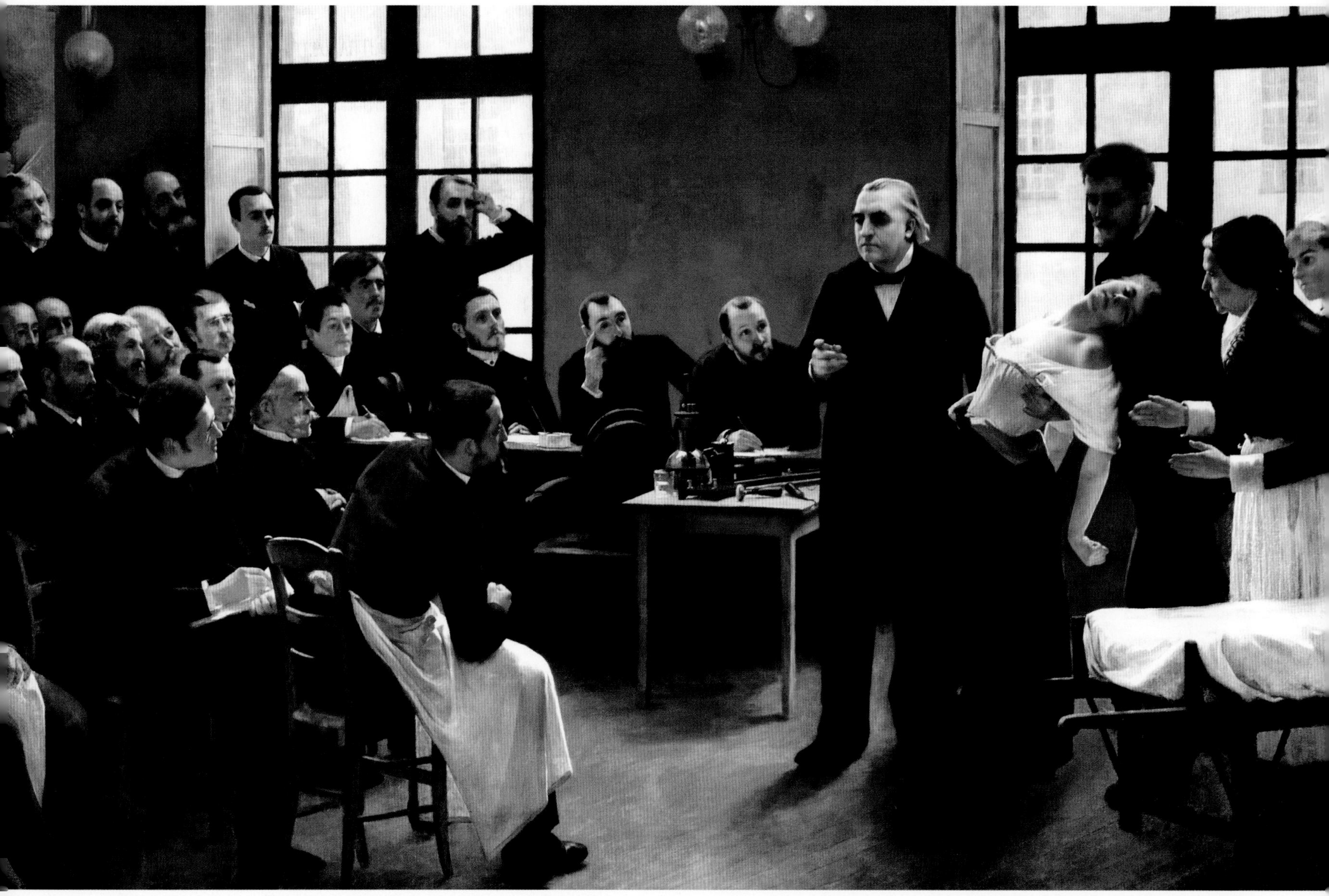

△ 课堂上的大师

沙尔科身为教师很有创意，他在课堂上给病人做检查，交流病情，甚至催眠。他还利用自己的画作和医学照片等视觉工具辅助教学。

疗方案的医生。而沙尔科也给别人带来启发，如精神分析之父西格蒙德·弗洛伊德（见182~183页），在法国开创心理学研究的皮埃尔·雅内，还有吉勒·德拉图雷特（德拉图雷特综合征）等著名神经学家。沙尔科本人开始对催眠产生兴趣，研究催眠与歇斯底里精神状态之间的关系，在课堂上讨论，并提出催眠可能有治疗作用。

19世纪晚期，神经外科领域出现一系列开创性手术，如苏格兰外科医生威廉·麦克尤恩1878年切除脑膜肿瘤，1887年英国外科医生兼病理学家维克托·霍斯利切除脊髓肿瘤。

“要想……**治疗某种疾病**……先学习如何做出**诊断**。”

法国神经学家让－马丁·沙尔科

法国神经学家（1825~1893年）

让－马丁·沙尔科

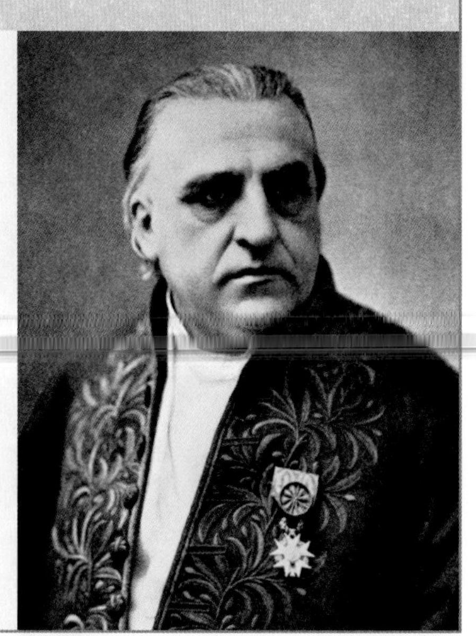

让－马丁·沙尔科1825年生于巴黎，在巴黎萨尔佩特里埃医院取得行医资格，并在那里工作了大半生。他熟练掌握多国语言，从欧洲各地学习医学新知识。1872年，他成为巴黎大学病理解剖学教授。19世纪80年代，萨尔佩特里埃医院已成为欧洲主要的神经学研究中心，设有显微镜科和照相科。沙尔科1893年在巴黎去世。

精神疾病

精神疾病患者应与世隔绝，在精神病院接受治疗，这种理念在 18、19 世纪或可称为进步，但那个时代关押和治疗精神病患者的做法一直是医学史上的噩梦。

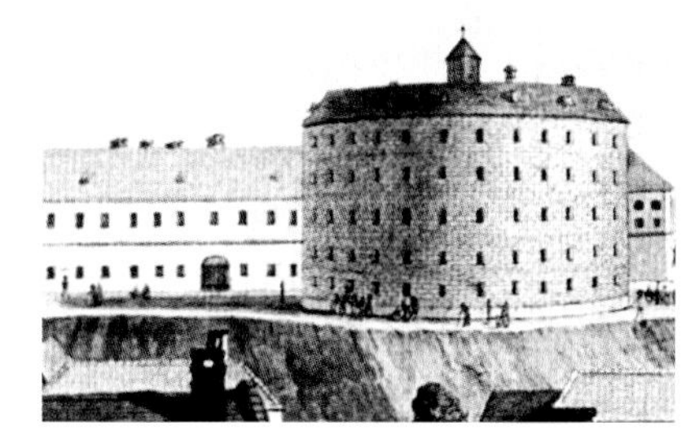

△ 疯人塔

奥地利维也纳总医院的疯人塔是第一个专门建造的精神病院。它建于 1784 年，有 139 个收容患者的小房间。

对精神疾病起因的了解在 200 年前还极其有限。过去，人们将精神失常与月相联系起来，或者认为神在借助发疯的人传递信息或发出预言。最早在古希腊就有人提出精神问题可能与四体液平衡（见 34~35 页）有关，这种理论直到中世纪以后还在流行。

在那些宗族自豪感、荣誉感十分强烈的社会中，精神失常是家族的污点，患者不得在公开场合露面，甚至被家族抛弃。在中世纪的欧洲，失去家族庇护的精神病患者可能遭到可怕的虐待，除非他们被修道院或济贫院收留。

最早的精神病院

监护精神病患者的模式早已存在，8 世纪，巴格达基于《古兰经》中对“理解力差”的人要给予人道待遇的原则，提供了最早的监护设施。然而，从 15 世纪初以来，欧洲精神病院的主要原则却是残酷监禁，“治疗方法”包括鞭打、剥光衣物和锁链禁锢。其中较早的机构有 17 世纪 40 年代巴黎臭名昭著的沙朗东精神病院和 1784 年维也纳的疯人塔。

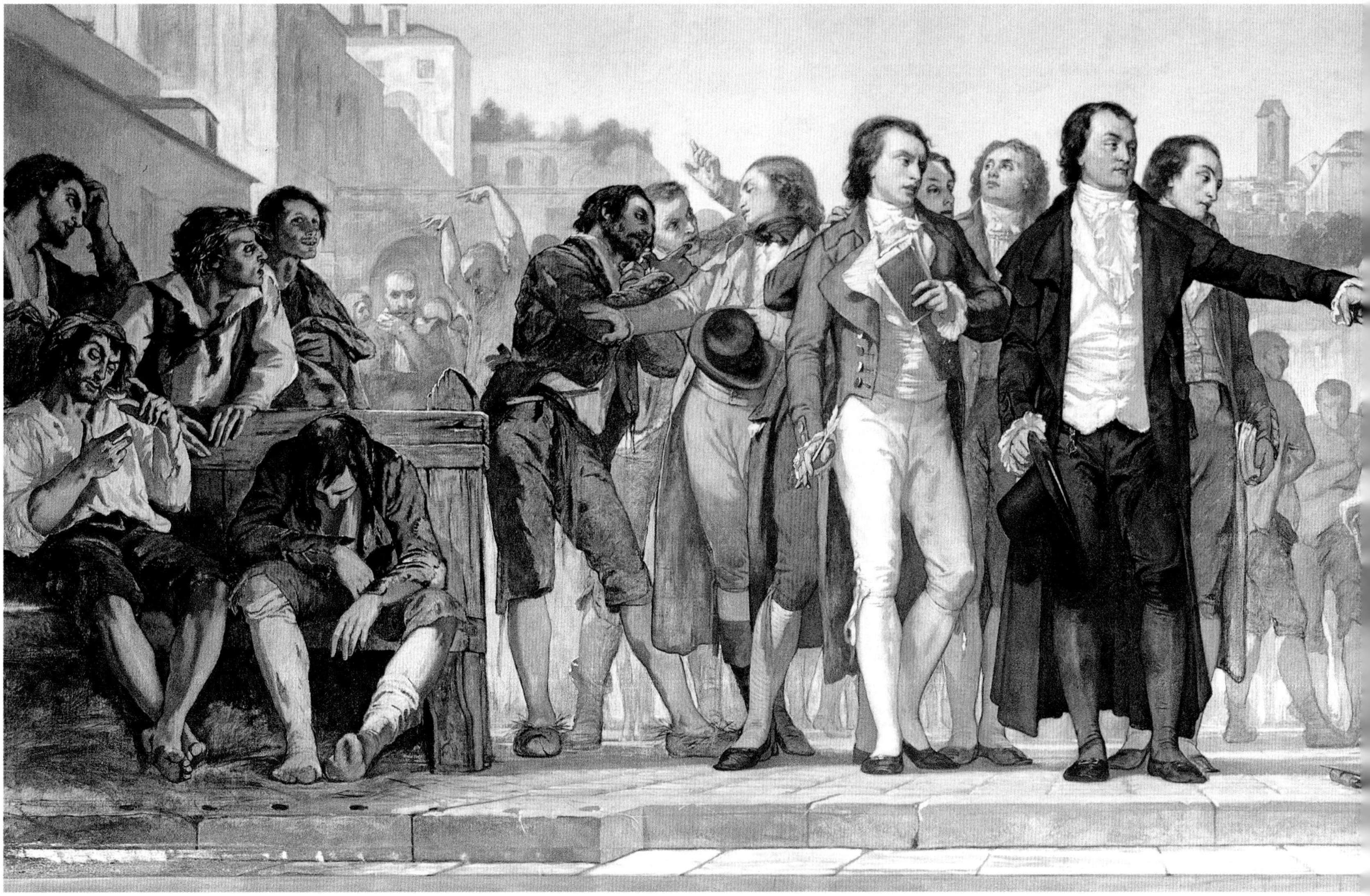

▽ 宣传人道治疗

法国医生菲利普·皮内尔是最早坚持对精神病患者实施“道德疗法”的人之一。画中，这位医生在 1793 年解开巴黎比塞特精神病院患者身上的锁链。

19 世纪，越来越多的精神障碍患者被送往精神病院。1845 年，英国通过《精神失常法》和《郡精神病院法》，要求地方政府必须对“疯子”承担责任。这一时期，欧洲和北美洲也大量涌现新的精神病院。

道德疗法

虽然严酷的治疗方法仍属于主流，但 18 世纪晚期开始出现一些零星的反对声音，如菲利普·皮内尔和让－巴蒂斯特·普桑在巴黎提出，精神失常者是患者而非罪犯（见 164~165 页）。在英国，贵格派慈善家威廉·图克主张把患者安置在舒适环境中，尽可能减少强制性措施。强调“道德疗法”的理念从欧洲传到美国。提倡改革的美国教师多罗西娅·迪克斯在访问了英国一家贵格派人道主义机构之后，又探访了美国的公立和私立精神病院，记录下那里的恶劣状况。

但大多数精神病院仍沿袭旧俗。随着精神病院人满为患，使用紧身衣和隔离等做法又卷土重来。患者被收容入院，精神病院仍然是不科学理论的试验场。其中有一种流行的“安神”疗法是将患者用背带吊起来回摇晃。

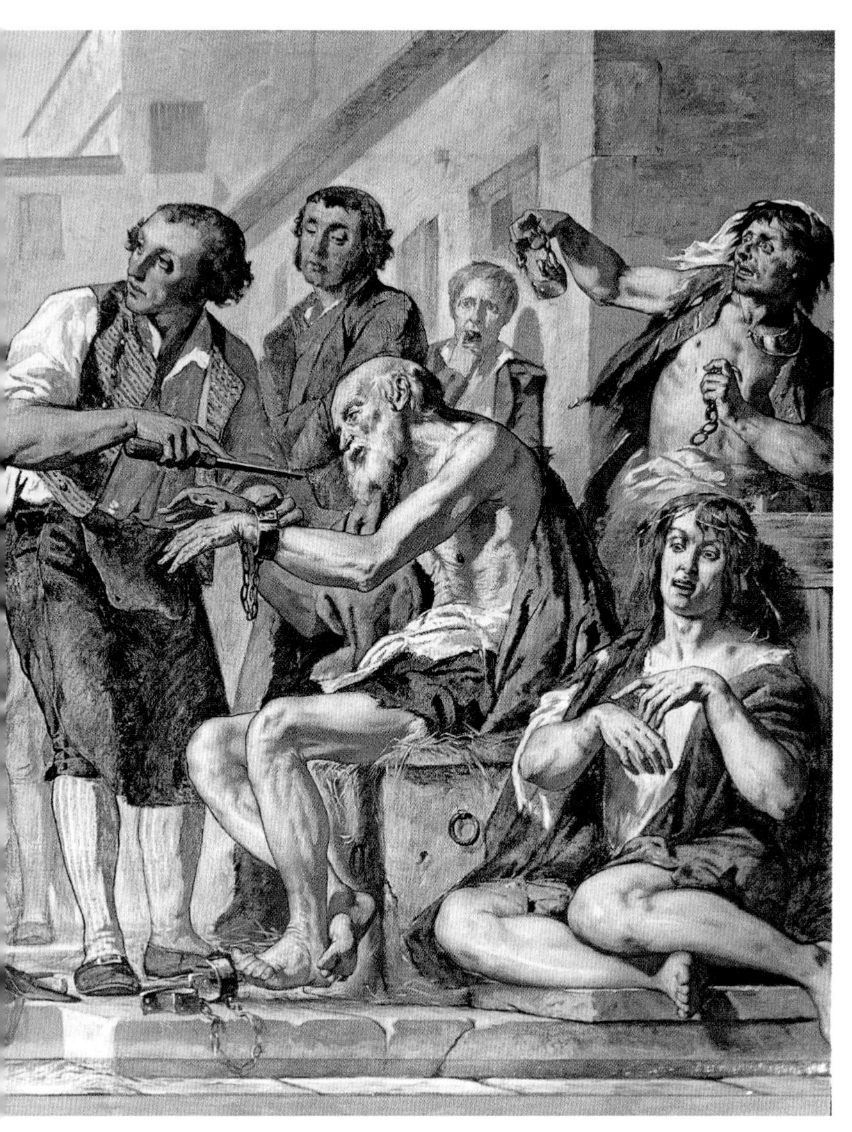

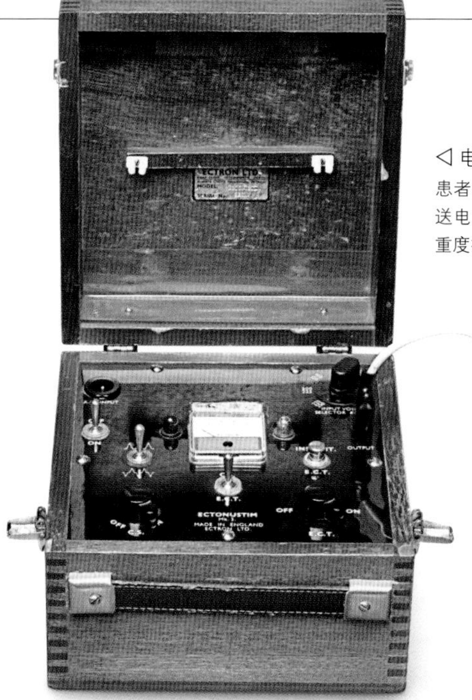

◁ 电痉挛疗法

患者接受麻醉后，头皮接上电极，用这台机器输送电流通过其大脑。电流触发抽搐，目的是减轻重度抑郁等精神失常症状。

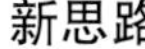

新思路

19 世纪 90 年代，奥地利医生西格蒙德·弗洛伊德发明精神分析法（见 182~183 页），用来治疗深埋在患者无意识思想中的精神疾病。弗洛伊德相信，精神疾病，尤其是歇斯底里症，源自被压抑的情感和记忆，可以通过治疗释放这些情感记忆。弗洛伊德的“谈话治疗”鼓励患者大胆讲述自己的冲动、欲望和梦想，由治疗师进行分析。

25万人 1900 年美国精神病院患者的数量。1880 年有 4 万名患者。

第一次世界大战（1914~1918 年）时，数以千计的士兵遭到战争创伤，被送往专科医院，一种治疗精神疾病的新思路由此出现。炮弹休克症被归为精神失常，各级别军人都有患此病的，但很多患此病者被指控为逃兵。

一战后再次兴起治疗精神疾病的“生理疗法”，精神病院再次成为理想的试验环境，让医生可以尝试新疗法。其中一种是额叶切除手术，用外科手术方法切断前额叶、额叶和大脑其他部位之间的连接，其后果难以预测，有时极其悲惨。

1934 年，精神病学家拉迪斯拉斯·冯·迈杜瑙在匈牙利布达佩斯率先采用药物诱发抽搐的方法治疗精神分裂症（后称痉挛疗法）。该疗法后被 1938 年开始的电痉挛法（ECT，以电流通过大脑触发抽搐）取代。20 世纪 60 年代，ECT 疗法用来治疗多种疾病，特别是重度抑郁症。如今这种疗法还偶尔使用，但已基本被 20 世纪下半叶发明的新型药物疗法取代。

> “我们应该**设身处地**，为那些**可怜的人**想想，他们丧失理性，被朋友抛弃，**毫无希望可言**……”
>
> 精神病院改革家多罗西娅·迪克斯，马萨诸塞州议会纪念仪式，1843 年

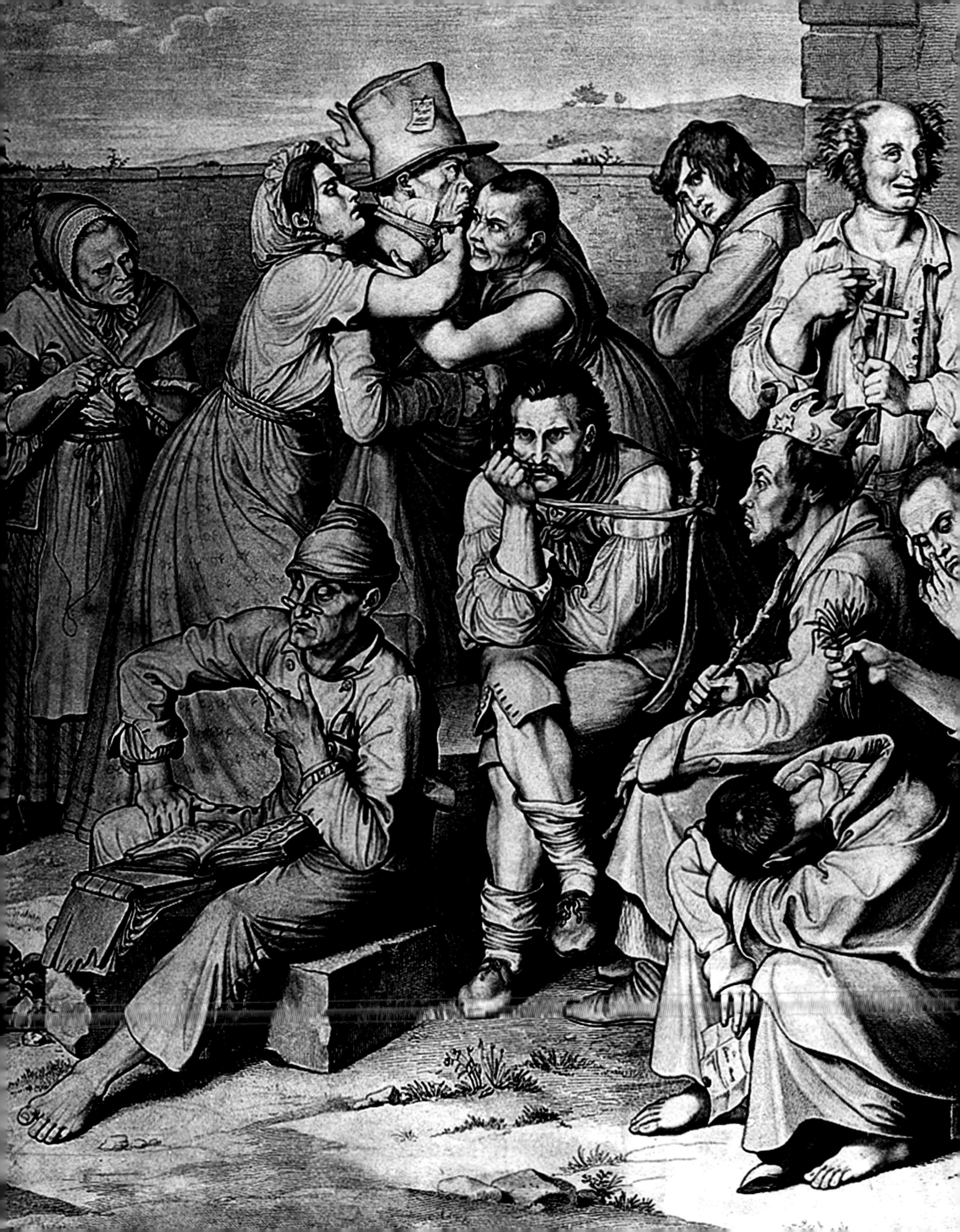

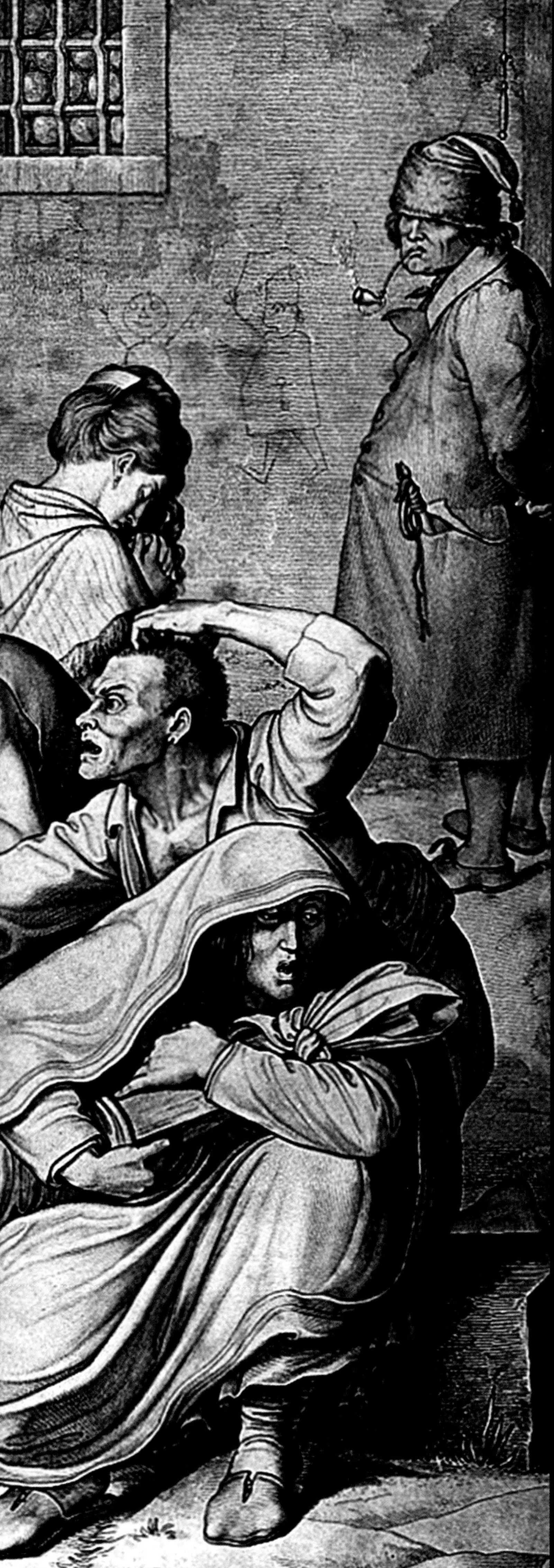

可怕的精神病院

希波克拉底及其追随者称："凡热爱医学者，皆怀仁爱之心。"但在15~18世纪，欧洲医学界几乎毫无人道主义可言，精神病患者被关押、虐待甚至遭到可怕的酷刑。

长期以来，精神和心理疾病被视为体液（见34~35页）失衡、恶灵作祟或是魔鬼附身的结果。人们畏惧精神病患者，孤立他们，很多医生认为这种疾病无法治愈。从15世纪起，精神病患者被关押在条件恶劣的监狱或精神病院中，与世隔绝。有些人被锁链禁锢，偶尔有人扔一些残羹剩饭，任其自生自灭。还有一些患者要忍受各式各样可怕的"治疗"，比如为恢复体液平衡的放血等。为驱魔人们还会鞭打患者，或者将他们捆住手脚吊起，让他们濒临窒息、溺毙或是饿死的边缘，经受严重创伤和休克。更有甚者，某些精神病院成为猎奇和娱乐的场所，让人们前来观看患者的惨状，甚至还收取参观费。

18世纪晚期，可怕的精神病院引起改革家们的关注。1793年，法国医生菲利普·皮内尔进入比塞特医院工作，这是巴黎一家男子精神病院。他与医院院长让－巴蒂斯特·普桑及其妻玛格丽特共同推行一系列改良措施，让人道主义回归精神病患者的护理治疗。皮内尔和普桑接着又在巴黎萨尔佩特里埃医院继续改革，采用理性而科学的办法治疗和护理女性患者。锁链被撤掉，生活条件得到改善，囚犯又变成患者，由此促进了文明新时代的来临。

"精神失常属于……**神经疾病**……"

伦敦莫兹利精神病医院创始人亨利·莫兹利，《身体与精神》，1870年

◁ 可怕的命运

《疯人院》是1835年瑞士画家海因里希·默茨根据德国画家威廉·冯·考尔巴赫的素描创作的一幅版画作品。在拥挤、惨淡的环境中，这些精神病患者各式各样的面部表情体现出他们的情感状态。

19世纪末，在先驱者英国医生爱德华·詹纳（见102~103页）和法国化学家、微生物学家路易·巴斯德（见148~149页）的努力下，第一批疫苗接种正在实施，且开始被纳入公共卫生计划。18世纪90年代，詹纳利用牛痘病毒成功研制出世界上最早的天花疫苗。詹纳去世前一年，巴斯德出生，他在19世纪80年代发明了狂犬病和炭疽病疫苗。不过，当时人们并未充分认识这些疫苗所针对疾病的性质。科学家们一直不明白毒奠定了基础。

1892年，德米特里·伊万诺夫斯基根据迈尔的试验程序，在患有花叶病的烟草上使用过滤技术。不过，与迈尔不同，伊万诺夫斯基的过滤方法更加严格——他使用尚贝兰过滤器，一种能用水分离标本中所有细菌毒素的陶瓷管。这是1884年法国微生物学家夏尔·尚贝兰发明的过滤器，路易·巴斯德研制疫苗时也曾使用。伊万诺夫斯基从染病烟草中提取浓缩汁液，用这种过滤器去除汁液中的所有细菌。过滤

病毒颗粒

贝杰林克宣称病毒是一种液体，而德国科学家弗里德里希·勒夫勒和保罗·弗罗施同年在研究家畜时发现证据，病毒实际上是一种颗粒。他们发现了人类所知的第二种病毒——口蹄疫病毒。截至20世纪20年代，已有超过65种各类动物和人类病毒被发现，如1901年发现的首个人类病毒黄热病病毒、1903年发现的狂犬病病毒和1908年发现的脊髓灰质炎病毒。

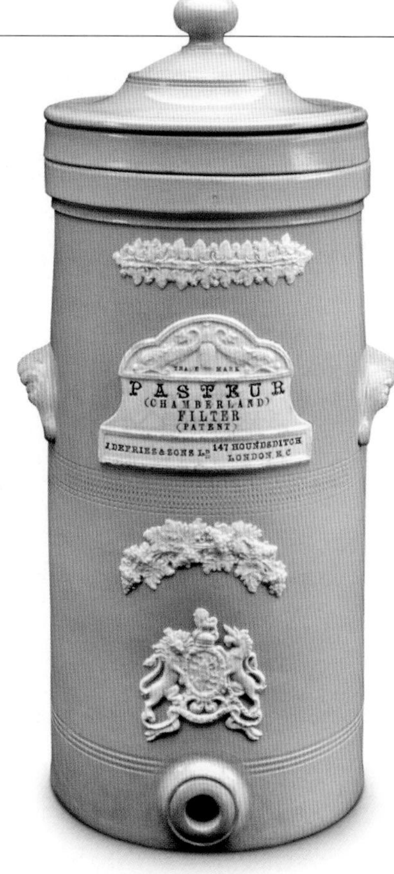

△ 尚贝兰过滤器
19世纪80年代为路易·巴斯德疫苗研究发明的尚贝兰陶瓷滤水器在发现病毒的过程中起到关键作用。这种过滤器的小孔极其细小，可以过滤出所有液体标本中的细菌。

病毒及其原理

18世纪，病毒感染给各大洲的人口带来严重破坏，促使人们努力研制出世界上最早的疫苗。又过了一个世纪，人们才确定了致病病毒的性质，了解其传播方式。

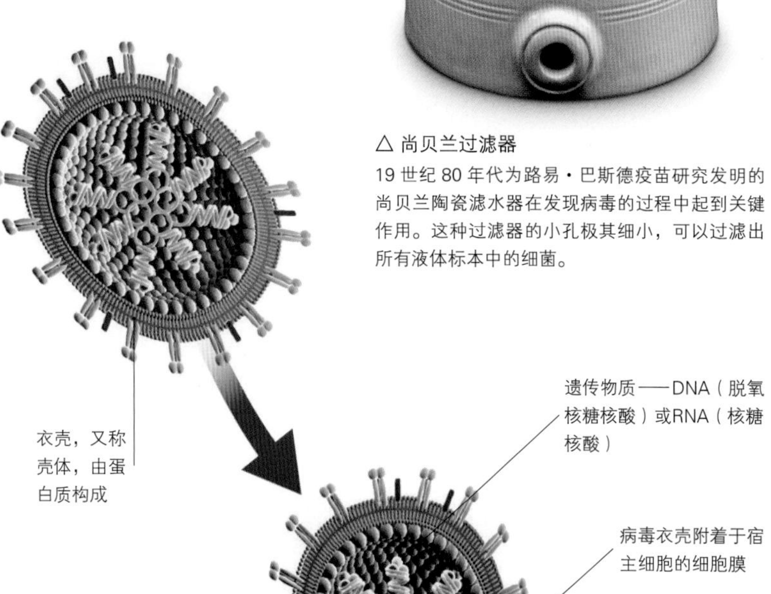

病毒活动的方式，直到1892年俄国微生物学家德米特里·伊万诺夫斯基才首次对病毒进行描述，此时离第一种疫苗的发明已经有近百年的时间。

开创病毒学

研究病毒的病毒学，源于1879年阿道夫·迈尔实验室中一株染病的烟草。当时，德国农业化学家迈尔正在研究侵染烟草、造成烟草大面积死亡的花叶病。此后10年间，他证明把染病植物的汁液用纸过滤去除细菌，然后把汁液涂抹到健康植物上就可以人工传播这种疾病。迈尔的研究为发现人类所知的第一种病后的标本仍然具有传染性，因此证明花叶病并非经由细菌传播。

根据伊万诺夫斯基的发现，荷兰微生物学家马丁努斯·贝杰林克在1898年进一步断定，不仅花叶病过滤细菌后仍具有传染性，而且这种病不能独立生长——需要活体宿主才能复制。贝杰林克的研究确认无疑存在着一种新型感染源——病毒，其英文“virus”源自拉丁文，意为“毒药”或“黏滑液体”。

“刹那间**我明白**……可滤过的病毒……**寄生于细菌上的病毒**。”

加拿大微生物学家费利克斯·德赫雷尔，1917 年

传染细菌的病毒

病毒学发展史上的下一个里程碑出现于 1915 年，英国细菌学家弗雷德里克·特沃特提出，某些病毒能够感染细菌，并以它们为宿主进行复制。出生于加拿大的微生物学家费利克斯·德赫雷尔在巴黎巴斯德研究所将这一理念更推进一步，他找到了计算某些细菌中病毒数量的方法。他把这种病毒命名为“噬菌体”，即吃细菌者。

20 世纪前几十年发现的病毒越来越多，人们开始关注某些极具破坏力的病毒性疾病疫苗的研制，如今天仍在使用的脊髓灰质炎疫苗（见 210~211 页）。现代科研人员仍在研究例如新冠肺炎的病原体 SARS-CoV-2 等各类病毒变异和复制的方式，因为这是找到病毒感染有效治疗方法的关键。

俄国微生物学家（1864~1920年）

德米特里·伊万诺夫斯基

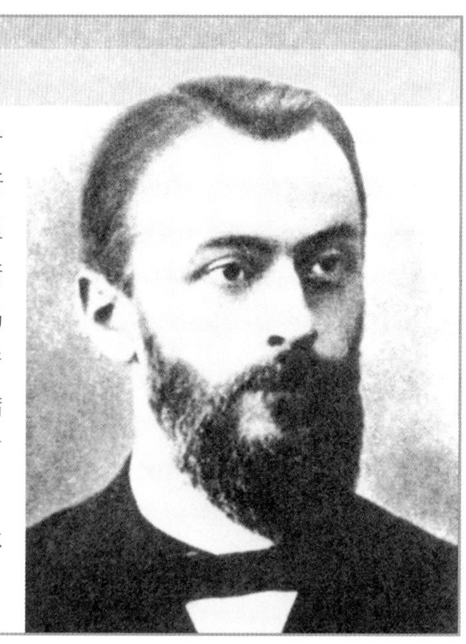

1887 年，圣彼得堡大学植物学专业的学生德米特里·伊万诺夫斯基开始研究侵染摩尔多瓦和克里米亚种植园的烟草疾病。伊万诺夫斯基发现，没有细菌的标本仍能侵染其他植物，这证明存在着一种新型的传染性微生物——病毒。虽然有这样的发现，但伊万诺夫斯基没有继续研究病毒学，他余生一直在专注于研究叶绿体和色素在叶子中的作用。

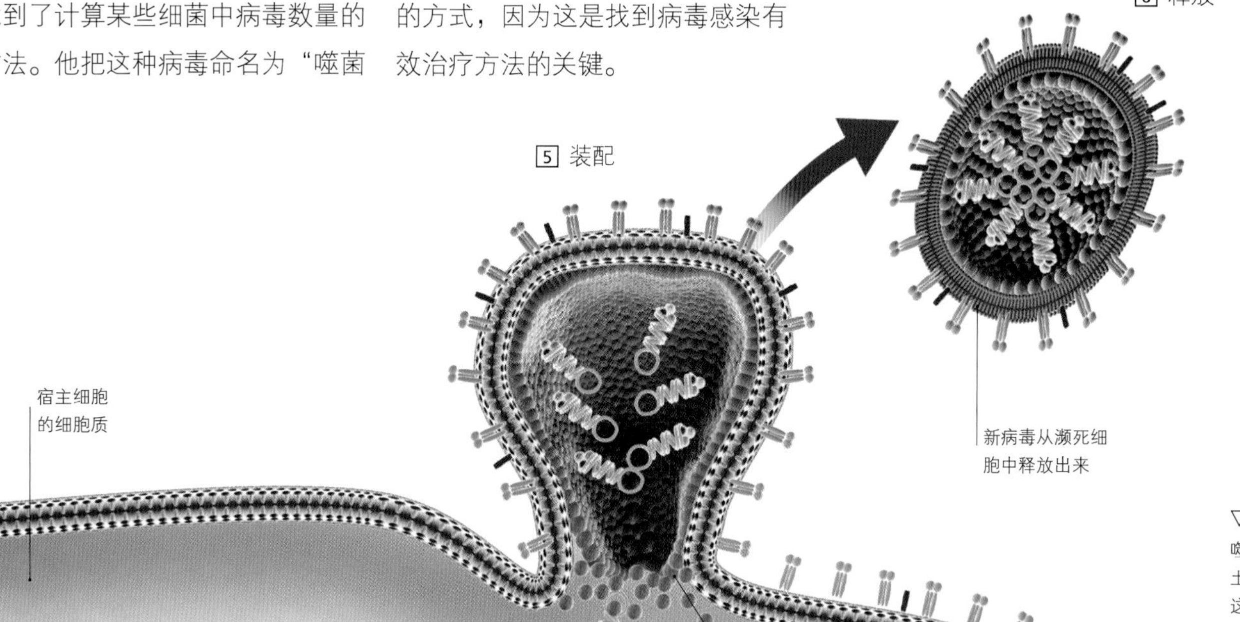

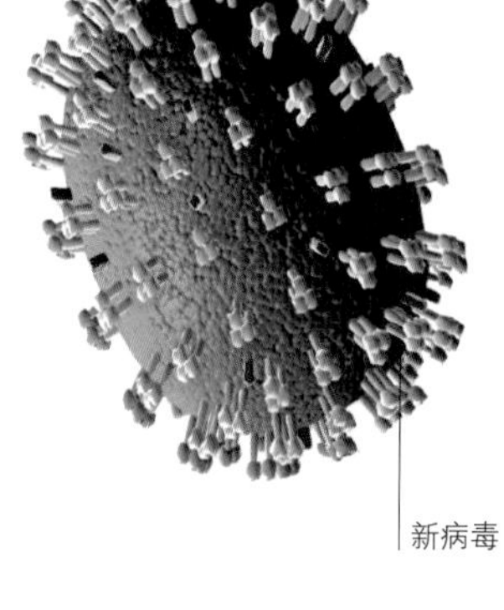

▽ 病毒原理

噬菌体病毒如同寄生虫，把自己的遗传物质注入土壤、海水或动物胃部常见细菌宿主的细胞中。这种病毒的 DNA 或 RNA 侵入细胞后即开始复制，破坏或接管控制原细胞结构。

抗击狂犬病

狂犬病自古以来就是令人恐惧的疾病，病毒从神经系统传至大脑，给人造成巨大痛苦，病人会出现攻击行为、瘫痪，最终死亡。因此，路易·巴斯德研制的狂犬病疫苗可谓令人欣喜的突破。

△ 狂犬病疫苗告示

这块德国告示牌发出警示，为避免狐狸传播狂犬病，此处留有给狐狸吃的含疫苗的小药球，犬类必须远离。

19世纪晚期，可怕的“疯狗病”（狂犬病俗名）仍旧令医生困惑，治疗感染者困难重重。1880年出现突破，法国微生物学家路易·巴斯德（见148~149页）对狂犬病产生兴趣。当时法国野狗成患，其中一些狗患有狂犬病。狂犬病通过被感染动物咬伤传染，巴黎一位兽医将两只死于狂犬病的狗的唾液标本送给巴斯德，请他帮忙。

60 小时　**法国男孩约瑟夫·迈斯特从被咬到首次接种的时间，他在12天的时间共接受13次注射。他是首位接种狂犬病疫苗的人。**

研制疫苗

19世纪晚期，研究病毒是一项旷日持久、艰难而又危险的任务。光学显微镜利用光线聚焦和透镜放大微小的标本，其放大倍数不足以看到长度不到0.0002毫米的狂犬病病毒——这是一种狂犬病毒属的弹状病毒。而且，由于病毒在活体细胞中繁殖，巴斯德及其同事埃米尔·鲁必须在活体动物——如狗、猴和兔子身上实验。研究中还有一个问题，狂犬病首次出现症状的时间从几天到数月不等，这取决于病毒从神经系统传至大脑的速度。巴斯德测试了多种病毒，最终选择了反应最快的一种并直接将其注入实验动物的脑中。

产生免疫力

巴斯德研制疫苗首先需要把病毒的毒性减至一定的程度，使其既能提供狂犬病免疫力又不会诱发狂犬病。巴斯德与鲁等同事一起进行了这方面的尝试，他们解剖了感染狂犬病刚刚死去的兔子，取出其脊髓并放入敞口烧瓶中，瓶中装有干燥防腐的氢氧化钾。首先，巴斯德给健康动物注射经过14天干燥处理的脊髓中含有的狂犬病病毒。此时的病毒效力减弱，毒性不足以造成伤害。然后他每隔几天就用13天，接着是12天的受感染脊髓提取液重复上述实验——目标是让动物产生对病毒的免疫力。最后，他给这些动物注射刚刚受感染的脊髓提取液，其中含有毒性最强的病毒，结果所有动物都活了下来。此刻，他面临的挑战是研制人类疫苗。

> **“思考某种疾病**时，我从来不**考虑**寻找疗法，而是寻找**预防措施**。”
>
> 法国化学家、微生物学家路易·巴斯德，1884年

人体试验

接下来，巴斯德开始试验人类疫苗，起初出现了两次失误：一次是一位老人只注射一次就失访了，另一次是一名少女病情过于严重而难以治愈。1885年7月6日，一位心急如焚的母亲送来她9岁的儿子约瑟夫·迈斯特请巴斯德治疗，两天前迈斯特被一只患狂犬病的狗咬伤多处。巴斯德开始不愿使用疫苗，因为这个男孩还没有出现疾病症状，或许不会染上狂犬病，但他也很有可能会染病。最终，巴斯德同意为男孩提供治疗。他连续为迈斯特注射了13次，起初用15天脊髓提取液，而后渐渐加大注射液的效力。巴斯德在记录中写道：“最后几天，我给约瑟夫·迈斯

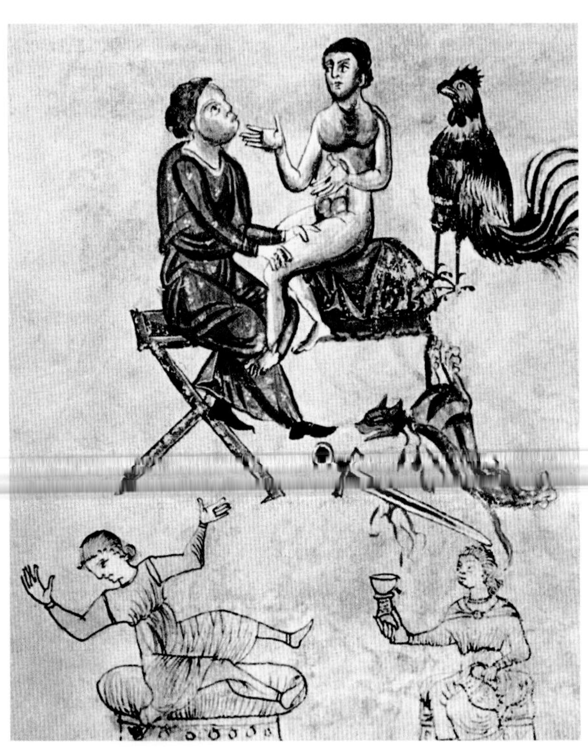

◁ 古代疗法

历史上曾经出现各种各样的狂犬病疗法，几乎从未成功。这位13世纪的医生在被患有狂犬病的狗咬伤的病人伤口上敷马鞭草，下面是已经死去的狗。

特注射了毒性最强的狂犬病病毒。”小男孩活了下来。

巴斯德又在另一位被患狂犬病的狗袭击并严重咬伤的牧羊人身上重复了上述程序，之后接种病例越来越多。同年晚些时候，巴斯德正式报告了巴黎的试验结果，消息传遍全世界。

面向未来的疫苗

那一年的 12 月，四位被疑似患有狂犬病的狗咬伤的男孩从美国新泽西远道而来。美国发起全国捐款活动，资助他们前往法国向巴斯德求医，他们最终康复回国。更多的狂犬病患者涌到法国求医，这主要归因于美国的捐款活动。1886 年 3 月，巴斯德宣布已治疗 350 位患者，仅有一例失败。1890 年，美国、巴西、欧洲、印度和中国都已设有狂犬病疫苗接种中心。如今，经过改良的狂犬病疫苗已被列入世卫组织基本药物清单，每年约有 3000 万人在被咬后接种。

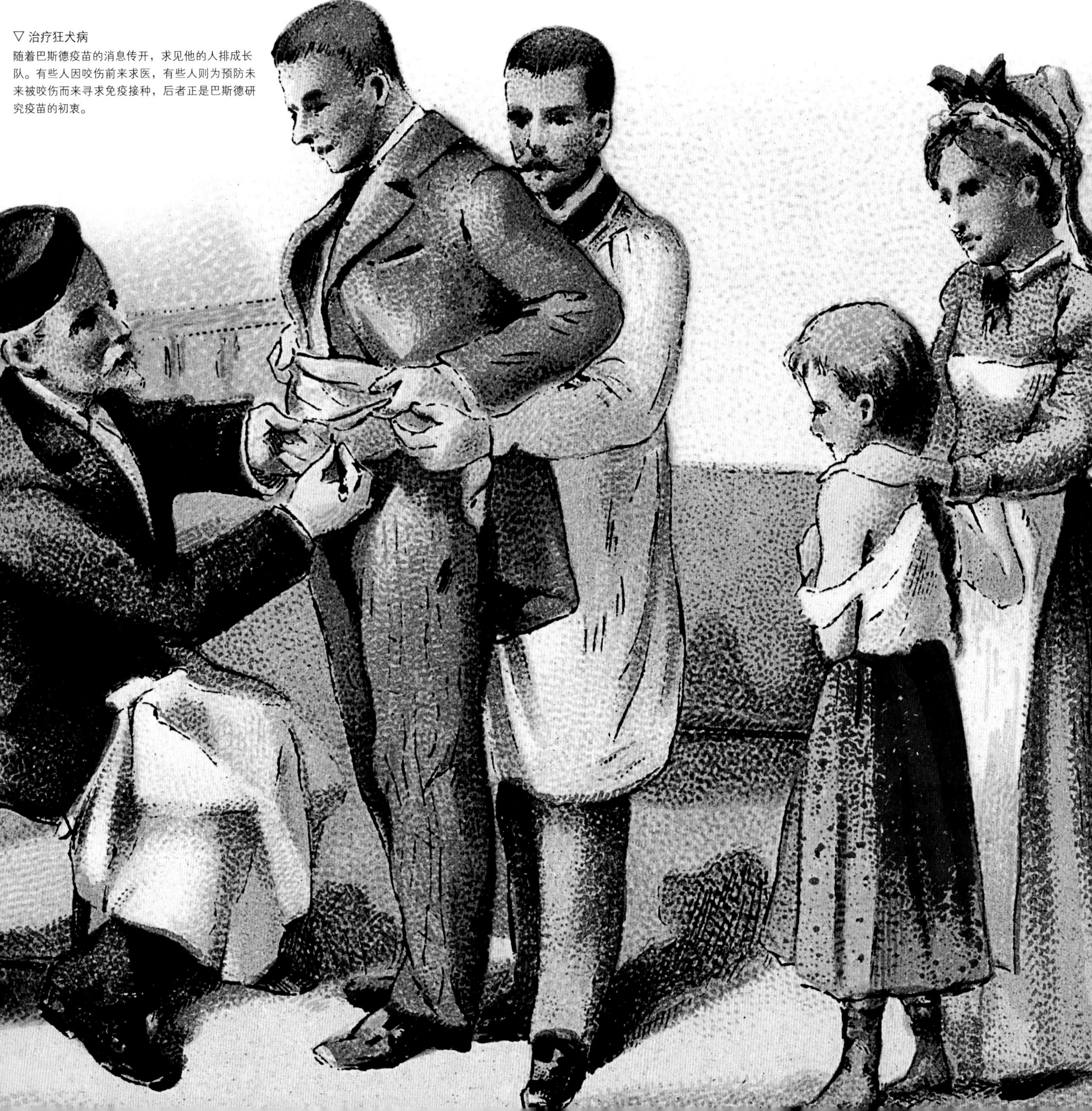

▽ 治疗狂犬病

随着巴斯德疫苗的消息传开，求见他的人排成长队。有些人因咬伤前来求医，有些人则为预防未来被咬伤而来寻求免疫接种，后者正是巴斯德研究疫苗的初衷。

发明阿司匹林

历史长河中许多不同文明都曾借助柳树镇痛和缓解不适。19 世纪，科学家发现了柳树中的有效成分并进行实验。实验中提取的白色粉末后来成为现代世界应用最为广泛的药物，这就是阿司匹林。

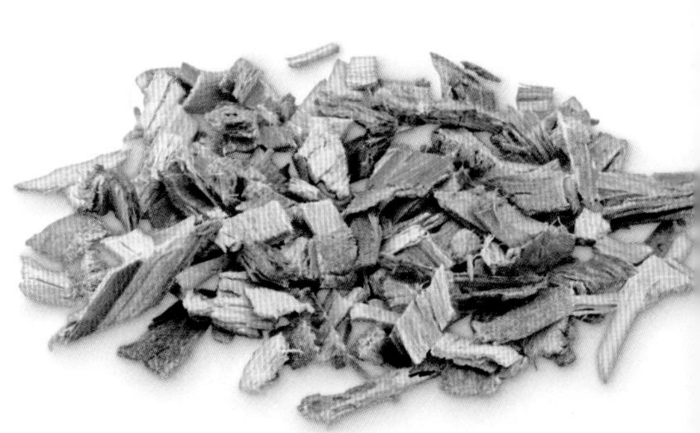

△ 柳树皮

1763 年，人们发现使用柳树皮可大大减轻症状热，一种症状类似于疟疾的热病。后来，柳树皮的有效成分被确定为水杨酸，也就是阿司匹林的基本成分。

自文明之初，人类就开始寻找有效镇痛药物。古人找到的镇痛方法与现代阿司匹林具有同样的关键成分，这极为难得。古埃及人用柳树提取物缓解各类疼痛，古希腊医生希波克拉底则建议女性饮用柳叶茶减轻分娩疼痛。约 2000 年后，在 18 世纪 50 年代，英国教士爱德华·斯通曾进行一项为期五年的实验，证明柳树皮的干粉有助于治疗发烧。英国皇家学会在 1763 年发表了他的研究成果。

科学家和医学工作者们开始关注柳树潜在的镇痛功效。19 世纪，科学开始被视为专门的学问，而不仅仅是自然哲学的一部分，科学繁荣的部分原因是受到工商业发展的刺激。很多科研人员希望找到有效药物，查明柳树起效原理的研究工作加快了进度。

水杨苷实验

1828 年，慕尼黑大学药物学教授约瑟夫·布赫纳从柳树皮中提取了少量化合物，将其命名为水杨苷。次年，法国化学家亨利·勒鲁进一步改善这一过程，提取出晶体形态的水杨苷。大约同期，瑞士药学家约翰·帕根施特歇尔也在绣线菊的花朵中发现了水杨苷，但直到 1853 年，法国化学家夏尔·弗雷德里克·热拉尔才取得突破，为大规模制药开辟了道路。

在柳树和绣线菊中发现的水杨苷效力相对较弱，镇痛效果偏轻。热拉尔提取出一种效力更强的水杨苷衍生物，即水杨酸。他计算出它的分子式后，在实验室中就能合成出水杨酸，其浓度大大高于植物提取物。虽然水杨酸能够有效镇痛，但会刺激胃部，产生恶心、出血和腹泻等症状，必须加以“缓冲”或中和，以免上述症状出现。热拉尔研究酸酐时，将乙酰氯与水杨酸混合，首次制成基本形式的乙酰水杨酸，迈出解决水杨酸副作用的第一步。尽管热拉尔对他的发现没有深入研究的兴趣，其他科学家却有此意愿。

4万吨 **全球每年阿司匹林消耗量。**

20 多年后的 1876 年，苏格兰医生托马斯·麦克拉根在医学杂志《柳叶刀》上发表了水杨苷的首次临床实验结果，一组风湿患者服用这种化学化合物后发热和关节炎症都有所减轻。麦克拉根选择的是水杨苷而不是效力更强的水杨酸，因为前者对胃部刺激较小，更适合其实验对象。

最后几步

最终成功研制出无严重副作用的有效止痛药的化学家是费利克斯·霍夫曼，他是德国染料制造企业弗里德里希·拜耳公司的雇员。霍夫曼的父亲患有风湿病，他敦促儿子研制一种比现有水杨酸药物对胃部刺激更小的止痛药。霍夫曼和拜耳公司的同事一起成功研制的乙酰水杨酸容易合成，能有效镇痛，对胃部的刺激小于水杨酸。他们在 1897 年制

法国化学家（1816~1856年）

夏尔·弗雷德里克·热拉尔

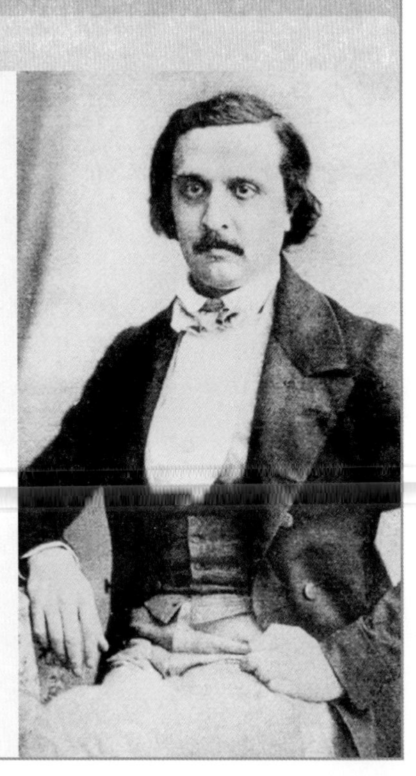

热拉尔出生于法国斯特拉斯堡，少年时就开始学习化学。他的父亲有一家铅厂，但对自己工厂的生产流程缺乏科学的认知，因此年幼的热拉尔被送到德国卡尔斯鲁厄理工学院学习化学。后来，热拉尔还先后到德国吉森大学和法国巴黎大学学习，从两国最好的化学教育中受益良多。他一生主要研究化学分类法和化学式的简化，但他最杰出的成就是最终促成阿司匹林发明的酸酐合成。

> “阿司匹林是应用多年的药物它**有效、价廉**且随处**可得**。”
>
> 美国医生杰弗里·伯杰，《美国医学协会杂志》，2006 年

成第一剂纯化乙酰水杨酸。弗里德里希·拜耳公司为这一发明申请了专利，1899 年开始用“阿司匹林”商标销售这种药物。

药“神”

在阿司匹林发明后的 50 年中，它是世界上销量最高的止痛药，在市场上占据主导地位，而到了 20 世纪 70 年代，科研人员发现阿司匹林还有另一种重要的新用途。对照实验表明，阿司匹林可以稀释血液，防止血栓形成。最近的研究也确认服用少量阿司匹林有减少心脏病发作概率的功效。阿司匹林还有助于预防中风、胃溃疡和某些癌症。霍夫曼的研究发现过去一个多世纪以后，阿司匹林成为拯救无数生命的多用途特效药，这恐怕完全超乎了他当初的想象。

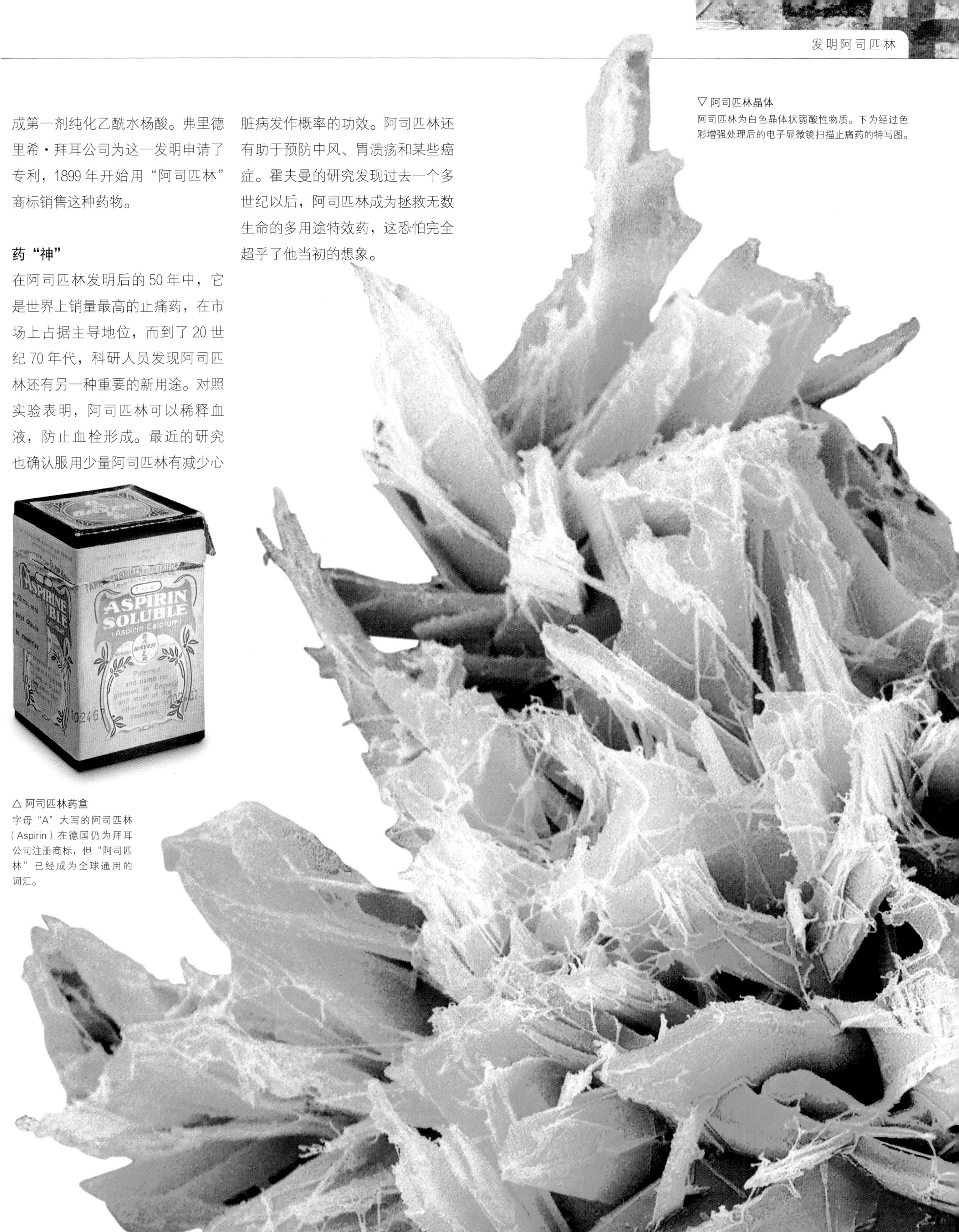

▽ 阿司匹林晶体

阿司匹林为白色晶体状弱酸性物质。下为经过色彩增强处理后的电子显微镜扫描止痛药的特写图。

△ 阿司匹林药盒

字母“A”大写的阿司匹林（Aspirin）在德国仍为拜耳公司注册商标，但“阿司匹林”已经成为全球通用的词汇。

X 射线

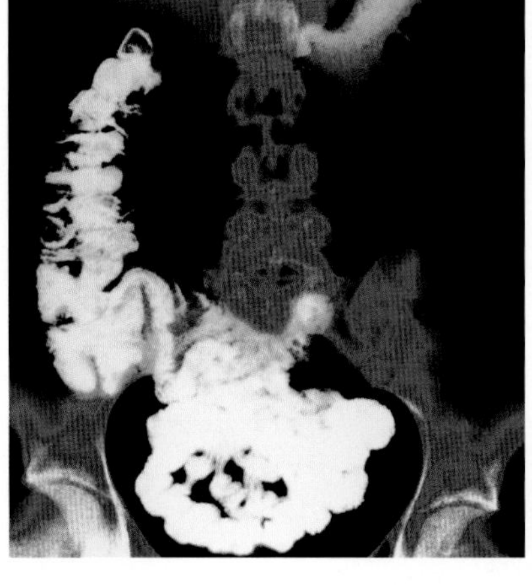

△ 钡剂 X 射线造影

不溶性盐硫酸钡与金属或骨骼一样在 X 射线下可见。一般 X 射线检查无法看到胃肠道，口服硫酸钡后便可以检查胃肠道内层、大小和形状。

19 世纪末德国物理学家偶然发现 X 射线，医学影像自此进入新时代。医生们首次无须外科手术即可观察人体内部，这是医学诊断的革新。

1895年 11 月 8 日，德国物理学家威廉·伦琴在实验室中进行阴极射线实验。他排出玻璃管中的所有空气，再装满一种特殊气体，然后接通高压电流。在这个过程中，玻璃管发出荧光。随后，伦琴关掉灯光，用黑色厚纸板盖住玻璃管，挡住所有光线。令他惊讶的是，他发现虽然玻璃管被完全包住，但它旁边一块涂有荧光化学物质的屏幕仍在发光。伦琴经过数周的研究后断定，这种微光一定来自某种从未发现的射线——不同于可见光的辐射光。他给这种射线命名为“X 射线”——“X”是代表未知数的数学名词。

后来，伦琴尝试用各类密度更大的材料放在 X 射线和屏幕之间，如木头、铜和铝，但都被 X 射线穿透。

观察人体内部

当伦琴在玻璃管前手持一块圆铅片时，他意外发现自己的手骨在屏幕上闪闪发光——这是史上最早的 X 射线影像。后来他把妻子的手放在一块感光板上方，用这种射线照射，获取了世界上第一张 X 射线照片。照片上骨骼清晰可见，而软组织几乎看不到。六周后，伦琴发表论文，题为《新型射线》。

伦琴的发现引起了轰动。能够观察人体内部的意义是巨大的，X 射线很快便被用于诊断各种大量疾病。不到一年，苏格兰格拉斯哥的一家医院便设立了世界上第一个放射科，并拍出首批 X 射线照片，如肾结石和一名儿童喉咙卡住的硬币。

最初的 X 射线机构造简单，射线不强，因此病人必须保持静止状态 30 分钟以上才能拍照。X 射线还会导致灼伤和掉发。但到了 20 世纪初，科学家发现控制使用 X 射线剂量也有好处，可以对抗癌症和皮肤病。X 射线在战争中同样有一席之地——第一次世界大战期间医生们使用 X 射线机确定子弹和炮弹碎片在伤兵体内的位置。

> “我不是**空想**，而是在**研究**。”
>
> 威廉·伦琴接受《麦克卢尔杂志》采访，1896 年

1904 年，美国发明家托马斯·爱迪生的助手克拉伦斯·达利死于癌症，他在工作中曾大量接触 X 射线。他的去世令科学家们开始更加严肃地对待 X 射线辐射的风险。

进一步发展

全面了解 X 射线的性质还需做更多的研究。1912 年，德国物理学家马克斯·冯·劳厄决定让 X 射线穿过晶体，实验证明 X 射线和光线一样会出现衍射（遇到障碍物时偏离直线传播）。衍射图案显示了晶体原子结构——这一技术对于分析分子结构至关重要。X 射线晶体学技术后来用于研究蛋白质的结构，世界各地的科研人员都在使用。劳厄的研究给化学和分子生物学带来的进步不可估量。

X 射线至今仍然用于医学诊断，但其应用领域从生物技术、遗传学、天文学到行李安检，十分广泛。

伦琴为人谦逊，其研究发现引来万众瞩目，令他不胜其烦。1901 年，他获得首届诺贝尔物理学奖，但他把奖金用于科学研究，并有意未申请 X 射线专利，确保大众能够从中受益。

德国物理学家（1845~1923年）

威廉·康拉德·伦琴

伦琴出生于普鲁士伦讷普（今德国境内）的布商家庭，童年曾在荷兰居住。他并非优等生，曾被学校开除，遇到一位善于启发的老师后才找到职业方向。

发现 X 射线是伦琴最著名的研究成果，他研究的领域还包括气体、热传导和光学。他死于肠癌（应与 X 射线辐射研究无关）。

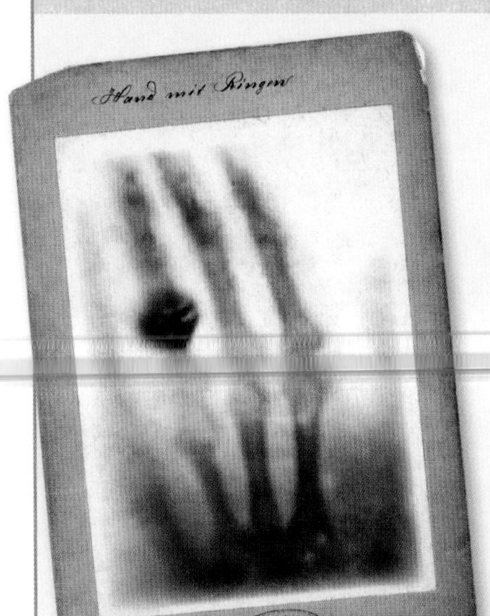

伦琴夫人左手的X射线照片，可见其佩戴的婚戒。

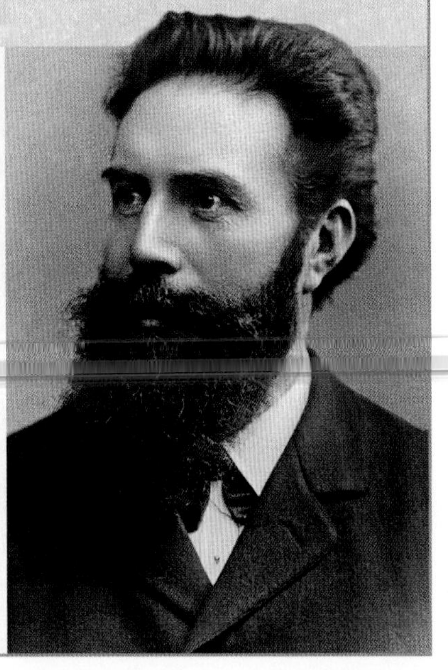

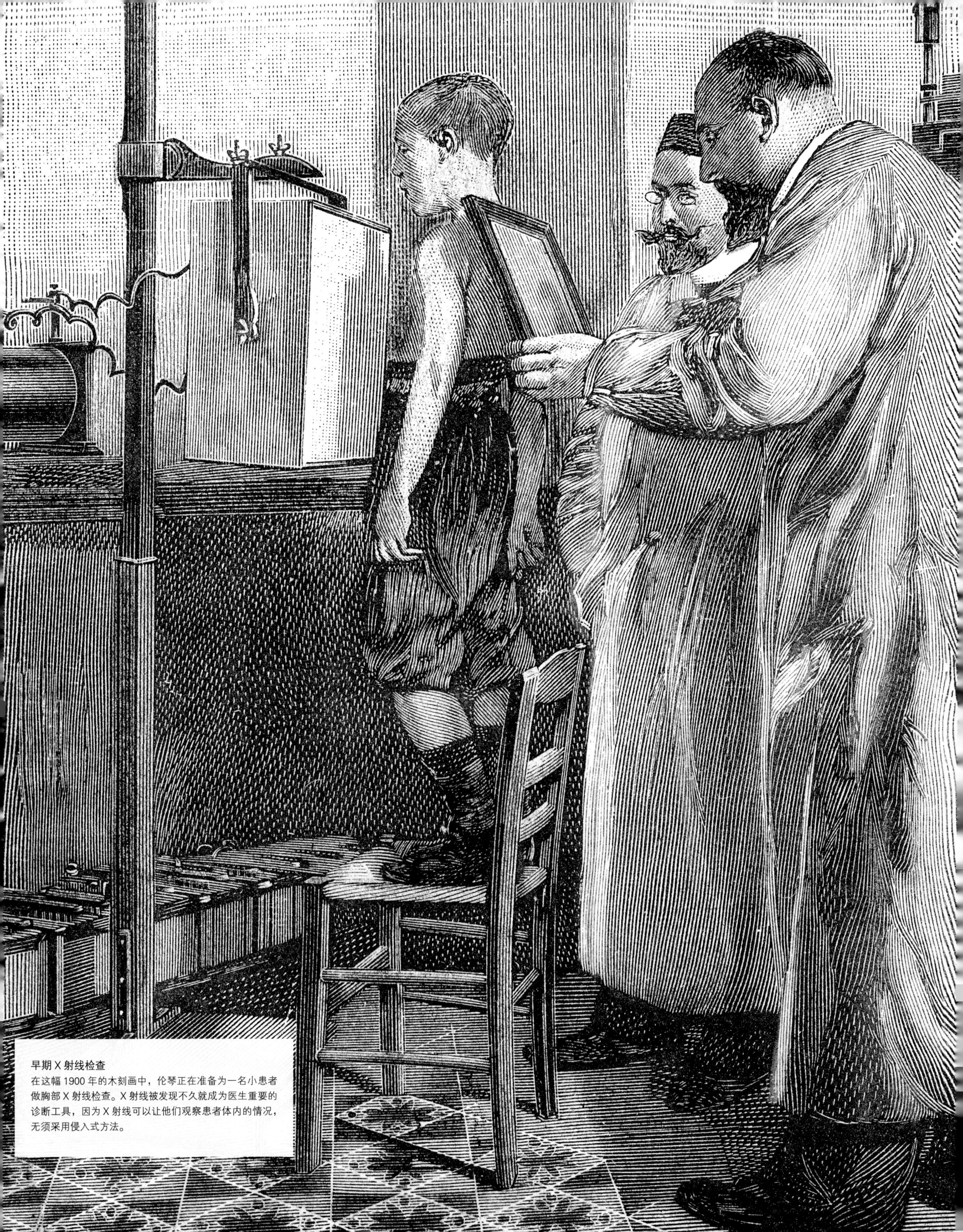

早期 X 射线检查

在这幅 1900 年的木刻画中，伦琴正在准备为一名小患者做胸部 X 射线检查。X 射线被发现不久就成为医生重要的诊断工具，因为 X 射线可以让他们观察患者体内的情况，无须采用侵入式方法。

抗击疟疾

疟疾是致死率最高的疾病之一，曾对世界历史产生过很大影响。它决定了人类迁徙和定居的模式，改变了战争胜负，还让和平不堪一击。最热门的医学研究之一就是疟疾疫苗。

疟疾由疟原虫属多种单细胞寄生虫引发。雌性按蚊吸食感染病人血液后再叮咬健康人就会传播疟疾。疟疾的主要症状类似流感，如高热（发烧）、颤抖、寒战、头痛、肌肉疼痛和疲劳，也可能出现呕吐、恶心和腹泻。重症患者可能发生肾衰竭、意识模糊、抽搐、昏迷，甚至死亡。这些症状通常在感染后7~30天出现，但潜伏期可能长达一年。有些类型的疟疾会连续多年反复发作，因为寄生虫可在肝细胞中休眠。

2000多年前就有两份文献提到草药治疗疟疾的方法：中国的《黄帝内经》和印度的《妙闻集》。后者称疟疾与昆虫叮咬有关。古希腊医生希波克拉底曾记载疟疾的症状，古罗马人称疟疾为“沼地热”，因为他们认为该病是由恶臭的沼泽地带的毒气造成的——这一观念后被称作瘴毒理论（见120~121页）。

2.4亿 2020年全球疟疾病例总数。

中世纪时期，这种观念仍旧盛行，英文“malaria”（疟疾）一词即源自意大利语，意为“污浊的空气”。

治疗与病因

最早治疗疟疾的有效方法之一是采用金鸡纳树皮（见88~89页），金鸡纳树皮于17世纪30年代从南美洲传至欧洲。这种树皮的有效成分是奎宁——目前仍为主要抗疟疾药物。1880年，法国军医夏尔·拉韦朗在一位疟疾患者的血液中发现了微小的寄生虫，而在此之前感染疟疾的原因尚不为人知。

1886年前后，意大利医生卡米洛·戈尔吉证明疟疾有多种，并且患者出现发热和寒战的时间恰恰是其血液中出现寄生虫的时间。1890年，意大利研究人员乔瓦尼·格拉西和雷蒙多·菲莱蒂发现多种疟原虫。同年，罗纳德·罗斯证明，叮咬人类的蚊子会携带疟原虫并在个体间传播。1898~1899年，格拉西得出正确结论，只有按蚊属的雌蚊才是人类疟疾的带菌者（传播者）。

“我越来越相信，该病通过**蚊子叮咬**传播。”

罗纳德·罗斯，给苏格兰医生帕特里克·曼森的信，1896年

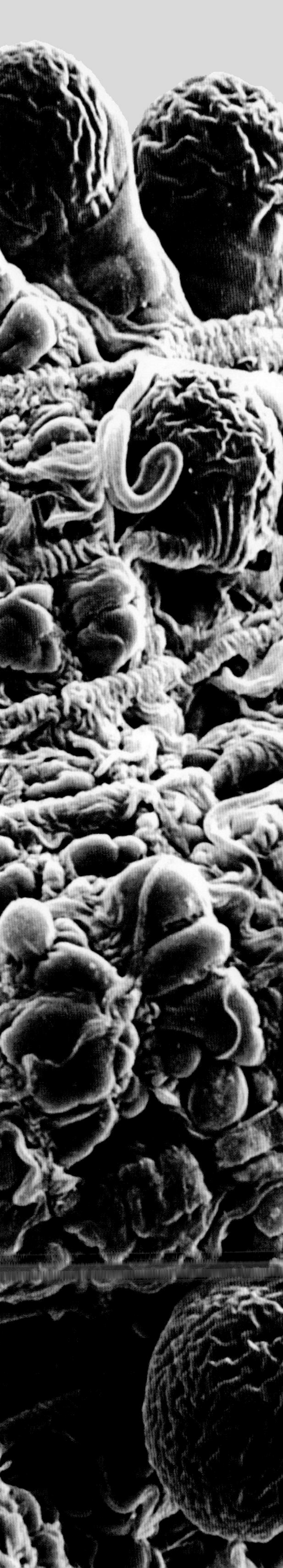

▷ 疟原虫

图中红点是蚊子肠道内疟原虫的卵囊。每个卵囊会产生数以千计的活跃疟原虫，具有传染性，疟原虫会前往蚊子的唾液腺，在蚊子叮咬时进入人体。

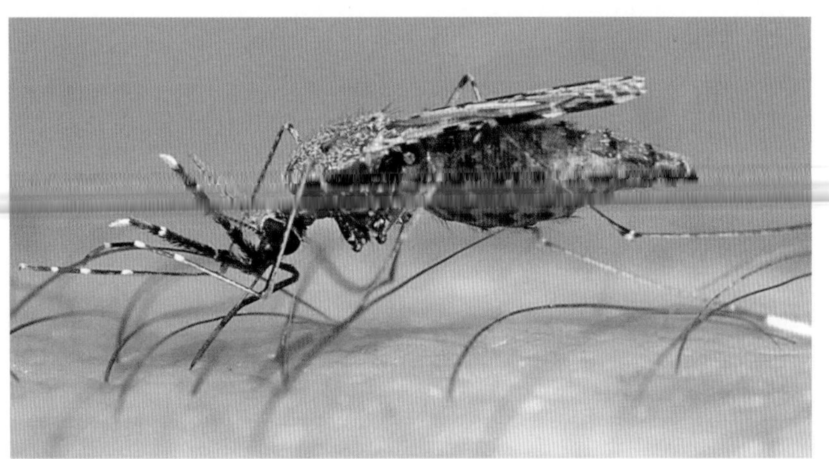

◁ 疟疾带菌者

图中的蚊子为南美洲带菌按蚊（白魔按蚊）。虽然按蚊约有460种，但其中只有30~40种传播疟疾。除南极以外，世界各地都有按蚊分布。

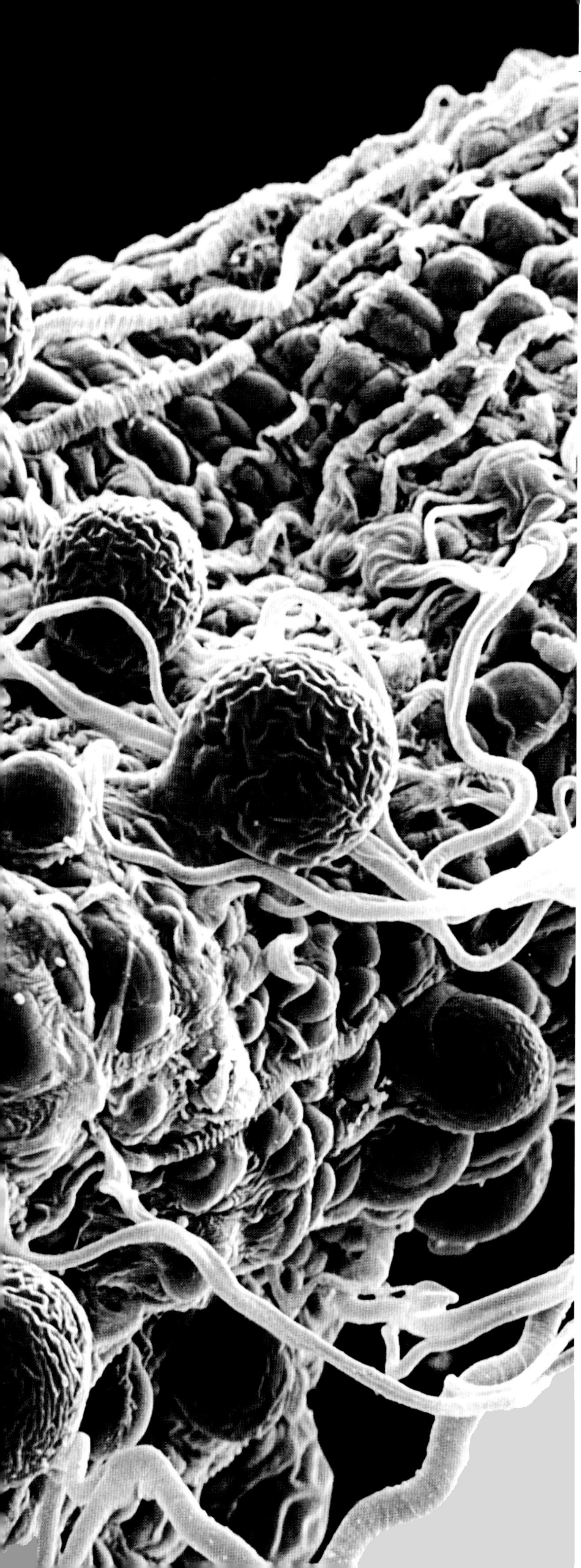

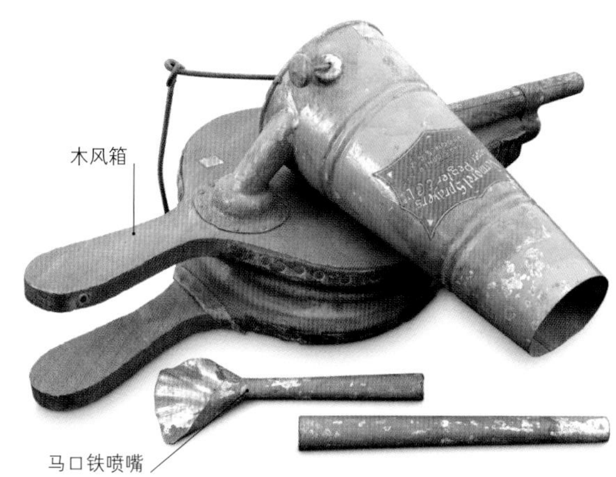

◁ 抗疟疾喷雾器
这是用来喷洒巴黎绿杀虫粉的装置。巴黎绿有毒，为铜和砷混合而成。这种杀虫剂常见于 20 世纪 40 年代，但后来人们发现它对植物毒性相当大、有害人类健康后便不再使用。

解决问题

1904 年，法国不得不停止修建巴拿马运河，主要原因是疟疾与黄热病造成了大规模疫情，修建工作转由美国接手。美军采取措施，排干蚊子滋生的沼泽，使用杀虫剂，用蚊帐、纱门和药物保护劳工，运河工人住院治疗的比例随之大幅下降。

41万 人 **2019 年死于疟疾的大概人数。**

1939 年，瑞士化学家保罗·穆勒发现，双对氯苯基三氯乙烷（DDT）杀虫效力强大，很快 DDT 成为全球应对害虫和带菌昆虫的武器，但 20 世纪 60 年代和 70 年代它对环境的危害渐为人知，慢慢退出市场。1955 年，世卫组织发起一场根除疟疾的运动，采取使用预防工具（如蚊帐）、杀虫剂和药物等措施。20 世纪 80 年代出现了诊断疟疾的简单化验方法，从此可以迅速应对疫情暴发。1981 年，中国药物学家屠呦呦证明，青蒿素为有效抗疟疾药物。2015 年，屠呦呦因“有关疟疾新疗法的发现”获得诺贝尔生理学或医学奖。

但疟疾仍是一种复杂而难以根除的疾病——20 世纪又发现了新型疟疾以及更多种带菌蚊虫，某些类型的疟疾已经出现抗药性。虽然很多国家现已根除疟疾，但仍有 100 个左右的国家时有疟疾疫情发生。

英国医生（1857~1932 年）

罗纳德·罗斯

罗纳德·罗斯出生于印度，在英国伦敦圣巴塞洛缪医院学习医学。1881 年他加入印度医疗服务部门，1892 年他对疟疾产生兴趣。1899 年，罗斯回到英国，在利物浦热带医学院教书，第一次世界大战期间任政府医疗顾问。1926 年，为表彰他的贡献，伦敦成立了罗斯热带病研究所，罗斯为首任所长。

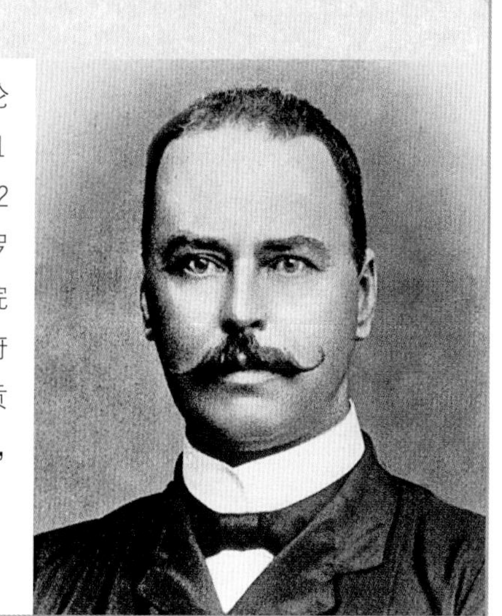

输血的突破

如今，输血已是寻常治疗方法，拯救的生命成千上万。然而当初，人们经历了种种失败和挫折。直至20世纪伊始，一项重大发现才让输血最终成为现实。

英国医生威廉·哈维在1628年出版的著作中记述了血液的持续循环（见84~85页），此后医学界开始思考活体之间输血的可能性——动物给人输血和人互相输血。不过，人们在早期试验中发现了一个重要问题，即血液一旦暴露在空气中便很快凝结。1654年，据意大利医生弗朗切斯科·福利记载，他将细管分别插入献血者和受血者血管，成功实现两位病人之间直接输血。但他没有记录试验的最终结果。

早期发展

1665年，英国医生理查德·洛厄证明，把两条狗的血管连接起来可以交换它们的血液。1667年，法国医生让-巴蒂斯特·德尼描述了用羊血治疗发热病人的情形。同年，洛厄和同事埃德蒙·金将羊血输给一位病人，病人存活，并称自己的病情大有好转。此后还有其他试验，以在法国、意大利和英国为主，但试验结果太难预测，因此政府和宗教当局严禁输血。

1828年，在伦敦工作的产科医生詹姆斯·布伦德尔又重新尝试输血，治疗产后大出血的妇女。献血者一般是近亲，血液直接从献血者体内流入受血者体内。有人借助漏斗、注射器和阀门等装置改进输血程序，但输血结果仍然不够稳定。为解决献血者输血时必须在病人身旁这个问题，人们试图使用化学品减缓血液凝结的速度，但也宣告失败。

> “**仅仅一品脱**就能**拯救**三条**性命**……带来无数笑容。”
>
> 2012年世界献血日美国宣传海报

▷ **动物输血给人类**
人类与其他哺乳动物的血液明显类似，因此17世纪人们开始尝试输血。试验常选用羔羊血，除了输血外还希望将羔羊的青春与活力带给受血人。

A-B-O血型

1875年，德国生理学家莱昂纳德·朗杜瓦描述了动物血浆（液体部分，不含血细胞）与另一动物的红细胞混合的过程。他发现，红细胞往往会聚集成簇（凝集反应）甚至破裂。

1895年，卡尔·兰德施泰纳对免疫力和人体运用抗体“抗击”入侵细菌等异体物质来保护自己的方法产生了兴趣。他主要研究血清——血浆中除去纤维蛋白原后的淡黄色胶状液体。1900年，兰德施泰纳展开了一系列漫长而复杂的试验，观察是否每次人血标本混合

生于奥地利的医生（1868~1943年）

卡尔·兰德施泰纳

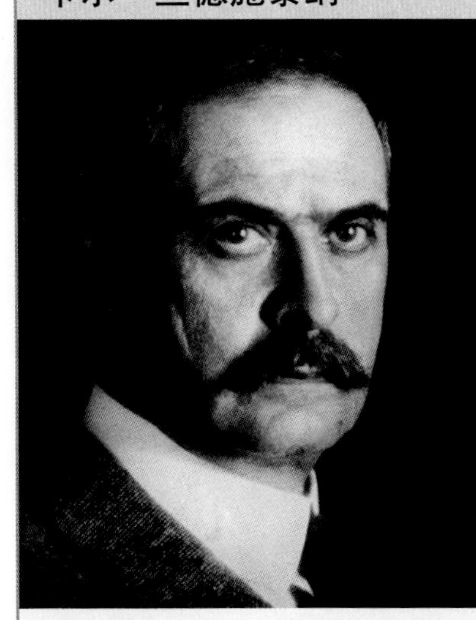

兰德施泰纳出生于奥地利维也纳附近的巴登，1891年他在维也纳大学获得行医资格。五年后，他加入维也纳卫生研究所，在那里主要从事血液研究。第一次世界大战后，他转到美国纽约洛克菲勒医学研究所。1930年，他因“发现人类血型”获得诺贝尔生理学或医学奖。兰德施泰纳1943年在纽约市因心力衰竭去世。

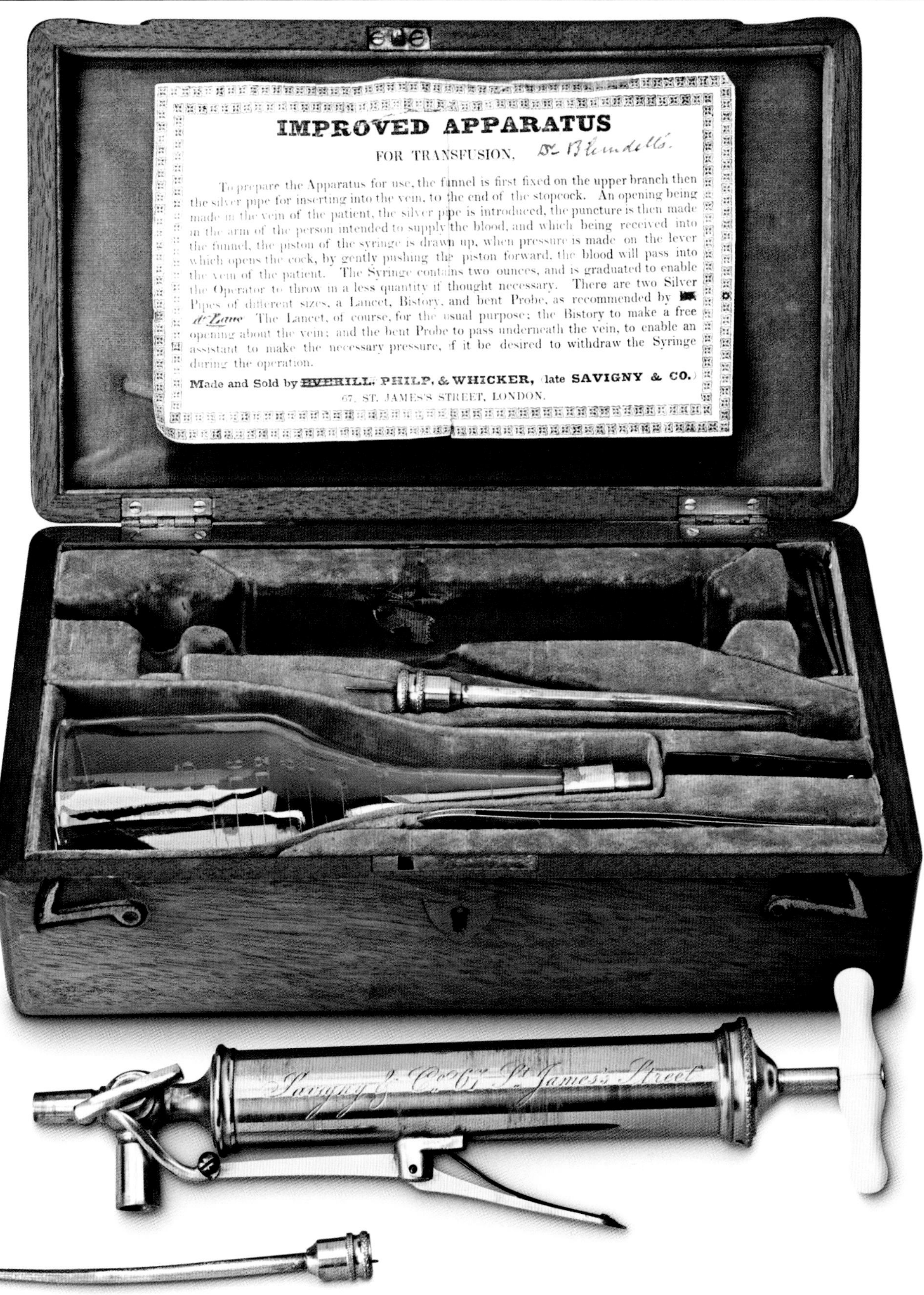

◁ 布伦德尔的仪器

詹姆斯・布伦德尔开始为分娩后大量出血的产妇输血。血液从献血者手臂静脉中抽取，然后在凝结前直接注入受血者手臂动脉。

都会发生凝集反应，结果并非如此。1901 年，他记述了自己的研究发现，指出每个人的血液都属 A、B、C 三种血型中的一种。兰德施泰纳观察到，当血清中的抗体与红细胞表面的抗原物质发生反应时就会出现凝集的现象。因此，A 型血人的血液互相混合不会发生凝集，B 型血也是如此。他还发现，在 A 型血清和 B 型血清中加入 C 型血的红细胞不会出现凝结，因为 C 型血不含抗原。C 型血现称 O 型血，其血浆中既有抗 A 抗体也有抗 B 抗体，所以这一血型的人可以输血给任何受血者。1902 年人们又发现第四种血型，称为 AB 型。

恒河猴因子

兰德施泰纳移居纽约，开始与俄国出生的血液专家菲利普•莱文合作，1927 年两人根据红细胞表面发现的抗原提出 MNSs 血型系统。1937 年，兰德施泰纳和美国法医专家亚历山大・维纳等人发现血液中的恒河猴（Rh）因子抗原。此后的研究又发现 30 多种血型系统。

1.08亿 **2012 年全球献血次数——根据世卫组织统计，大约 50% 来自仅占世界人口 18% 的富裕国家。**

储存血液以备输血

虽然第一次世界大战时输血的安全性已大大提高，但储存时血液的凝结问题仍旧存在。1914 年，比利时医生阿尔贝特・于斯坦发现，柠檬酸钠与葡萄糖可以作为抗凝血剂使用。1915 年，德国出生的科学家理查德・莱维松有感于战时伤亡，计算出在血液中添加既抗凝血又不危害受血者的柠檬酸钠所需剂量，因此到了 1916 年，血液可以储存、运往战地医院，输给患者，拯救了无数生命。血液储存如今在各个医院已属常规。

▷ 人血清

两次世界大战促使人们研究储血和输血。这瓶人血清是由 1944 年捐献给加拿大红十字会的血液制得的，当时献血是支援战争的行为。

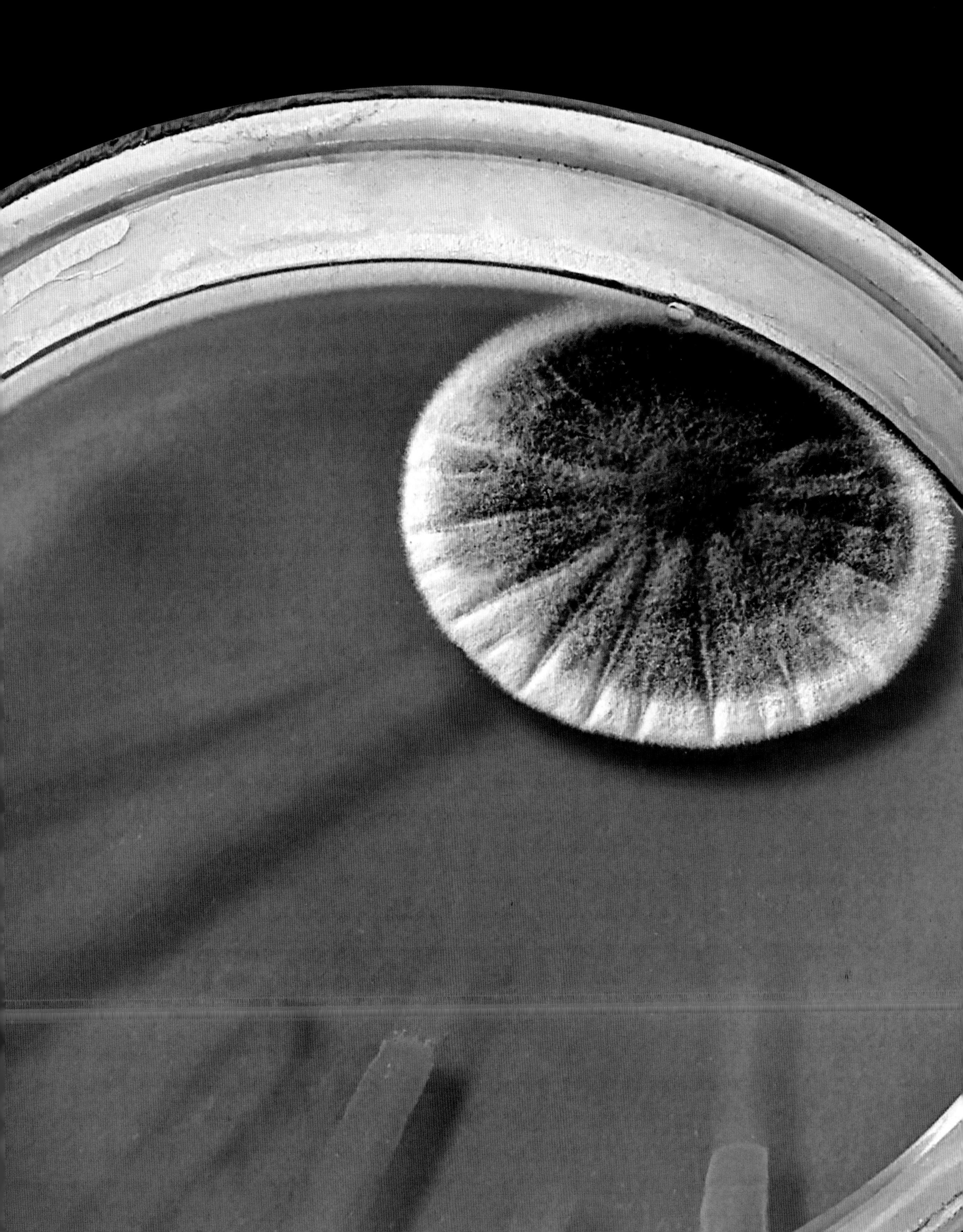

4

专业化时代

1900~1960年

« 青霉素对细菌的影响

年表

专业化时代 1900~1960年

1900年

1901年
阿洛伊斯·阿尔茨海默首次记录一种痴呆，后来被称为阿尔茨海默病。

1905年
弗里茨·绍丁与埃里克·霍夫曼发现梅毒的病原体为苍白密螺旋体。

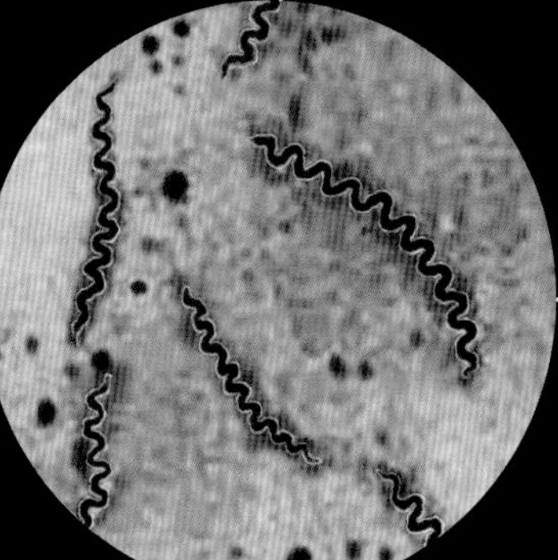

«苍白密螺旋体

1901年
卡尔·兰德施泰纳宣布，血液分型，最初被称为A型、B型和C型。

1905年
爱德华·则姆首次成功完成人的角膜移植手术。

1903年
威廉·艾因特霍芬造出世界首台实用心电图仪（ECG）。

1906年
克洛迪于斯·勒戈发现使用X射线的副作用之一是不育，他继而研究并开始使用X射线治疗癌症，即放射疗法。

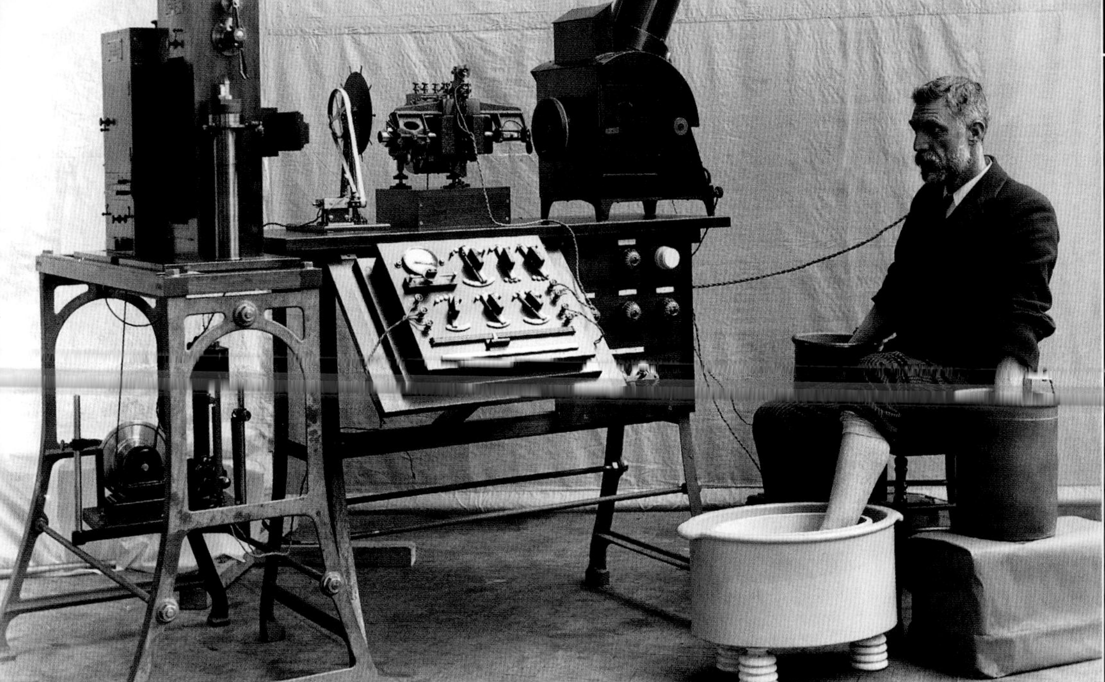

»艾因特霍芬的弦线式电流计——首台ECG

1910年

1910年
汉斯·克里斯蒂安·雅各贝乌斯为一位患者实施早期腹腔镜手术（微创手术，或称“锁孔手术”）。

1916年
第一次世界大战时，抗凝血和储血的进步让士兵可以在前线输血。

1910年
保罗·埃尔利希发明的第一种能够治疗梅毒的药物——砷凡纳明上市。

«西班牙流感暴发期间，美国的学校体育馆被改为医院。

1918年
流感（西班牙流感）疫情蔓延。这是史上死亡率最高的疫情之一，死亡人数约为1亿。

1920年

1921年
阿尔贝·卡尔梅特和卡米耶·介朗共同研制多年的卡介苗（BCG）终于面世，可预防肺结核。

1924年
汉斯·贝格尔记录了第一个人类脑电图（EEG），显示了人的脑电活动。

1921年
玛格丽特·桑格及其同事创建美国节制生育联盟，宣传并鼓励女性主动使用避孕用具。

1926年
亚历山大·格伦尼大大提高白喉类毒素疫苗效力，但问题并未完全解决。

1921年
爱德华·梅兰比证明，缺乏新发现的维生素D会引起佝偻病。

1921~1922年
弗雷德里克·班廷与查尔斯·贝斯特使用胰腺提取物（含胰岛素）治疗患有糖尿病的狗；随后这种方法也成功用于人类糖尿病患者的治疗。

»班廷和贝斯特合影，照片中还有第一条使用胰岛素治疗后幸存的狗。

1923年
乔治·帕帕尼古劳发明巴氏检查，又称巴氏涂片，用于宫颈筛查。

1927年
卡尔·兰德施泰纳与菲利普·莱文发现M、N和P血型。

1924年
发明预防破伤风的有效类毒素疫苗。

1928年
因实验室中培养皿的意外污染，亚历山大·弗莱明发现了抗生素青霉素。

医学领域在20世纪继续进步，更多新疫苗出现；有了更好的可移植义肢；两次世界大战促进了输血和急诊医学等方面的进步。第二次世界大战还促使青霉素实现批量生产，并经深入研究发明了更多的抗生素。1922年出现含胰岛素的胰腺提取物，用于控制糖尿病，激素在健康和疾病中所起到的作用因而更加清楚。癌症筛查、化学疗法和放射疗法的发展，使很多医学专业，如老年医学、初级保健和肿瘤学等也随之出现。

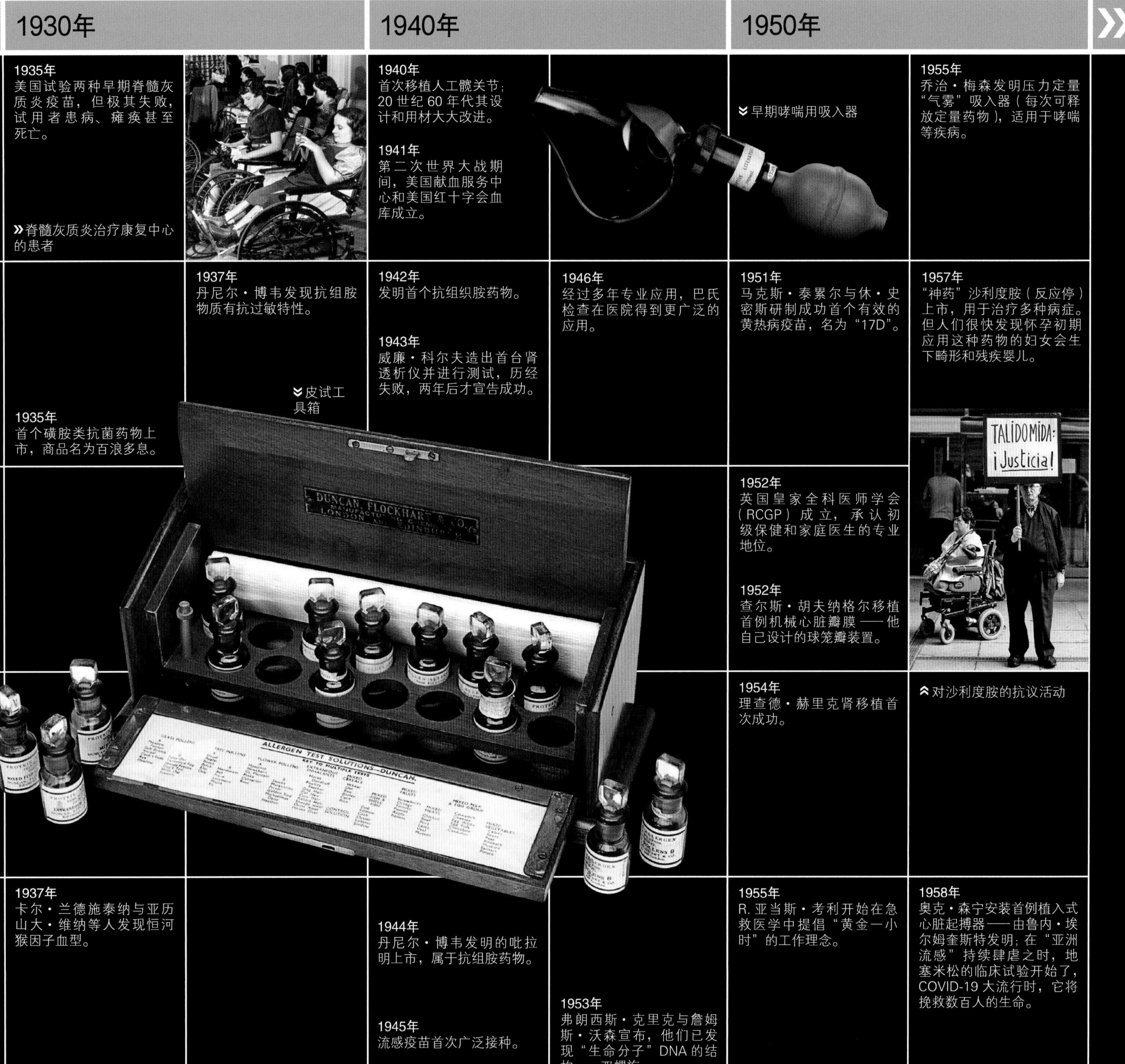

1930年

1935年
美国试验两种早期脊髓灰质炎疫苗，但极其失败，试用者患病、瘫痪甚至死亡。

» 脊髓灰质炎治疗康复中心的患者

1935年
首个磺胺类抗菌药物上市，商品名为百浪多息。

1937年
丹尼尔·博韦发现抗组胺物质有抗过敏特性。

» 皮试工具箱

1937年
卡尔·兰德施泰纳与亚历山大·维纳等人发现恒河猴因子血型。

1940年

1940年
首次移植人工髋关节；20世纪60年代其设计和用材大大改进。

1941年
第二次世界大战期间，美国献血服务中心和美国红十字会血库成立。

1942年
发明首个抗组织胺药物。

1943年
威廉·科尔夫造出首台肾透析仪并进行测试，历经失败，两年后才宣告成功。

1944年
丹尼尔·博韦发明的吡拉明上市，属于抗组胺药物。

1945年
流感疫苗首次广泛接种。

1946年
经过多年专业应用，巴氏检查在医院得到更广泛的应用。

1953年
弗朗西斯·克里克与詹姆斯·沃森宣布，他们已发现“生命分子”DNA的结构——双螺旋。

1950年

» 早期哮喘用吸入器

1951年
马克斯·泰累尔与休·史密斯研制成功首个有效的黄热病疫苗，名为“17D”。

1952年
英国皇家全科医师学会（RCGP）成立，承认初级保健和家庭医生的专业地位。

1952年
查尔斯·胡夫纳格尔移植首例机械心脏瓣膜——他自己设计的球笼瓣装置。

1954年
理查德·赫里克肾移植首次成功。

1955年
R.亚当斯·考利开始在急救医学中提倡“黄金一小时”的工作理念。

1955年
乔治·梅森发明压力定量“气雾”吸入器（每次可释放定量药物），适用于哮喘等疾病。

1957年
“神药”沙利度胺（反应停）上市，用于治疗多种病症。但人们很快发现怀孕初期应用这种药物的妇女会生下畸形和残疾婴儿。

» 对沙利度胺的抗议活动

1958年
奥克·森宁安装首例植入式心脏起搏器——由鲁内·埃尔姆奎斯特发明；在“亚洲流感”持续肆虐之时，地塞米松的临床试验开始了，COVID-19大流行时，它将挽救数百人的生命。

奥地利精神病学家（1856~1939年）

西格蒙德·弗洛伊德

“**梦**是通往**无意识**的康庄大道。”

西格蒙德·弗洛伊德，《梦的解析》，1900年

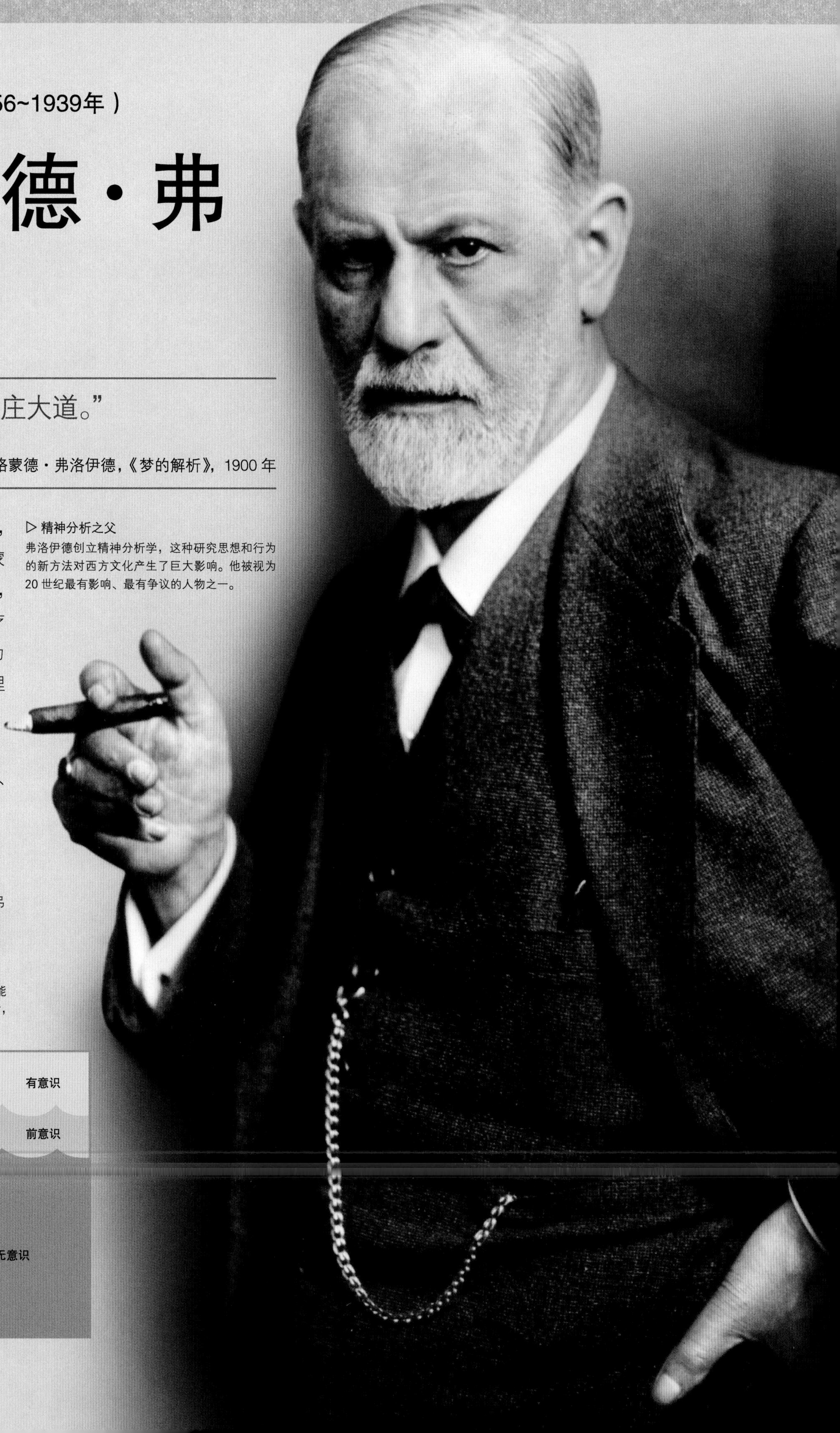

精神分析能成为医学专科，很大程度上归功于西格蒙德·弗洛伊德。19世纪80年代，弗洛伊德首次利用精神分析法治疗一位年轻女性，此后精神分析成为一门哲学，也是一种心理疗法理论，它对20世纪的思想有着持久的影响，贯穿了西方文化各个方面，转变了人们对个性、记忆、童年和性的看法。

▷ 精神分析之父

弗洛伊德创立精神分析学，这种研究思想和行为的新方法对西方文化产生了巨大影响。他被视为20世纪最有影响、最有争议的人物之一。

早年生活

弗洛伊德出生于奥地利摩拉维亚弗

▽ 思想地图

弗洛伊德提出，人的心理如同冰山，本我（本能冲动）隐藏在无意识中。自我进行有意识的思考，调节本我和超我（批判和评价的心声）。

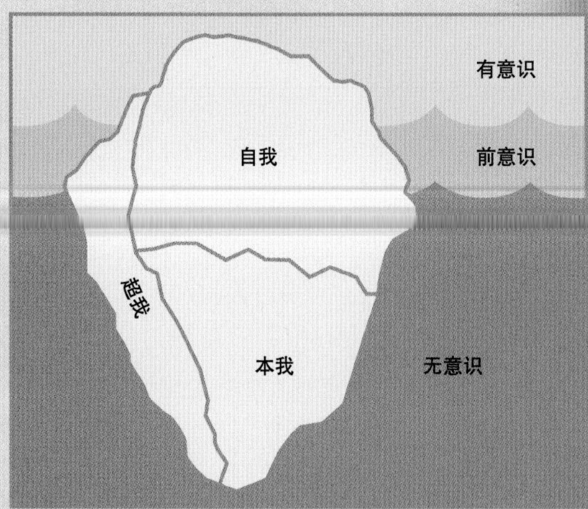

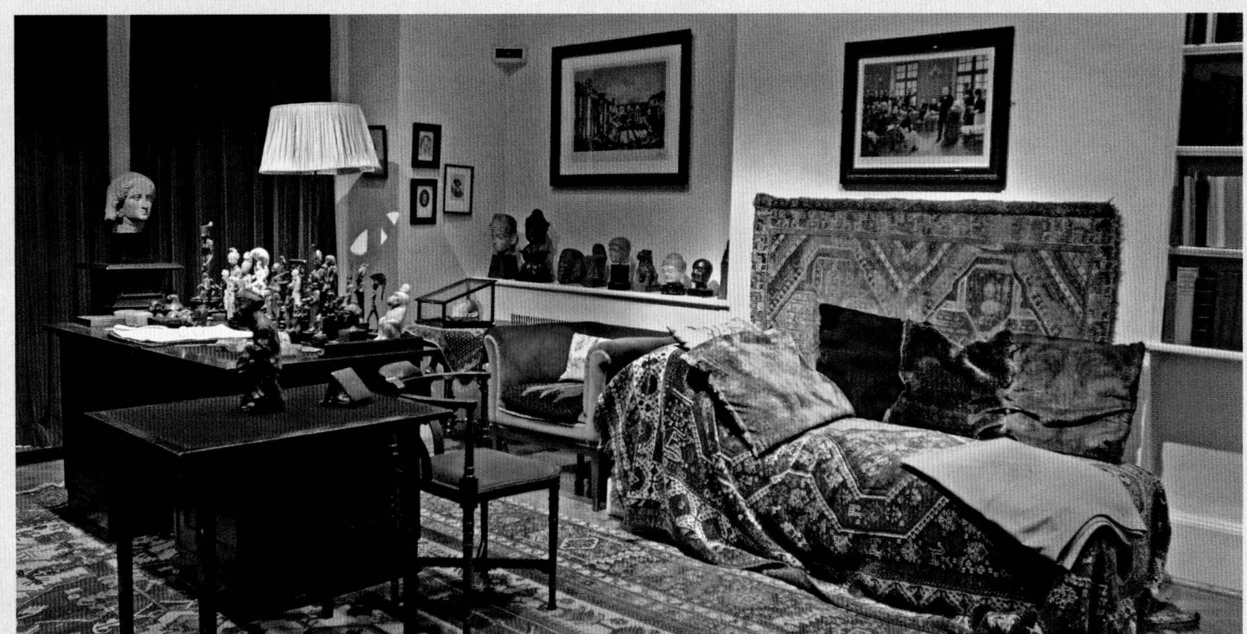

△ 精神分析师的沙发

图为弗洛伊德晚年在伦敦居住的房间，患者会躺在其中的沙发上与他自由交谈，而弗洛伊德则坐在患者身后看不见的地方。

赖堡（今捷克普莱波），4岁时举家迁往维也纳。他在维也纳大学读书，师从德国生理学家恩斯特·布吕克。后来他对催眠术产生兴趣，1885年前往法国跟随法国神经学家让-马丁·沙尔科（见161页）学习。

他回到维也纳，开始与奥地利医生约瑟夫·布罗伊尔合作，后者正在研究歇斯底里症。布罗伊尔治疗歇斯底里症患者安娜·欧（见250~251页）时，让她进入恍惚状态，鼓励她说出心里话。他发现，这样治疗期间，她回忆起痛苦的往事，感受到那些往事所带来的情感，暂时丢掉了那些症状。弗洛伊德因此推断，人的思想分为三个层面的意识。他认为，人的行为更多受到无意识（隐藏的动机、恐惧和愿望）影响，而不是有意识的理性思考。

弗洛伊德认为，压抑是一种方法，把太难以忍受的情感从有意识转向无意识。有时这些想法以伪装的面貌出现，如口误（现在称为弗洛伊德失言），或者也有可能在梦中浮现。为了帮助人们释放这种被压抑的思想，弗洛伊德后来开创“自由联想”的技巧，患者可以想到什么就谈什么，在这个过程中医生可以窥见患者的无意识以及一切受到压抑的情感或回忆。直面这些情感回忆能够让患者走向康复。此后又出现了不少分支理论，但“谈话疗法”（患者为了恢复健康说出自己的问题）精髓犹在。

“有一种**心理学技巧**可以对**梦**做出**解读**。”

西格蒙德·弗洛伊德，《梦的解析》，1900年

1897年，弗洛伊德开始研究自己的梦，认为这些梦有象征意义。他提出，无意识愿望源自童年初期，与儿童性发育有关。他把儿童人格成长分为几个性心理阶段。其中一个俄狄浦斯情结阶段大约在3~5岁，儿童受到异性父母的性吸引，对同性父母有敌对情绪。这种情感会引发恐惧和内疚感，儿童对恐惧和内疚感的压抑影响着其后阶段的人格发展。瑞士心理治疗师卡尔·荣格等精神分析专家后来则淡化了性冲动的影响力。

精神分析

在《自我与本我》（1923年）一书中，弗洛伊德把人格分为三个独立而又互相影响的部分——本我、自我和超我。在他看来，本我代表着精神能量的主要源泉；自我运用精神能量应付外部现实世界；超我则控制本我，代表着父母的影响，为实现道德目标向自我提出各种要求。弗洛伊德认为，神经官能症是三者冲突的表现。

弗洛伊德的研究给后世带来了深远影响。他的方法虽然已经过改良，但仍被广泛应用，同时，人们一直在争论其功效及“谈话疗法”是否科学。

年表

1856年 出生于奥地利摩拉维亚弗赖堡（今捷克普莱波），4岁时随家人移居维也纳。

1885~1886年 在法国巴黎萨尔佩特里埃医院让-马丁·沙尔科手下接受培训，研究歇斯底里症和催眠术的应用。

1887~1902年 回到奥地利维也纳。与身处柏林的德国医生威廉·弗利斯有书信往来。这些书信在他去世后出版，从中可以看出他在发展自己的理论时所持的见解。

1888年 治疗歇斯底里症时放弃使用催眠术，转向自由联想。

1895年 与友人约瑟夫·布罗伊尔共同发表《歇斯底里症研究》，提出歇斯底里症的症状象征着痛苦的记忆，可能与性有关。

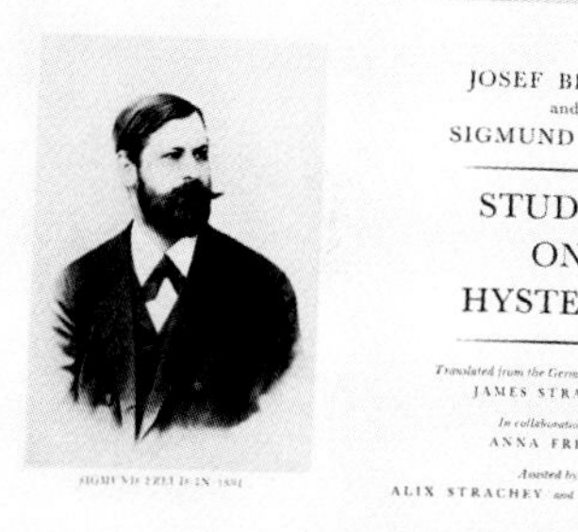

JOSEF BREUER
and
SIGMUND FREUD

STUDIES
ON
HYSTERIA

Translated from the German and edited by
JAMES STRACHEY

In collaboration with
ANNA FREUD

Assisted by
ALIX STRACHEY and ALAN TYSON

BASIC BOOKS, INC., PUBLISHERS
59 FOURTH AVENUE, NEW YORK 3, N. Y.

约瑟夫·布罗伊尔和西格蒙德·弗洛伊德的《歇斯底里症研究》，1895年

1896年 开始使用精神分析这一术语。

1900年 出版《梦的解析》，其中包含他的核心理论。

1905年 《性学三论》首次介绍人类从婴儿期到成年期性冲动发展的各个阶段。

1908年 首届精神分析专家会议在奥地利萨尔茨堡召开。卡尔·荣格和弗洛伊德应邀到美国讲学。

1909年 编写案例研究，其中包括他对5岁的小汉斯进行的首次儿童分析。

1915~1917年 在维也纳大学举行28次讲座，全面阐述自己的理论观点，介绍力比多、自由联想等核心概念及其无意识理论。

1923年 发表《自我和本我》。被诊断患有癌症。

1933年 阿道夫·希特勒成为德国独裁者，在柏林公开烧毁弗洛伊德的著作。

1938年 前往伦敦，一年后去世。

心电图的发展

心电图（ECG）是心脏电活动的记录。现在一般将传感器放在皮肤上记录心电图，但早期心电图需要房间大小的设备测量，病人必须把手脚放在盐水中才能保证良好的电连接。

1786年前后，意大利科学家兼医生路易吉·加尔瓦尼（又译伽伐尼）发现，死去的青蛙腿碰到金属时会发生抽搐。他认为这是生命固有的现象，称之为“动物电”。几年后，亚历山德罗·伏打证明，把不同金属与青蛙腿连接可以产生电流，这种电流刺激肌肉的收缩。这些发现鼓舞人们深入研究从蠕虫到人类各种生命形式电的存在及影响。

早期仪器

1820年发明了用于测量电流的电流计，此后电流计的设计和灵敏度得到改进。1827年，意大利佛罗伦萨的物理学家莱奥波尔多·诺比利再次在被解剖的青蛙身上检测出微弱电流。1838年，诺比利的学生、意大利比萨的物理学教授卡洛·马泰乌奇将青蛙心脏与其腿部肌肉连接，发现青蛙的腿部随着它的每次心跳而抽搐，这表明青蛙心脏本身存在某种电活动。

19世纪中期，电的真正特性及其和磁性的关系仍旧扑朔迷离。尽管如此，人们争相发明电池、发电机等各种机器，五花八门，其中

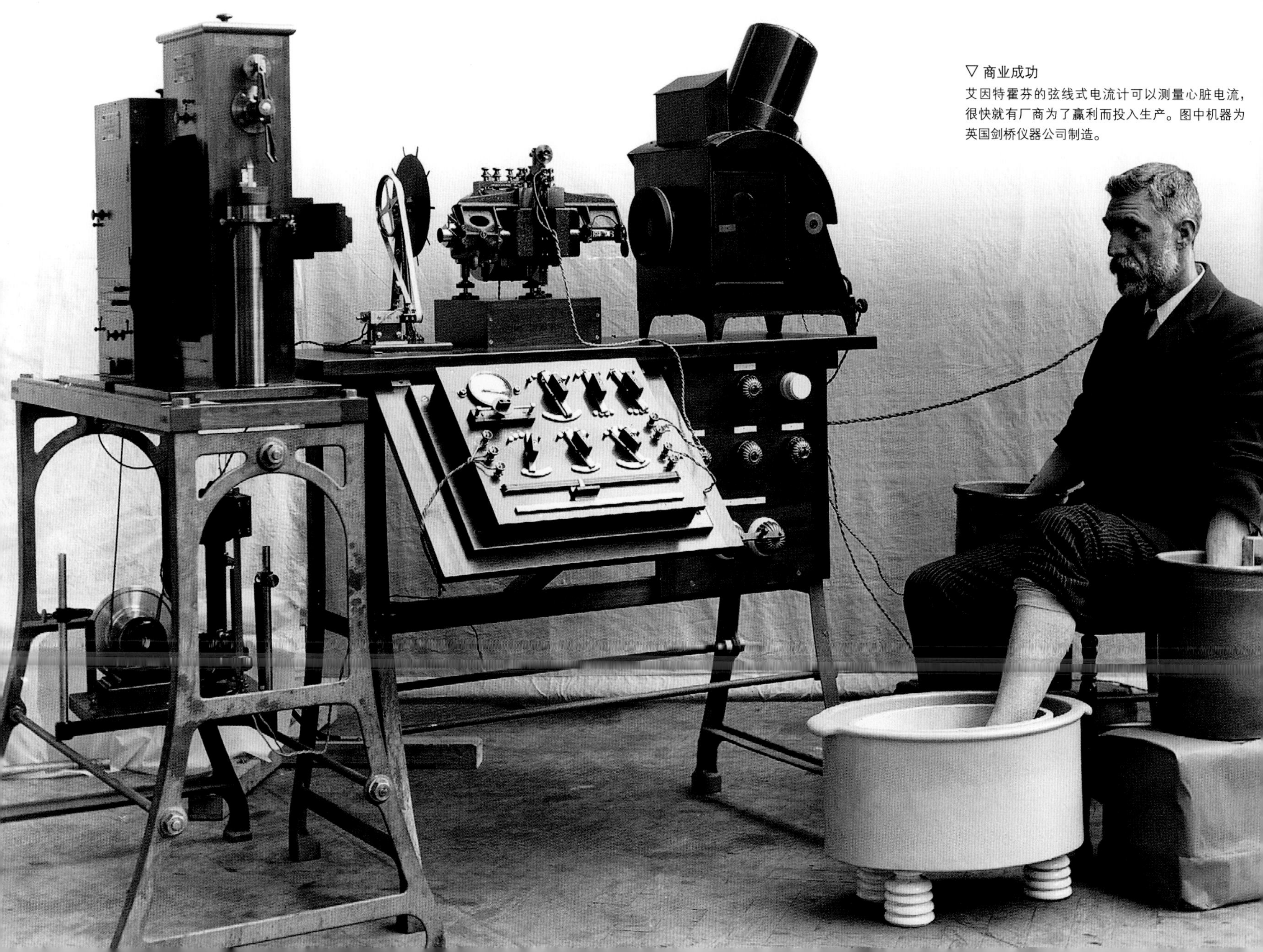

▽ 商业成功
艾因特霍芬的弦线式电流计可以测量心脏电流，很快就有厂商为了赢利而投入生产。图中机器为英国剑桥仪器公司制造。

“仪器的真正价值……在于其实际功能。”

威廉·艾因特霍芬给英国心脏病专家托马斯·刘易斯的信，1922 年

一些作为治疗仪器推销给病人，为他们提供电疗或电磁疗。此类设备给人体通电，发出少量“有刺痛感”的电流，或是更加强烈、痛感更大的电击。虽然当时这些仪器无一得到普及，但它们最终促成了心脏除颤器（见 206 页）的发明。

读心

1843 年，德国生理学家埃米尔·杜博伊斯－雷蒙德在静止不动的动物肌肉上测出微弱电势，还观察到肌肉收缩时电势的变化。他称这种现象为“动作电位”。1856 年，对动物裸露心脏的测量显示，每次心跳都会改变电流。此外还出现一些报告，称呼吸和/或心跳停止的病人在胸部接受 300 伏以上电击后起死回生。1887 年，在伦敦圣玛丽医学院，英国生理学家奥古斯塔斯·沃勒发表文章，题为《伴随人体心跳的电动势变化演示》，文中描述的仪器被视为首台心电图仪。仪器使用铅线连接病人手脚上的传感器，而不是直接连接裸露的心脏。不过，这个程序过于复杂，并不实用。

1890 年，在牛津工作的英国医生乔治·J. 伯奇发表数篇文章，证明电流变化过快以至于电流计无法记录时，可以通过计算和曲线图表示，反映出心脏电活动的实际波形。次年，英国生理学家威廉·贝利斯和爱德华·斯塔林在伦敦大学学院改进了这一技术，把电流变化与心脏的收缩和舒张联系起来。

1889 年，在瑞士巴塞尔举行的首届国际生理学家大会上，荷兰生理学家威廉·艾因特霍芬看到沃勒展示他的早期心电图。1893 年，艾因特霍芬创造术语“心电图”，发表报告《临床研究新方法》，公布研究进展。随后几年，艾因特霍芬研制出健康心脏和患病心脏都适用的心电图仪器、记录方法和分析方法。

0.25 **毫伏　心电图 P 波电压相当于 1/400 伏特。**

应用心电图

大约自 1910 年起，心脏专家开始使用心电图诊断房颤（心房快速、不稳定的“颤动”）、心绞痛（心脏供血不足造成的失常）和急性心肌梗死（AMI）等心脏疾病。由于这种诊断没有使用侵入性手段，患者现有疾病可以得到更好的治疗，甚至可以预防疾病。早期心电图仪体形的缺点在于笨重，需要专门的房间存放。1928 年，第一台使用蓄电池的便携心电图仪诞生。不过，这种仪器重量超过 20 千克，仍旧比较笨重。随着越来越小的晶体管电子设备的发明，20 世纪 60 年代出现了台式心电图仪。现在，小型电子系统和微芯片的应用已使心电图仪缩小到可以轻松手持的尺寸。

荷兰生理学家（1860~1927年）

威廉·艾因特霍芬

威廉·艾因特霍芬出生于荷属东印度群岛（今印度尼西亚）的爪哇岛，在荷兰乌得勒支大学学习医学。1886 年被聘为莱顿大学教授。

艾因特霍芬结合多种发明创造，让心电图走向实用。1895 年，他使用改良电流计和新的校正公式，发现心脏电活动有五个波峰和波谷（或称为“波形”），他将其命名为 P、Q、R、S、T——均为 O 之后的字母，O 指的是曲线图原点（曲线图左下角）。

1901 年艾因特霍芬发明一种新仪器——弦线式电流计。该仪器有一根极细的镀银石英线，放置在强力电磁铁之间，线上电流的改变会引起运动，投影显微镜将其投射到移动感光纸带上并连续记录下来，使人能看到这种运动。1906 年，艾因特霍芬首次公布 10 种心脏病的正常和异常心电图。1924 年，他因发现心电图原理获得诺贝尔生理学或医学奖。1927 年，艾因特霍芬在莱顿去世。

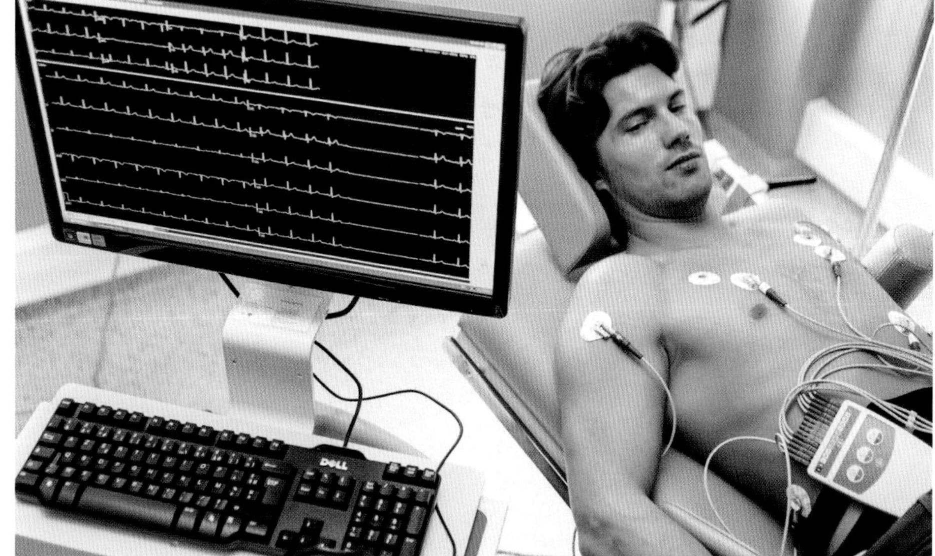

▷ 现代心电图

传感器连接患者后可以立即读取有关数据，患者也可装备移动设备——一种小到可以佩戴的心电图仪。这种设备能存储长达两周的心脏数据，佩戴者可从事一般日常活动。读取的数据随后下载至计算机进行分析，如图所示。

梅毒的治疗

1495 年，一种陌生的疾病肆虐欧洲，通过性行为或子宫内母婴传播。梅毒令人痛苦不堪，甚至癫狂死亡，400 多年来人们为之付出惨重代价。1909 年人们终于发现有效疗法，将“大痘疹”变为小病，但仍然属于重病。

梅毒致死率极高，夺去了无数生命。梅毒患者身上出现脓疱和皮肤溃疡，难看而痛苦，病情严重时还有软组织肿瘤，侵蚀皮肉和骨骼。很多患者死亡，幸存者则留下伤疤，往往毁容。梅毒患者备受歧视，当人们知道这种疾病通过性行为传播后，患者更是名声扫地。

源头成谜

关于梅毒从何而来众说纷纭。起初人们认为梅毒是法国占领意大利那不勒斯时的雇佣兵带来的。在法国，梅毒被称为“意大利病”，而意大利人却认为这是来自法国的疾病——没有哪个国家愿意被视为梅毒的发源地。还有一种流传甚广的说法，称梅毒是由 1493 年随哥伦布首次航行美洲归来的水手带回欧洲的。这种说法有一定道理，很多证据表明，古代美洲人骸骨中有密螺旋体属疾病，其中包括梅毒。

1502 年，梅毒已传至中欧和北欧。不过，此时它已明显发生变异，症状稍有减轻。欧洲对这种疾病习以为常，成年人患病率长年达 10%。医生们想出很多疗法，但无一可靠。所有常见药物中最受青睐的当属水银。据说服用水银发汗可将梅毒的毒素排出体外。不幸的是，水银带来的严重副作用往往与梅毒症状混淆，难以分辨，如口腔溃疡、掉牙和骨质退化。很多患者因此遭受了不必要的额外痛苦。

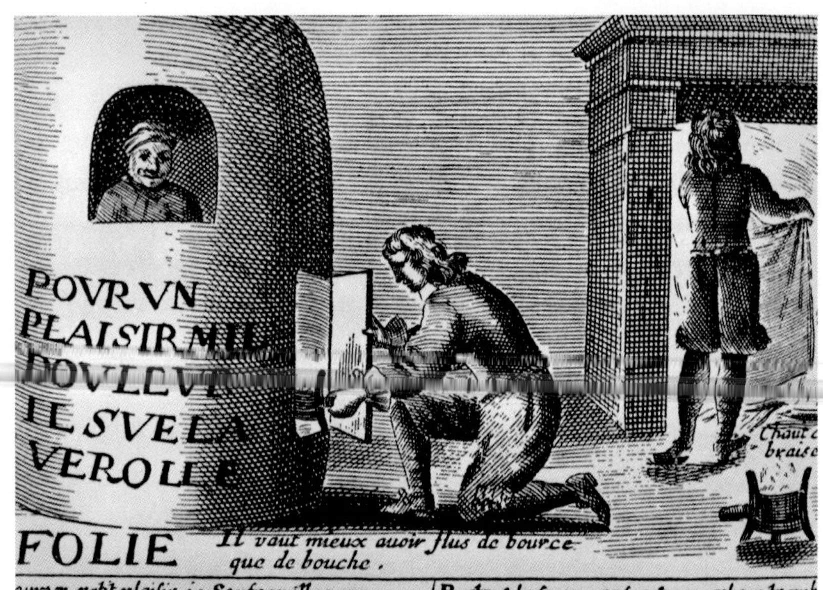

▽ 享受与痛苦

这幅 17 世纪的版画讽刺了梅毒的性病本质。画中指出，患者“一次享受”会带来“千般痛苦”，对比鲜明。

鉴别梅毒

最初，梅毒与麻风病都有毁容的情况，容易混淆，因而难以发现梅毒的病因。16~19 世纪，梅毒还常被误认为另一种性传播疾病——淋病。直到 1837 年，法国性病专家菲利普·里卡尔才证实梅毒和淋病分属两种不同的传染病。

40 人 **青霉素应用之前法国每 10 万人中死于梅毒的人数。**

5 人 **青霉素应用之后法国每 10 万人中死于梅毒的人数。**

里卡尔还发现梅毒分为三个阶段：一期梅毒在接触部位出现硬下疳（无痛小结节或是溃疡）；二期梅毒则有更多炎症及类似流感的症状，发生皮疹；三期梅毒可能出现软组织肿瘤，神经系统会受到影响，引起失明和精神错乱。里卡尔还注意到，病情缓解数年后三期梅毒可能还会发作。

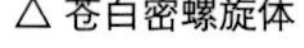

△ 苍白密螺旋体

梅毒的致病细菌是一种纤细的螺旋形微生物，通过性接触传播。“苍白”得名于这种杆菌极淡的颜色。因颜色苍白，这种病毒非常不好辨认，难以发现。

1876 年，医生们还发现了心血管梅毒，它通过血液传播，但他们未能找到导致这种疾病的病原体，更不用说找到治疗它的方法了。在无药可治的情况下，人们采取公共卫生措施试图控制梅毒传播。1864 年，英国通过《传染病法》，呼吁为妓女定期体检，一旦发现妓女感染则予以拘禁和治疗。

寻找疗法

1905 年，德国动物学家弗里茨·绍丁终于发现了梅毒的病原体（苍白密螺旋体），寻找治疗梅毒方法的

“这世上从未有过**如此残酷**、**如此痛苦**的疾病……没有比它更可怕、更令人厌恶的了。”

约瑟夫·葛伦佩克，《脓疱性传染病——又称法国病》，1496 年

竞赛就此拉开序幕。

寻找疗法的关键一步由德国免疫学家保罗·埃尔利希完成。他开始研究各种砷化合物，寻找他所谓的“魔弹”——他用这种说法形容能治疗某种疾病同时又不影响人体其他部位的药物。在这个过程中他开创了化学疗法的概念，今称化疗。

1909 年 5 月，在埃尔利希的实验室工作的日本研究员秦佐八郎测试第 606 种砷化合物后发现，它对苍白密螺旋体有效。这种药被命名为砷凡纳明，很快被用于人体试验，不到一年就上市了。这是第一种针对特定病原体的药物。

此后 20 年，砷凡纳明及几年后推出的新砷凡纳明一直是主要抗梅毒药物，直到 1943 年人们发现青霉素（见 198~199 页）这种更加有效的新型抗生素。

瓦色曼试验由德国细菌学家奥古斯特·保罗·冯·瓦色曼于 1906 年发明，也可协助治疗梅毒。瓦色曼试验通过验血检查人体内是否存在梅毒细菌抗体，有了这一试验，即使没有症状也能查出被试者是否患有梅毒。

得到控制，尚无法治愈

青霉素普及后，梅毒感染率迅速下降，20 世纪 50 年代跌至低谷。此后，世界各地的梅毒病例数上下波动，在 21 世纪初普遍上升。梅毒仍然是严重的公共卫生问题，造成 21 世纪 10 年代每年超过 10 万人死亡，并且三期梅毒患者仍需忍受长期伤害。

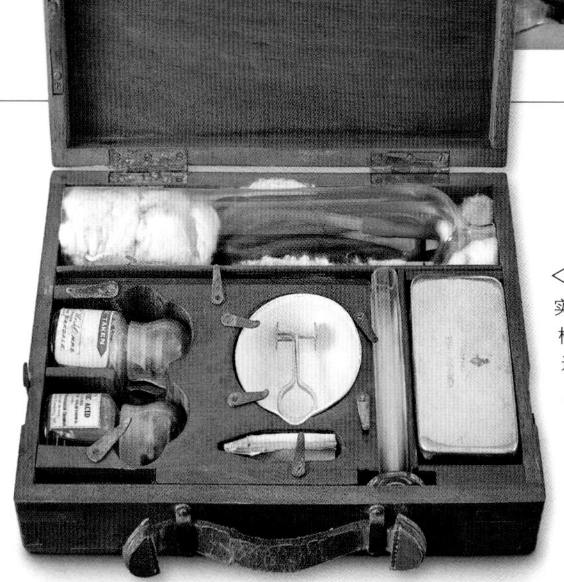

◁ 砷凡纳明药箱
实验室试验发现，砷凡纳明针对梅毒细菌极其有效，因而社会对这种药物的需求极大，以至于保罗·埃尔利希不得不推迟进一步的试验，让砷凡纳明先行上市。图为 1910 年的砷凡纳明药箱。

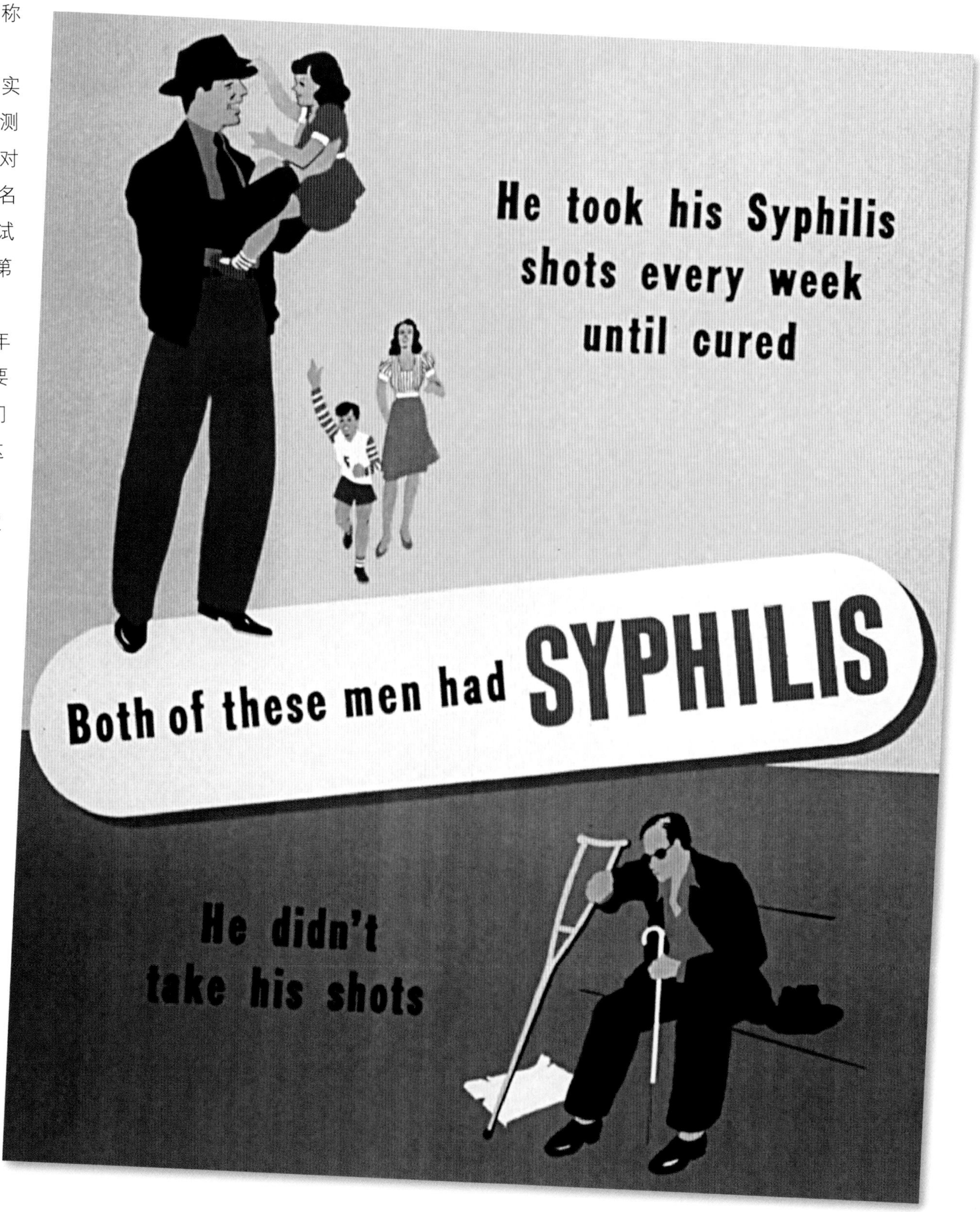

▷ 鼓励患者接受治疗
砷凡纳明有一些毒副作用，患者必须坚持两年的治疗。实际完成全部疗程的患者只有 25% 左右，这严重影响了疗效。

微创外科手术

古代外科医生别无选择，只能在病人身体上切出大的开口才能进入手术区域。手术工具和技术的提高让切口越来越小，20 世纪的新技术则实现了微小“锁孔”切口的外科手术。

新石器时代遗骨有确凿的证据表明当时存在一种钻颅术（见 16~17 页），即在头骨上开一个小洞。古希腊和古罗马人也曾进行简单的外科手术。虽然随后数百年外科医学取得了进步，尤其是在抗菌和镇痛方面，但前提没有改变——仍需在身体上开刀实施手术，然后再缝合。

外科手术的革命

没有大刀口的外科手术——称微创外科手术（MIS）——在 20 世纪成为现实。传统外科手术至少需要一个大切口才能进入手术部位，而微创手术只需一个小切口，能够放入微型光源和成像设备（一般为光纤）以及小手术工具即可。这种手术又称锁孔手术，因为切口尺寸接近锁孔（0.5~1.5 厘米宽）。成像设备与高清晰度显示器连接，外科医生和辅助医疗人员可以在显示器上观察需要检查和治疗的部位。微创手术的优点包括患者痛苦减轻，恢复时间缩短，疤痕小，降低感染及其他并发症风险。

现在世界各地的医院都经常进行微创外科手术，在胆囊和肾摘

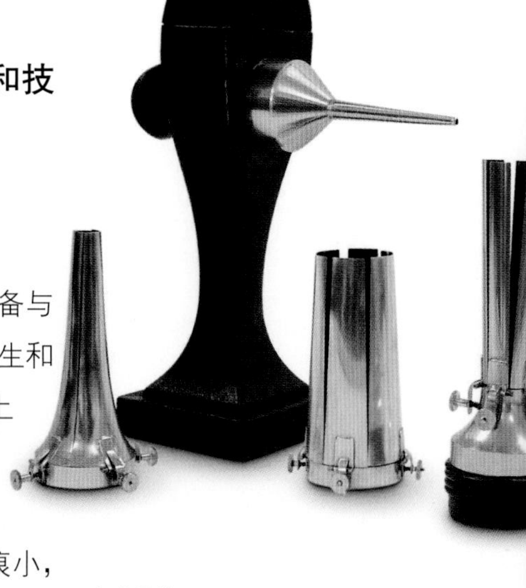

△光导体

1806 年，德国外科医生菲利普·博齐尼发明首台带有内光源的内窥镜。它包括一根铝管，内含一根蜡烛和一面镜子，镜子可把烛光反射到体内，帮助医生更好地观察体内器官。

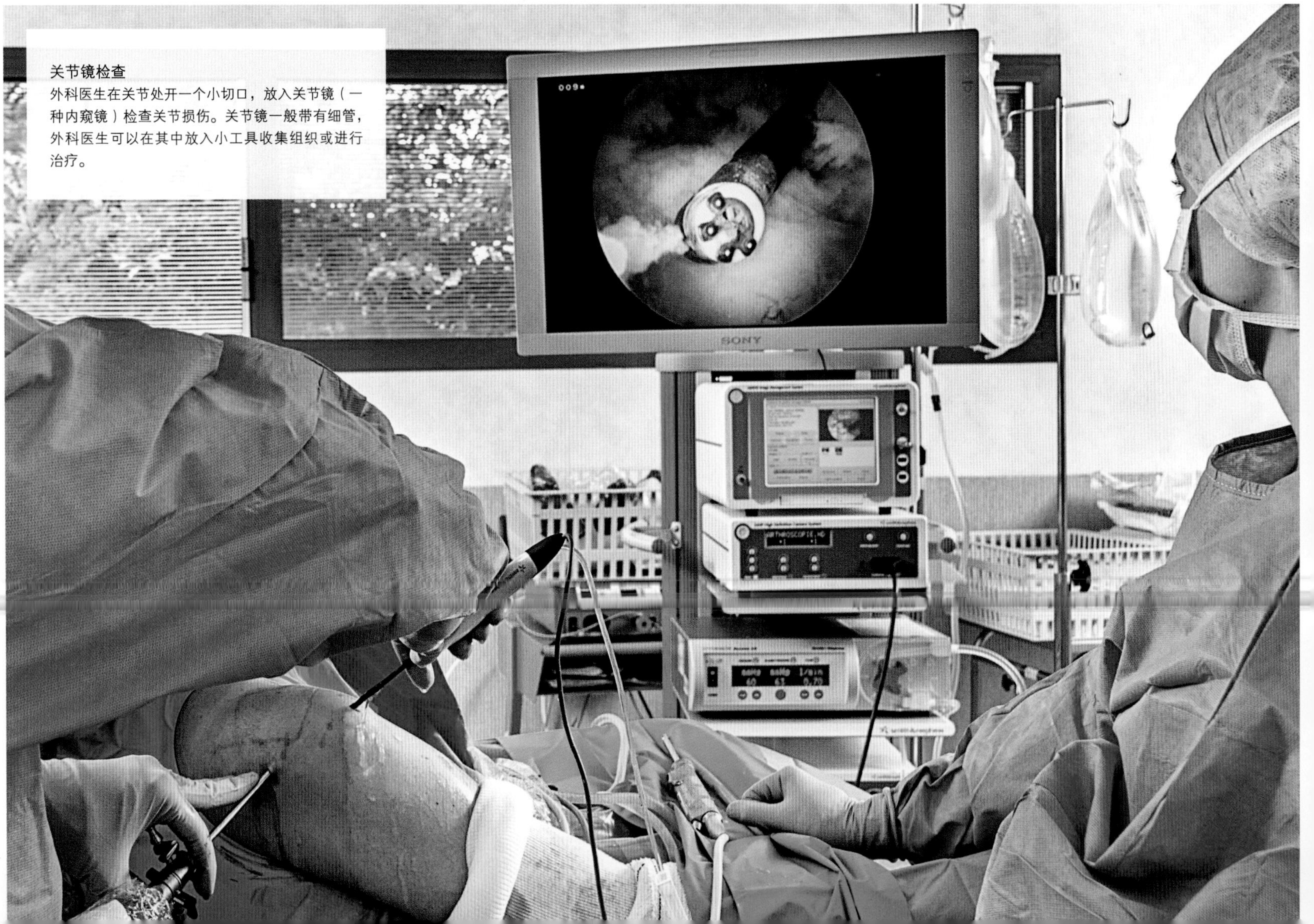

关节镜检查

外科医生在关节处开一个小切口，放入关节镜（一种内窥镜）检查关节损伤。关节镜一般带有细管，外科医生可以在其中放入小工具收集组织或进行治疗。

除，头部、颈部、肺、膀胱和子宫肿瘤切除，以及疝修补和心脏缺损修补等方面，微创外科手术已取代传统外科手术。

观察体内情况

没有现代内窥镜的发明和进步，微创外科手术就不可能实现。内窥镜有一根细长的导管，可弯曲，带有强光源和微型成像设备，可通过口腔或肛门等人体天然孔道或皮肤上的小切口放入体内。摄像头将实时影像发送到检查室或手术室的显示屏上，医疗专业人员可以准确观察体内情况。

利用内窥镜技术的想法并不新奇——公元前4世纪希波克拉底（见36~37页）的著作就指出古希腊人曾使用工具进行体内检查。不过，直到19世纪内窥镜技术才出现首次重大进步，它的主要挑战之一是提供能照亮体内暗处的光源。1806年，德国军医菲利普·博齐尼发明“光导体”（见左页上图）。但是，这种设备操作困难，会变得温度过高，因此博齐尼生前并未将它在病人身上应用。

到了1853年，法国外科医生安托万·德索尔莫对光导体（更名为内窥镜）加以改动，首次将其用于患者。不过，它和博齐尼的光导体一样有烫伤病人的风险，因此不宜长期使用。

1878年，现代内窥镜技术出现重要突破，德国泌尿科专家马克西米利安·卡尔－弗里德里希·尼采推出第一台实用膀胱镜——一种长管状装置，内置电灯和放大镜，可观察膀胱内部。19世纪七八十年代出现白炽灯泡后，膀胱镜得到进一步改良。

1910年 瑞典外科医生汉斯·克里斯蒂安·雅各贝乌斯首次在人体上施行腹腔镜探查术的时间。

外科手术发展

1901年，德国外科医生格奥尔格·克林使用尼采式膀胱镜完成首次腹腔锁孔手术——后称腹腔镜探查术。这次史无前例的手术是在一条狗的腹部进行的，后来克林又在两名病人身上使用了同样的技术。克林这一突破性外科手术，促使了更多新型微创手术器械和技术的出现。1938年，匈牙利实习医生亚诺什·韦赖什发明弹簧针，用于排干手术部位的液体，从胸部导出空气和液体。1970年，美国医生哈里斯·哈森开发一种新技术，使腹腔镜手术的切口更小。10年后，20世纪80年代是视频腹腔镜的时代，手术中开始应用高质量迷你摄像头或其他成像设备。

近年来微创外科手术最大的进步之一是机器人的应用（见254~255页）。外科医生在计算机控制台上操控手术，通过观看高清晰度显示屏，发出指令由机器人完成。微创手术的切口减小至只有几毫米，引人注目的新技术还在不断涌现。

德国外科医生（1866~1945年）

格奥尔格·克林

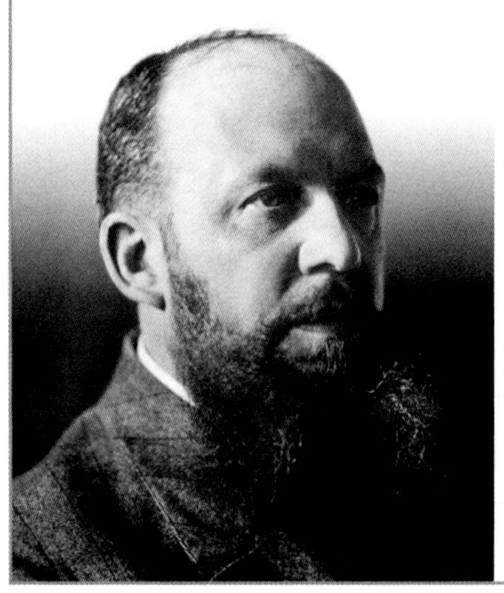

格奥尔格·克林出生于德国东部的累斯顿，并在此接受教育。1885年，他开始在莱比锡大学学习医学，后来因服兵役，转而在柏林大学求学。

在著名科学家的指导下，克林于1890年获得医学博士学位，随后进入德累斯顿医院，成为外科医生，专治胃肠道疾病。他想更好地了解自己治疗的疾病，因此施行了世界首例腹腔镜探查术，即他所称的“体腔镜检查”。他在一条活狗腹部进行外科手术，采用所谓的“注气法”让腹部鼓起，然后将膀胱镜——带放大镜和光源的管状装置放入腹壁。克林的创新为现代微创外科手术奠定了基础，食管镜（检查食管的内窥镜）的发明也是他的功劳。第二次世界大战期间，他和妻子死于1945年盟军对德累斯顿的轰炸行动。

> “腹腔镜探查术与开放性手术需要的**技术**不同。”
>
> 美国俄亥俄州凯斯西储大学医学机器人和计算机集成外科手术实验室主任奥格鲁，2006年

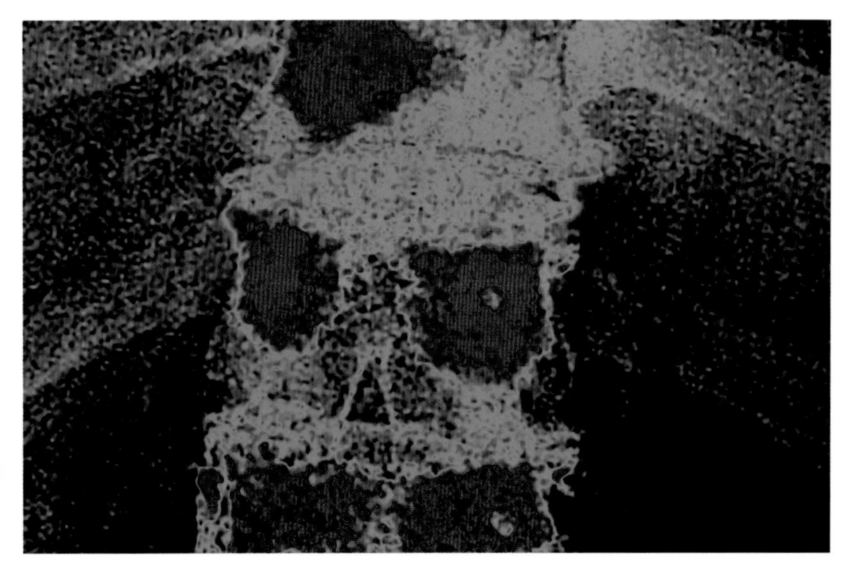

◁ 椎体成形术
椎体成形术用于治疗脊柱骨折和脊柱压缩性骨折。外科医生在病人皮肤上做一小切口，向骨折部位注入骨水泥（图中红色部分）。

糖尿病与胰岛素

糖尿病是胰脏内分泌腺疾病，数千年前的医生就已知这种疾病。但直到 1921 年胰岛素这种激素被发现以后，医生才得以治疗糖尿病患者。

对糖尿病最早的记载出自公元前1500年前后的古埃及纸草书，它被描述为一种“排尿过多”的疾病。卡帕多西亚的古希腊医生阿莱泰乌斯也曾提及排尿过多的疾病，或称多尿症，他还注意到这种病会引起过度口渴。6世纪的印度医生妙闻发现糖尿病患者尿液带有甜味或蜂蜜的味道。虽然古代医生了解这些症状，但没有找到治疗方法，糖尿病患者往往英年早逝。

17世纪英国医生托马斯·威利斯再度发现糖尿病患者尿液发甜的情况，他将这种疾病命名为“diabetes mellitus”，其中“mel”为拉丁语，意为“蜂蜜”。1776年，在利物浦工作的英国医生马修·多布森发现，糖尿病患者的尿液蒸发后留下糖状残渣，此时医生们才明白这种病与血糖过高有关。1815年，这种尿液残渣被确认为葡萄糖。

与胰腺的关系

糖尿病的病因一直未能查明。1673年，瑞士学者约翰·布伦纳发现，一条狗在摘除脾和胰腺后患上多尿症。胰脏是位于其左上腹的器官，所分泌的酶能促进食物中营养物质的分解，帮助消化。1889年，德国生理学家约瑟夫·冯·梅林和立陶宛病理学家奥斯卡·明科夫斯基再次摘除狗的胰腺，发现狗会因此患上糖尿病。他们同时还发现，一部分器官恢复后糖尿病能得到缓解。

1884年，德国生物化学家弗里德里希·冯·弗雷里希斯发现，五分之一的糖尿病患者胰腺有损

◁ **犬类胰岛素**
美国出生的科学家查尔斯·贝斯特（图左）和加拿大医生弗雷德里克·班廷摘除狗的胰腺，让狗患上糖尿病；给这些狗注射胰岛素即可让它们免于死亡。1923年，班廷因这一研究成果获得诺贝尔奖。

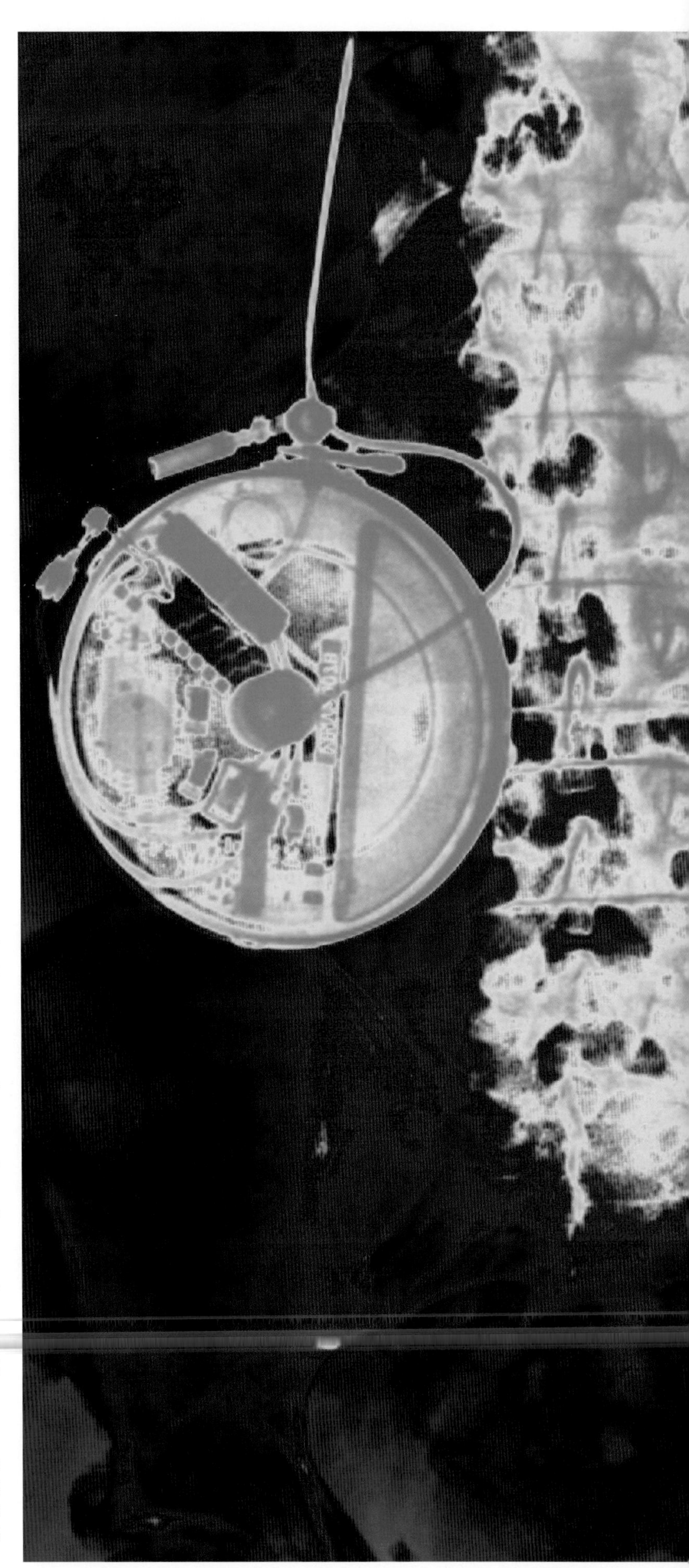

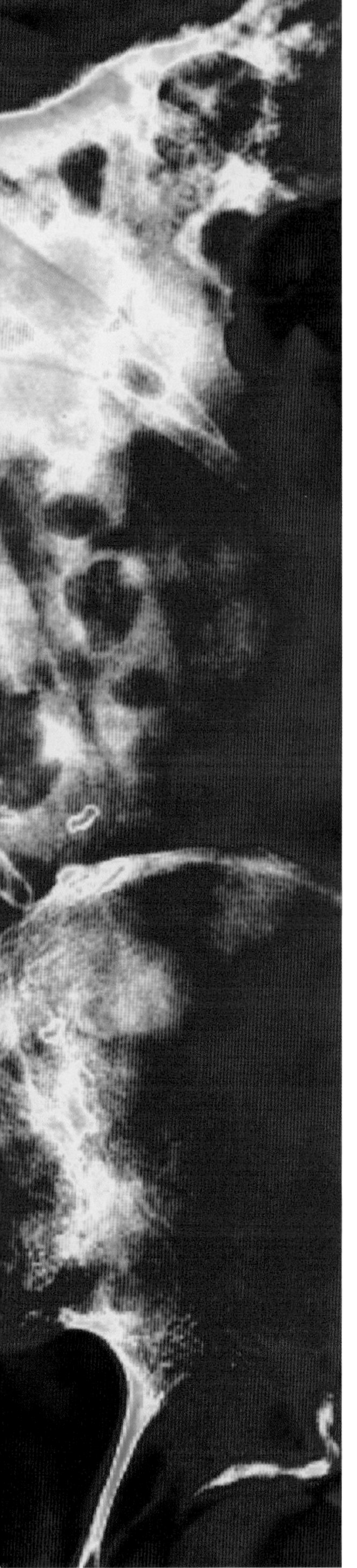

伤，这再次证明胰腺对于糖尿病发展的关键作用。1893 年，法国病理学家古斯塔夫 – 爱德华 · 拉盖斯发现胰腺中的胰岛分泌的激素与控制血糖水平有重要关系。但这种激素本身仍旧难以捉摸，糖尿病的治疗主要是控制患者血糖水平——1841 年德国化学家赫尔曼 · 冯 · 费林发明测试血糖的方法，使控制血糖更加容易。

1861 年，英国医生弗雷德里克 · 佩维发现低碳水化合物饮食可以降低血糖，部分出于这一发现的影响，医生们尝试通过控制饮食缓解糖尿病症状。但效果有好有坏，患者还会有神经和眼睛损伤、循环系统失调——有时会导致截肢，严重情况下还会出现昏迷。

提取胰岛素

1921 年，加拿大整形外科医生弗雷德里克·班廷及其助手查尔斯·贝斯特从狗身上切除的胰腺中提取出一种物质——胰岛素。当给兔子注射胰岛素后，它们的血糖水平降低了。1922 年 1 月在多伦多总医院，胰岛素疗法首次应用于人类——一名患有糖尿病的 14 岁男孩。经过进一步提纯的胰岛素使这位患者症状减轻。胰岛素显然能够避免糖积累过量，几天之内它的使用就传播开来。

1936 年英国科学家哈罗德 · 希姆斯沃斯描述了 Ⅰ 型和 Ⅱ 型糖尿病（见下栏）的区别，进一步加深了对糖尿病原理的认识。

◁ 人工胰腺

给糖尿病患者移植胰腺始于 1966 年，但成功率不高。1978 年皮下胰岛素注射泵，或称“人工胰腺”问世。2000 年全球超过 20 万人使用了人工胰腺。

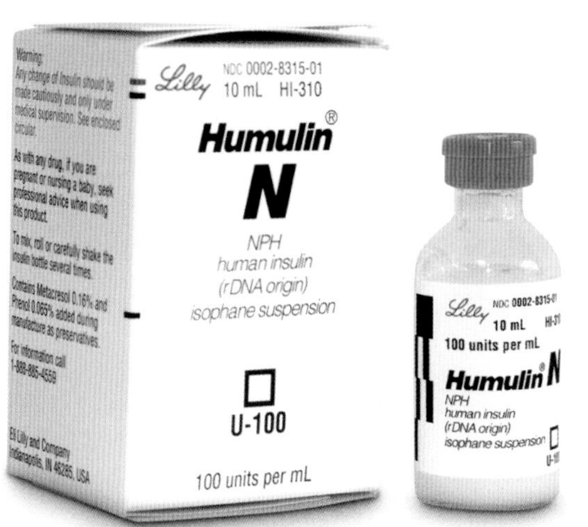

◁ 人工胰岛素

1981 年，利用转基因大肠杆菌首次人工合成胰岛素。20 世纪 90 年代，速效胰岛素和缓效胰岛素均已上市，可以更有效地控制病情。

“四肢肌肉**融化**……患者**不断产生尿液**……”

卡帕多西亚的阿莱泰乌斯，希腊医生，2 世纪

新挑战

几十年过去，胰岛素的生产制造不断改进。1936 年，效力能持续 24 小时的长效胰岛素上市。最初，胰岛素用动物蛋白合成，1981 年实现人工合成。

现在更需要的工作是教育患者，提供长期护理保健，帮助糖尿病患者避免患上相关并发症。2020 年，全世界有超过 4.5 亿成年人患有糖尿病，每年多达 200 万人因糖尿病死亡；其中 90% 的糖尿病患者为 Ⅱ 型。1980 年以来这些数据已经翻了两番。随着人们生活水平的提高，Ⅱ 型糖尿病患者会继续增加，但依然无法治愈，糖尿病是世界上最大的医学难题之一。

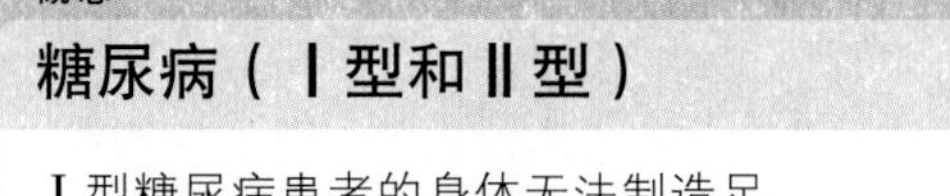

概念

糖尿病（Ⅰ型和Ⅱ型）

Ⅰ 型糖尿病患者的身体无法制造足够的胰岛素分解血糖。病因是胰腺内分泌胰岛素的腺体受损——可能是病毒感染造成。过量糖分会引起神经损伤。Ⅱ 型糖尿病主要是肥胖等生活方式问题导致血糖过量所致，血糖长期过量会让身体产生胰岛素抵抗，从而永久失去有效处理葡萄糖的能力。

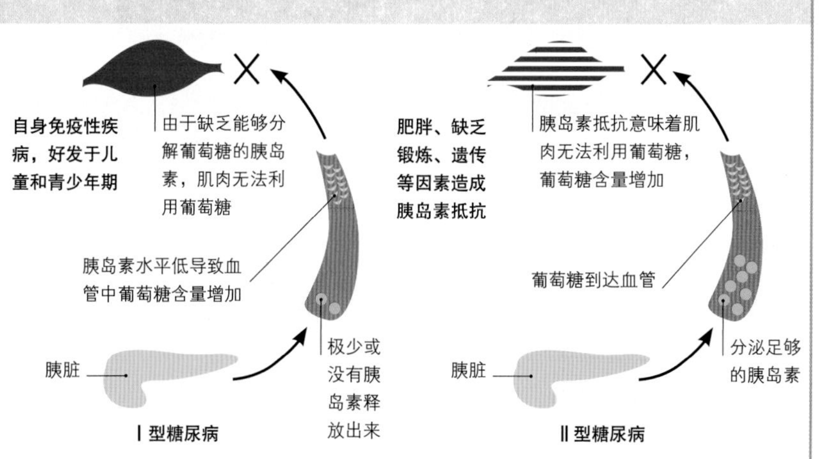

战争与医学

第一次世界大战（1914~1918 年）期间，医学在多个方面取得进步。但医学的发展跟不上新式军备和武器造成伤害的速度，特别是毒气、化学武器和细菌战让人类付出了惨重代价，灾难面前无人能逃。

细菌理论（见 146~147 页）和传染病的病因已得到充分证实，第一次世界大战成为首次更多士兵和其他军人死于战场而非传染病和饥饿等非暴力因素的大规模战争。这次世界大战伤亡严重，近 2000 万人死亡，受伤人数也接近这个数目，其中三分之二的伤亡发生在战斗中。

战争期间人们采取措施控制破伤风和伤寒等传染病的蔓延。新技术也带来重要改变，机械化运输让伤兵可以迅速到达新式移动医疗设施，急诊医学（见 256~257 页）进入新时代。X 射线（见 172~173 页）首次得到广泛应用，使医务人员可以定位并迅速取出伤员体内的子弹和弹片。过去 10 年发展起来的储血和输血技术同样进步飞快。

大量男性参与战斗，进入劳动力大军的女性数量激增。她们是前线附近的救护车司机和信差，战地医院的勤杂工和护士，后方的护理人员和康复专家，在战争中做出诸多贡献。

1918 年战争结束的同时，流感疫情（见 196~197 页）在全球蔓延。战争所带来的人员拥挤、营养不良，以及病毒的变异，可能促进了疫情传播。到 1920 年，这次疫情造成的死亡人数可能是第一次世界大战的两倍。

“战争……推动了医术的发展。”

美国医生埃米尔·盖斯特，《美国医学协会杂志》，1919 年

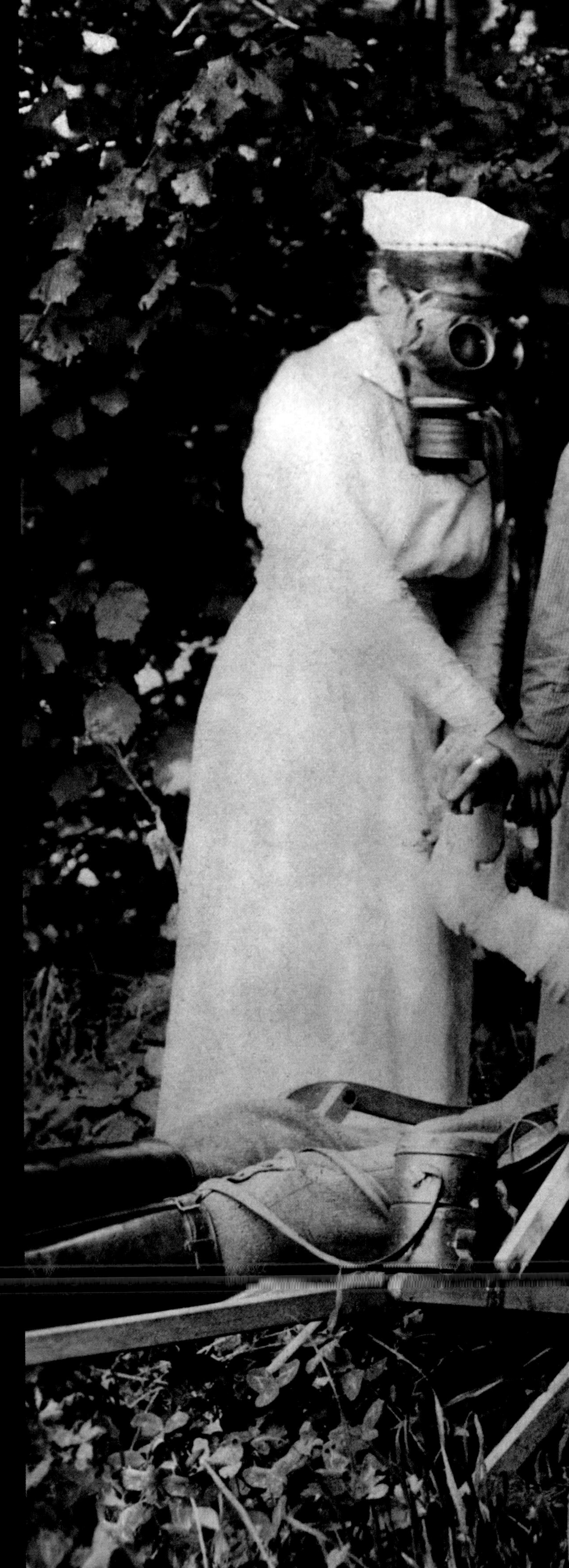

▷ 毒气战

第一次世界大战中毒气的使用对士兵和平民的健康都造成威胁，促进了呼吸医学和化学烧伤治疗的研究。图中，德国护士在西线治疗毒气战的盟军受害者。

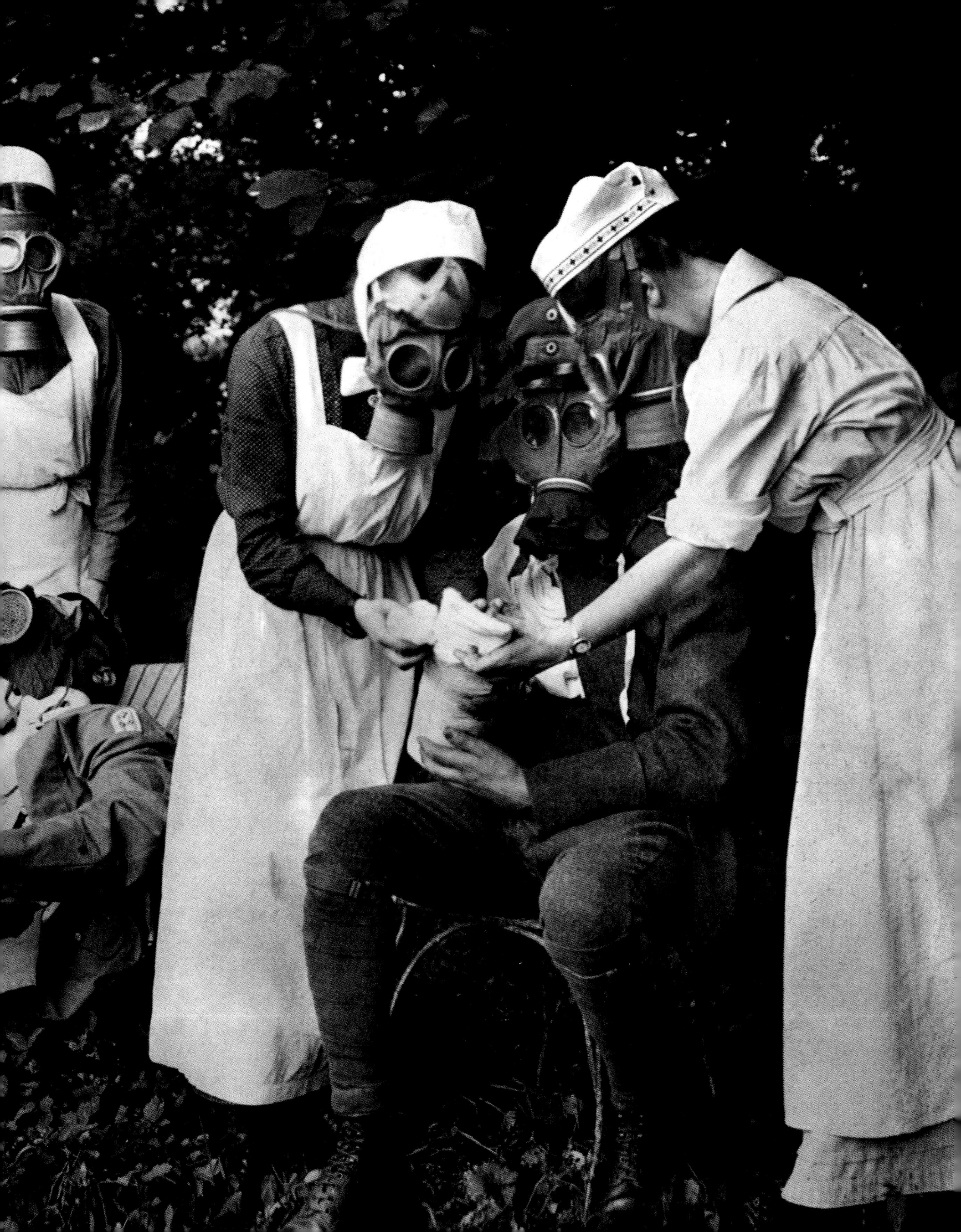

第二次世界大战中的战地医学

第二次世界大战期间，医学发展日新月异，各方面都取得了进步，如传染病预防、药物治疗、医学休克处理、快速创伤手术，以及高度组织化的伤员迅速转移系统。

人们常说，战时更多的人死于疾病而不是军事行动。第二次世界大战（1939~1945年）期间，数百万人因疟疾（见174~175页）等传染病失去生命。供应短缺和敌人封锁造成抗疟疾药物奎宁不足，加快了疫情在盟军（美国、英国、法国等国家的部队）中蔓延的速度。20世纪30年代德国发明了人工合成的奎宁，盟军使用这种药物作为替代品。人工合成的奎宁味道极苦，偶尔会引起头痛和呕吐，但药效良好，盟军士兵奉命必须服用。

另一种传染风险来自虱子传播的斑疹伤寒，主要分布于欧洲和北非。1942年美国斑疹伤寒委员会成立，研究这种疾病的预防和治疗。委员会提供了300万份疫苗，在军人身上、装备和营地使用双对氯苯基三氯乙烷（DDT）等杀虫剂，并宣传恶劣的卫生状况及腐烂垃圾等因素会促进斑疹伤寒的传播。

战争快要结束时，青霉素（见198~199页）作为抗生素得到应用，效果很好。早期抗生素磺胺类药物（见200~201页）也有使用。很多士兵得到了一个急救包，内有处理开放性伤口的抗菌磺胺药粉和防护绷带。前线急救人员和医护兵除磺胺药粉外还携带磺胺药片。

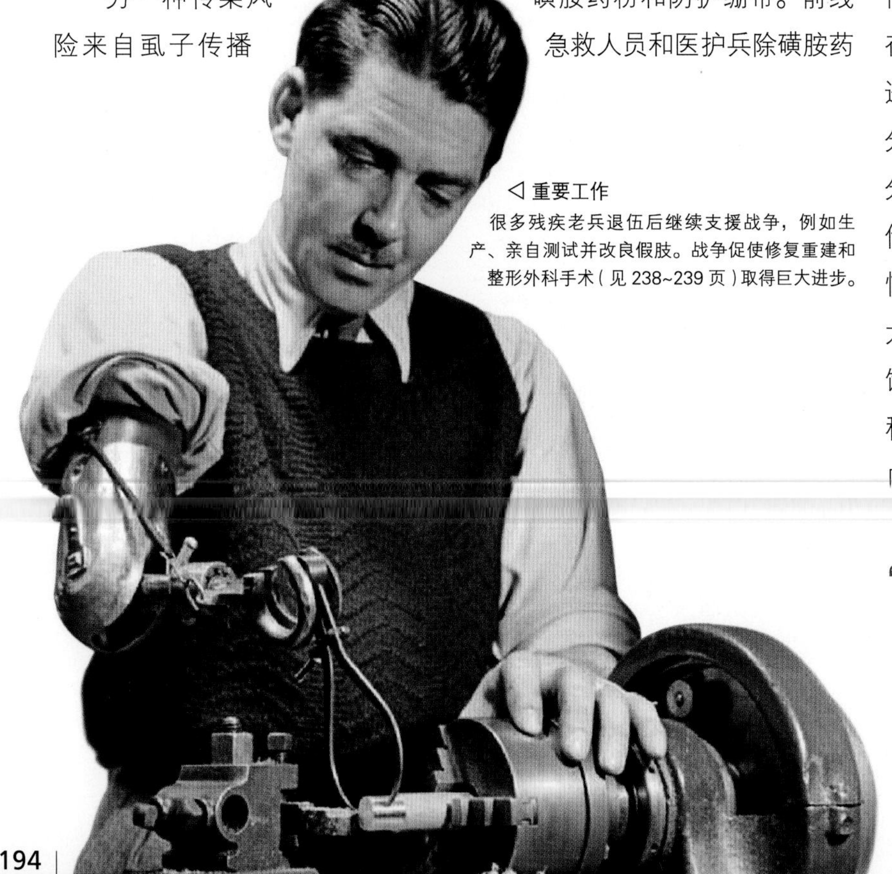

◁ **重要工作**
很多残疾老兵退伍后继续支援战争，例如生产、亲自测试并改良假肢。战争促使修复重建和整形外科手术（见238~239页）取得巨大进步。

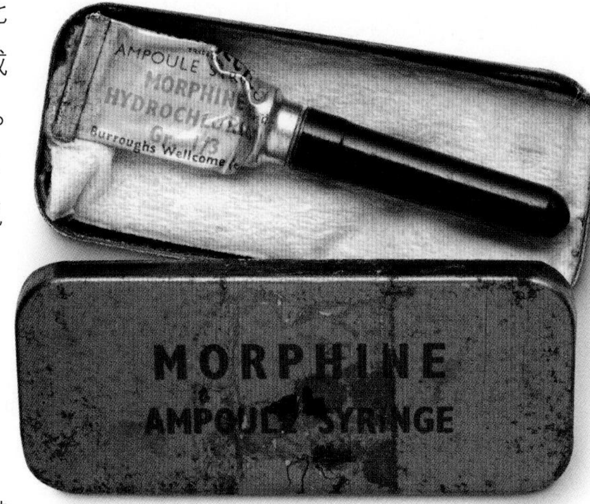

◁ **常用止痛药**
从罂粟加工得来的吗啡在第二次世界大战期间作为止痛药被广泛应用。为防止人们服用剂量过多或成瘾，采用挤压式注射器用药——这是一种可以在前线定量注射的小针管。注射后把针管别在伤兵衣领上，标明已用剂量。

救命的鲜血

储血输血（见176~177页）技术在第一次世界大战期间首次应用，进步飞快。技术的发展使血液各成分可以分离、分别储存，如液体部分（血浆）和红细胞等。血浆的储存时间长，运输方便，在很多情况下与全血同样有效。之后的重大进步有制得干血浆，它可以用蒸馏水还原。随着战争的继续，美国科研人员埃德温·科恩发明了一种血清白蛋白的纯化方法。血清白蛋白是血液中的主要蛋白质，对于健康血量、血压和组织供血起到关键作用。此类血液制品（称组分）让数以千计严重失血的病人免于医学休克，这些病人如不治疗会有生命危险。

新出现的献血和血液运输计划也挽救了很多生命。1940年，“给英国献血”活动鼓励平民献血。美国红十字会则收集纽约市献血者的鲜血，然后将其血浆出口至英国。美国献血服务中心和美国红十字会血库于1941年成立。

> “如果能联系到全国献血者，我想做一件事——感谢他们的**血浆**和**全血**。”
>
> 第二次世界大战期间欧洲盟军最高司令德怀特·戴维·艾森豪威尔，后当选美国总统

战地医护体系

战争结束时，盟军已建立起庞大的军事医疗护理体系，从战场到后方医院全面覆盖。战地医护人员在前线后方提供急救服务。临近盟军阵地的移动救护站，接收用担架运来的伤员。在靠近后方的伤员处理站中，医护人员检查伤员的战地包扎情况，为伤员止痛、输血，并提供其他紧急救护。伤员检别分类（见256~257页）流程确保需要进一步治疗的伤员被送往移动野战医院。

1945年8月，美国成立陆军野战外科医院（MASH），采用了直升机空中救护车（见256~257页），彻底改变了伤员转运方式。其他很多国家也有类似MASH的部队机构，如今仍在沿用的战斗支援医院（CSH）也源自这一模式。

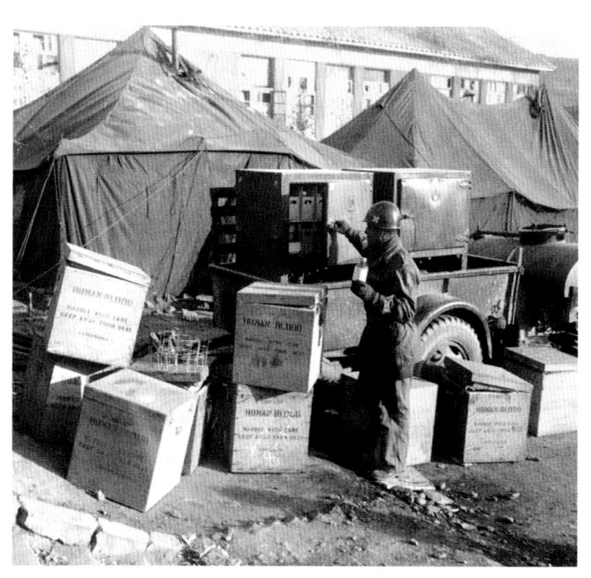

▷ 美国陆军野战外科医院

图为一名军士正在挑选血液为病人输血。战时，重伤士兵在这样的医院幸存下来的概率为97%。

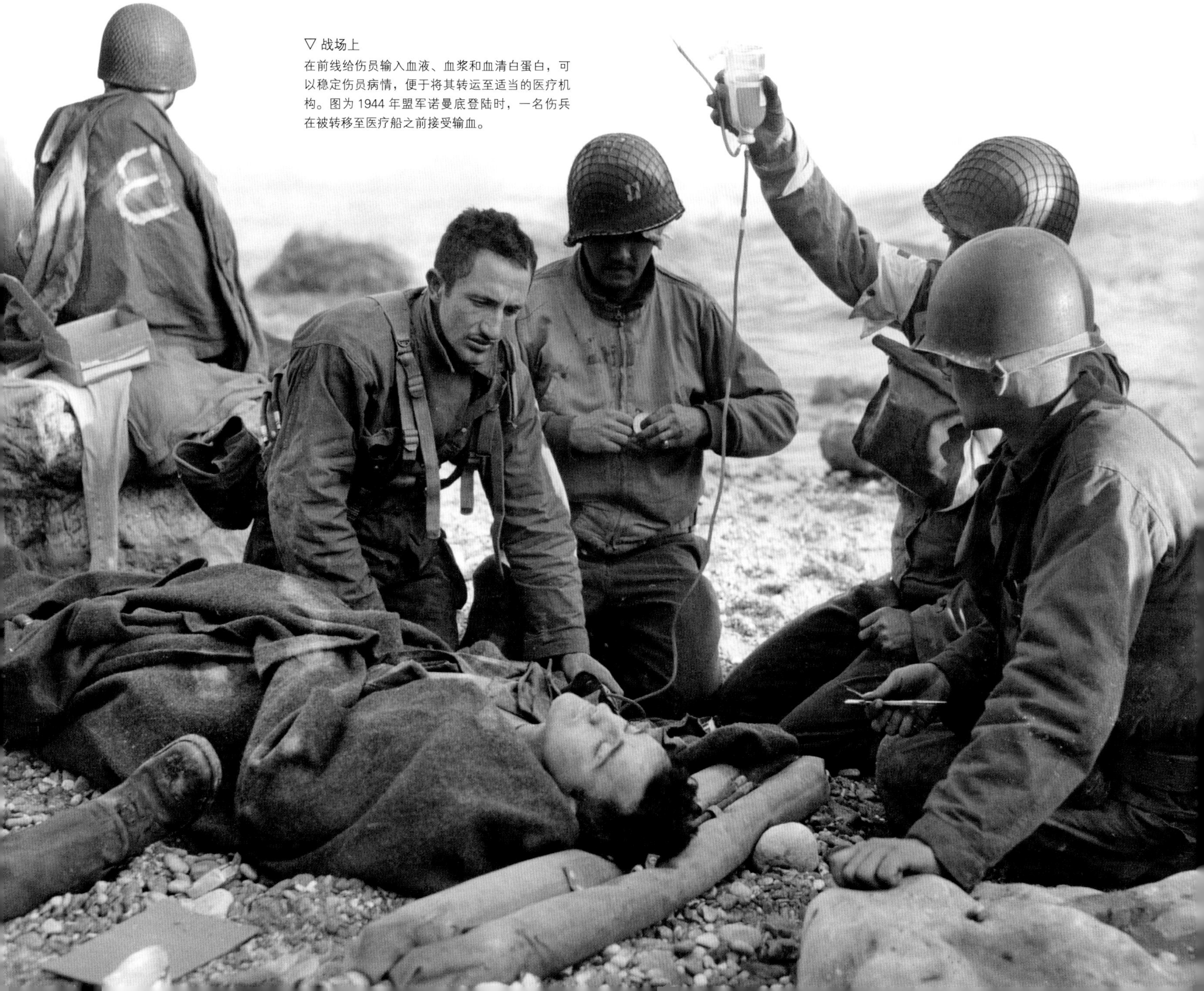

▽ 战场上

在前线给伤员输入血液、血浆和血清白蛋白，可以稳定伤员病情，便于将其转运至适当的医疗机构。图为1944年盟军诺曼底登陆时，一名伤兵在被转移至医疗船之前接受输血。

流感大流行

1918~1919 年的流感疫情跨越国界，成为 20 世纪波及范围最广的灾难之一。其间约有 10 亿人感染，一年就有约 5000 万人死亡，世界总人口因此损失 6%。

1918 年 3 月 11 日，二等兵艾伯特·吉歇尔向堪萨斯州赖利堡美国陆军基地军医报告身体不适。他说自己得了重感冒，肌肉酸痛，发烧，喉咙灼痛，咳嗽严重。他被安置在传染病士兵专用帐篷中隔离。但到了午餐时间已有 107 名士兵病倒，都有类似症状。疫情迅速蔓延——截至周末已有 522 人感染。这远非普通感冒，这些人感染的是流行性感冒病毒（简称流感）。

流感并非刚刚出现，但这种病毒株（H1N1）毒性极强，致死率极高。它能引发各种流感罕见的剧烈症状，如黏膜出血，尤其是耳鼻肠胃黏膜。这次流感的受害者还易受细菌感染，很多人死于肺炎。

从流行病到疫情大流行

第一次世界大战时，士兵们前往法国战场，战后返回家园，病毒也随之迅速传播到世界各地。流感成为大规模流行病疫情，波及地理范围极广。因为西班牙媒体率先大幅报道这次疫情，所以后来它被称为“西班牙流感”。

医生们尝试各种已知疗法对付这种病毒，但无一奏效。如果及时将感染者与外界完全隔离，会效果明显。政府号召人民避免大规模聚集，但很难落实。1918 年 9 月 20 日，美国费城 200 万人参加第四次自由公债游行，为战争募集资金。次月，费城超过 1.2 万人死于西班牙流感。1918 年 11 月 11 日，英国数以千计的群众聚集在伦敦特拉法尔加广场，庆祝停战协议，导致更多人死于流感。

1918 年西班牙大流感于 1919 年结束，其消失与出现同样突然。一种通常只使人生病几天的病毒，却夺走了约 5000 万人的生命。一年中的死亡人数超过中世纪时期一个世纪的黑死病死亡人数。

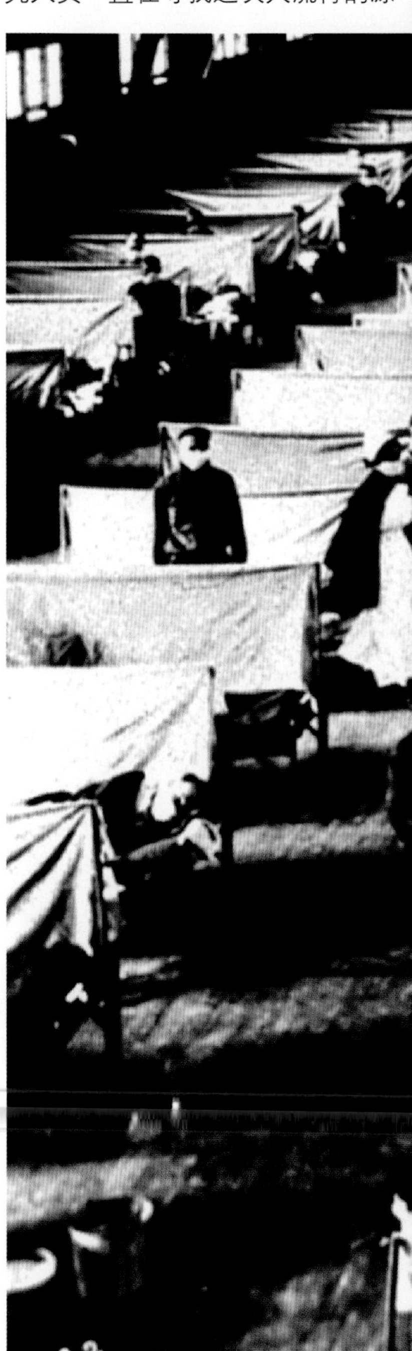

▷ 临时医院

1918 年西班牙流感大流行期间，图中这座美国学校体育馆改为医院。强制佩戴纱布口罩。病床之间用帘子和床单隔开。

寻找治疗方法

在 20 世纪 20 年代和 30 年代，研究人员一直在寻找这次大流行的源

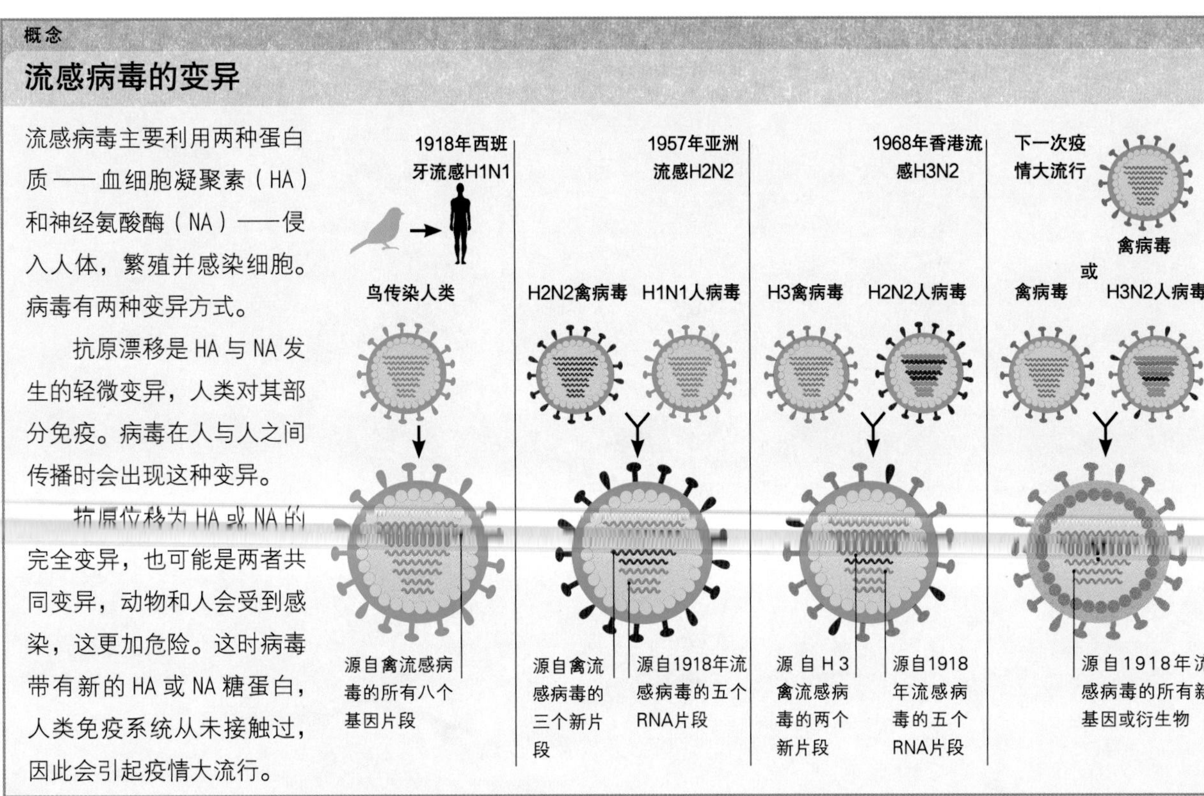

概念

流感病毒的变异

流感病毒主要利用两种蛋白质——血细胞凝聚素（HA）和神经氨酸酶（NA）——侵入人体，繁殖并感染细胞。病毒有两种变异方式。

抗原漂移是 HA 与 NA 发生的轻微变异，人类对其部分免疫。病毒在人与人之间传播时会出现这种变异。

抗原位移为 HA 或 NA 的完全变异，也可能是两者共同变异，动物和人会受到感染，这更加危险。这时病毒带有新的 HA 或 NA 糖蛋白，人类免疫系统从未接触过，因此会引起疫情大流行。

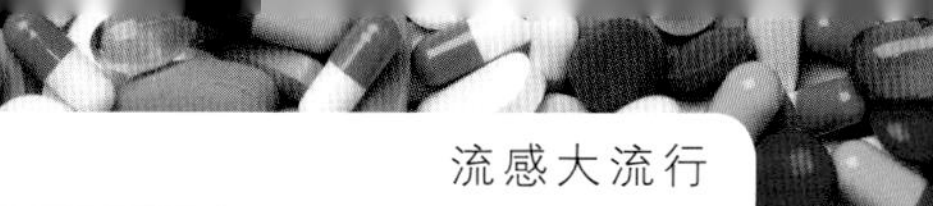

“没有哪个人像他那样……**如此专业**地与我探讨**流感**。”

澳大利亚医生弗兰克·麦克法兰·伯内特爵士对年轻时的乔纳斯·索尔克的评论，1943 年

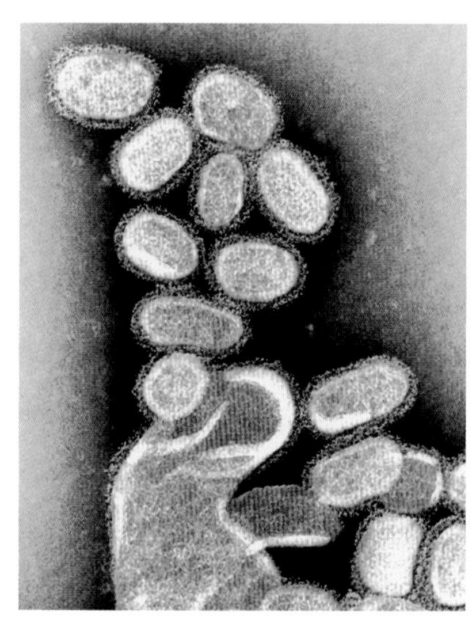

▷ 从西班牙流感到 H1N1
这些颗粒从引起 1918 年西班牙流感大流行的病毒株再造而来。科学家希望找到让这一病毒如此致命的属性，研制新疫苗。

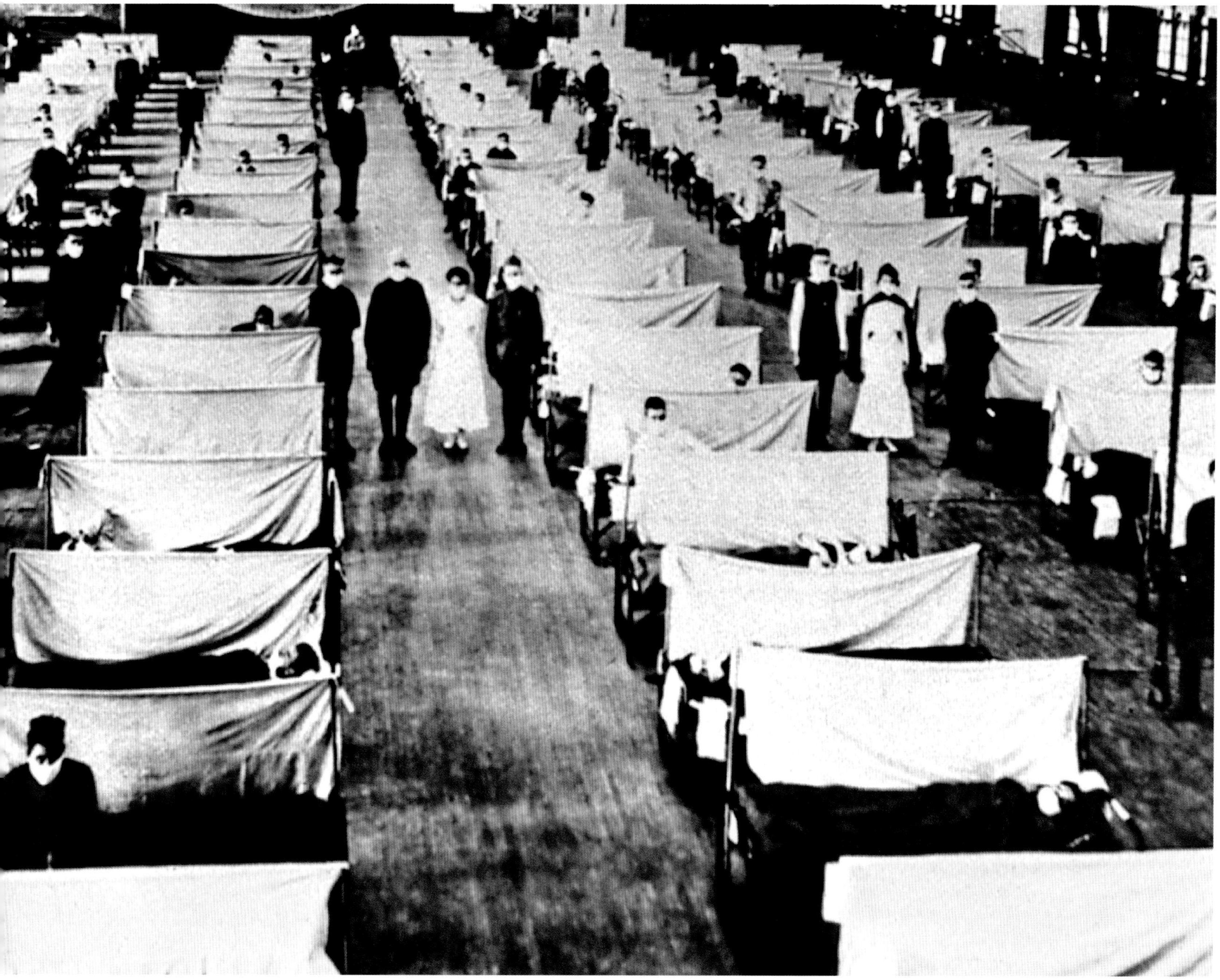

头，但徒劳无功。1997 年，美国科学家拿到美国军医保存的 1918 年肺部组织中的病毒遗传物质。他们得出结论：病毒从禽类传给猪，然后又跳过物种屏障传给人类。他们还认为，这种流感病毒之所以如此致命，是因为它会使患者肺部迅速产生积液，从而导致患者呼吸困难乃至死亡。

1938 年美国医生乔纳斯·索尔克与托马斯·弗朗西斯研制出第一支流感疫苗。这种疫苗在第二次世界大战期间被用于保护美军不受流感侵袭。

流感疫苗效果越来越好，但终生免疫仍不可能，因为流感病毒会不断变异（见 196 页）。科学家预测，大规模流感疫情再度暴发在所难免。

发现青霉素

1928 年，亚历山大·弗莱明发现一种名为点青霉的霉菌，能够抑制致病微生物生长，从此揭开新时代的序幕，传染病终于可以使用抗生素（从青霉菌及其类似物质中提取的药物）治愈。

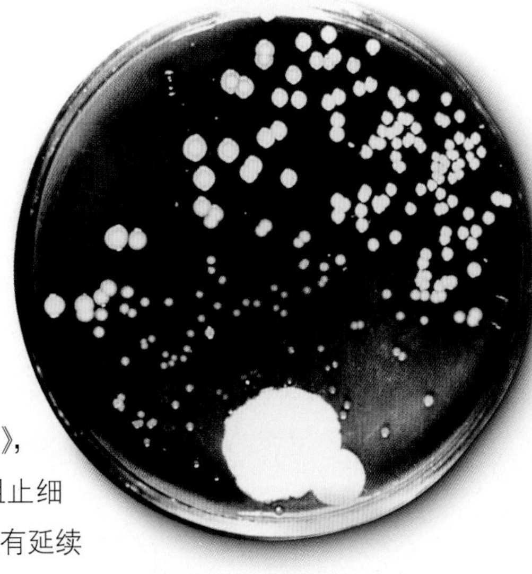

△ 亚历山大·弗莱明的培养皿

1928 年弗莱明的培养皿原物上半部分覆盖着葡萄球菌。青霉菌的生长减缓了下半部分的细菌生长，那里菌群极少。

来自变质面包的霉菌传统上就用于治疗伤口感染。英国药剂师约翰·帕金顿早在 1640 年就推荐使用这种疗法，但医生对霉菌如何起效并不了解，无法控制其治疗过程，也不能保证其抗感染能力。

19 世纪中期，法国微生物学家路易·巴斯德（见 148~149 页）发展细菌理论（见 146~147 页）后，科学家才发现细菌传播疾病的机理，开始研究抵御病菌的办法。1871 年，英国生理学家约翰·桑德森观察到，微小的青霉菌孢子似乎会抑制细菌生长。1877 年，巴斯德和德国微生物学家罗伯特·科赫发现空气中的孢子能阻碍炭疽杆菌生长。1889 年，法国细菌学家让·保罗·维耶曼将这一现象命名为“抗生”。科学家开始尝试利用这一特性来治疗疾病。

10 人 **1942 年全球青霉素存量可以治疗的人数。**

6000 亿 **1945 年一年美国制药企业生产的青霉素剂量。**

19 世纪 70 年代，英国外科医生约瑟夫·利斯特尝试利用原始形式的抗生素，用霉菌治疗外科手术感染。1895 年，意大利科研人员文森齐奥·蒂贝里奥将青霉菌提取物注入感染伤寒的老鼠体内，发现它对抑制病情有一定效果。1897 年，法国研究人员埃内斯特·迪歇纳发表论文，题为《霉菌与细菌的对抗》，文中他谈到，青霉菌可以阻止细菌生长。但这些早期研究没有延续下去，起到抗生作用的有效化学物质仍未发现。

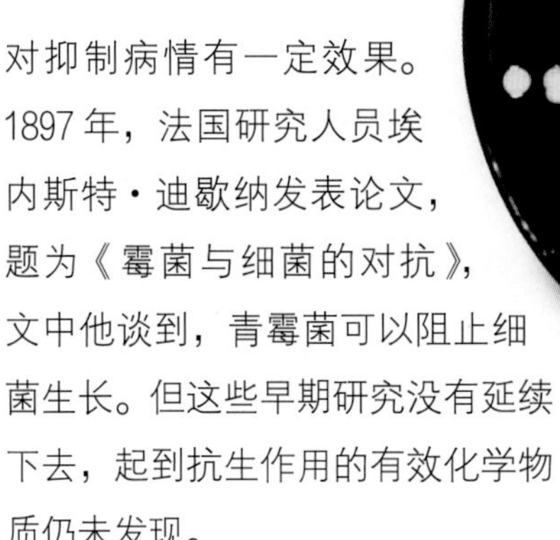

转折点

突破发生在 1928 年，当时药物学家亚历山大·弗莱明正在帕丁顿圣玛丽医院研究溶菌酶的作用——这是一种攻击细菌细胞壁的酶，他需要培育葡萄球菌用于研究。他休假了一个月，回来时发现他的培养皿堆在水槽里面。大多数培养皿上面覆盖着葡萄球菌，但其中一个带有霉菌状物质，似乎阻止了周围细菌的生长。出于好奇，弗莱明在肉汤中培养这种霉菌，发现其抗菌属性可以复制。

提取药物

次年弗莱明发表研究结果。这种霉菌被确认为点青霉，其分泌物被命名为青霉素。分离青霉素的工作屡遭挫折。1930~1932 年，伦敦卫生与热带医学院生物化学教授哈罗德·雷斯特里克在青霉素的提取上取得进步，但其化学性质不稳定，提取过程破坏性很大。

20 世纪 30 年代，澳大利亚出生的病理学家霍华德·弗洛里及其德国出生的同事恩斯特·钱恩领导的牛津大学研究团队将肉汤冻干，保持其稳定性，从而得到足够的时间提取青霉素，攻克了提取的难题。1940 年，钱恩和弗洛里进行改良，采用碳基溶剂提取并纯化青霉素。这样一来，他们就可以生产

苏格兰药物学家（1881~1955年）

亚历山大·弗莱明

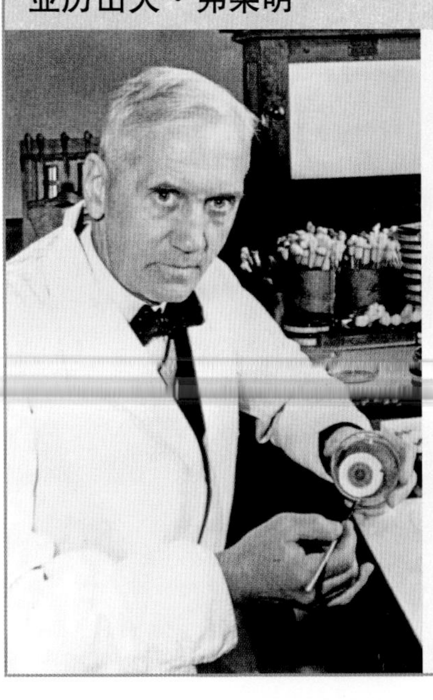

亚历山大·弗莱明是苏格兰农民的儿子，在英国伦敦师从英国细菌学家、疫苗疗法的先驱阿尔姆罗思·怀特学习医学。在第一次世界大战中服役后，他回归医学研究，在溶菌酶方面取得重要成果，当时这种酶还没被发现有什么治疗用途。1928 年，他成为伦敦大学细菌学教授。弗莱明因偶然发现青霉素的抗菌特性而获得 1945 年诺贝尔生理学或医学奖，与他一同获奖的还有成功研制青霉素的科研人员霍华德·弗洛里和恩斯特·钱恩。

“**青霉素**（的发现）最初是**偶然**观察的结果。我唯一的功劳在于**没有忽略这个发现**。”

亚历山大·弗莱明，摘自其诺贝尔奖获奖演说，1945 年

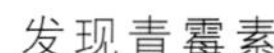

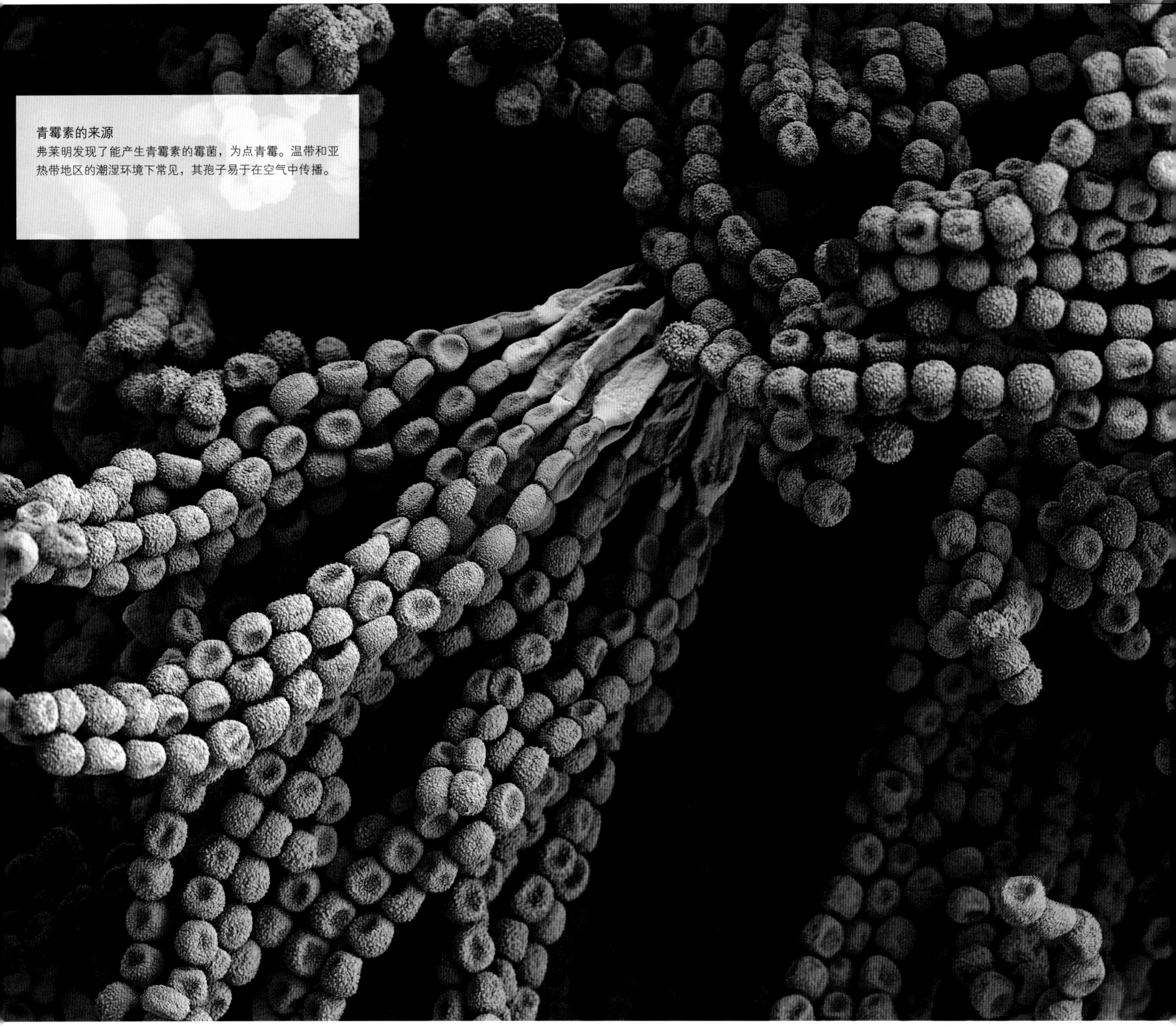

青霉素的来源
弗莱明发现了能产生青霉素的霉菌，为点青霉。温带和亚热带地区的潮湿环境下常见，其孢子易于在空气中传播。

足够剂量用于人体试验——对象是一位患有败血症的警察。最初，试验效果惊人，感染开始消失。但青霉素效力很短，必须每三小时重新注射一次，供试验用的青霉素用完后，患者死亡。

制药公司产生兴趣

尽管如此，试验结果揭示的可能性足以令制药商产生兴趣。饱受战争摧残的英国缺乏研究资金，美国制药企业则进一步开发，很快就能够大批量生产青霉素。1943 年这种药物在北非伤兵身上试用，1944 年诺曼底登陆时它已经成为战场伤员使用的常规药品。战后青霉素得到大规模应用，拯救了无数生命。过去，医生们对细菌疾病和感染几乎束手无策，现在则有了强大的新武器。

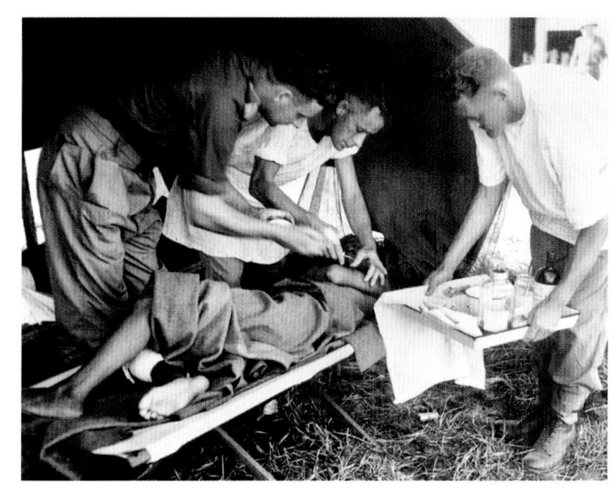

▷ **第二次世界大战期间青霉素的应用**
1943 年 5 月首次为伤兵注射青霉素。1945 年 6 月，美国制造的抗生素已经足够治疗超过 25 万名战场伤员。这种药物推出后，胸部受伤士兵的死亡率下降约三分之二。

20世纪40年代，青霉素得到普遍应用，在此之前磺胺类药物起到抗生素的作用。磺胺类药物抗菌的原理是破坏细菌合成叶酸的过程，影响细菌制造遗传物质的能力，从而让细菌无法生长繁殖。人们发现蒸馏煤焦油制成的合成染料有抗菌作用后，德国于20世纪30年代研制成功磺胺类药物。1932年，德国病理学家格哈德·多马克发现化学物质磺胺能对抗老鼠体内的细菌感染。他在人身上试验这种化学物质，包括自己患病感染的女儿。1935年磺胺以“百浪多息”之名上市，是首例市场上可以购买的通用抗生素。1939年，多马克因其研究成果获得诺贝尔生理学或医学奖。

攻击方式

要想了解药物起效原理以及研制新药，必须明白各类药物的原子结构。青霉素属于β-内酰胺类抗生素。此类抗生素带有β-内酰胺环（一个氮原子加三个碳原子的方形分子结构，其中一个碳原子与一个氧原子连接），起效原理是干扰细菌形成外层——细胞壁。青霉素针

抗生素的应用

1928年青霉素的发现（见198~199页）及最终上市，促使世界各地都在为发现更多品种的抗生素药物而努力。现在共有20多类抗生素，按照它们的结构、攻击细菌的方式，以及它们所影响细菌的类型等特点分类。

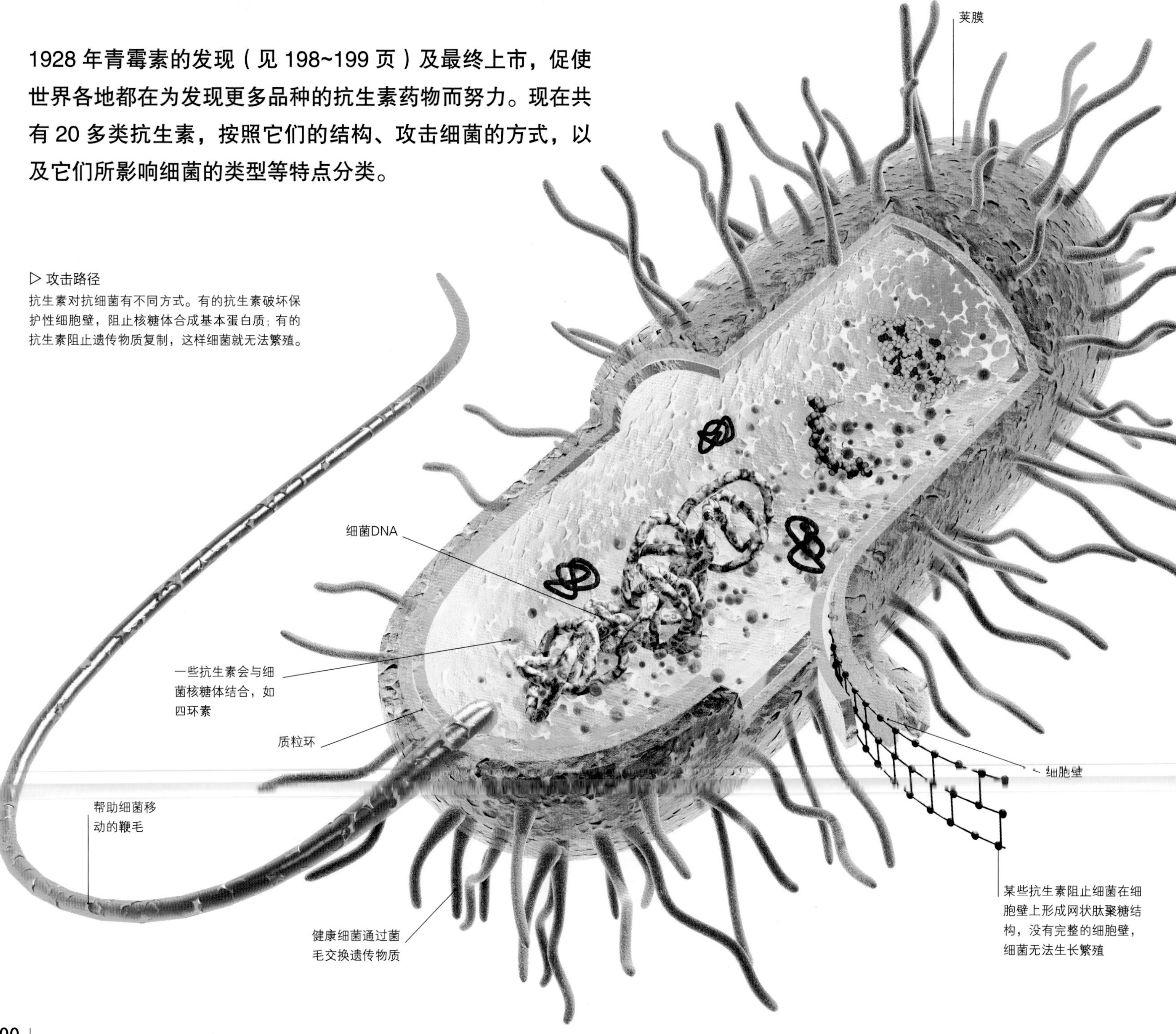

▷ 攻击路径
抗生素对抗细菌有不同方式。有的抗生素破坏保护性细胞壁，阻止核糖体合成基本蛋白质；有的抗生素阻止遗传物质复制，这样细菌就无法繁殖。

对败血症、局部创伤和皮肤感染等疾病。1961年氨苄西林上市，拓宽了β-内酰胺药物的应用范围，可以抵御新型细菌，如肺炎和细菌性脑膜炎致病菌。最常见的β-内酰胺药物之一是阿莫西林，它于20世纪60年代在英国研制成功，70年代投入市场。

另一类破坏细胞壁的β-内酰胺类药物是头孢菌素。头孢菌素提取自地中海萨丁岛排污河口附近海水中的菌类——顶头孢霉菌（今称枝顶孢霉）。1945年意大利人朱塞佩·布罗楚在调研当地伤寒病例低于其他地区的原因时发现了这种菌类。他注意到，顶头孢霉菌可以抵抗导致伤寒的伤寒沙门氏菌。头孢菌素经过复杂的长期试验，曾有多种不同版本，最终于20世纪60年代用于治疗。现在已有五代头孢菌素，含有几十个独立品种。

170种 **1935年百浪多息之后上市的各类抗生素数量。**

▽ 抗生素试验

在凝胶上培养特定细菌，然后添加带有抗生素的圆片。左侧平板上的抗生素已杀灭圆片周围的细菌，形成明显的抑菌区域。右侧平板上的抗生素无效。

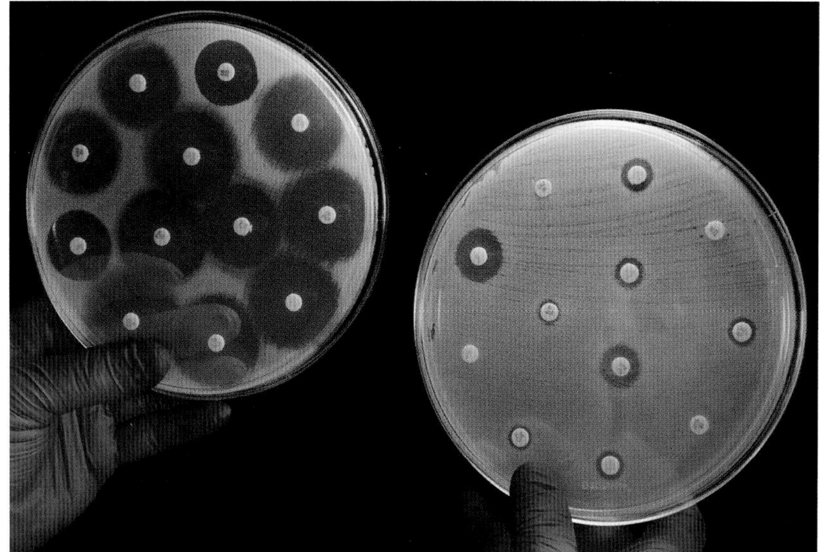

更多品种

还有一种抗生素属于氨基糖苷类，通过阻碍核糖体运行而起效。核糖体是细菌的分子“工厂”，合成其细胞结构所需蛋白质和控制细胞反应的酶。首先发现（且仍广泛应用）的氨基糖苷类抗生素是链霉素，它是用另一种细菌——灰色链霉菌制成的。1943年，美国微生物学家艾伯特·沙茨还在读书，他在寻找能抗击肺结核的抗生素时在土壤标本中发现了链霉素。沙茨当时与在美国工作的著名科学家塞尔曼·瓦克斯曼一起工作。瓦克斯曼此前一年首创“antibiotic”（抗生素）一词，他的团队还发现了其他多种抗生素。1952年，瓦克斯曼获得诺贝尔生理学或医学奖。氨基糖苷类抗生素还有1949年发现的新霉素和1963年发现的庆大霉素。

核糖体合成蛋白质受到四环素的影响，四环素同样首先发现于土壤标本之中，由另一种菌——金霉素链霉菌制成。1948年，76岁的美国植物生物学家本杰明·达格尔发现了四环素，在此之前他已经在植物学和植物生理学方面做出多项杰出贡献。四环素在试验阶段就曾挽救过托比·霍基特的生命，这名五岁男孩阑尾破裂并发生感染。此药因其四环结构式而得名，后来更名为金霉素，与此后出现的其他抗生素区分开来。

▷ 抗生素与病毒

大多数抗生素对于病毒性疾病效果甚微甚至毫无效果。病毒没有细胞结构，没有自己独立的生长过程。它利用宿主细胞生长繁殖，而抗生素不会破坏宿主细胞。

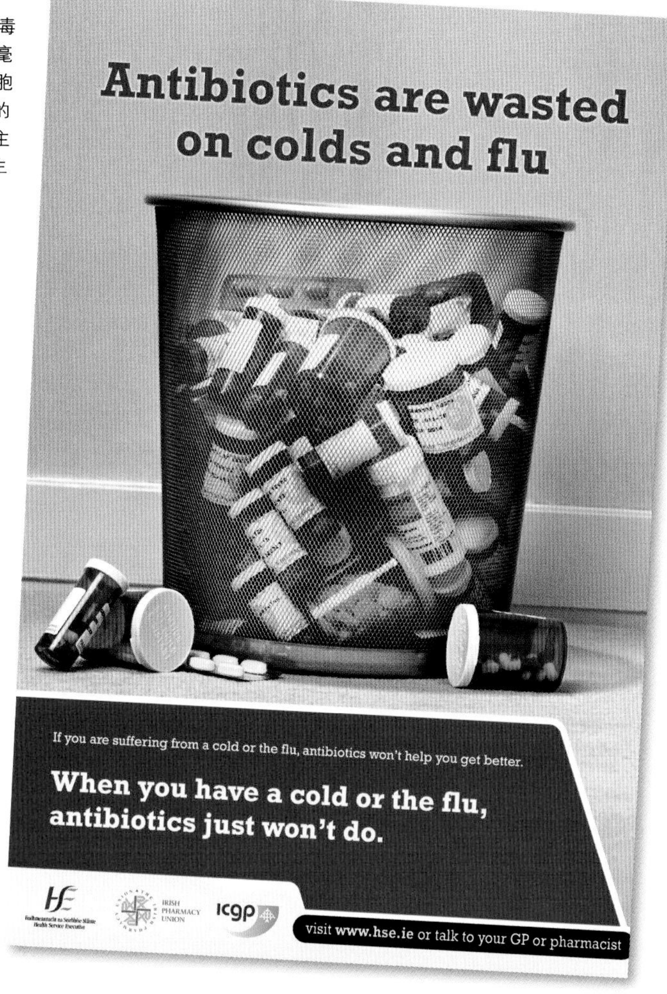

以不同方式对抗不同细菌的抗生素及化学合成抗菌药物种类繁多，不胜枚举。其中包括：酰胺醇类抗生素，如1947年发现的氯霉素；大环内酯类抗生素，如1949年发现的红霉素；糖肽类抗生素，如1952年从婆罗洲土壤标本中分离出来的万古霉素；1957年分离出来的利福霉素类抗生素；喹诺酮类抗菌药物；链阳霉素类抗生素；硝基咪唑类抗菌药物；1987年发现的脂肽类抗生素；2000年开始应用的恶唑烷酮，以及21世纪20年代开发的双重作用免疫抗生素（DAIAs）。每类中的每种药物都有其特殊用途和副作用。细菌会产生对现有药物的耐药性，因此需要有多种多样的抗生素。治疗方法在不断变化，以此来战胜细菌抗生素耐药性（见258~259页）的发展。

“从出生的那一刻起……**人就面临……无数微生物。**”

塞尔曼·瓦克斯曼，诺贝尔奖获奖演说，1952年

注射器的发展

注射器为筒状，带活塞，活塞拔出时吸入液体，推入时挤出液体。1855 年发明的皮下注射器增加了一个针头，使药物可以皮下注射。

1 **带活塞的银针管** 阿拉伯医生扎哈拉维用这种装置吸出膀胱结石。2 **锡制注射器和管嘴** 此类注射器用于给病人灌肠。3 **机械型注射器** 此类机械操作注射器可以抽吸病人体内的积液。4 **一次性注射器** 新西兰药剂师科林·默多克发明的这种注射器解决了重复使用带来的交叉感染问题。5 **结核菌素注射器** 这种多针头“胸骨针”式的注射器用于检测结核病。6 **盒装玻璃注射器** 这种 20 世纪 40 年代精密制造的可消毒玻璃注射器，可以看到针筒内的药液，活塞要密合。7 **自动注射器** 这是为病人自行用药而设计的注射器，又称肾上腺素笔，带有一次性使用的药量。这种注射器特别适合发生过敏性休克的病人。8 **胰岛素笔和笔芯** 这种胰岛素笔便于糖尿病患者随身携带胰岛素，并能准确测量剂量。9 **皮下注射针头包** 此类针头为德国制造，可能是第一次世界大战期间德军的用品。10 **蝶形套管** 这种装置可夹紧靠近针头的部分，使静脉注射和采血更加方便。11 **锡盒装包膜针** 第二次世界大战期间英国医生用这种方便锡盒装石蜡包膜针，以保护好针头。12 **套管针** 套管针用于肿块排脓，针筒内套有针管。

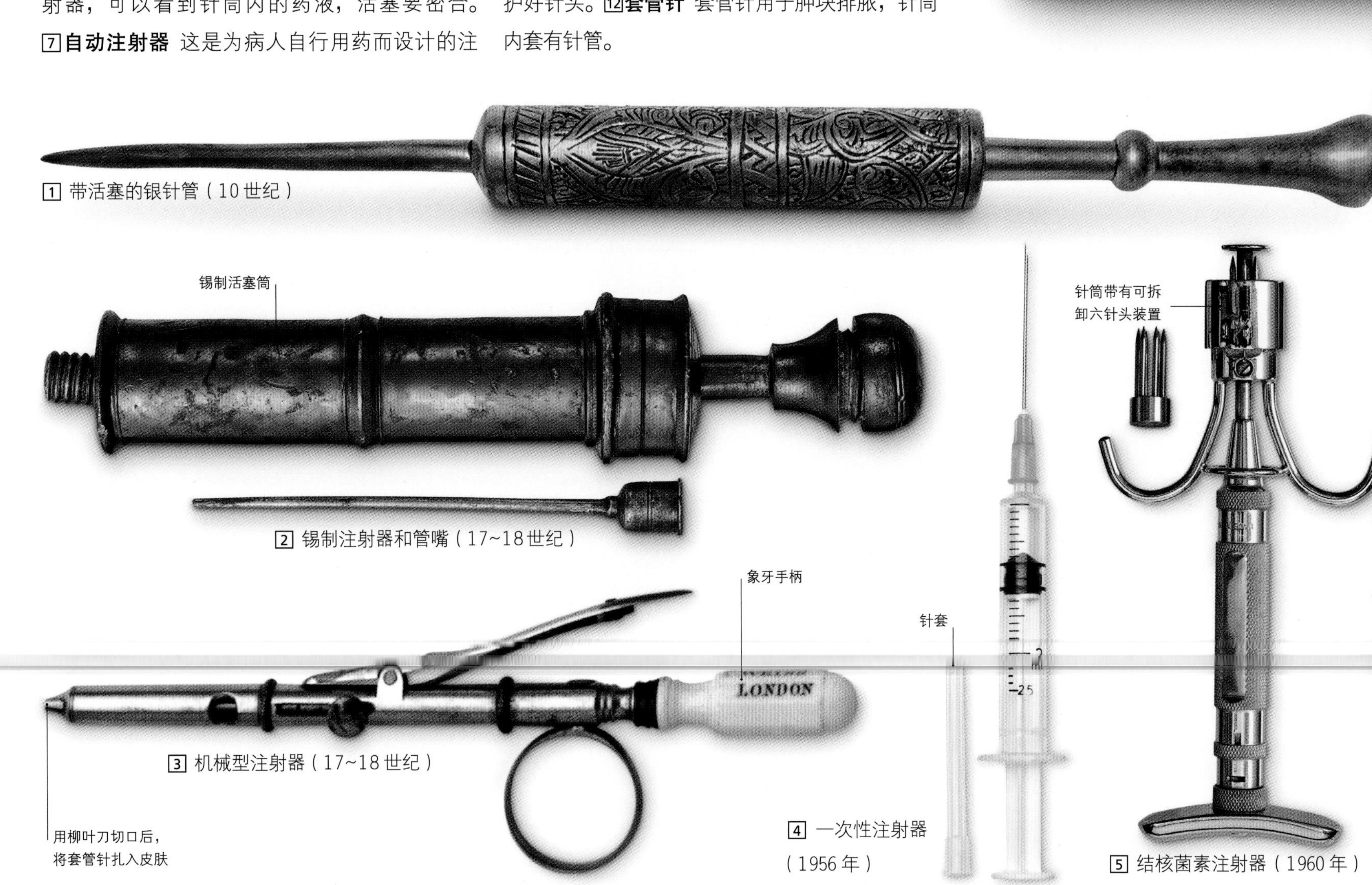

1 带活塞的银针管（10 世纪）

2 锡制注射器和管嘴（17~18 世纪）

3 机械型注射器（17~18 世纪）

4 一次性注射器（1956 年）

5 结核菌素注射器（1960 年）

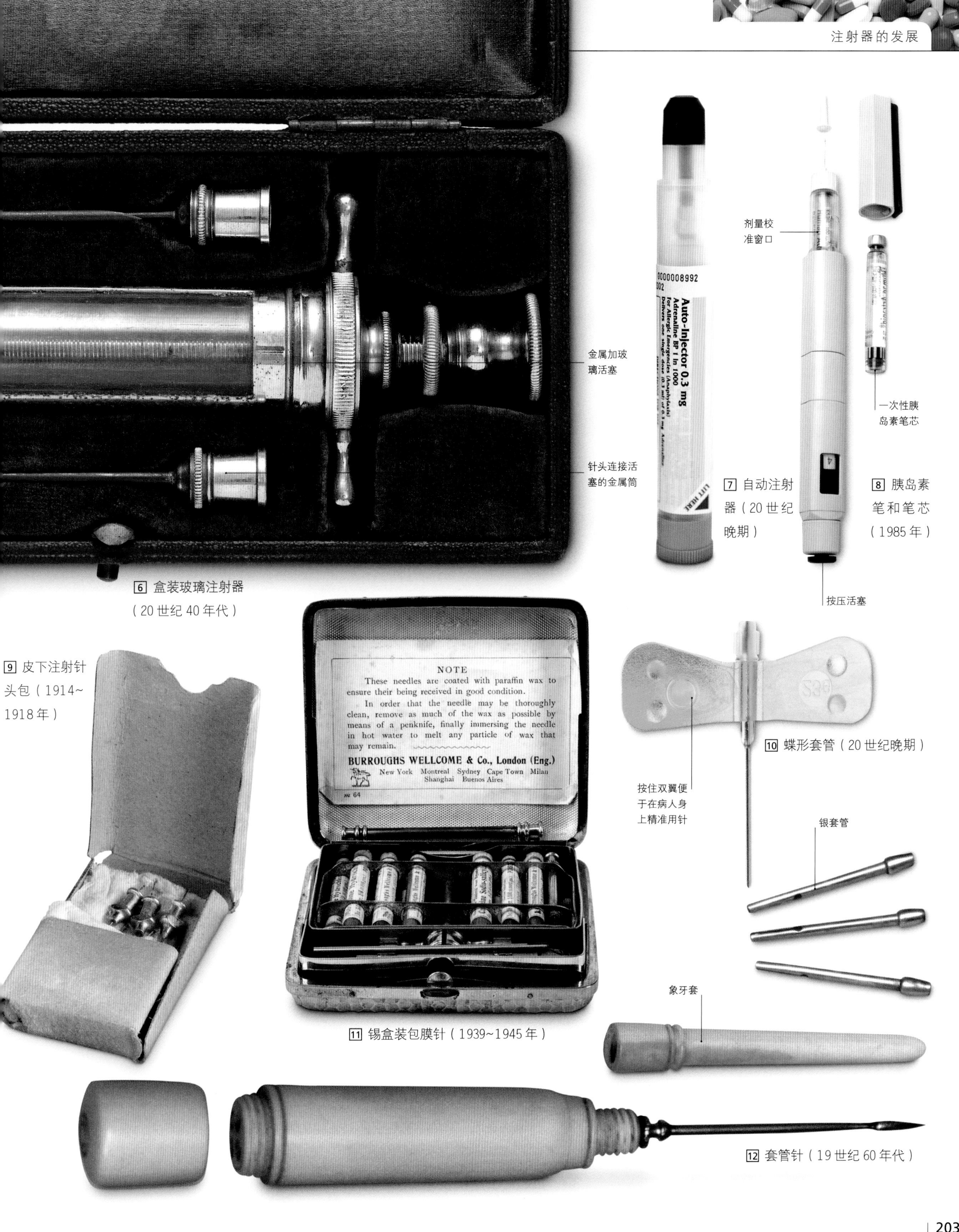

6 盒装玻璃注射器（20 世纪 40 年代）

7 自动注射器（20 世纪晚期）

8 胰岛素笔和笔芯（1985 年）

9 皮下注射针头包（1914~1918 年）

10 蝶形套管（20 世纪晚期）

11 锡盒装包膜针（1939~1945 年）

12 套管针（19 世纪 60 年代）

女性健康

20 世纪，医学在女性健康领域取得重大进步。雌激素和孕酮的发现，以及宫颈癌（曾为常见致命疾病）检测方法的出现使女性生活质量和预期寿命均大大提高。

20世纪初，对于以男性为主的医学界来说，女性仍是不解之谜。即便是精神分析学创始人西格蒙德·弗洛伊德（见182~183页）也承认女性难以理解。女性歇斯底里症这一概念古已有之，19世纪至20世纪初它作为一种医学诊断逐渐为人们所接纳。当时女性神经失常被视为与女性生殖器官直接相关，因此人们开始采用切除卵巢和子宫等极端方式治疗歇斯底里症。

希腊裔美国病理学家（1883~1962年）

乔治·帕帕尼古劳

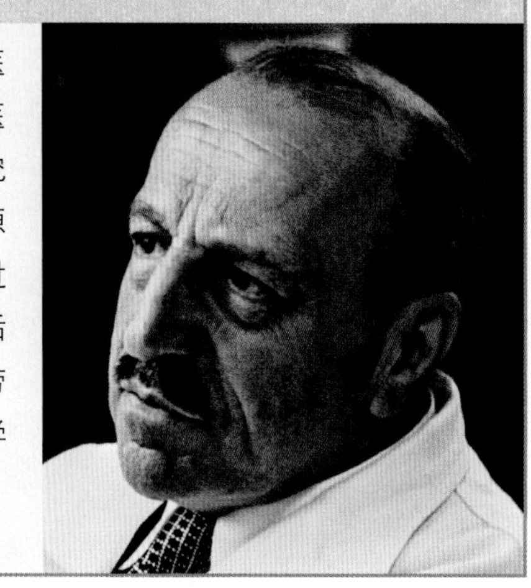

1913~1962年，希腊出生的美国医生帕帕尼古劳在纽约康奈尔大学医学院工作。他进行豚鼠性周期研究时检查其阴道涂片，发现癌细胞源自宫颈。1943年，他出版了《通过阴道涂片诊断子宫癌》。他的方法后来被称为巴氏检查。在帕帕尼古劳研究成果的影响下，人们将细胞学检查作为诊断宫颈癌的基础。

早期检查

自古罗马时期妇科检查就已使用窥阴器，但直到19世纪才改良成类似今天使用的样式。当时，医学界对这种工具的使用争议很大，医生们认为这种侵入式检查有伤风化，可能令女性堕落。但窥阴器能让医生检查宫颈，进行宫颈活检。

20世纪30年代，妇科病理学家沃尔特·席勒在维也纳大学研究宫颈癌。他观察宫颈（子宫口）病变的发展，认为其中有癌细胞的存在。席勒的结论是，宫颈癌一般发展缓慢，如果发现较早，可以在它扩散到其他组织之前予以治疗。席勒发明了一种用稀释碘涂抹宫颈的简单筛查法，提倡定期检查，降低死亡率。他主张实施切除子宫这种根治性手术治疗宫颈癌，随后进行放射疗法。

虽然席勒在宫颈癌治疗方面取得重要进步，但其疗法的治愈率仅有30%左右，其碘筛查法所得结果的非特异性过强。大约同一时期出现了另一种更加有效的筛查方法，通过检查宫颈涂片（样本取自宫颈部）进行检测——脱落细胞检查。

巴氏检查诞生

子宫开口处脱落细胞检查后来被称为巴氏检查或巴氏涂片，是乔治·帕帕尼古劳发明的。1925年，帕帕尼古劳开始了一项与纽约市妇女医院和康奈尔大学医学院解剖学系的联合研究项目。他观察生理（月经）周期中各种组织的变化，进行癌细胞检测。

20世纪40年代，巴氏检查刚刚开始时，宫颈癌是女性死亡的一个主要原因。借助巴氏检查，宫颈

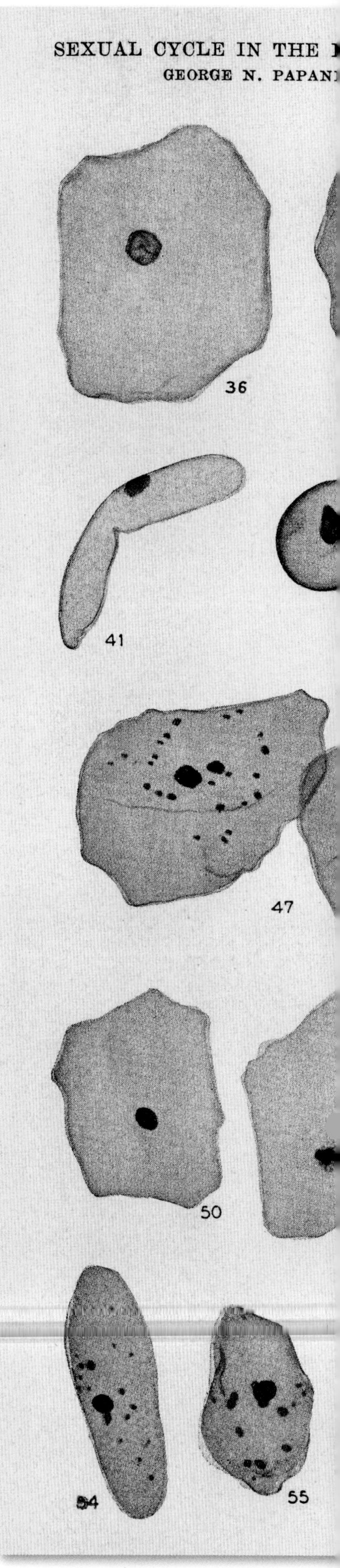

▷ **正常宫颈涂片上的细胞**
巴氏检查挽救了成千上万女性的生命。随着医院开始采用这种检查方法，如何辨识特定细胞及细胞变化的培训成为准确诊断的必要前提。乔治·帕帕尼古劳画的这些图展示了各类正常宫颈细胞。

> “**第一次观察**到**宫颈癌细胞**……是我科学生涯中……**最激动的一刻**。”
>
> 乔治·帕帕尼古劳谈及子宫宫颈涂片检查

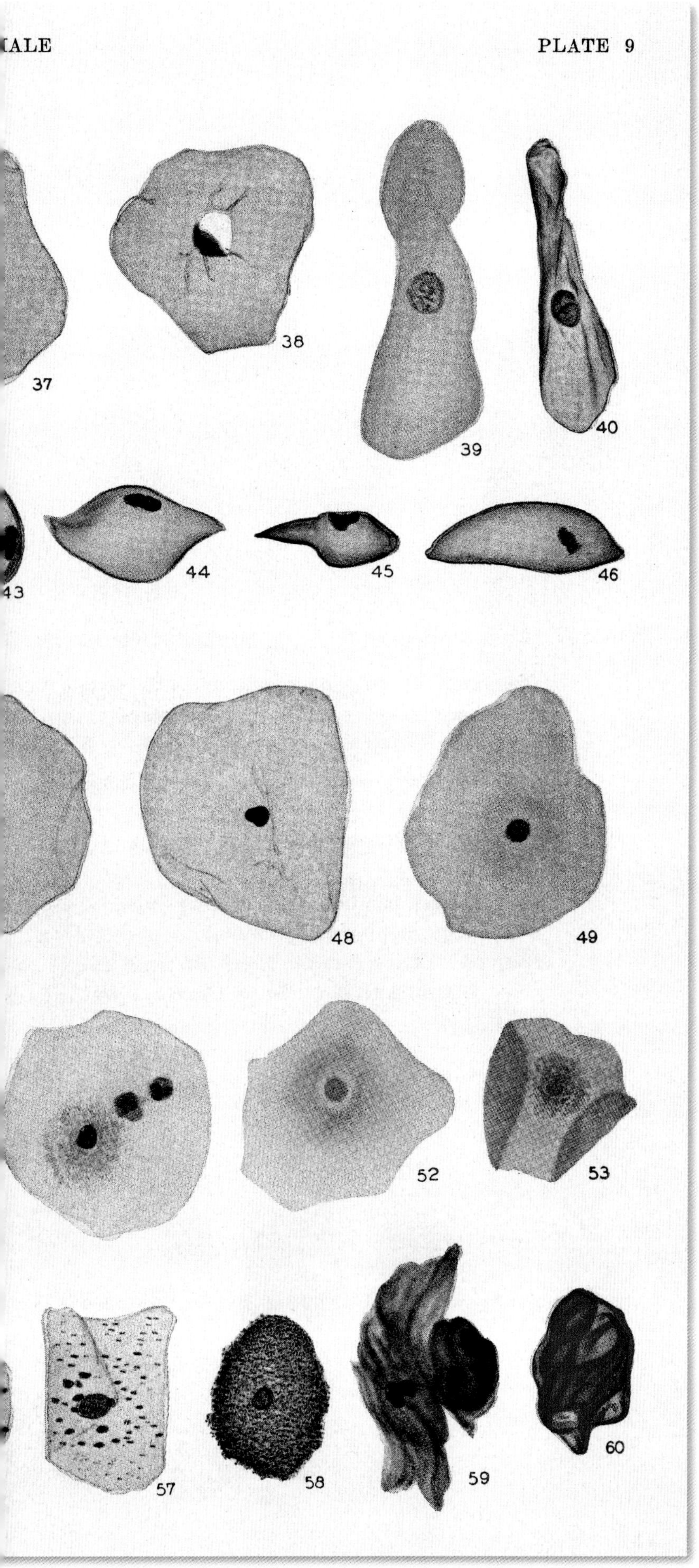

癌得以早期发现，使全球患者死亡率大幅下降。同样的方法也用于研究月经周期、闭经（非正常停经）、不孕和激素疗法。

60% 自20世纪40年代巴氏检查成为日常临床实践到1992年，美国宫颈癌发病率下降的幅度。

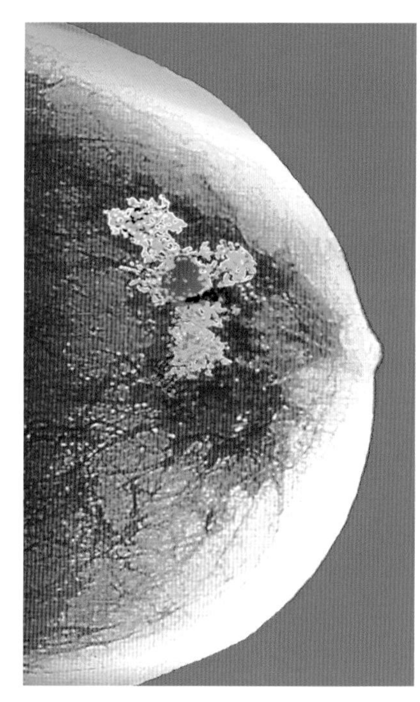

△ 乳腺癌筛查

图为彩色的女性乳腺X射线摄影图片，其中蓝色部分为癌变肿瘤。定期自检和乳腺X射线摄影检查，可有助于人们早期发现乳腺癌，便于在癌症转移前进行有效治疗。

发现激素

女性性激素雌激素和孕酮的发现和分离同样给女性健康带来革命性改善。1905年，英国生理学家欧内斯特·斯塔林将某些腺体分泌物称为“荷尔蒙”，即激素。此后不久，研究激素的内分泌学迅速发展。美国科学家埃德加·艾伦和爱德华·多伊西1929年首次分离出雌激素。20世纪30年代中期，制药公司已经开始生产雌激素产品，缓解女性更年期症状。1934年孕酮被发现后，它被用来防止流产和治疗不孕，激素避孕的构想也成为现实（见224~225页）。激素替代疗法（HRT）1942年首次出现，使用药物普雷马林替代失去的雌激素，或雌激素和孕酮，可以减缓潮热等更年期症状。

实践

孕酮

女性性激素孕酮首次发现后近20年才成为切实可行的治疗剂。1934年，美国解剖学教授乔治·科纳、美国妇科学家威拉德·艾伦和德国生物化学家阿道夫·布特南特成功分离孕酮，天然提取孕酮极其困难，成本高昂。1951年和1952年，保加利亚裔美国化学家卡尔·杰拉西和美国化学家弗兰克·科尔顿分别为兴泰公司和西尔公司成功合成了孕酮。

更多进步

20世纪，女性健康的相关科学进步飞快。例如，通过乳腺X射线摄影（始于20世纪60年代）早期发现乳腺癌，改善生育计划，体外受精（IVF，见240~241页），更加安全的分娩和更好的生产分娩镇痛方法。以美国为例，女性预期寿命从1900年的48岁提高到1980年的78岁，这要部分归功于对女性健康的更深了解。

心脏病

心脏病包括心脏瓣膜和心肌等的退化和功能障碍，它是世界范围内最常见的致死因素。现代医学对心脏运行机制有一定了解，可以对心脏病实行有限治疗，但还不能完全治愈。

古代医生发现，心脏是对于身体健康非常重要的器官，古希腊哲学家亚里士多德甚至认为心脏比大脑更加重要。不过，直到英国医生威廉•哈维（见84~85页）1628年发现血液循环原理后，医生们才渐渐明白心脏损伤造成的循环问题可能造成患者死亡。

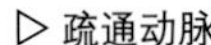
▷ 疏通动脉

冠状动脉成形术可扩张堵塞的动脉，加大血液流量。手术过程包括在堵塞动脉处放入一个支架（图中蓝色部分）。这种方法首创于1977年，但当时使用的是球囊而不是支架。

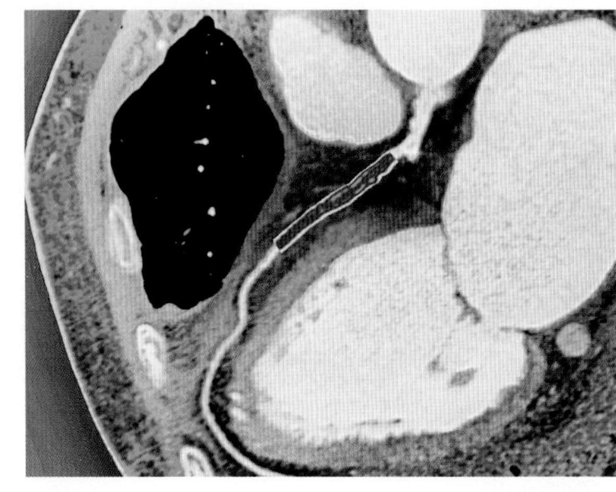

知识进步

人们早期对心脏病的了解来自意大利医生乔瓦尼・马拉・兰兹斯等人的解剖研究。兰兹斯1707年的著作《论猝死》探讨心脏扩大（心腔扩张和心肌拉长）对心脏瓣膜的影响。18世纪20年代，德国生理学家弗里德里希・霍夫曼提出，某些病人动脉变窄可能是其发病死亡的原因。近两个世纪后，他的理论在1912年由美国心脏病专家詹姆斯・布赖恩・赫里克证实。

18世纪后期，心脏病学主要研究心绞痛的性质和病因——动脉堵塞引起的严重胸痛，1768年英国医生威廉・赫伯登首次明确指出存在这种疾病。1793年，苏格兰外科医生约翰・亨特发生严重心绞痛去世，经遗体解剖，发现其动脉已经硬化——对该病病因的怀疑进一步得到证实。

对于患有动脉粥样硬化所致冠状动脉疾病的心脏状况，医生的描述越来越详细，如1831年英国医生詹姆斯・霍普所著《论心脏大血管疾病》。但医生们对这种疾病束手无策。

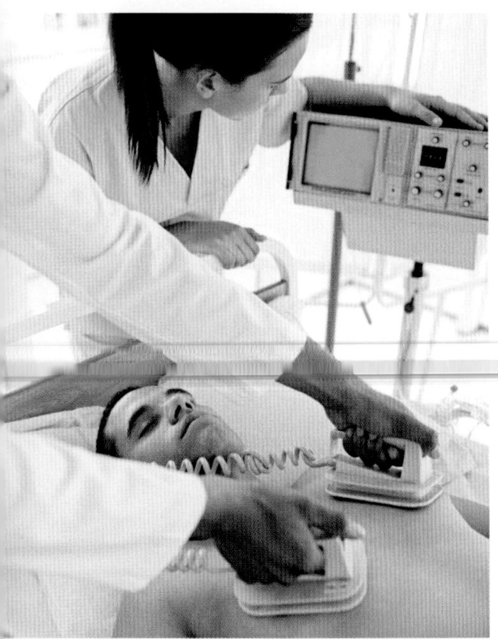

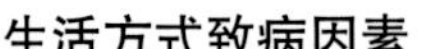
◁ 心脏复苏

心脏骤停期间，可以使用除颤器复苏已停跳或心电异常的心脏。除颤器释放电脉冲，让心脏恢复收缩。1930年美国电气工程师威廉・考恩霍文发明了除颤器。

在心脏病征候探查方面取得了一些进步，比如1816年法国医生勒内・拉埃内克（见114~115页）发明了听诊器。1854年，德国医生卡尔・威让特发明脉搏描记器，可以画出脉搏活动图。经过不断改进，1890年，苏格兰心脏病专家詹姆斯・麦肯齐发明一种区分静脉和动脉脉搏的方法。由此，对心脏异常现象的监测方法更加成熟。

生活方式致病因素

继赫里克1912年的发现之后，医生们明白了动脉粥样硬化在引发心脏病方面所起的作用。不过，患者生活方式的致病作用经过一段时间才会显现出来。1948年，美国心脏研究所开展弗雷明汉心脏研究项目，研究哪些行为更容易引发心脏病。吸烟、高酒精摄入、缺乏锻炼、肥胖和糖尿病被列为高风险因素。社会日趋繁荣，上述现象也愈加普遍——以至于目前90%的冠状

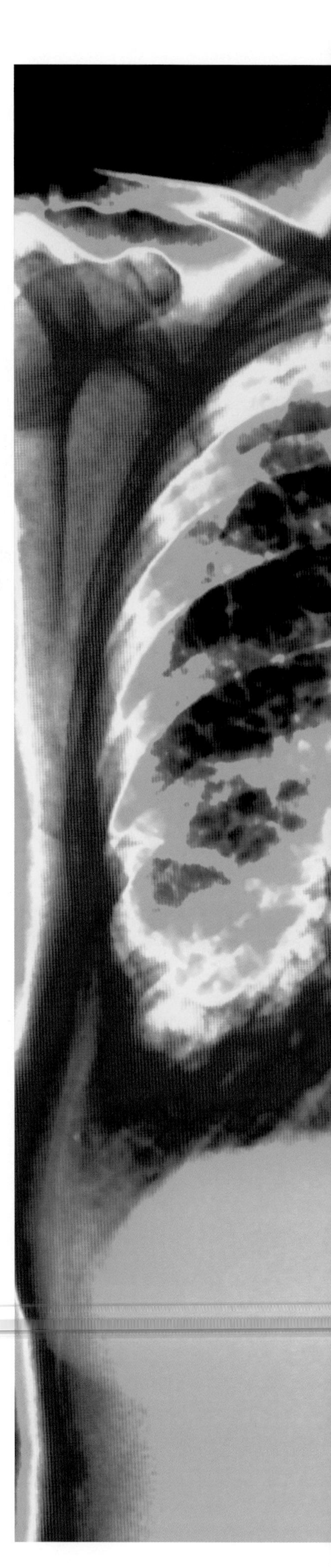

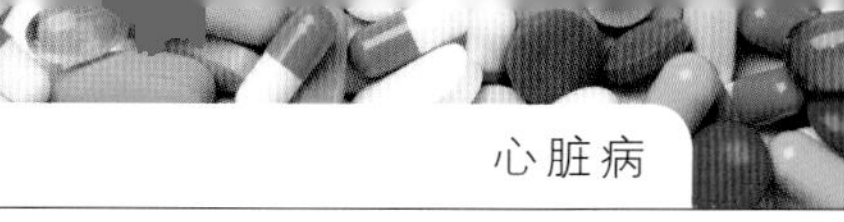

实践

心脏搭桥手术

动脉粥样硬化导致的动脉堵塞部位，可采用患者腿部、手臂或胸部的静脉或动脉进行搭桥手术。血管被移植到大动脉（动脉网的主要血管）和狭窄冠状动脉（为心脏供血的动脉）的远端之间。这样，冠状动脉血可以流至心肌，（通过搭桥）避开堵塞部位。1960年，德国出生的外科医生罗伯特·格茨在美国首次实施临床冠状动脉搭桥手术。如今，为多条动脉进行三处（如图）、四处甚至五处搭桥已是常规手术。

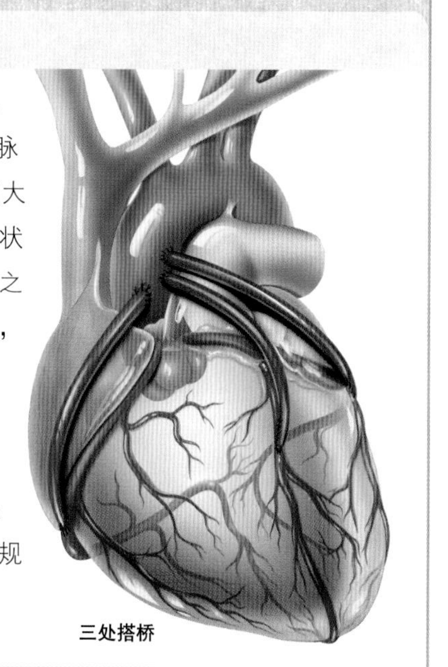

三处搭桥

动脉疾病被认为是可以通过早期改变生活方式加以预防的。

外科手术疗法

冠状动脉疾病、充血性心力衰竭（心脏瓣膜衰弱或受损所致）或心肌梗死（心脏病发作）引起的心脏损伤不可逆转。不过，心脏外科手术的出现为患者带来一线希望。1925年，英国外科医生亨利·苏塔在伦敦首次实施心脏瓣膜手术，解决了连接心脏左心房和左心室的二尖瓣狭窄的问题。1944年，美国巴尔的摩的约翰·霍普金斯医院首次进行婴儿先天心脏畸形矫正手术。自1952年以来，心内直视手术——心脏被暴露出来进行外科修复，同时用人工心肺机暂时保持血液流通——可以让医生尝试多种外科治疗方法。从1967年起，用捐献者心脏替代受损心脏的移植手术（见234~235页）成为可能，这是一种更加彻底的治疗手段。

公元前1000年前后的埃及木乃伊身上就被发现曾患冠心病的痕迹，3000年过去，这种疾病仍然是医生面临的严峻挑战。截至2020年，每年有1000多万人死于缺血性心脏病，这种疾病会增加COVID-19的患病风险。预防这种疾病的措施包括改变膳食结构和生活方式，以及服用他汀类等药物。

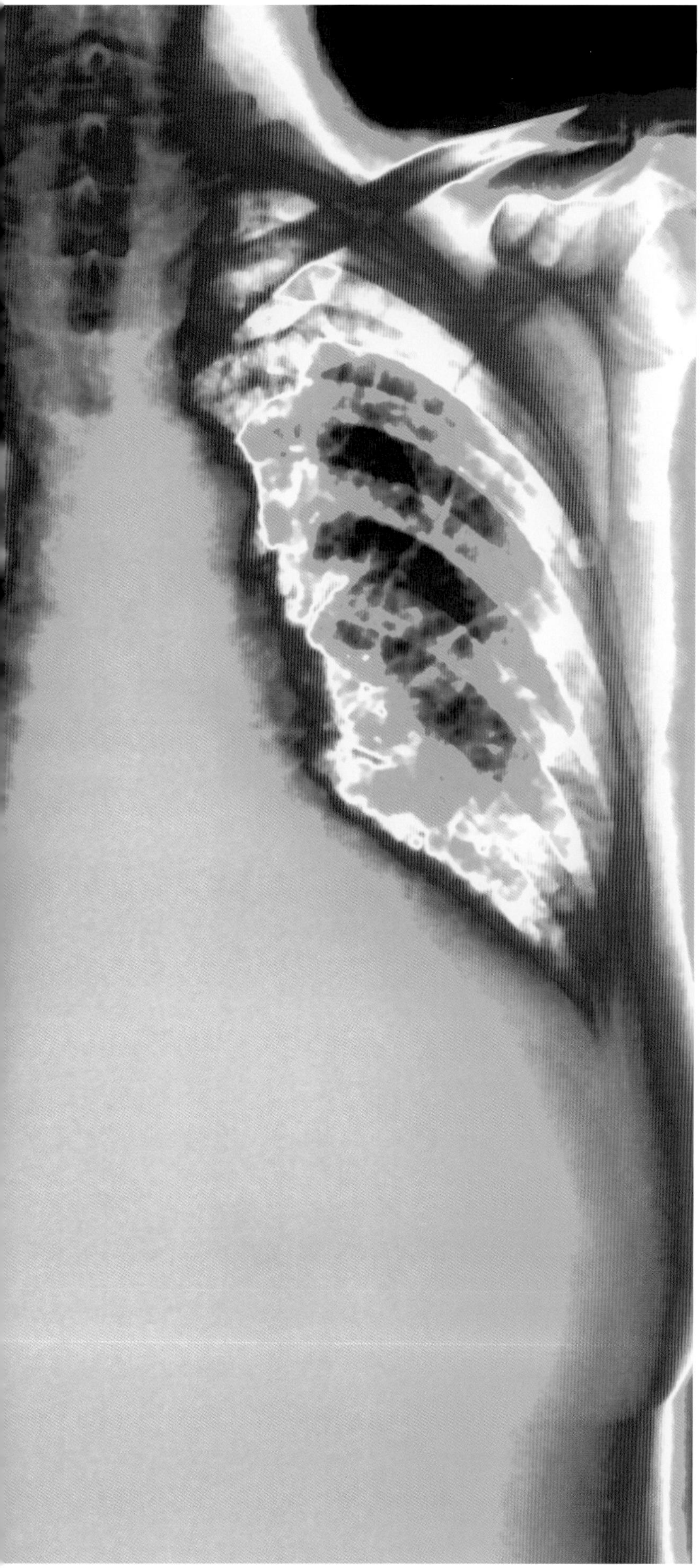

◁ 心脏扩大

动脉变窄后，心脏会出现代偿性表现，为泵血往往跳动更加剧烈。这种额外运动造成心脏扩大，如图左肋下方大块蓝色区域所示，继而引发心力衰竭。

> “我认为，这种疾病有些情况可以**预防**，但永远无法**治愈**。”
>
> 法国心脏病专家让－尼古拉·科维萨尔，
> 《论心脏大血管疾病与器质性病变》，1806年

过敏与抗组胺药

20 世纪人们对过敏的了解更为深入，医生们由此开始研究过敏的预防、缓解和治愈方法。哮喘（见 214~215 页）等过敏性疾病的发病率迅速上升，已经成为“21 世纪流行病”。

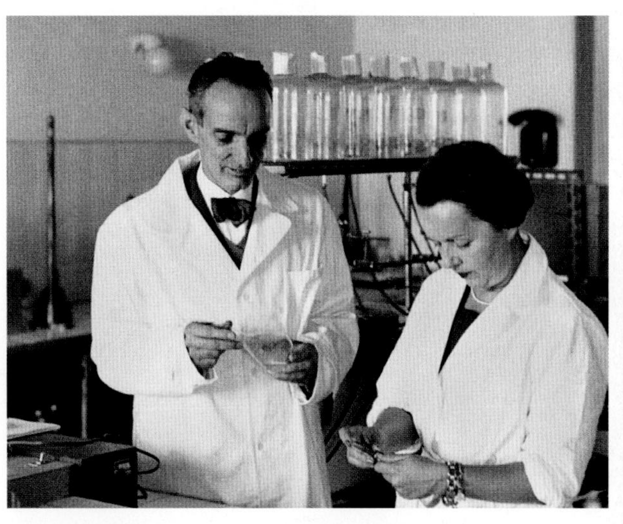

△ **博韦的突破**
因研制抗组胺药物的突破性成果，丹尼尔·博韦获得诺贝尔生理学或医学奖。1947 年，他在罗马高等卫生研究院成立医疗化学实验室，在那里他与科学家妻子菲洛梅娜·尼蒂一起工作。

过敏并非新生事物，数千年前已有关于过敏反应的记载。中国炎帝神农氏（约公元前 2700 年）率先使用麻黄治疗呼吸困难症（今称过敏性哮喘）。然而，人们对过敏症所知甚少，直到 19 世纪初期，花粉症，或称季节性过敏性鼻炎，才被英国医生约翰·博斯托克列为一种影响上呼吸道的疾病。现在，人们知道过敏反应是人体对变应原（又称过敏原）这种无害物质产生不必要的免疫反应，可能是季节性常见症状（如花粉症——世界上最为普遍的过敏），也可能情况严重乃至危及生命（如药物反应，被黄蜂或蜜蜂蜇咬，或对花生、贝类和乳制品等食品过敏）。

过敏与过敏性反应

伴随一些世界上最致命疾病的疫苗相继问世，人们也发现某些疫苗引起的反应令人费解。一些病人首次注射疫苗时未受伤害，但第二次注射却反应剧烈。1902 年，法国生理学家兼医生保罗·波尔捷和夏尔·里歇发现了由特定药物引发的致命反应，首创“过敏性反应”一词。人体接触变应原数分钟后就可能出现过敏性休克，并由此引起肿胀（如眼部、喉咙或双手），呼吸或吞咽困难，血压突然降低，甚至失去意识。

1906 年，相关研究有了进一步发展。维也纳儿科专家克莱门斯·冯·皮尔凯发现，人体接触某种特定物质后会产生抗体。他将这种反应称为“allergy”（过敏），源自希腊语“allos”（其他）和“ergia”（反应能力）。人体试图抵抗病原时即产生过敏症状。根据这个思路，花粉症可以解释为人体生成体液保护鼻腔，抵御“入侵者”（实为无害花粉）的攻击。

1910 年，英国生理学家亨利·戴尔和英国病毒学家帕特里克·普莱费尔·莱德劳率先发现组胺，并提出过敏反应由组胺引起。当人体受到外部物质刺激时，细胞会释放出组胺。随后，人体感知入侵者，努力将其逐出体外，从而引起过敏反应的典型症状（见左栏）。1932 年，组胺被确认为过敏反应的致病因子。

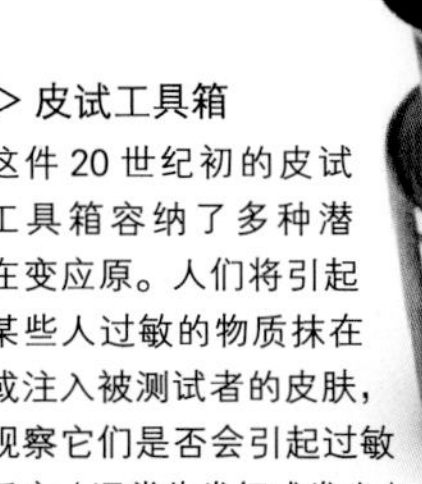

▷ **皮试工具箱**
这件 20 世纪初的皮试工具箱容纳了多种潜在变应原。人们将引起某些人过敏的物质抹在或注入被测试者的皮肤，观察它们是否会引起过敏反应（通常为发红或发炎）。

抗组胺药的发现

20 世纪 30 年代，瑞士出生的意大利药物学家丹尼尔·博韦开始寻找能缓解过敏症状的化合物。1937 年，博韦发现第一种抗组胺物质，在对抗组胺作用时起到治疗过敏反应的效果。这一发现促成 1942 年抗组胺药物首次研制成功。对花粉、尘螨、花生和乳胶等变应原的检测也取得了重大进步。1967 年，日本免

概念

抗组胺药的作用机制

人体认为花粉或狗毛等无害物质为危险入侵者时就会发生过敏反应。当人体接触变应原后，组织出现炎症反应，肥大细胞释放组胺。组胺与组胺受体结合后会产生局部肿胀、瘙痒或流泪等反应。共有 H1~H4 四种组胺受体。花粉症主要为组胺通过 H1 组胺受体引发。抗组胺药阻断组胺，防止组胺与组胺受体结合。组胺受体因此无法激活，就不会产生过敏反应。

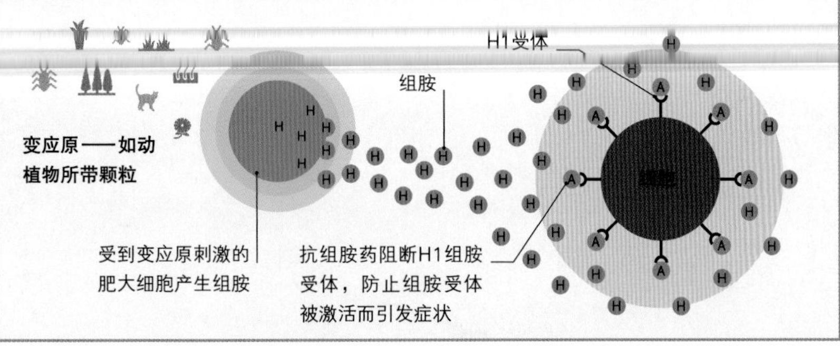

> **“某些人的食物对于另一些人可能意味着剧毒。”**
>
> 罗马哲学家卢克莱修，《物性论》，公元前 56 年

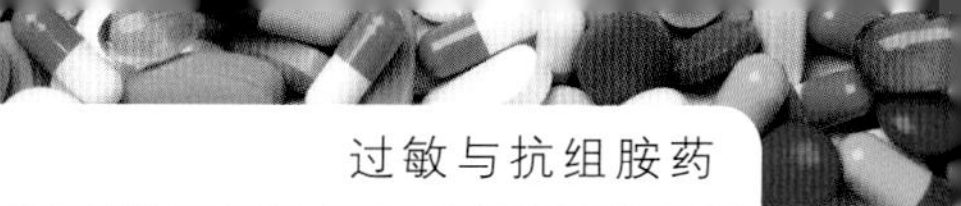

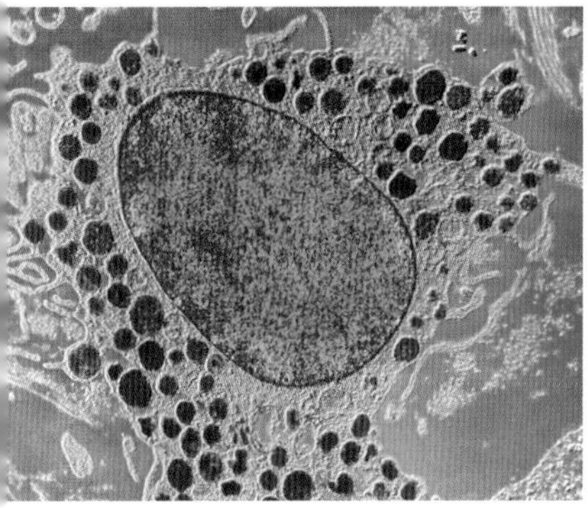

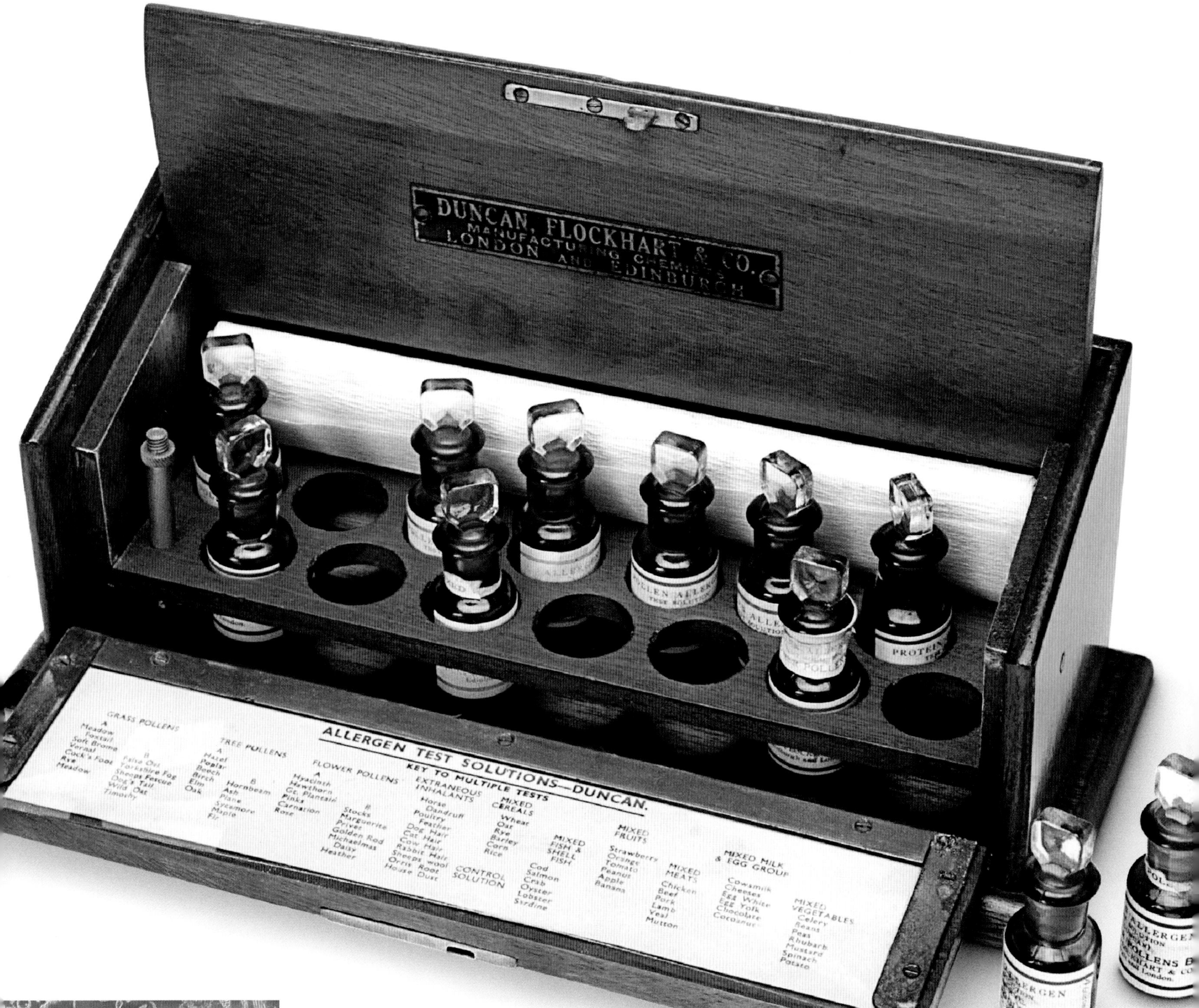

疫学家石坂公成和石坂照子发现免疫球蛋白 E（IgE）抗体在过敏反应中的作用。反复接触抗原后，过敏人体会产生 IgE 抗体，促使肥大细胞（一种白细胞）向血液中释放组胺等化学物质。与这一过程发生反应的药物可以有效治疗过敏。

某些过敏反应的原因可能很难诊断。过敏测试工具箱 1894 年首次出现，可以进行“功能性皮试”。皮肤点刺试验现在广泛用于诊断某些食物、昆虫毒液和药物过敏。在皮肤上滴一滴液体变应原后，将点刺针透过液体刺入皮肤；如果病人对这种物质过敏，15 分钟之内点刺部位就会出现发痒的红色肿块。市场上也有家庭测试工具箱，但其准确度令人质疑。

近年来患有过敏的人越来越多。食物过敏发病率大约每十年翻一番，仅花生过敏的发病率在 2000~2020 年就增长了三倍多。湿疹和哮喘发病率同样大大提高，似乎西方发达国家发病率高于发展中国家。过敏现象日益严重的原因还在研究当中，城市化、环境问题、空气污染和膳食结构变化都被视为关联因素。

△ 肥大细胞

肥大细胞含有抵御感染的重要物质组胺。过敏反应出现时，肥大细胞在人体内释放大量组胺。

脊髓灰质炎：全球之战

数千年来，传染性极强的病毒性疾病脊髓灰质炎（简称脊灰）不断造成患者瘫痪、残疾甚至死亡。20 世纪上半叶曾出现最为严重的疫情传播，但 50 年代中期疫苗出现后脊髓灰质炎开始逐渐减少，它可能成为下一个在全球被消灭的疾病。

脊髓灰质炎病毒为肠道病毒属——影响消化道的病毒，通过黏液和其他口鼻分泌物及受污染的水源、食物在人与人之间传播。多达 98% 的病例没有症状或症状轻微，如发烧、呕吐和腹泻。症状的严重程度取决于病毒株和患者年龄及身体状况（儿童受疾病的影响程度一般大于成人），1%~2% 的脊灰病例可能情况更为严重。病毒会从患者的消化系统转移至神经，特别是脊髓，从而造成残疾、肌肉萎缩和瘫痪，尤其是下肢瘫痪。脊灰还有可能影响人的咽喉和胸部肌肉，导致吞咽和呼吸困难。

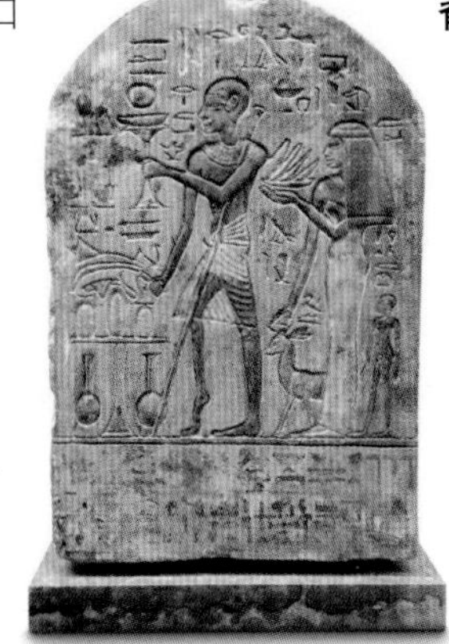

△ 历史上的受害者
史上最早的脊灰患者形象可能出现在约 1400 年前的一块古埃及石碑上的场景。石碑上有一名腿脚变形的男子，他或为一名祭司。

脊灰的历史

脊灰的历史可以追溯至古代，但直到 19 世纪人们对它才有详细记载——或许因为其症状不明确，而且往往症状轻微，很难确认。1840 年，德国医生雅各布·海涅首次将其描述为一种特定的疾病。1874 年，另一位德国知名医生阿道夫·库斯莫尔将其命名为“脊髓灰质炎”。到了 20 世纪初，脊灰开始在欧洲和北美洲暴发。这一流行病疫情日趋严重，影响范围越来越大。严重病例会造成病人永久性瘫痪、严重的呼吸问题（治疗方法是将病人放入称为“铁肺”的金属盒子中，帮助肺部吸入和呼出空气），甚至死亡。1916 年，美国报告近 2.8 万病例，6000 多人死亡。这次病例激增的原因仍不清楚，但卫生假说认为，人们的天然免疫力随着生活水平的提高而下降。

美国在脊灰研究方面走在世界前列。1935 年，纽约大学和费城的天普大学对两种早期疫苗进行大规模测试。这两种疫苗的测试都使用减毒病毒，结果极其失败，很多志愿者病情加重，有些甚至丧命。

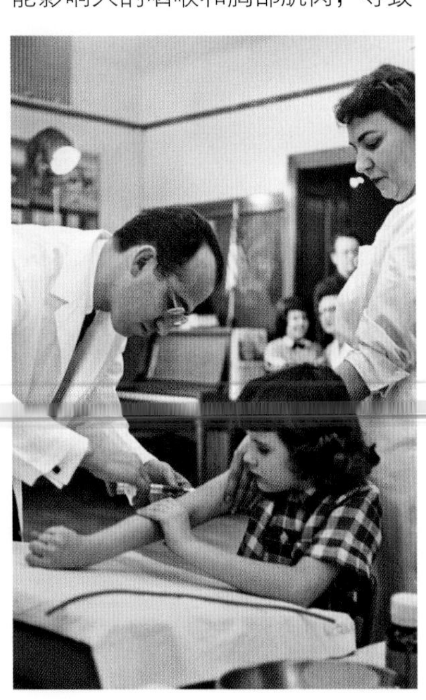

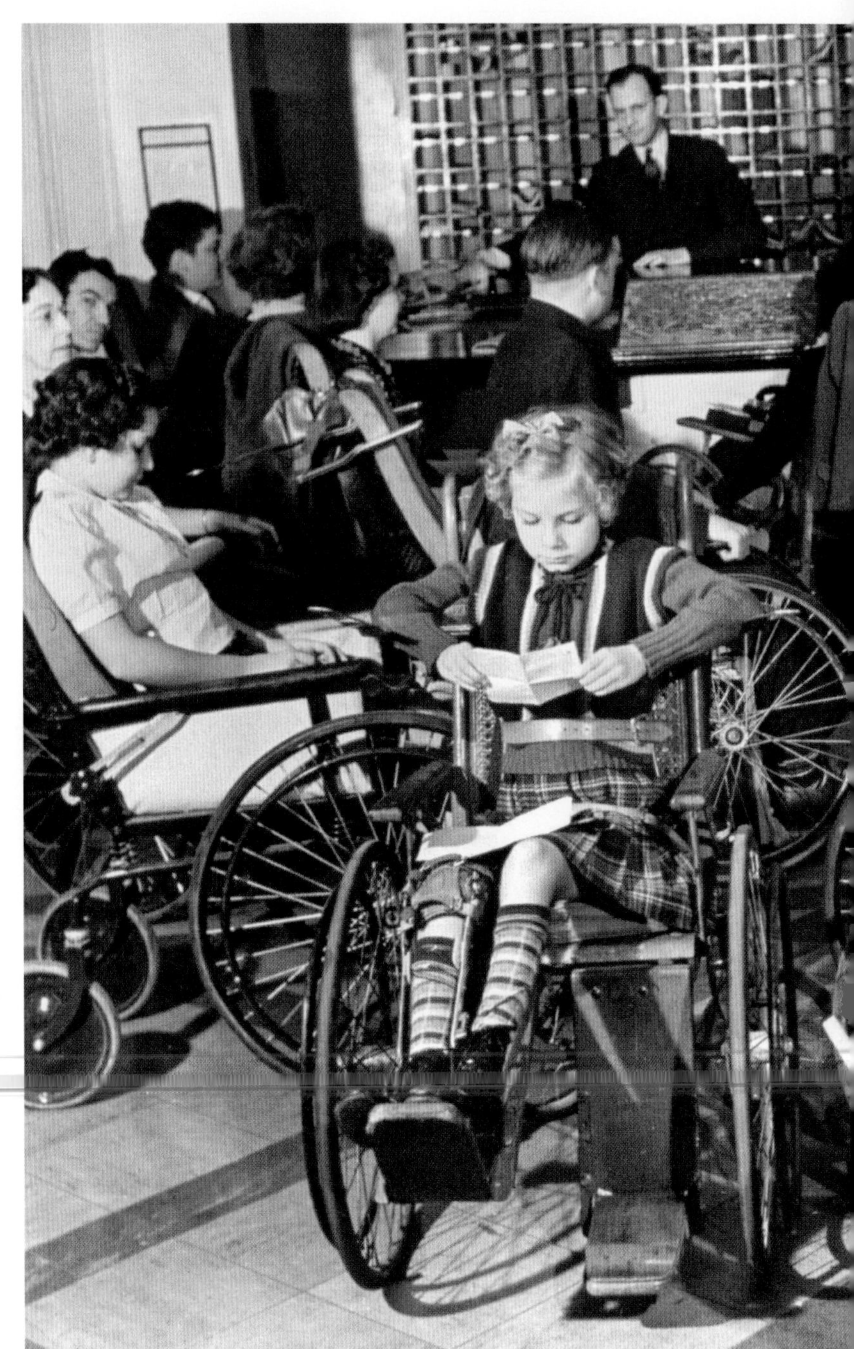

▷ 康复
1927 年，美国总统富兰克林·D. 罗斯福成立佐治亚温泉（今称罗斯福温泉）基金会，支持脊灰患者的治疗和康复。图为 20 世纪 50 年代的患者正在阅读家人来信。

◁ 索尔克注射疫苗
1953 年，乔纳斯·索尔克为抗击脊灰而备受公众关注，他为自己和家人注射了他最新研制的疫苗，并称“疫苗是安全的，没有比它更安全的了”。

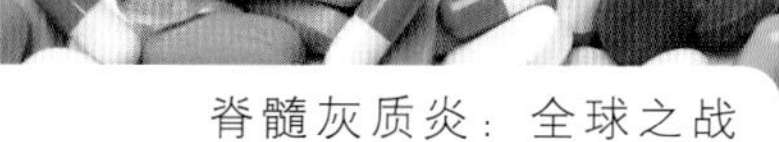

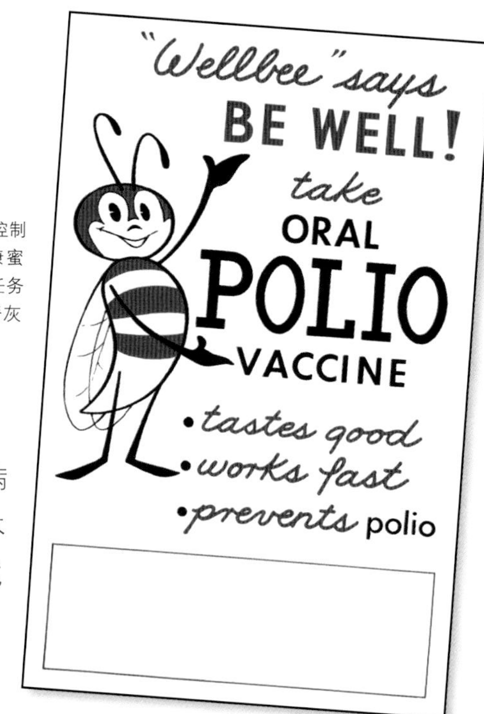

▷ 脊灰疫苗海报

50 多年前，美国传染病中心（今称疾病预防控制中心，CDC）推出国家公共卫生标志“健康蜜蜂”。这个吉祥物象征着健康，它的第一项任务是在亚特兰大及美国各地宣传萨宾的口服脊灰疫苗。

“人民（拥有脊灰疫苗）……没有专利。你能为太阳申请专利吗？”

美国医生兼医学研究者乔纳斯·索尔克，1955 年

三年后，1921 年患上脊灰的美国总统富兰克林·德拉诺·罗斯福成为“捐一角”大型募捐活动的中心人物。他呼吁民众每人捐出一角钱以助人战胜这种疾病。1941 年，在美国工作的研究人员艾伯特·萨宾及其同事在消化道中发现脊灰病毒，认为这一病毒通过口腔进入人体。1949 年人们发现了培育病毒用于疫苗研制的新方法，成本更低。1950 年时，经进一步试验，取得了一些成果。

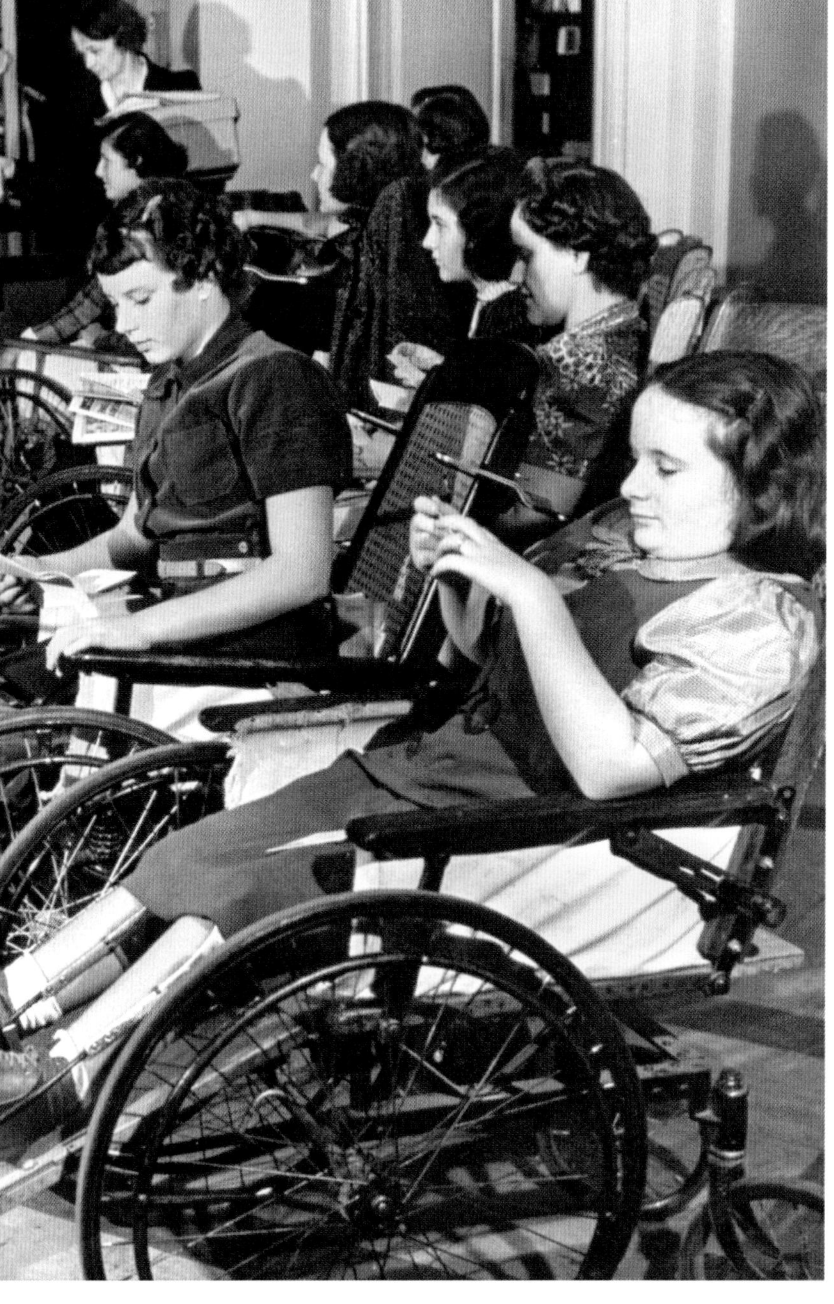

脊灰疫苗

1952 年，美国经历了史上最严重的脊灰疫情——报告病例超过 5.76 万人，其中 2.1 万人发生瘫痪。美国病毒专家乔纳斯·索尔克的研究团队开始进行新的脊灰疫苗试验，采用了灭活病毒，这种病毒能够免疫但效果不够持久。1954 年他们展开大规模试验，上百万儿童接受了索尔克疫苗注射，实践证明，该疫苗预防麻痹型脊灰的有效率高达 90%。

同时，艾伯特·萨宾使用减毒活病毒研制口服脊灰疫苗，再度大规模试验后这种疫苗也获得成功。口服疫苗比索尔克疫苗使用方便，又模拟了自然病毒进入人体的方式，20 世纪 60 年代初世界各地开始展开此种疫苗的大规模接种。

随着脊灰疫苗不断改良，接种计划在全球展开，至 20 世纪 90 年代，脊灰疫情已难得一见。但在印度（2011 年最终宣告消灭脊灰）、阿富汗、巴基斯坦和叙利亚等地区仍有脊灰存在。1988 年，世卫组织与各国政府联合发起全球根除脊髓灰质炎行动。这项行动在 2013 年更新了内容，以注射疫苗取代口服疫苗，目标是在全球消灭脊髓灰质炎。

▽ 疫苗接种

大量卫生行业志愿者参与到根除脊灰的行动中。图中，阿富汗加兹尼的幼儿正在接受疫苗滴剂。

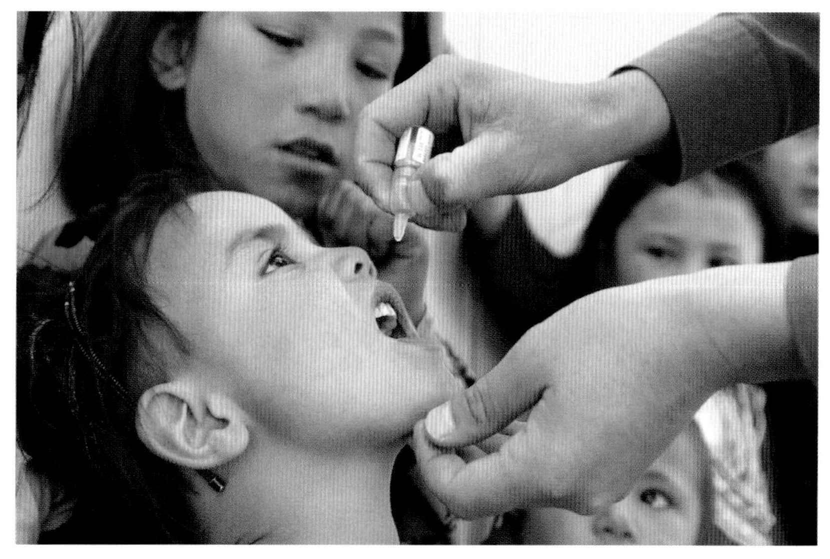

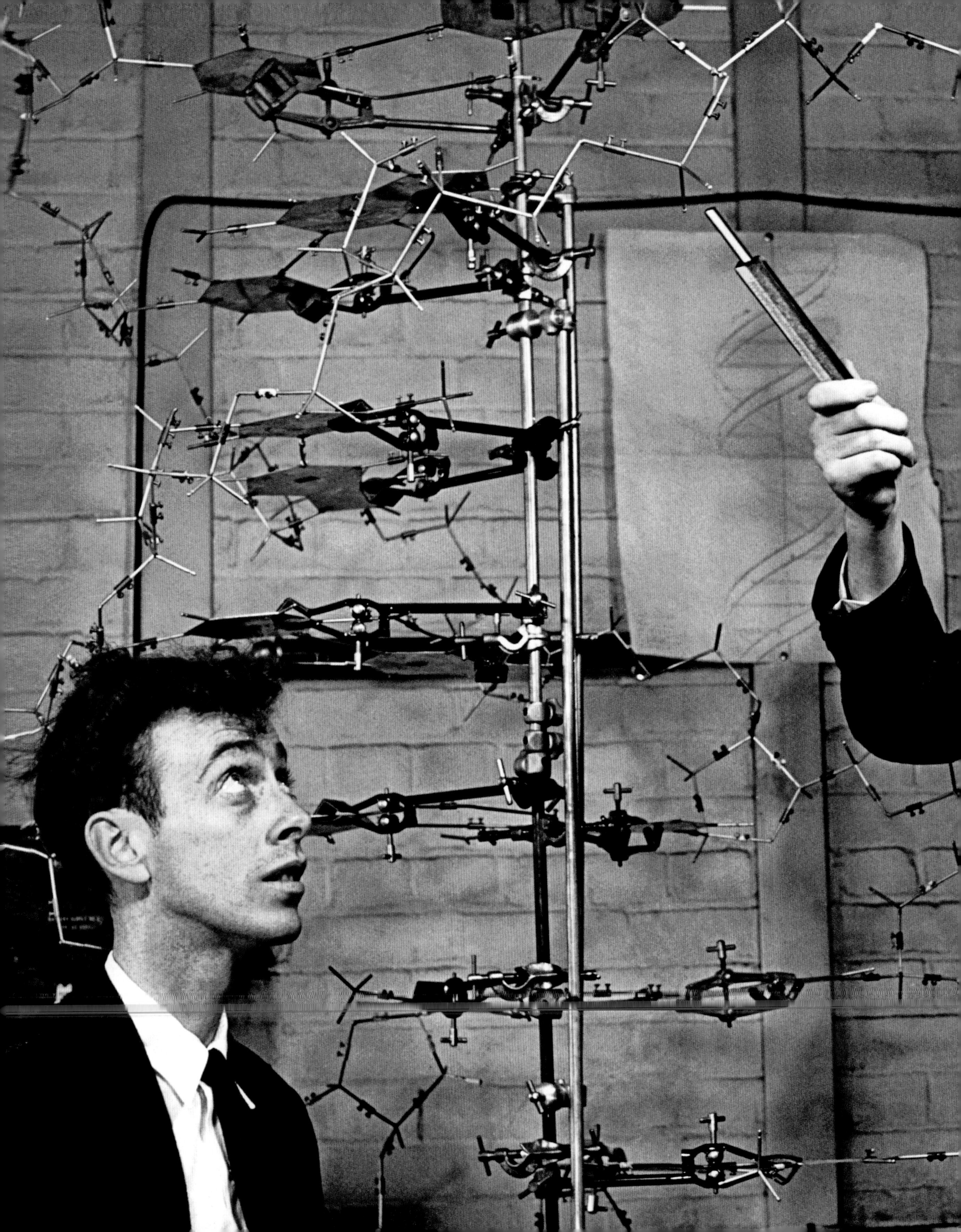

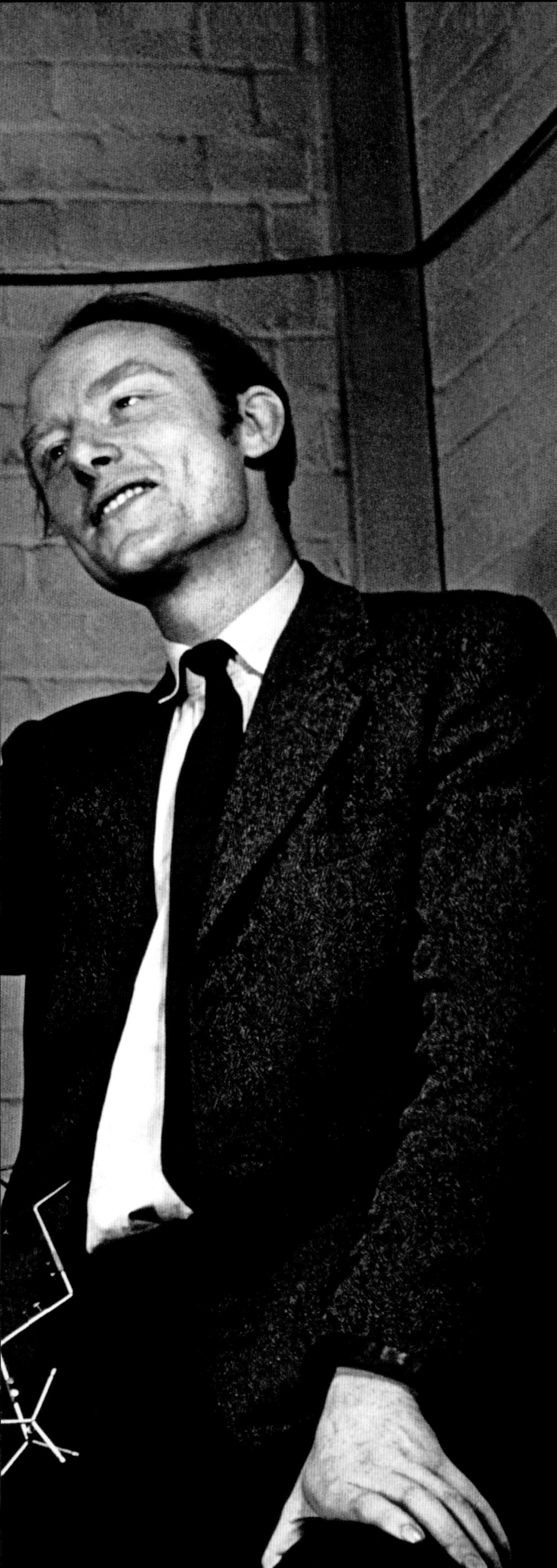

DNA 结构

1953 年，弗朗西斯·克里克与詹姆斯·沃森在英国剑桥提出，遗传物质 DNA（脱氧核糖核酸）为“双螺旋”结构，这是科学史上最伟大的发现之一。他们的发现为生物研究开拓了广阔的新领域，无数疾病从此有可能找到病因和治疗方案。

全球都在积极研究 DNA，重大突破由英国科学家弗朗西斯·克里克与美国生物学家詹姆斯·沃森实现。1944 年 DNA 就已证实带有遗传信息。克里克和沃森知道 DNA 必须通过某种方式自我复制，从一个细胞传到另一个细胞，从个体转向个体后代。他们的主要贡献在于发现了 DNA 的扭曲梯形结构，其中的“梯级”由碱基这种物质构成。碱基有特定配对，其排列顺序即为遗传信息密码。碱基对可以拆开，梯形结构两侧可以各形成一个同样的梯形结构，这样 DNA 就从一个变为两个。此后的研究破解了遗传密码，揭示了基因工作原理（见 246 页）和遗传模式，并为遗传病、传染病和癌症等无数医学问题提供了潜在解决方案。

沃森和克里克从英国生物物理学家罗莎琳德·富兰克林拍摄的 X 射线照片中得到很大帮助。他们的研究发现意义重大，潜在应用范围极广，克里克、沃森及其同事莫里斯·威尔金斯因此于 1962 年获得诺贝尔生理学或医学奖。诺贝尔奖不能提名过世者，所以 1958 年因卵巢癌去世的富兰克林未能获奖。

“有了一切生命的**分子基础结构**，我们可以‘扮演上帝’。”

美国生物学家詹姆斯·沃森，《DNA：生命奥秘》，2003 年

◁ 沃森与克里克的 DNA 模型

沃森（图左）和克里克常常用各种形状的纸、金属片、球、棍、细绳和实验室玻璃器皿模拟分子的原子结构，如图中的 DNA 模型。

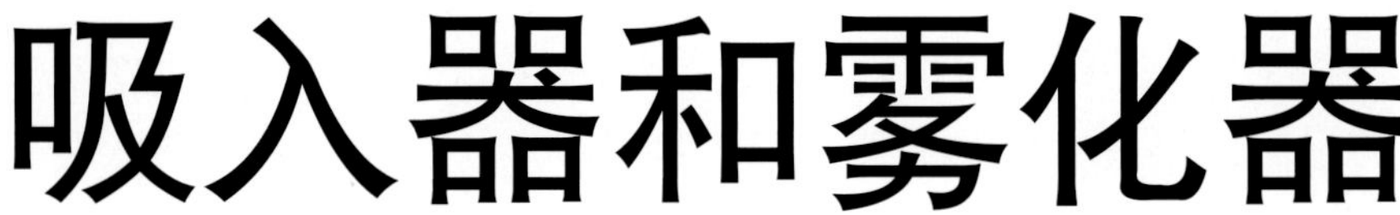

吸入器和雾化器

哮喘等呼吸疾病数千年来一直通过肺部吸入药物治疗。18 世纪末发明了专用吸入装置，现在已经发展成为复杂的吸入器，可以按剂量精确用药。

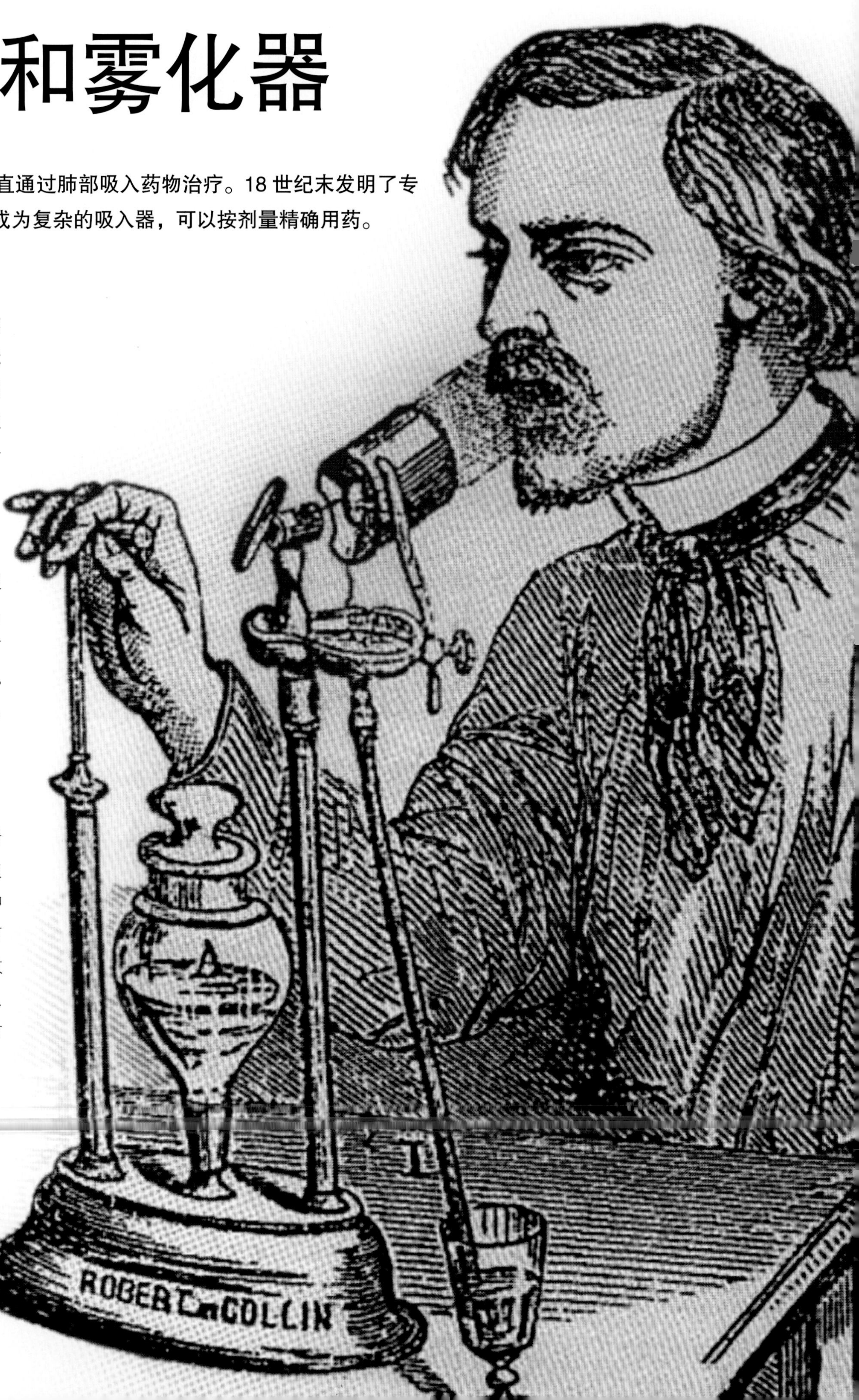

吸入某些草药烟雾或汤药蒸气的益处至少 4000 年前就已为人所知。最初人们只是吸入燃烧形成的烟雾或是用烹饪器皿制造的蒸气，而很多古代文明发展出一些更为特殊的吸入疗法。例如，古埃及人把草药放在烧热的石头上，然后吸入草药产生的蒸气。印度阿育吠陀医学则建议用烟斗吸入曼陀罗属植物根茎制成的草药，现代已知曼陀罗可以起到支气管扩张剂的作用，打开狭窄的呼吸道。中南美洲也使用类似的药用烟斗，吸入许多不同的草药。

早期吸入器

最早的专用吸入装置可能是由古希腊人设计的，人们将之归功于希波克拉底医生（见 36~37 页）。这种吸入器就是一个烹煮锅，盖子上有孔眼，可以插入一根麦秆。锅中放入草药、香料或其他药物，浸泡、加热，病人通过麦秆吸入蒸气。古

▷ **第一台压力吸入器**
让·萨勒－吉隆发明的“喷雾器”获得 1858 年法国科学院银奖。该装置按压手柄将液体从贮液器泵出，通过喷嘴形成喷雾。

“仪器**将溶液转化为雾**，颗粒极其微小，可在空气中浮动。”

手动气囊式哮喘雾化器说明书，1940 年

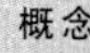

概念

支气管哮喘

哮喘发作时出现的典型症状是呼吸困难，原因是炎症导致的呼吸道狭窄和阻塞。除了支气管肿胀以外，呼吸道附近的肌肉收缩，产生过量黏液，使呼吸进一步受到阻碍。吸入药物扩张呼吸道可以立即缓解症状。哮喘病因复杂，包括遗传和环境等因素。污染、花粉、动物毛（见 208~209 页）或是气温变化都可能引发哮喘。运动、压力或焦虑也有可能引起哮喘。

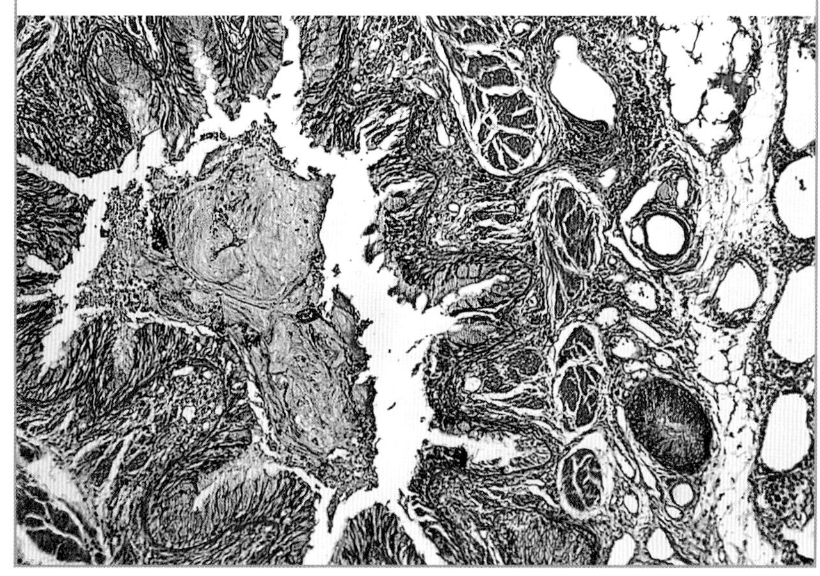

希腊的这项发明并不复杂，18 世纪晚期出现的最早的现代吸入器是以此为模型制造的。

当时，英国的工业革命正在全面推进，各种创新层出不穷，但工业燃煤也造成了严重的空气污染。因此，英国医生约翰·马奇 1778 年有了再造吸入器的想法也就不足为奇了。他沿用古希腊吸入器的制作方法，改装了一个锡制啤酒杯。杯子把手上的孔眼可以让空气通过杯中液体，病人用盖子上安装的吸嘴吸入气体。马奇的发明很快流行开来，19 世纪，用陶瓷制成的此类吸入器寻常可见。马奇主张用他的装置吸入鸦片浸剂，但 19 世纪初具有扩张支气管作用的曼陀罗植物已开始从印度进口，到了 19 世纪中期，曼陀罗制剂成为吸入疗法的标准药物。然而，很多陶瓷吸入器的使用者只用它吸入白开水的蒸汽。

3.4亿 2016 年全球疾病负担研究所示全世界哮喘患者人数。

雾化器的发明

吸入器发展的突破出现在 19 世纪中期，法国医生奥丰·厄热－雷本发明喷雾器。它既是医学技术的进步，也是法国香水业的产物。这一装置利用空气压力使液体形成可吸入的喷雾，其技术被应用于雾化器的研制。雾化器可以“雾化”药液，形成雾或喷雾，通过鼻腔、口腔或口鼻同时被病人吸入。让·萨勒－吉隆发明的便携式吸入器用手动泵操作，而德国医生埃米尔·西格勒则研制出一种蒸汽动力吸入器。这些装置原本设计用来雾化温泉的矿泉水，后来在水中加入了药用成分。20 世纪初，人们发现肾上腺素提取物有扩张支气管的作用，肾上腺素气雾剂由此开始用于哮喘治疗。这种药物的成功，使雾化器得到广泛应用，雾化器也更加轻便易用，挤压气囊就可产生压缩空气。20 世纪 30 年代还有一项重要创新就是电动压缩机的应用，它使雾化调节更加方便。

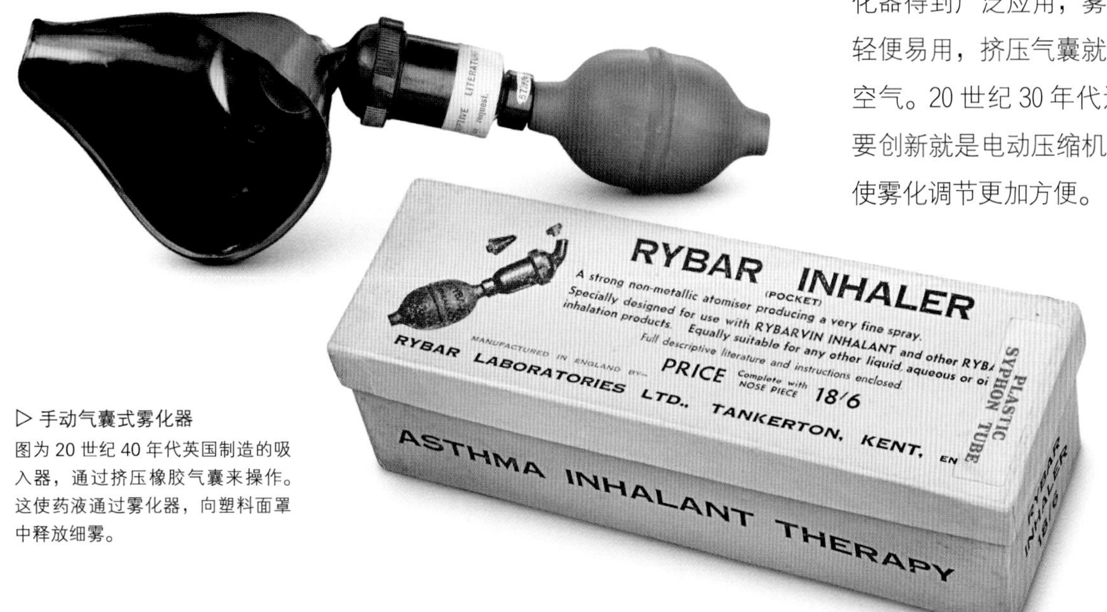

▷ **手动气囊式雾化器**
图为 20 世纪 40 年代英国制造的吸入器，通过挤压橡胶气囊来操作。这使药液通过雾化器，向塑料面罩中释放细雾。

进一步发展

此时雾化器在保证药量精准上仍有困难。1948 年，美国赖克实验室的科研人员研制出一种喷雾吸入器，可在气体吸入时给予准确剂量的异丙肾上腺素或乙基异丙肾上腺素药粉。20 世纪 50 年代出现转折点，压力定量吸入器（pMDI）研制成功，它在压力容器上使用一个阀门，可以定量释放单剂量的雾化药液。但是，pMDI 装置的加压盒需要使用氯氟烃（CFCs）作为压缩气体，为了保护臭氧层，1987 年 CFCs 被禁止使用，取代它的是氢氟烷（HFA）。病人也可使用干粉吸入器（DPI），其电子“智能”版还能帮助病人调节剂量。

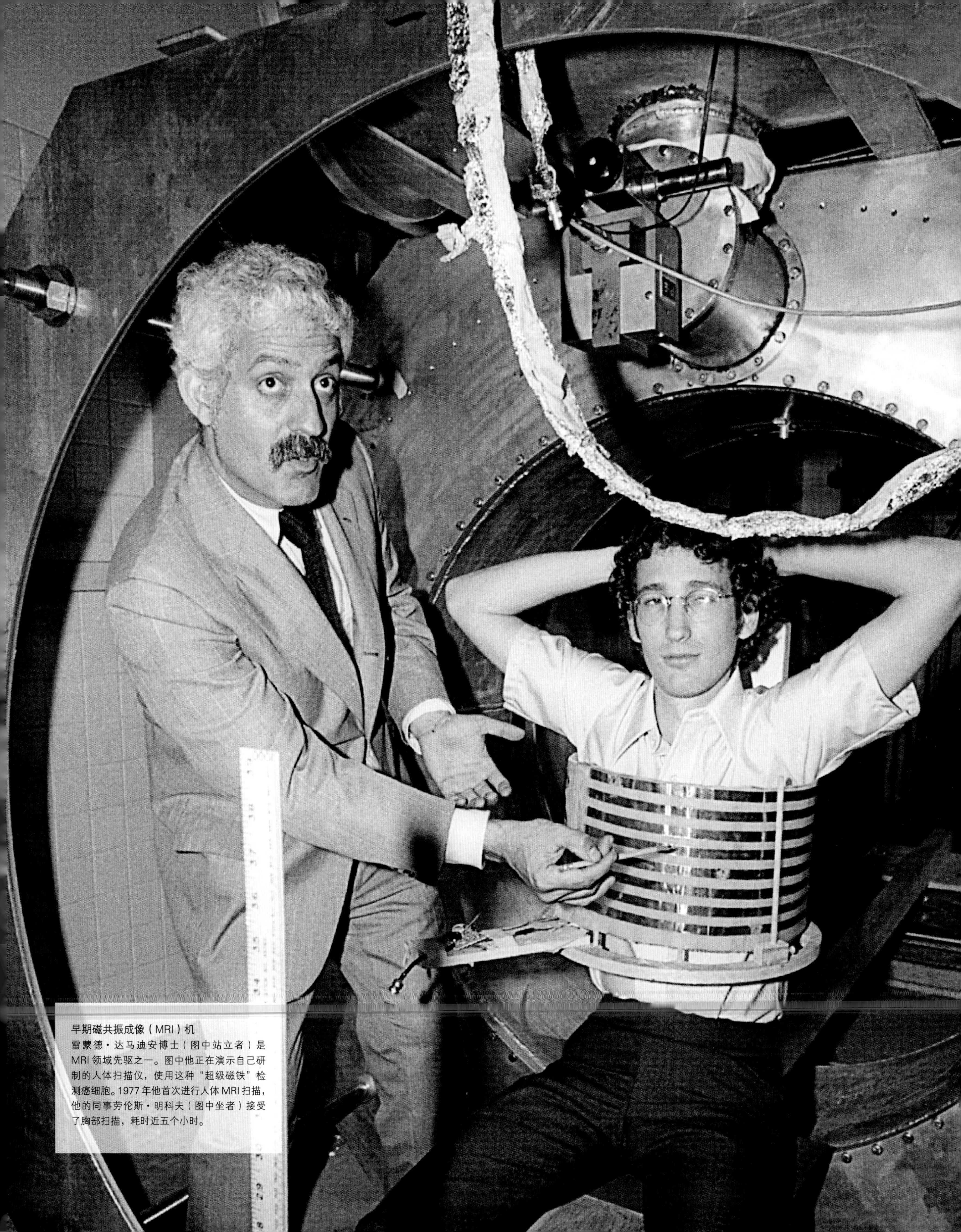

早期磁共振成像（MRI）机
雷蒙德·达马迪安博士（图中站立者）是MRI领域先驱之一。图中他正在演示自己研制的人体扫描仪，使用这种“超级磁铁”检测癌细胞。1977年他首次进行人体MRI扫描，他的同事劳伦斯·明科夫（图中坐者）接受了胸部扫描，耗时近五个小时。

扫描仪

1895 年发现 X 射线后，医生无须进行外科手术即可观察人体内部。20 世纪下半叶医学成像技术得到进一步发展，出现了各种扫描方法，可以提供内容更为精细的三维图像。

20世纪初，人们希望提高X射线图像（见172~173页）所提供信息的水平，因而发明了第一种扫描技术——断层成像，其英文“tomography”源自希腊语“tomos”，意为“切面”或“断层”。最初，断层成像通过围绕人体同时移动X射线源和探测器实现，形成一幅单一的、只能聚焦一个断层的模糊图像。20世纪中期，从多个角度获取的多个物体或人体“切片”X射线图像可被组合成一幅合成图像。

计算机断层扫描

计算机断层扫描仪（CT）或称计算机轴向断层扫描仪（CAT）始见于20世纪70年代初，当时的仪器速度慢，效率低下。发展到今天，CT扫描仪几秒钟之内就可读取数千个X射线数据，解析数据后几乎即刻生成一幅合成计算机图像。患者通过环形扫描架时，扫描装置旋转，向人体发送X射线进行检测。检测数据随后经过数字处理，生成三维（3D）图像。

CT扫描出现后不久就成为主要医学成像技术。但断层成像的原理并不仅限于X射线成像。CT扫描仪刚刚出现时，人们就开始研究X射线的替代技术——采用无线电波和磁场扫描。

磁共振成像

人体处于高强磁场中时，人体中的质子被迫排列整齐。当质子回到原始位置时，会发出可探测到的无线信号。不同组织的质子发出的信号不同，因此可以形成骨骼和包括肿瘤在内的软组织的清晰图像。

磁共振成像（MRI，见232~233页）首创于20世纪70年代，现已普及。与X射线和CT扫描不同的是，患者接受MRI检查不会受到辐射。但检查时患者必须保持静止状态，躺在检查台上通过实为桶状空心磁体的仪器。

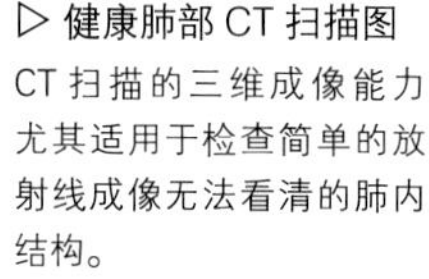

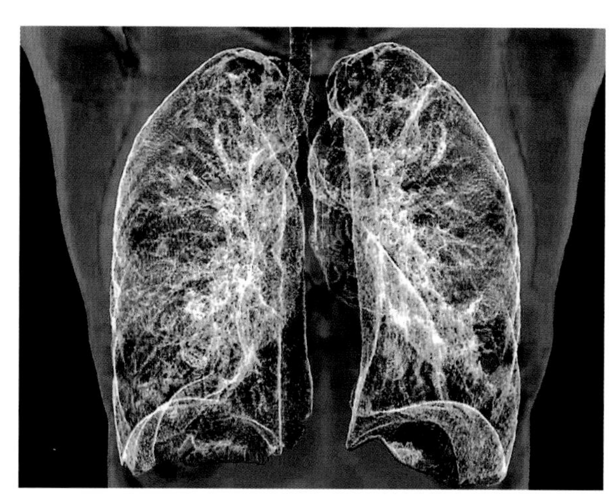

▷ 健康肺部CT扫描图
CT扫描的三维成像能力尤其适用于检查简单的放射线成像无法看清的肺内结构。

其他成像技术

超声波扫描出现于20世纪50年代，它向人体发送高频声波并检测其回声，与潜水艇声呐原理相同。现在的超声波仪器能生成实时动态影像，可手持使用，与其他扫描技术相比在机动性上更占优势。

基于核医学的新一代成像仪包括使用伽马射线的单光子发射计算机断层扫描（SPECT）和正电子发射断层成像（PET），有时与CT或MRI配合使用。电磁声成像（EMAI）使用长波无线电波诱发超声波，然后对其进行分析，以显示三维图像。

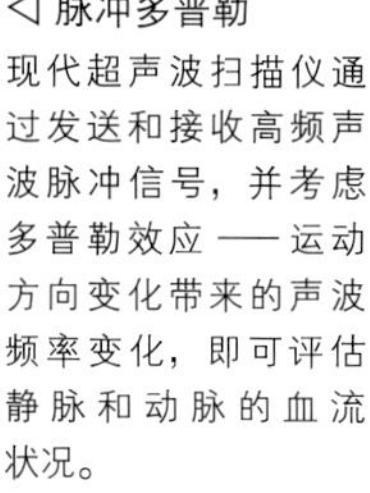

◁ 脉冲多普勒
现代超声波扫描仪通过发送和接收高频声波脉冲信号，并考虑多普勒效应——运动方向变化带来的声波频率变化，即可评估静脉和动脉的血流状况。

英国电气工程师（1919~2004年）

戈弗雷·豪恩斯菲尔德

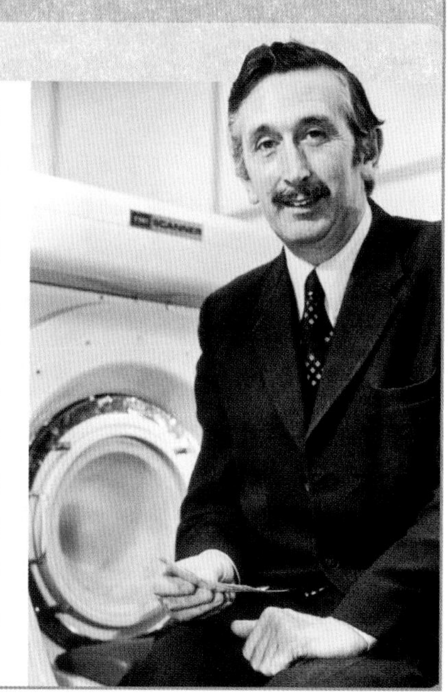

在20世纪六七十年代的计算机断层成像领域，戈弗雷·豪恩斯菲尔德可谓业界先驱。豪恩斯菲尔德自幼爱好电子技术，第二次世界大战期间在英国皇家空军负责电子设备及雷达，之后在伦敦法拉第之家学习电气工程。1949年，他进入百代公司（EMI）工作，在那里他产生了一个想法，即利用不同角度的X射线读数构建物体横断面的图像。1979年，他与物理学家艾伦·麦克劳德·科马克共同获得诺贝尔生理学或医学奖。

制药业

制药业的起源最早可以追溯至中世纪提供传统药物的小药房。如今，它已经成长为产值数千亿美元的全球产业，生产的新药数以千计，给人类健康带来了革命性的变化。

过去200年，药物研制蓬勃发展。19世纪化学领域取得的进步让人们可以分离出各种有效成分，如从鸦片中提取的吗啡，从金鸡纳树皮中提取的奎宁。19世纪，德国默克、瑞士罗氏、英国宝威和美国史克等小公司开始批量制造并销售这些药物。如今其他知名制药企业以有机化学品制造起家，生产纺织业采用的染色剂等材料，如德国拜耳和美国辉瑞。拜耳进入制药业的第一次尝试为阿司匹林的研制（见170~171页），阿司匹林是史上最成功的药品之一，1899年拜耳开始经销阿司匹林。

19世纪末，疫苗的研制也有进步，如白喉和破伤风疫苗（见158~159页），使羽翼未丰的制药企业的业务范围得到拓展。1909年，德国科学家保罗·埃尔利希和助手秦佐八郎发现砷凡纳明对梅毒病毒极其有效。这种药物的市场需求极大，因此埃尔利希未经进一步试验就将其推向市场（见186~187页）。

第一次世界大战之前，在不断扩大的制药行业中，德国和瑞士是两大主要力量。但1917年，拜耳公司失去阿司匹林商标及其美国资产，默克公司的美国分公司脱离其德国母公司。德国在制药业的领导地位受到冲击，其他企业特别是美国公司抓住了这个机会。从分离治疗糖尿病的胰岛素（见190~191页）到1928年发明青霉素（见198~199页），各项技术突破令全球制药产业突飞猛进。

1.3万亿 美元 **2020年世界制药业收入。**

沙利度胺（反应停）丑闻

然而，并非所有新药都有益于人类。过去药物试验不够严密，某些药物的毒性未能及时发现，其中一例就是20世纪五六十年代使用的沙利度胺。西德格兰泰公司研制的沙利度胺推出时为安眠药，后来用于缓解孕妇晨吐。该药在欧洲上市后不久，产科医生发现一些婴儿出生时就肢体残缺。经过研究，人们很快发现沙利度胺是罪魁祸首，1961年该药撤出市场。沙利度胺事件引发公众对药物安全性试验不够充分的强烈抗议，因而推动了重大的监管改革。

畅销药

不少改变世界的药物研制于战后时期。1960年推出的避孕药（见224~225页）改变了社会的面貌和妇女的生活。安定（地西泮）——主要用于治疗焦虑症、癫痫和酒精戒断症状，由罗氏公司于1963年

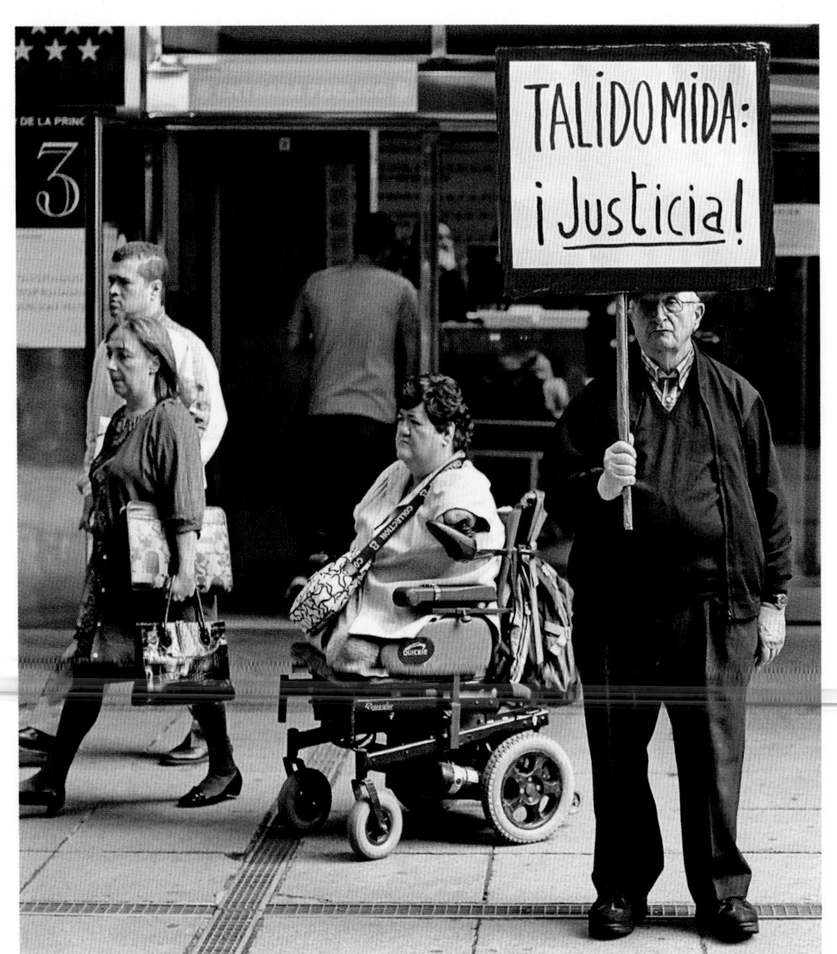

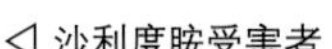
◁ 沙利度胺受害者

西班牙马德里审判生产沙利度胺的制药公司期间，一名受害者坐着轮椅离开法院，一名示威者手拿“沙利度胺，绳之以法！”的标语牌站在一旁。这是大量控告药物厂家格兰泰公司的案例之一。

> “**沙利度胺的悲剧**发生在50年前，当时的**世界**与今天**完全不同**。”
>
> 摘自格兰泰公司CEO哈罗德·斯托克的官方致歉信，2012年

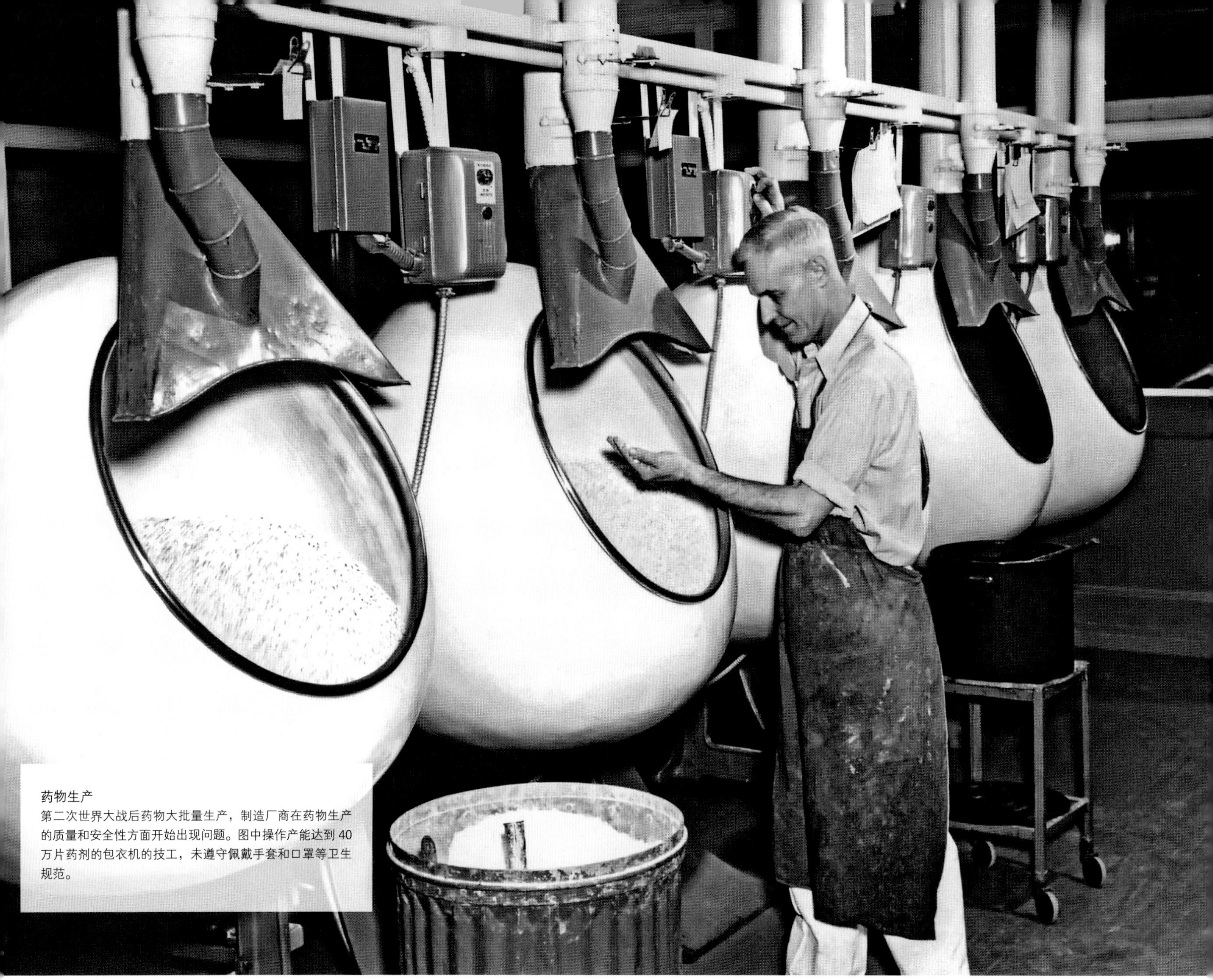

药物生产

第二次世界大战后药物大批量生产，制造厂商在药物生产的质量和安全性方面开始出现问题。图中操作产能达到 40 万片药剂的包衣机的技工，未遵守佩戴手套和口罩等卫生规范。

推向市场，随后又有了单胺氧化酶抑制药（MAOI）类抗抑郁药物。广泛应用的药物扑热息痛和布洛芬分别于 1956 年和 1969 年研制成功。20 世纪 70 年代，癌症治疗和癌症药物领域出现了重大发展。血管紧张素转换酶（ACE）抑制药于 1975 年面世，可改善心脏健康。1977 年，治疗胃溃疡的甲氰咪胍（西咪替丁）成为史上首个“畅销”药。它令其发明者获得了诺贝尔奖，使其制药企业每年获利超过 10 亿美元。这种现象引发了新的趋势，制药公司争先恐后，为谋取巨额利润力图研制新的“大热门”药物。

制药已经成为世界最大产业之一，但其声望屡遭重挫。有些药物服用一个疗程的费用超过 10 万美元，而制药成本相比之下极低，制药公司被指控牟取暴利，但制药业以巨额研发成本为由为自己辩护。人们还指责制药企业退出那些帮助最贫穷人群的药物研发工作，尽管这一产业每年产值已超过 50 亿美元。对于 COVID-19 的出现，制药企业表现出不同的态度：一些企业同意不盈利，而另一些企业给较贫困国家购买的疫苗打折。

▽ 药物设计

研究人员用计算机为抗癌（化疗）药物与酶的结合建模。计算生物学有助于开发药物和了解药理。

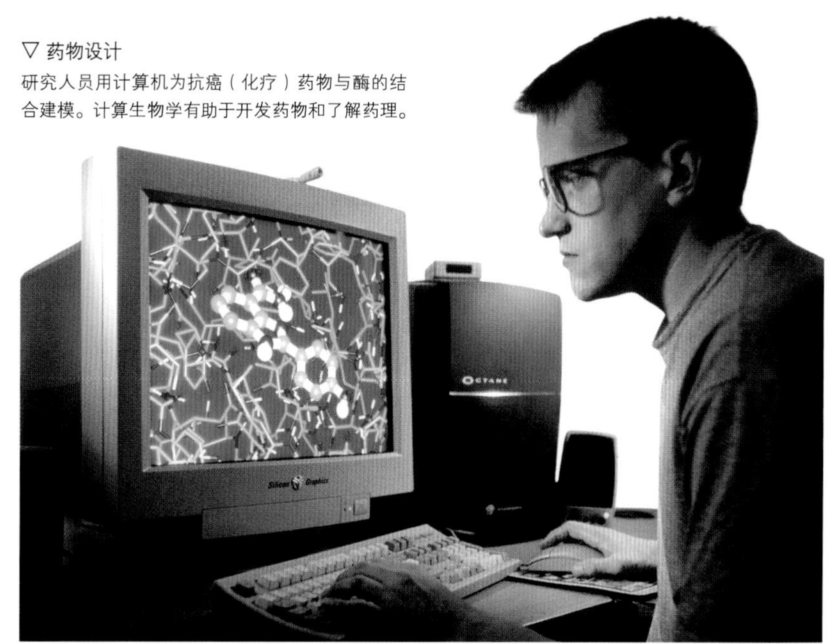

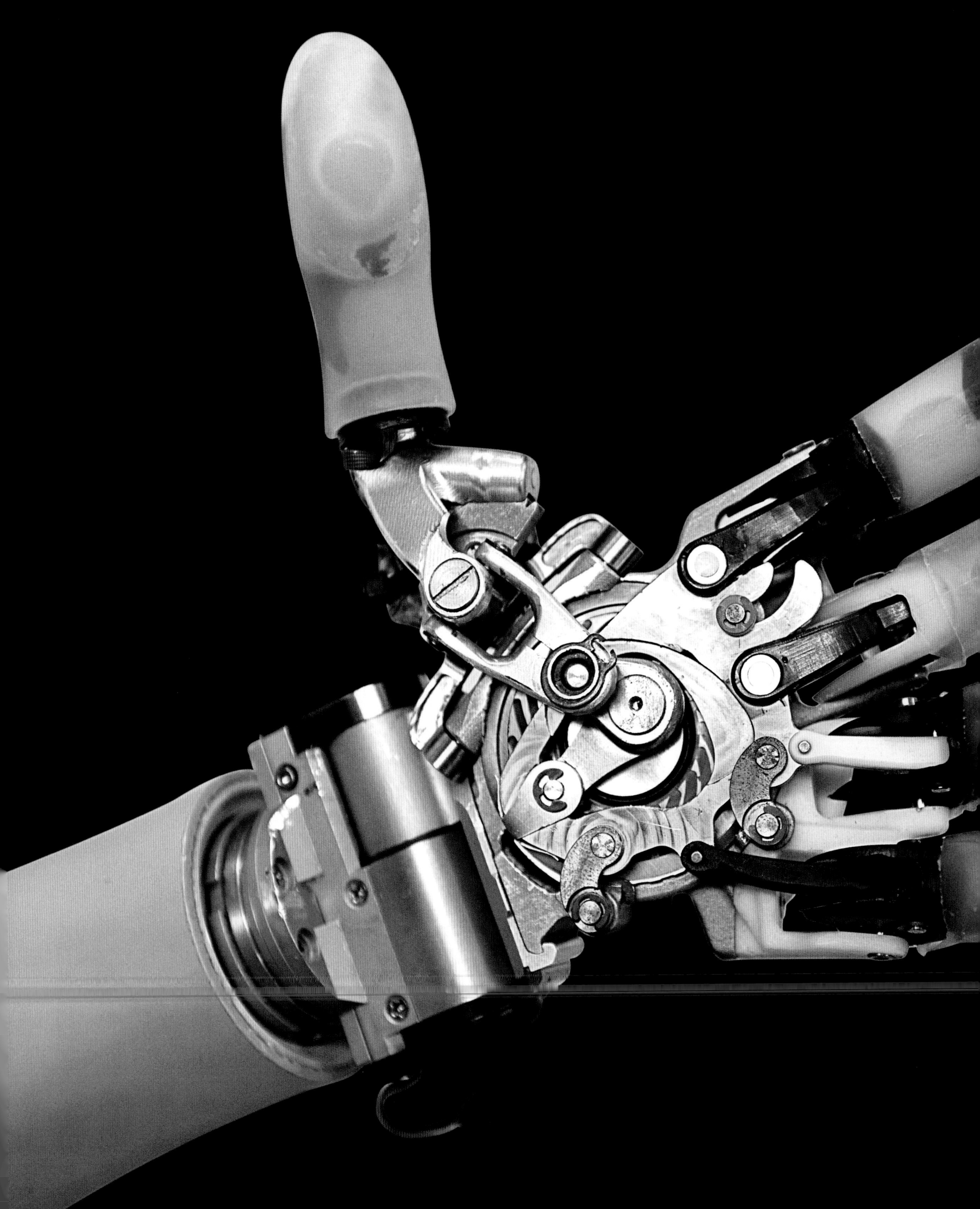

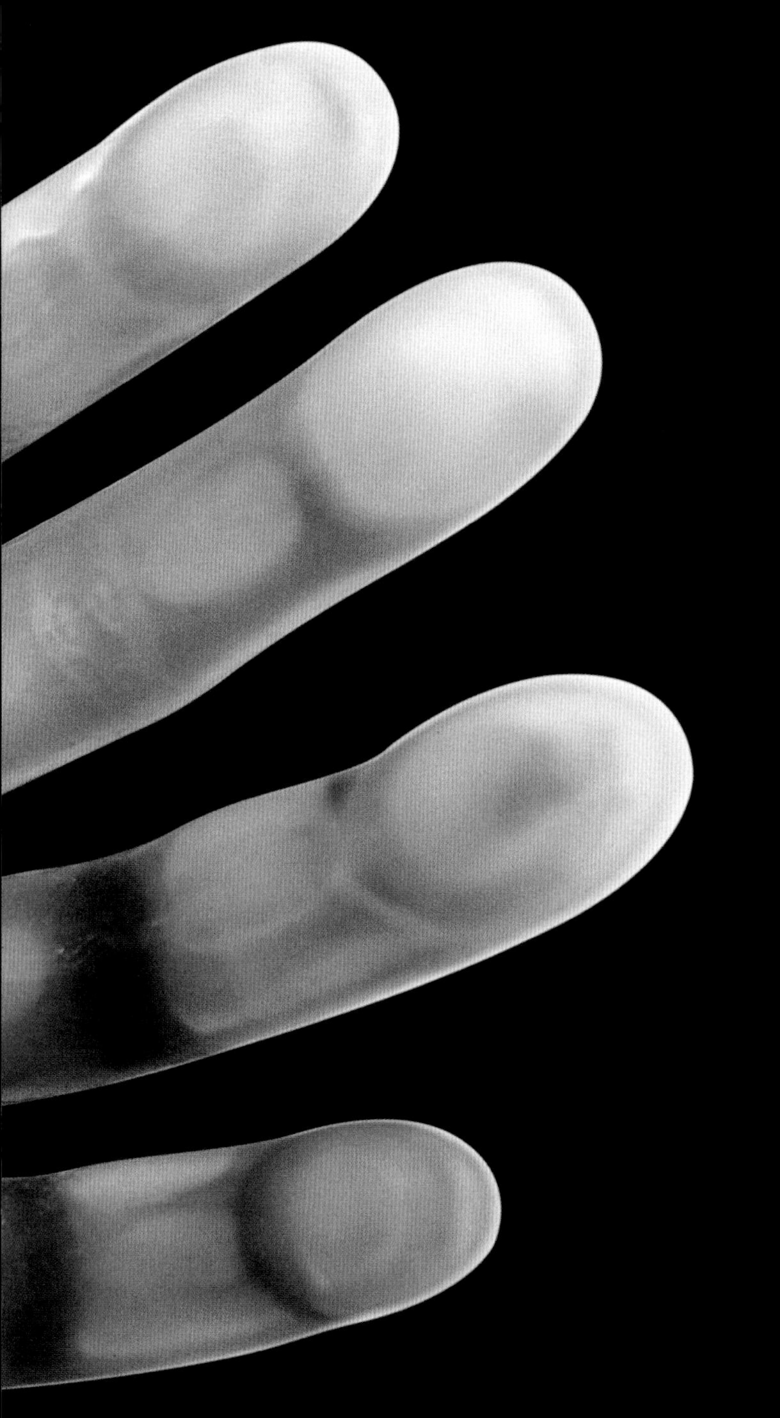

5

回顾与展望

1960年至今

《 1号仿生手臂原型

年表

回顾与展望 1960年至今

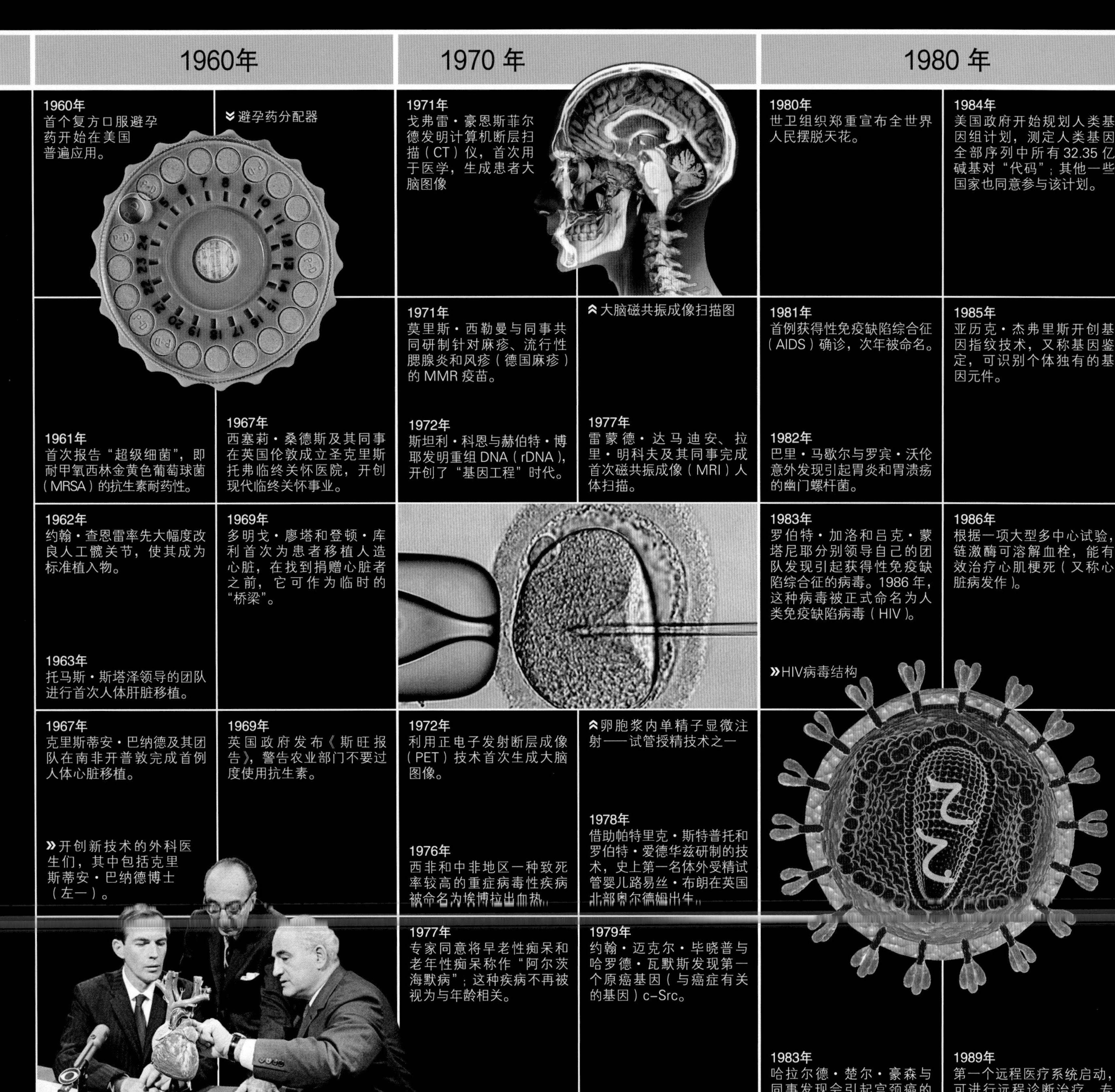

1960年

1960年
首个复方口服避孕药开始在美国普遍应用。

»避孕药分配器

1961年
首次报告“超级细菌”，即耐甲氧西林金黄色葡萄球菌（MRSA）的抗生素耐药性。

1962年
约翰·查恩雷率先大幅度改良人工髋关节，使其成为标准植入物。

1963年
托马斯·斯塔泽领导的团队进行首次人体肝脏移植。

1967年
克里斯蒂安·巴纳德及其团队在南非开普敦完成首例人体心脏移植。

»开创新技术的外科医生们，其中包括克里斯蒂安·巴纳德博士（左一）。

1967年
西塞莉·桑德斯及其同事在英国伦敦成立圣克里斯托弗临终关怀医院，开创现代临终关怀事业。

1969年
多明戈·廖塔和登顿·库利首次为患者移植人造心脏，在找到捐赠心脏者之前，它可作为临时的“桥梁”。

1969年
英国政府发布《斯旺报告》，警告农业部门不要过度使用抗生素。

1970 年

1971年
戈弗雷·豪恩斯菲尔德发明计算机断层扫描（CT）仪，首次用于医学，生成患者大脑图像

»大脑磁共振成像扫描图

1971年
莫里斯·西勒曼与同事共同研制针对麻疹、流行性腮腺炎和风疹（德国麻疹）的 MMR 疫苗。

1972年
斯坦利·科恩与赫伯特·博耶发明重组 DNA（rDNA），开创了“基因工程”时代。

1977年
雷蒙德·达马迪安、拉里·明科夫及其同事完成首次磁共振成像（MRI）人体扫描。

»卵胞浆内单精子显微注射——试管授精技术之一

1972年
利用正电子发射断层成像（PET）技术首次生成大脑图像。

1976年
西非和中非地区一种致死率较高的重症病毒性疾病被命名为埃博拉出血热。

1978年
借助帕特里克·斯特普托和罗伯特·爱德华兹研制的技术，史上第一名体外受精试管婴儿路易丝·布朗在英国北部奥尔德姆出生。

1977年
专家同意将早老性痴呆和老年性痴呆称作“阿尔茨海默病”；这种疾病不再被视为与年龄相关。

1979年
约翰·迈克尔·毕晓普与哈罗德·瓦默斯发现第一个原癌基因（与癌症有关的基因）c-Src。

1980 年

1980年
世卫组织郑重宣布全世界人民摆脱天花。

1984年
美国政府开始规划人类基因组计划，测定人类基因全部序列中所有 32.35 亿碱基对“代码”；其他一些国家也同意参与该计划。

1981年
首例获得性免疫缺陷综合征（AIDS）确诊，次年被命名。

1985年
亚历克·杰弗里斯开创基因指纹技术，又称基因鉴定，可识别个体独有的基因元件。

1982年
巴里·马歇尔与罗宾·沃伦意外发现引起胃炎和胃溃疡的幽门螺杆菌。

1983年
罗伯特·加洛和吕克·蒙塔尼耶分别领导自己的团队发现引起获得性免疫缺陷综合征的病毒。1986 年，这种病毒被正式命名为人类免疫缺陷病毒（HIV）。

1986年
根据一项大型多中心试验，链激酶可溶解血栓，能有效治疗心肌梗死（又称心脏病发作）。

»HIV病毒结构

1983年
哈拉尔德·楚尔·豪森与同事发现会引起宫颈癌的人乳头瘤病毒（HPV）。

1989年
第一个远程医疗系统启动，可进行远程诊断治疗，专攻心脏除颤。

20世纪晚期，人们对于基因和干细胞新疗法寄予厚望，认为很多治疗手段都会发生革命性变化，但21世纪初乐观情绪渐渐降温，一些医疗技术有所成就，但还有很多技术进步迟缓，不尽如人意。天花已经根除，但其他传染病仍在顽强抵抗。预防医学以及与癌症、心脏病的抗争不断取得进展。医疗技术也带来了巨大进步，例如史无前例地快速生产出COVID-19的疫苗。总的来说，全球预期寿命已从1900年的31岁上升到2020年的70多岁，其中更多的人身体健康。

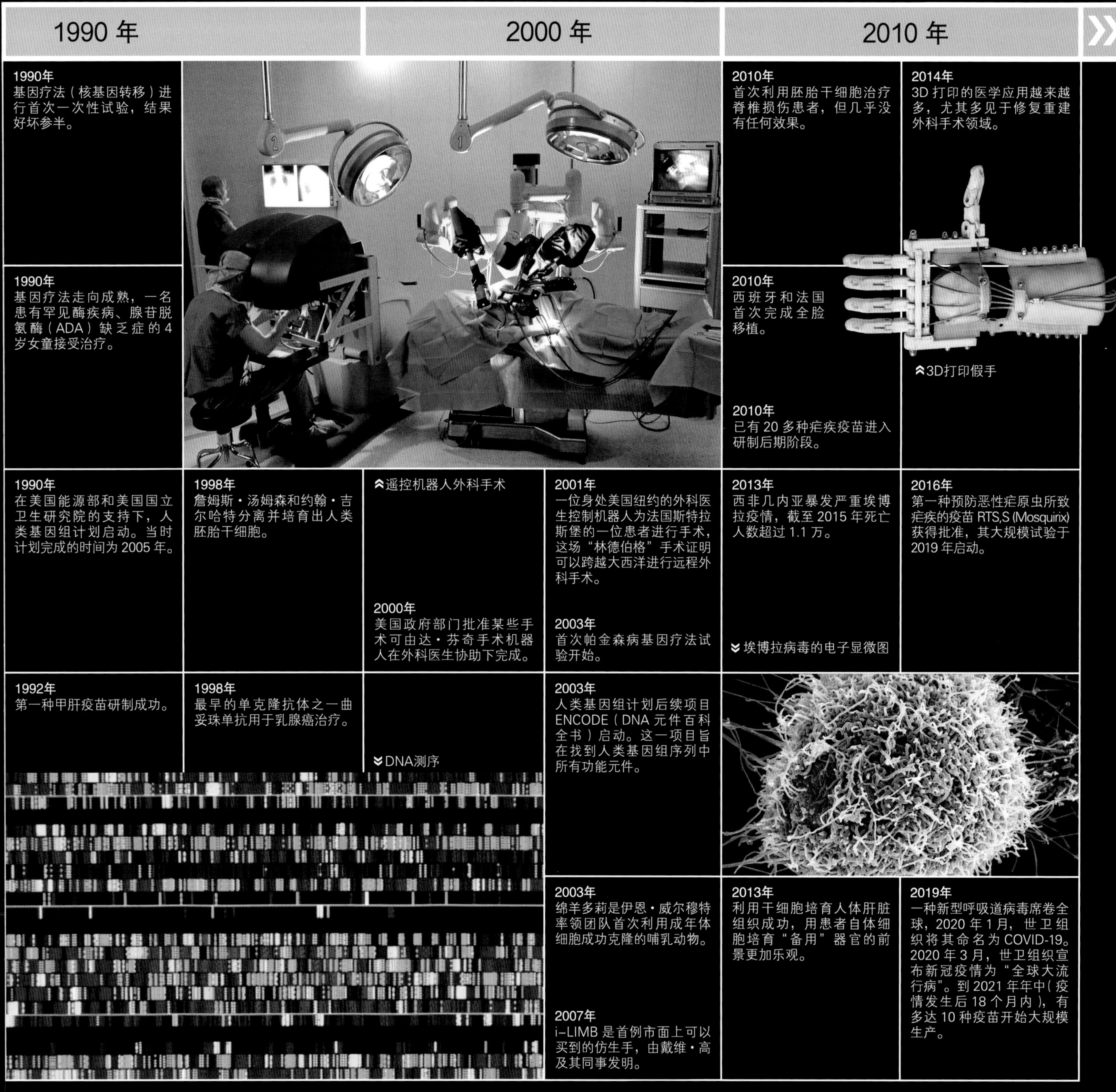

1990 年　　2000 年　　2010 年

1990年
基因疗法（核基因转移）进行首次一次性试验，结果好坏参半。

1990年
基因疗法走向成熟，一名患有罕见酶疾病、腺苷脱氨酶（ADA）缺乏症的4岁女童接受治疗。

1990年
在美国能源部和美国国立卫生研究院的支持下，人类基因组计划启动。当时计划完成的时间为2005年。

1992年
第一种甲肝疫苗研制成功。

1998年
詹姆斯·汤姆森和约翰·吉尔哈特分离并培育出人类胚胎干细胞。

1998年
最早的单克隆抗体之一曲妥珠单抗用于乳腺癌治疗。

⌃遥控机器人外科手术

2000年
美国政府部门批准某些手术可由达·芬奇手术机器人在外科医生协助下完成。

⌄DNA测序

2001年
一位身处美国纽约的外科医生控制机器人为法国斯特拉斯堡的一位患者进行手术，这场“林德伯格”手术证明可以跨越大西洋进行远程外科手术。

2003年
首次帕金森病基因疗法试验开始。

2003年
人类基因组计划后续项目ENCODE（DNA元件百科全书）启动。这一项目旨在找到人类基因组序列中所有功能元件。

2003年
绵羊多莉是伊恩·威尔穆特率领团队首次利用成年体细胞成功克隆的哺乳动物。

2007年
i-LIMB是首例市面上可以买到的仿生手，由戴维·高及其同事发明。

2010年
首次利用胚胎干细胞治疗脊椎损伤患者，但几乎没有任何效果。

2010年
西班牙和法国首次完成全脸移植。

2010年
已有20多种疟疾疫苗进入研制后期阶段。

2013年
西非几内亚暴发严重埃博拉疫情，截至2015年死亡人数超过1.1万。

⌄埃博拉病毒的电子显微图

2013年
利用干细胞培育人体肝脏组织成功，用患者自体细胞培育“备用”器官的前景更加乐观。

2014年
3D打印的医学应用越来越多，尤其多见于修复重建外科手术领域。

⌃3D打印假手

2016年
第一种预防恶性疟原虫所致疟疾的疫苗RTS,S (Mosquirix)获得批准，其大规模试验于2019年启动。

2019年
一种新型呼吸道病毒席卷全球，2020年1月，世卫组织将其命名为COVID-19。2020年3月，世卫组织宣布新冠疫情为“全球大流行病”。到2021年年中（疫情发生后18个月内），有多达10种疫苗开始大规模生产。

避孕药

1960 年，口服避孕药在美国首次上市。避孕药让妇女可以控制自己怀孕的时间，很快给社会、公共卫生和经济带来巨大变化。

过去，妇女使用的避孕方法多种多样。其中有些可能有效，如古埃及妇女使用的阴道栓剂，它是将棉花用枣汁、蜂蜜和阿拉伯树胶浸泡后制成。还有一些不太可靠的避孕方式，如中世纪佩戴稀奇古怪的草药花环、晒干的猫肝或黄鼠狼睾丸的做法。

17.1% 2010 年美国 15~44 岁女性服用药物避孕的比例。

1564 年出版的一部意大利解剖学家加布里埃莱・法洛皮奥关于梅毒的著作中，首次提到用来预防梅毒的避孕套，17 世纪时避孕套已成为常见避孕用品。19 世纪晚期，最为常见的避孕用品是橡皮制成的子宫帽，它呈中空半球形，放置在宫颈外防止精子进入；后来还有阴道隔膜和宫颈帽等。但所有这些方法要么使用烦琐、价格昂贵，要么效果不佳。

概念

避孕药原理

避孕药含有女性荷尔蒙，即雌激素和孕酮。雌激素阻止脑下垂体分泌刺激排卵的激素。孕酮则让子宫内膜变薄，卵子难以着床，宫颈黏液变稠，不利于精子通过。

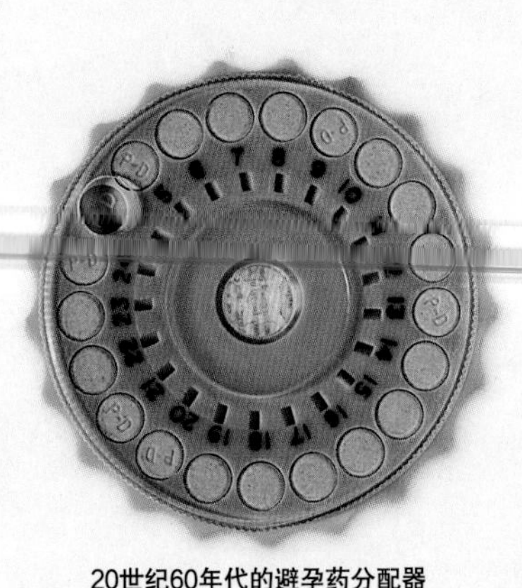

20世纪60年代的避孕药分配器

避孕药的研制

20 世纪 20 年代，对女性生殖周期激素（见 205 页）的研究，使人们有望找到一种阻止怀孕的化学方法。1921 年，奥地利生理学家路德维格・哈伯兰特将一只怀孕老鼠的卵巢移植到未怀孕老鼠体内，后者不再排卵。在这项研究的影响下，1934 年孕酮被发现，它是主要的生殖激素之一。

> “生殖健康包括**避孕**和**计划生育**，以及合法安全的人工流产。”
>
> **美国国务卿希拉里・克林顿，八国集团外长会议发言，2010 年**

1942 年，美国化学家拉塞尔・马克找到方法，从墨西哥薯蓣中提取出孕酮。1951 年，出生于澳大利亚的美国化学家卡尔・杰拉西人工合成孕酮，人工合成的孕酮效果良好，足以仿效人体天然生成的孕酮。生物学家格雷戈里・平卡斯和妇科专家约翰・罗克发现，孕酮可阻止兔子排卵，研究终于接近成功。他们开始利用杰拉西的合成孕酮进行试验，弗兰克・科尔顿也在西尔制药公司研制出类似化合物。

避孕的结果

1956 年，波多黎各展开口服复方（孕酮与雌激素）避孕药全面人体试验，有 200 多名妇女参加。试验的避孕成功率达到 100%。1960 年，食品药品监督管理局（FDA）——美国药物监管机构——批准这一药物上市，用于避孕。1961 年，英国和德国也批准避孕药上市。1965 年美国已有 650 万妇女使用避孕药。女性从此可以控制自己何时怀孕，避免危险的且往往是非法的堕胎过程。女性参与劳动的比例也因此而提高，1965 年美国女性有 2620 万人就业，2014 年上升至 7300 万人。但有些人对避孕药带来的“性革命”——性交不会引起怀孕——感到不安，担心公共道德会因此受到腐蚀。1968 年，教皇保罗六世下令禁止天主教徒使用避孕药。

最初人们研制避孕药的热情掩盖了它的副作用，但药物的不良反应逐渐显现：某些波多黎各试验对象出现恶心和眩晕，之后又发现口服避孕药与血栓形成和冠状动脉栓塞（心血管阻塞）有关。1970 年，美国参议院举行听证会，讨论这一

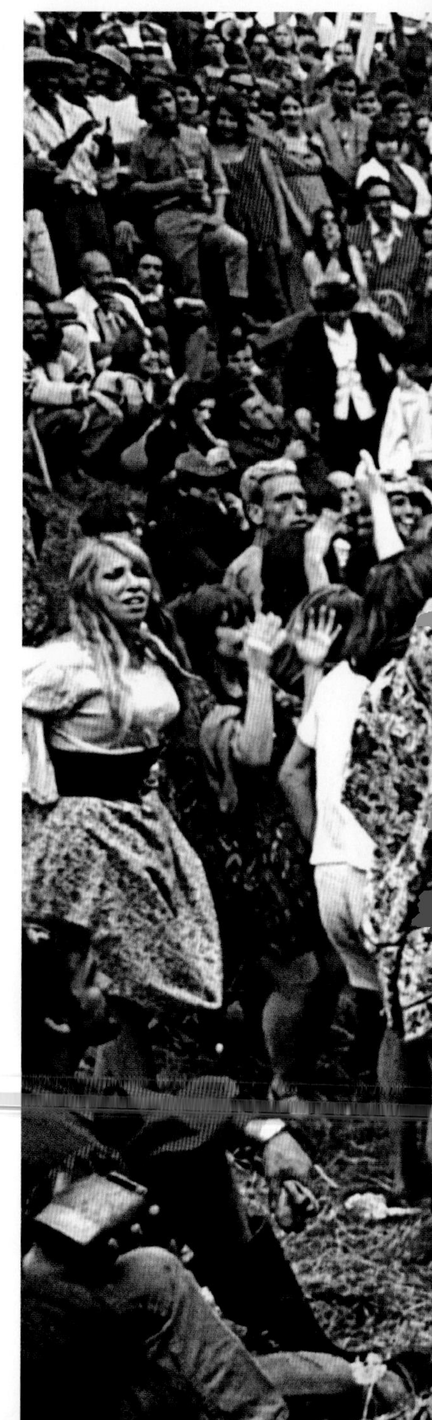

问题，决定避孕药仍可使用，但包装上必须添加健康警告信息。

1982 年，孕酮含量较低的避孕药上市，其副作用也减小了。20 世纪 90 年代，孕酮含量高的紧急避孕药（又称“事后药”）上市，可以在性交数天后服用。目前正在研制男性化学避孕药，用睾丸素抑制精子生成，看来 21 世纪人们在生育方面将会有更多的选择。

▷ 女权运动
有效避孕激励了女权运动去争取权利平等。1975 年，英国通过《性别歧视法》，禁止男女不平等待遇；但美国 1972 年的《平等权利修正案》未能立法。

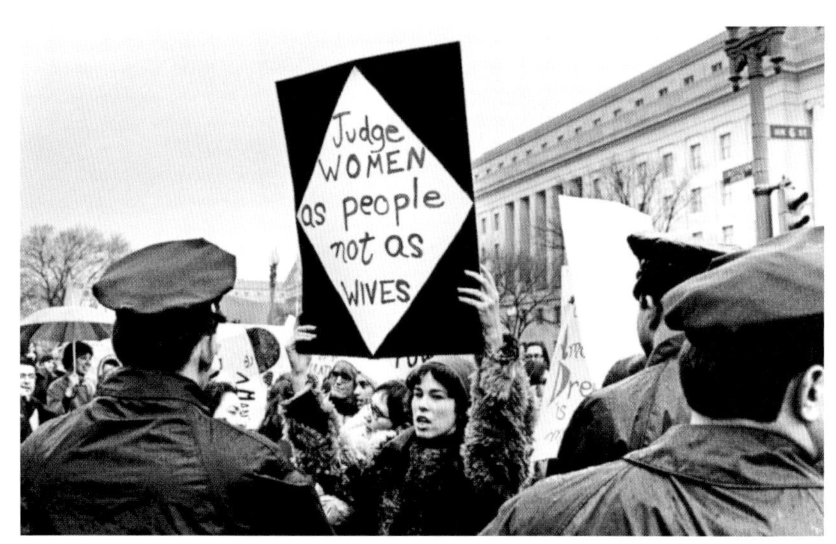

▽ 爱之夏
避孕药带来性解放，起到促进反主流文化运动的作用，如 1967 年的“爱之夏”，其间数以万计的嬉皮士涌向美国旧金山。

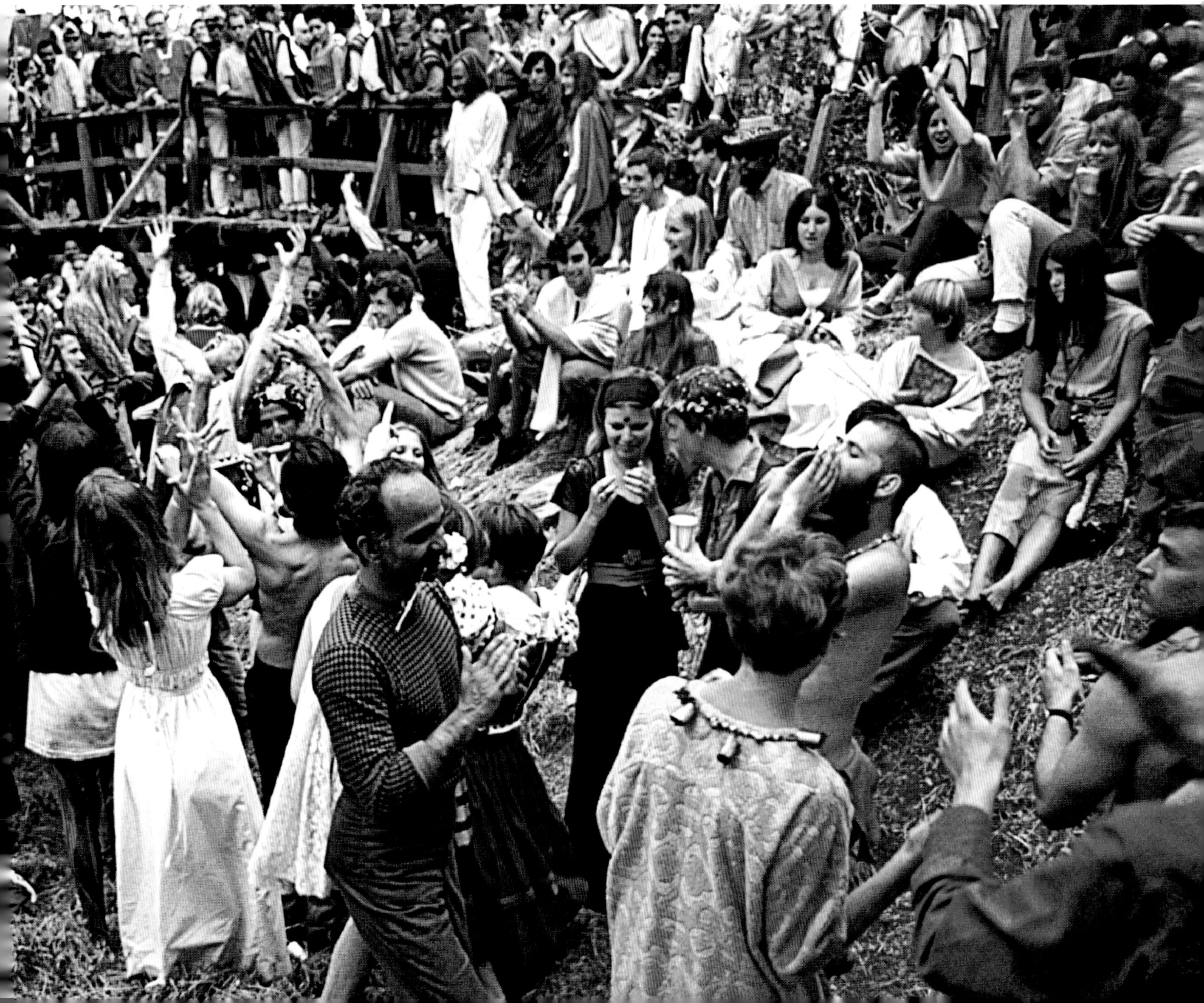

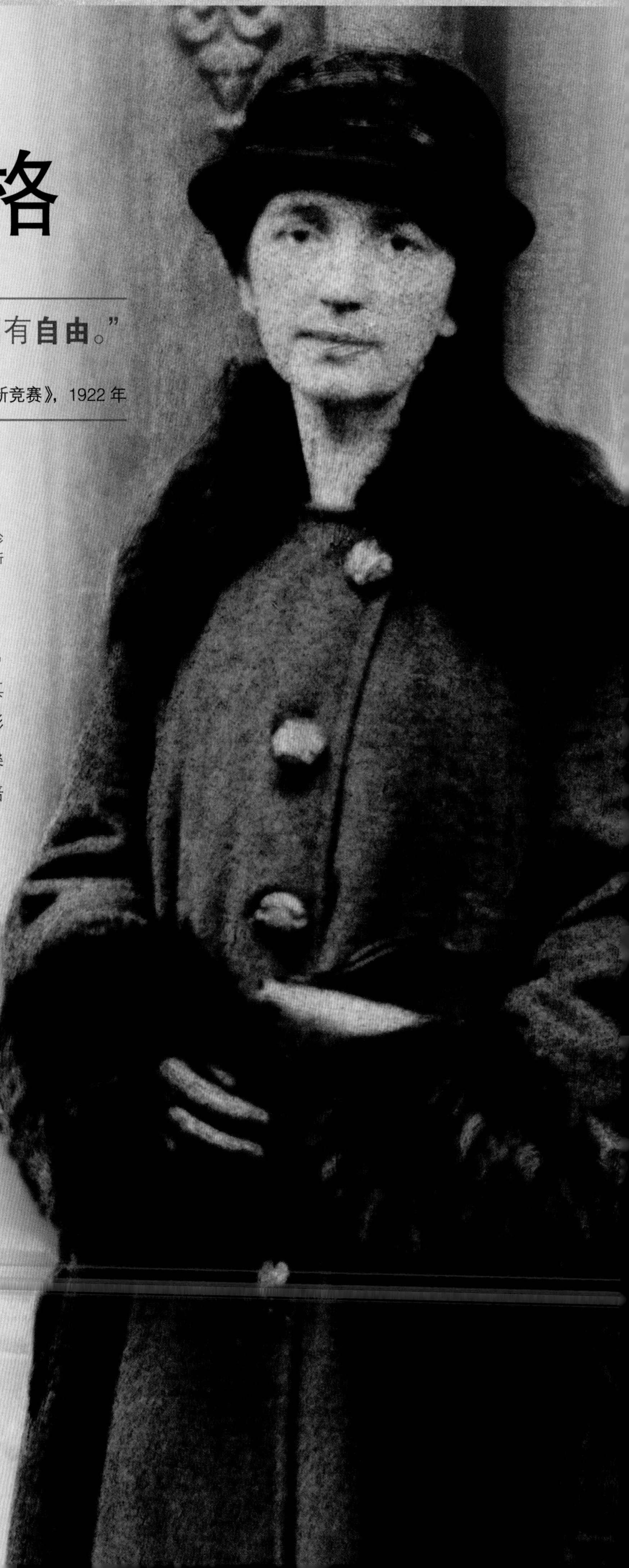

美国护士、激进主义分子（1879~1966年）

玛格丽特·桑格

“妇女只有能自主**选择**是否要成为**母亲**时才拥有**自由**。”

玛格丽特·桑格，《妇女与新竞赛》，1922 年

自由主义思想家、社会活动家、医务工作者玛格丽特·桑格的成就是赋予女性选择并使用现代节育方法的权利，“节育”（birth control）一词是她发明的。尽管她为推广计划生育所做的工作被认为是女权主义和自由主义的，但是最近的研究表明，这场计划生育运动带有种族主义、阶级偏见和歧视残疾的色彩，因为它与优生学运动相交叉，而优生学运动是试图遏制被优生学家视为劣等人的出生率。

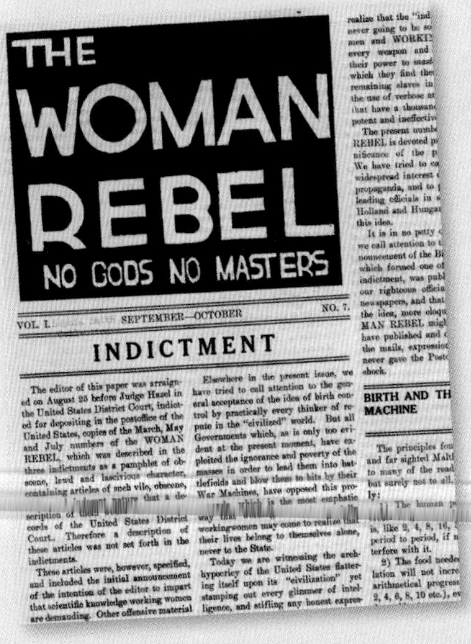

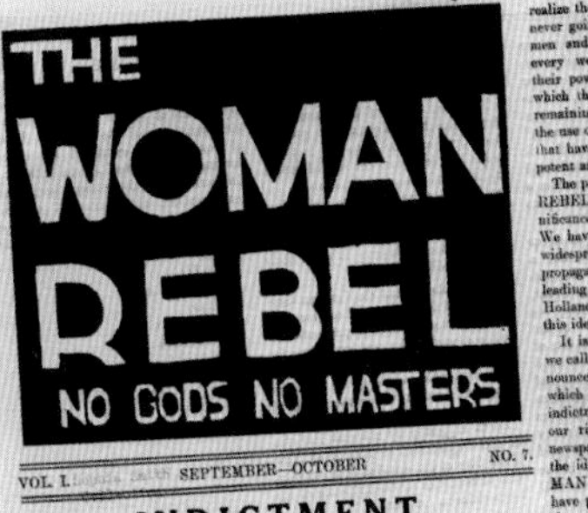
THE WOMAN REBEL

NO GODS NO MASTERS

VOL. I. SEPTEMBER—OCTOBER NO. 7.

INDICTMENT

BIRTH AND THE MACHINE

△ 激进的妇女杂志

1914 年 3 月，玛格丽特·桑格出版第一期《女反抗者》。这份杂志的观点是，每一位女性都应该是“自己身体的绝对主宰”。

▷ 接受审判的激进主义分子

1916 年，桑格在纽约市开办了美国首家节育诊所，随后她接受了审判。虽然她被判有罪，诊所关闭，但她所倡导的事业发展势头越来越猛。

早年生活

桑格的母亲在 23 年间怀孕 18 次，活下来的子女共 11 人，桑格是其中之一，家庭环境对她产生很大影响。她的母亲 49 岁早逝，这让桑格走上了护士的职业道路。护士培训期间她中途辍学结婚，生有三个孩子。她与丈夫威廉·桑格一样，社会和政治观点走向激进。移居纽约市后，她开始加入左翼团体活动，参加社会党集会，也在当地较为贫困的地区从事护士工作。在那里，她遇到的妇女来自工薪家庭，不了解避孕工具，也没有获得避孕工具的渠道，往往在非法“地下”堕胎者手中饱受痛苦，很多人的身体受到了严重的长期伤害。

桑格认为，女性应当掌控自己的身体和健康，从性关系中获得享受又无须承担怀孕的后果。不过，在 20 世纪初，《卡姆斯托克法》—— 1873 年通过的反淫秽法案——将避孕与

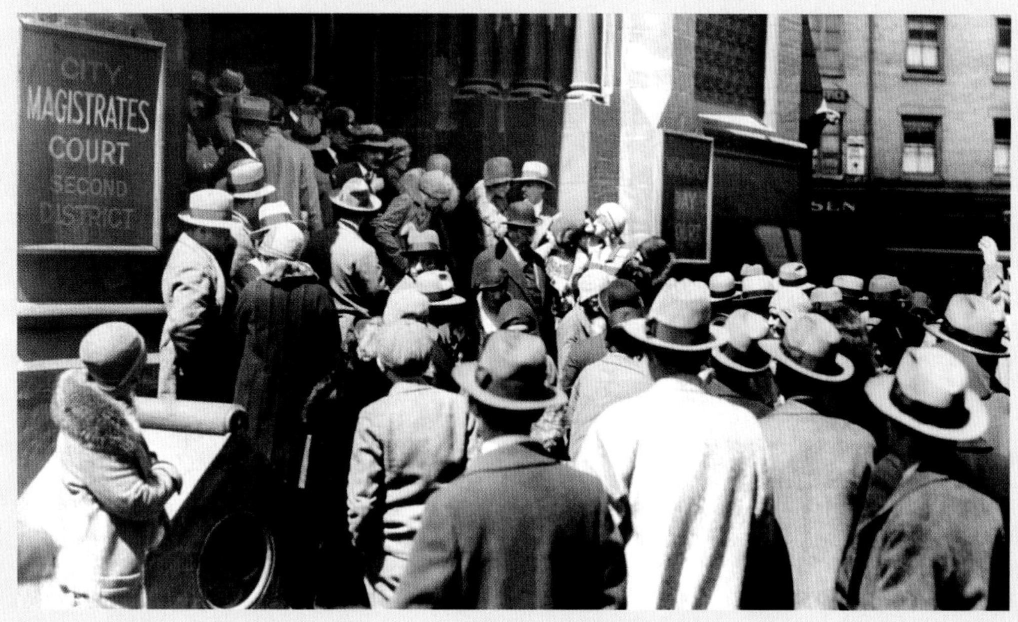

▷ 关于节育的法院诉讼
1929年，民众聚集在纽约市某法庭外，准备参加一次关于突击检查节育诊所的听证会。受《卡姆斯托克法》影响，传播避孕信息的诊所不断受到骚扰。

猥亵和卖淫归为同类行为。因此，邮寄或跨州界传播节育信息或相关物品按照联邦法律属于犯罪行为。美国各州纷纷加强立法，康涅狄格州规定，使用节育手段属违法行为，应予处罚，即使已婚夫妇私下使用也不例外。

当时的避孕方法与现在相比，种类不多，效果较差。避孕套做工粗糙，由男性一方控制使用。妇女可以使用的"女性卫生"用品有泡沫式、乳霜式、灌洗式和栓剂式，但这些用品使用起来比较尴尬，常常效果不佳，有的甚至有害。

避孕合法化

1911年前后，桑格在与美国社会党立场一致的日报《纽约来电》上发表文章，开启了她多产的写作生涯。她编写小册子，介绍性知识，开诚布公；她还专门提供节育信息和避孕工具。

1915年，桑格因邮寄避孕用阴道隔膜受到指控。次年，她在布鲁克林区布朗斯维尔开办美国首家节育诊所。不久，桑格被捕入狱，诊所关闭，但这起案件引起社会广泛关注，桑格的支持者也增加了。

1918年，根据法院一项新的裁决，医生可以出于医学目的提供避孕信息——《卡姆斯托克法》首次放宽规定。1921年，桑格及其同事成立美国节制生育联盟。她巡回各地演讲、写作，争取向更多民众宣传。1923年，她与同行联手设立临床研究机构，出于"治疗目的"向妇女提供节育方法。1936年，她因邮购避孕工具再次受到起诉。此案过后，《卡姆斯托克法》进一步放宽规定。次年，法院做出具有里程碑意义的裁决，美国医学协会同意由医生提供节育的标准服务。

> "**避孕工具**可以**终结**可怕的**堕胎**和**杀婴**现象。"
>
> 玛格丽特・桑格，《妇女与新竞赛》，1922年

终点线

20世纪40年代，桑格将事业拓展到美国以外的地区，她成为国际计划生育委员会的创始人之一。她曾设想发明一种价廉有效、使用方便、由女性控制使用的避孕药，20世纪50年代，她在口服避孕药（见224~225页）的研制过程中发挥了重要作用。她去世前一年，在格里斯沃尔德诉康涅狄格州案中，法院裁定个人使用节育手段是所有美国公民的合法权利，桑格等到了《卡姆斯托克法》限制条款最终全被废除的那一天。

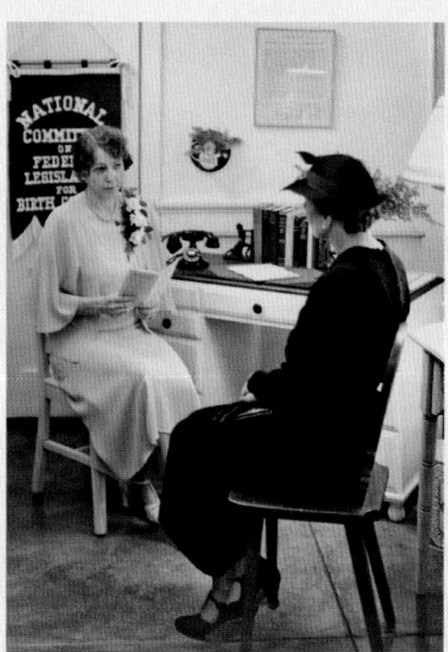

◁ 关于节育的游说
1929年，桑格与同事共同创立联邦计划生育立法全国委员会，旨在游说人们反对那些把避孕归为淫秽和不道德行为的法律。

年表

- **1879年** 出生于纽约州科宁的爱尔兰裔美国家庭，取名玛格丽特・路易丝・希金斯。
- **1899年** 母亲死于肺结核相关病症。
- **1900年** 进入怀特普莱恩斯医院，为实习护士。
- **1902年** 与建筑装修师威廉・桑格结婚。两人育有三名子女，后来分居。
- **1911年** 与家人移居纽约市，开始在贫穷的下东区工作。
- **1914年** 创造"节育"一词。为免于传唤受审，她在英国逗留。
- **1916年** 桑格成立美国首家节育诊所，当局多次发出警告后将其逮捕。她编写的小册子《母亲须知》和《少女须知》出版成书。
- **1921年** 成立美国节制生育联盟，后来发展成为美国节制生育联合会。
- **1922年** 与前夫离婚一年后嫁给石油大亨诺厄・斯利。1943年与斯利离婚。
- **1946年** 参与创立国际计划生育委员会（1952年更名为国际计划生育联合会）。
- **1951年** 结识美国生物学家格雷戈里・平卡斯和女继承人凯瑟琳・麦考密克，支持口服避孕药的研制工作。
- **1960年** 第一种口服复方避孕药异炔诺酮－炔雌醇甲醚片获得医疗当局批准。
- **1965年** 美国最高法院裁定，个人使用避孕工具属于公民合法权利，符合宪法。
- **1966年** 在亚利桑那州图森死于充血性心力衰竭。
- **2020年** 国际计划生育联合会将桑格的名字从其曼哈顿诊所中删除，努力"撇清其创始人与优生学运动的负面联系"。

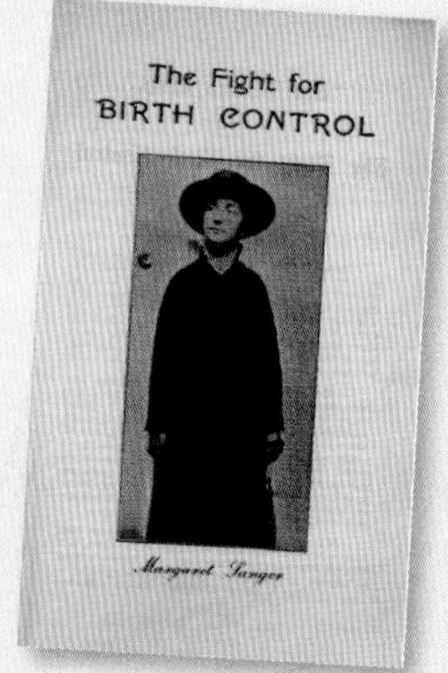

玛格丽特・桑格自传，1931年

癌症

癌症为全世界五大死亡原因之一，一直被视为不解之谜，关于其病因众说纷纭。但在过去的半个世纪里，对癌症的认识和治疗都取得了巨大进步。

自古人们就对癌症有所了解，各类癌症影响的身体部位不同，致病原因多种多样，某些癌症集中在某些特定年龄段、性别或职业人群。或许这正是18世纪之前人们一直未把癌症列为同一类型疾病的原因。

尽管癌症多种多样，但其根本性质相同：不受控制的细胞。变异细胞不按照人体天然细胞更新的通常模式生长、完成任务然后死去，它们不能正常工作，繁殖过快，细胞数量逐渐增加，形成肿块或肿瘤，可能会扩散到其他部位。单独的良性肿瘤不是癌症。恶性肿瘤中的细胞会分离并扩散到人体其他部位，形成继发性肿瘤，这一过程被称为转移。有些癌症没有实体肿瘤，但细胞仍然无限制繁殖，如某些影响血液的白血病。

癌症的历史

3000多年前的古埃及留下了恶性肿瘤存在的证据。出土木乃伊的骨骼异常形状说明可能存在肿瘤，埃德温・史密斯和乔治・埃贝斯纸草书（见20~21页）也介绍了一些疑似癌症的病例，尤其是乳腺癌。苏美尔文明有更早的记载，提及“会扩散的溃疡”，而印度《妙闻集》（见30~31页）则描述了皮肤、直肠和尿道的肿块。

在古希腊医生希波克拉底（见36~37页）的记载中，肿瘤内和肿瘤周围出现新的血管，形似蟹足，希腊语称之为“karkinos”。盖伦（见40~41页）用“onkos”一词指代不扩散的肿胀、包块或肿瘤——专门研究癌症的医学学科肿瘤学的英文“oncology”一词即源于此。

850万 **全世界每年死于癌症的大致人数。英国每五名死者中有两人死于癌症，癌症也是美国第二大致死因素。**

拉齐和伊本・西纳等杰出的伊斯兰医生（见48~51页）曾介绍眼、鼻、舌头、胃、肝、肾、膀胱、睾丸和乳腺等部位的肿瘤。

癌症病因理论

古希腊人认为癌症的病因是人体四体液（见34~35页）失衡。17世纪，人们倾向于把癌症解释为某种形式的传染；后来又认为癌症由寄生虫引起。1761年，意大利解剖学家乔瓦尼・莫尔加尼开始将他的病人的疾病特征与其去世后尸体解剖发现的异常情况联系起来，为认识癌症建立了更科学的基础。

1838年，德国生理学家兼显微镜学家约翰内斯・米勒提出芽基

概念

细胞如何癌变

基因指示细胞按照预先设定的方式生长、运行、分裂和死亡。所有细胞中均有线状染色体，染色体上携带基因。原癌基因是细胞中的特定基因，负责控制细胞分裂、受损基因修复和有基因缺陷的细胞自我销毁。接触紫外线、某些化学物质和病毒等致癌因子，可能会导致原癌基因改变或变异，这种情况一般能自然修复，但有时会修复失败。进行性损伤会把原癌基因变为致癌基因，致癌基因可能会导致细胞运转失常，最终发生癌变。当有缺陷的致癌基因被遗传后，细胞可能会更早地发生癌变。

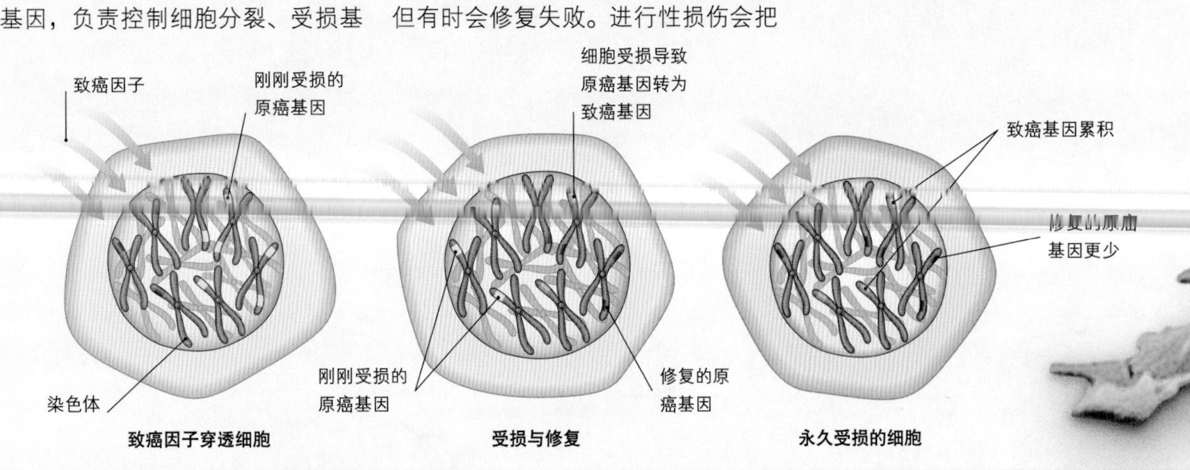

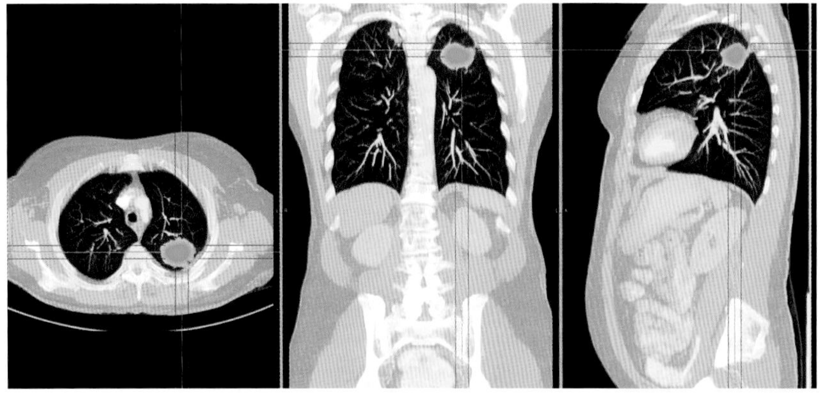

▷ 肺癌 CT 扫描图

与很多癌症一样，肺癌初期没有症状，或者只有少量轻微症状。医学扫描能发现肿瘤（图中蓝色部分），但此前癌症可能已经扩散或转移至身体其他部位。

理论：正常组织间散布的芽状元素（芽基）会形成癌症。他的学生、德国病理学家鲁道夫·菲尔绍（见152~153页）认为某种组织发炎为癌症病因。20世纪10年代之前还有一种主流理论怀疑创伤或身体受损是癌症病因。

20世纪中期研究表明，吸烟与肺癌发病率上升有关。早在1775年，珀西瓦尔·波特（见230页）就已证明化学物质会引发癌症，20世纪40年代和50年代又有大量确凿证据表明，烟草所释放烟雾含有的化学成分为致癌因子。长期以来，烟草业一直努力反驳越来越多的医学证据，但到了20世纪60年代，吸烟已被确认为导致癌症的主要原因。

除了致癌化学物质，接触辐射和紫外线，以及病毒和遗传倾向也有可能使健康基因变异或改变为致癌基因，干扰细胞的生长繁殖（见左栏），从而引发癌症。美国研究人员约翰·迈克尔·毕晓普与哈罗德·瓦默斯因发现致癌基因的作用而获得1988年诺贝尔生理学或医学奖。他们的研究表明，致癌基因并非以前所认为的来自病毒，而是病毒携带的变异人体基因。通常情况下，被称为肿瘤抑制基因的基因家族会减缓细胞分裂，修复有缺陷的遗传物质，负责细胞程序性死亡，但出现癌细胞时这种基因不起作用。

现已知许多病毒会引起癌变。如与肝癌相关的乙肝或丙肝病毒，与卡波西肉瘤和某种淋巴瘤等癌症相关的HIV病毒。»

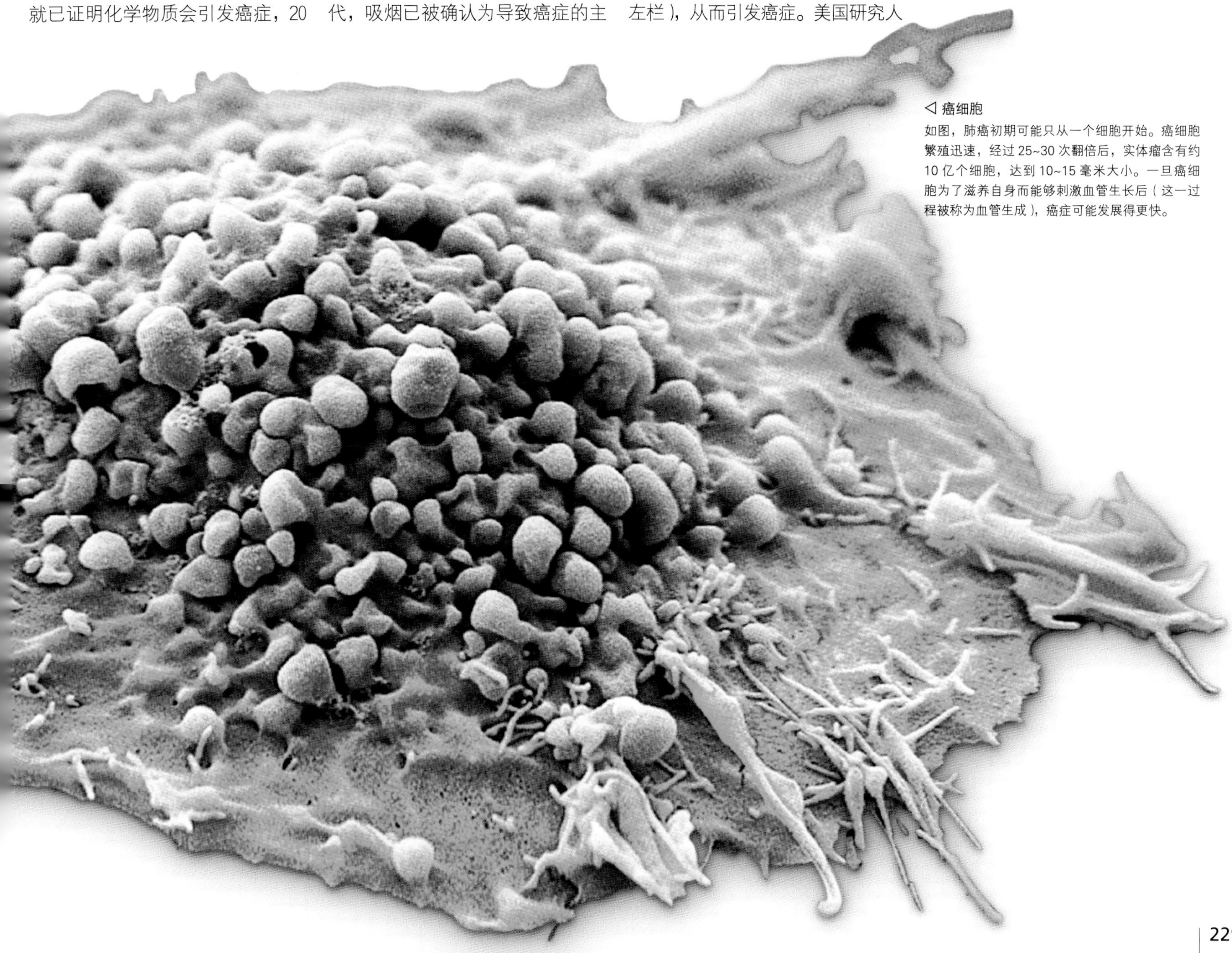

◁ 癌细胞

如图，肺癌初期可能只从一个细胞开始。癌细胞繁殖迅速，经过25~30次翻倍后，实体瘤含有约10亿个细胞，达到10~15毫米大小。一旦癌细胞为了滋养自身而能够刺激血管生长后（这一过程被称为血管生成），癌症可能发展得更快。

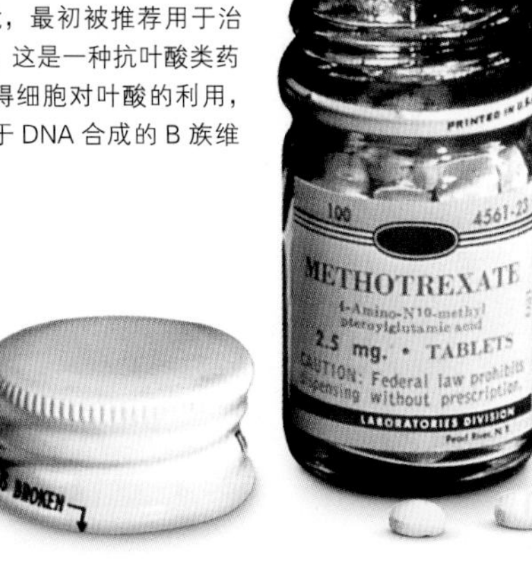

▷ 早期化疗

早期抗癌药甲氨蝶呤出现于 20 世纪 50 年代，最初被推荐用于治疗白血病。这是一种抗叶酸类药物，可阻碍细胞对叶酸的利用，叶酸是用于 DNA 合成的 B 族维生素。

分期与筛查

1977 年，美国癌症联合委员会（AJCC）出版第一版 TNM 分期手册，用 TNM 分期方法来评估癌症发展和扩散的程度。T 代表原发肿瘤大小；N 代表邻近淋巴结或淋巴腺受累情况，癌症往往通过淋巴系统扩散；M 代表转移。

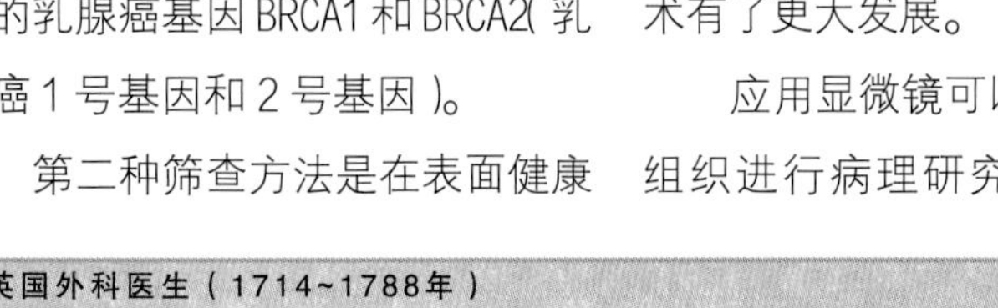

癌症筛查有两种方法。一种是测试人体是否带有增加患癌风险的遗传基因，如 20 世纪 90 年代初发现的乳腺癌基因 BRCA1 和 BRCA2（乳腺癌 1 号基因和 2 号基因）。

第二种筛查方法是在表面健康者身上检测癌症，效果更好。20 世纪 20 年代，希腊医生乔治·帕帕尼古劳率先发明出这种筛查方法，即检测宫颈癌的巴氏涂片（见 204~205 页）。20 世纪 60 年代，巴氏涂片得到普及，20 世纪 60 年代还出现了乳腺 X 射线摄影，即用 X 射线检测乳房肿块。2006 年，英国开始采用第三种针对肠癌的常规筛查检测方法。

外科手术和病理学

18 世纪，苏格兰外科医生约翰·亨特率先区分了哪些肿瘤可以安全摘除，哪些不能。1882 年，美国外科医生威廉·霍尔斯特德首创乳腺癌根治术，可提高乳腺癌患者的生存率。麻醉剂（见 128~129 页）和抗菌术等方面取得进步后，外科手术有了更大发展。

应用显微镜可以对异常细胞和组织进行病理研究，由此确定外科手术是否已完全清除肿块。其他技术进步还包括定位肿瘤的 X 射线（见 172~173 页）、扫描和内窥镜检查。治疗方面的进步则有冷冻癌细胞的高度靶向液氮技术和烧灼癌细胞的激光技术。

il faut choisir

LIGUE NATIONALE FRANÇAISE CONTRE LE CANCER

△ 潜在致癌因子

香烟携带 70 多种与癌症相关的化学物质，这些化学物质不仅会引起肺癌和呼吸道癌症，也会引起食道癌、胃癌、肠癌、胰腺癌、肝癌、肾癌、血癌、卵巢癌和乳腺癌。全球每年为治疗吸烟所致疾病的花费估计高达 5000 亿美元。

放疗与化疗

1896 年 X 射线被发现后不久，研究人员便意识到 X 射线可以有效抑制迅速分裂的细胞，因此很快开始对癌症实施放射治疗。20 世纪 20 年代，法国医生克洛迪于斯·勒戈发现，连续小剂量照射 X 射线与一次大剂量照射效果相当，但副作用更轻。技术进步使人们可以更好地调节辐射的剂量和方向。20 世纪初出现体内放射疗法，即将放射材料制成的珠子放到肿瘤旁边。

15% 全球死于癌症的女性患者中患有乳腺癌的比例。

25% 全球死于癌症的男性患者中患有肺癌的比例。

1910 年德国免疫学家保罗·埃尔利希首创化学疗法——用合成化学物质对抗癌症。最早的化疗抗癌药物之一是 20 世纪 40 年代的氮芥。第一次世界大战期间，人们就发现芥子气对于快速分裂的健康细胞——如骨髓中的造血细胞具有毒性。后来对芥子气相关化学成分的研究表明，芥子气可以抑制肿瘤生长。随后，人们又发现了数百种其他化疗药物，有时几种药物组合为“鸡尾酒”形式使用。

抗癌免疫疗法是利用人体自身免疫系统寻找并破坏癌细胞，如

英国外科医生（1714~1788年）

珀西瓦尔·波特

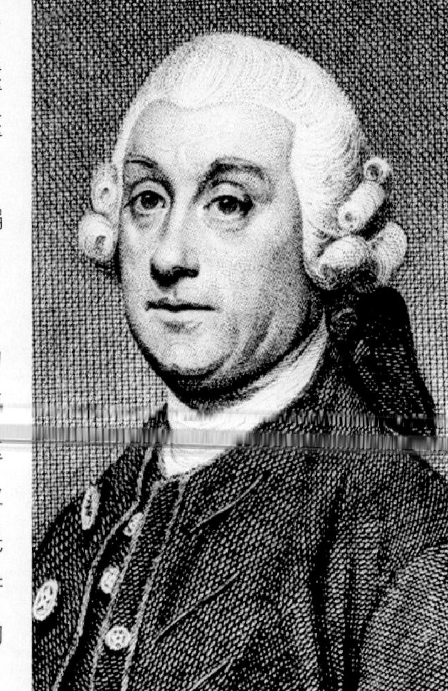
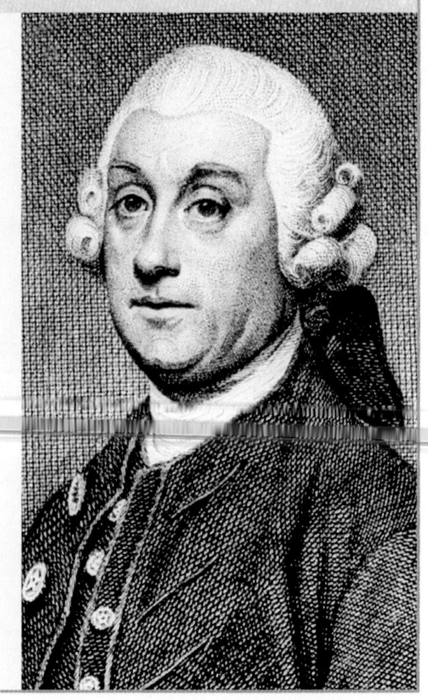
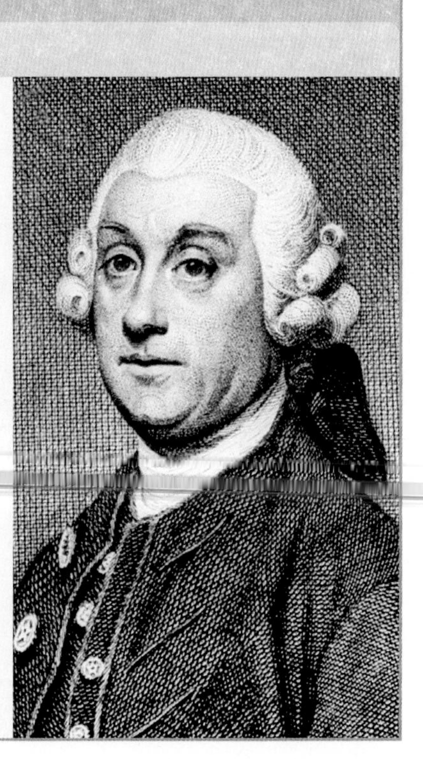

波特在伦敦圣巴塞洛缪医院工作了 40 多年，是当时最有名的外科医生。1736 年他加入理发师兼外科医生公会，1745 年成为助理外科医师，1749 年升为正式外科医生。他曾编写多部关于各类疾病和外伤的著作，有些疾病仍以他的名字命名。

1775 年，他指出扫烟囱工人为阴囊癌高发人群，特别是工作多年的小男孩常在青春期患上癌症。这是医学上将致癌物质（煤烟）、职业（扫烟囱）与癌症联系起来研究的先例之一。在他的研究影响下，政府出台了改善扫烟囱工人工作条件的相关法律。

使用特制的单克隆抗体（McAb）。曲妥珠单抗是早期的单克隆抗体之一，1998 年首次应用于乳腺癌治疗。

化疗主要攻击大多数快速分裂的细胞，具有副作用，而靶向疗法能更准确地瞄准癌细胞，减少连带伤害。有一种靶向疗法称为血管生成抑制，它可阻止肿瘤生存所需的新血管的生长。激素疗法始于 1896 年，当时英国外科医生托马斯・比森尝试切除乳腺癌患者的卵巢，治疗有一定效果。在这一疗法的影响下，他莫昔芬等药物研制成功，这类药物可阻止女性雌激素向乳腺癌细胞发出生长指令。在美国工作的科研人员查尔斯・哈金斯因研究前列腺癌激素疗法获得 1966 年诺贝尔生理学或医学奖。还有其他科学家因癌症研究获得诺贝尔奖，如研究细胞周期关键调节因子的利兰・哈特韦尔、蒂姆・亨特和保罗・纳斯（2001），发现人乳头瘤病毒（见 244~245 页）的哈拉尔德・楚尔・豪森（2008），以及发现负性免疫调节治疗癌症疗法的詹姆斯・艾利森和本庶佑。

> “恶性肿瘤为不规则的**块状突起，粗糙、丑陋、色暗、有痛感**……如果动手术，情况会恶化，**它会侵蚀扩散**……”
>
> 埃伊纳的保罗（625~690 年），《医学概论七卷》

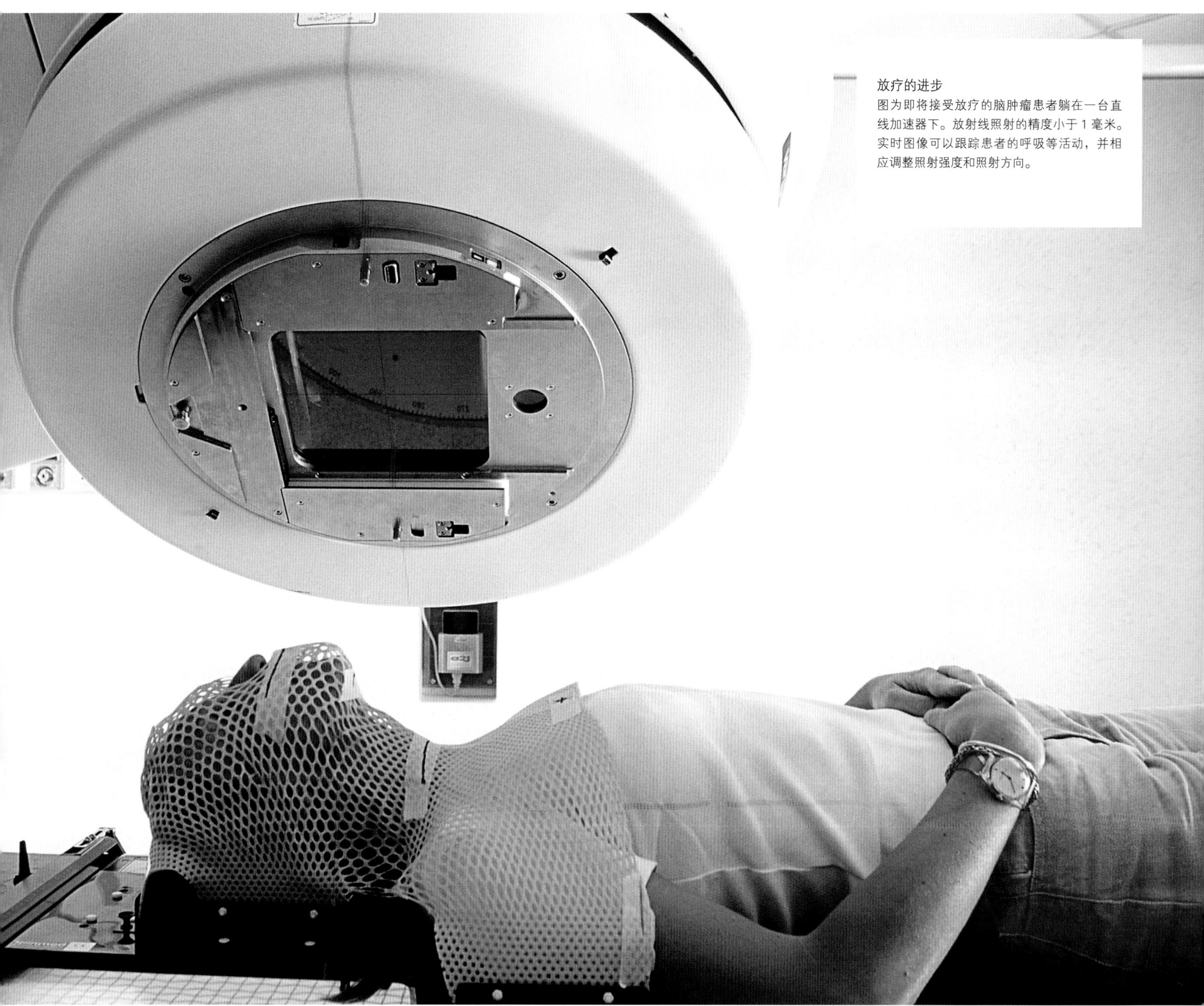

放疗的进步
图为即将接受放疗的脑肿瘤患者躺在一台直线加速器下。放射线照射的精度小于 1 毫米。实时图像可以跟踪患者的呼吸等活动，并相应调整照射强度和照射方向。

先进成像技术

1895 年，X 射线（见 172~173 页）的应用首次提供了无创人体内部图像。随后的一个世纪里，成像技术取得很多进步，其中最为重要的是 1980 年出现的磁共振成像（MRI）。

医学成像与其他科研领域往往是共同发展的关系，有时也依赖于其他领域的研究，如生物学、物理学、电子学和计算机科学。MRI 的概念源自核磁共振（NMR），在磁场的作用下，原子核会吸收并释放电磁辐射（见 217 页）。原子（特别是人体中常见的氢原子）核的这种特性为 MRI 所利用。MRI 扫描时，人体内的原子核接触到强磁场，从而与磁场的取向一致。原子核接收强力射频脉冲后又回到原有取向。这时，原子核会发出微脉冲信号，通过复杂的计算机分析，将其转化为横断切面视图，再组合为三维图像。

与其他成像技术相比，MRI 具有优势，如不存在可能有害的辐射，细节分辨率更高，可区分各类软组织和硬组织等。MRI 尤其常用于神经病学，检查大脑与神经。功能性磁共振成像（fMRI）为 MRI 的分支技术，可实时观察大脑各部位的能量变化，发现哪些区域“思考”最为活跃。MRI 现在是研制新成像技术的跳板，未来对人体的观察可以更加细致入微。

“或许我们可以制造这样一种**扫描仪**……能够**追踪癌症**……这是我当时的愿望。”

MRI 仪器发明者雷蒙德·达马迪安，2011 年

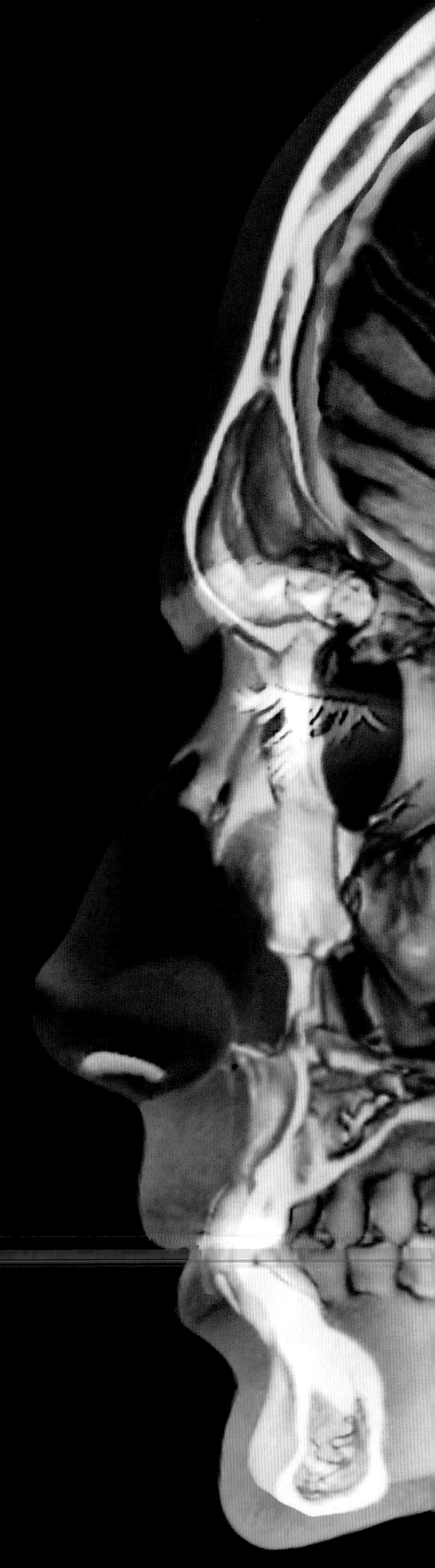

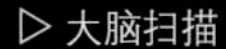

▷ 大脑扫描
图为一名 35 岁患者头部 MRI 扫描结果，细节清晰，可以看到神经纤维、血管、结缔组织和皮层褶皱下充满液体的空腔。面部和颈部骨骼通过计算机断层扫描技术（CT）成像。

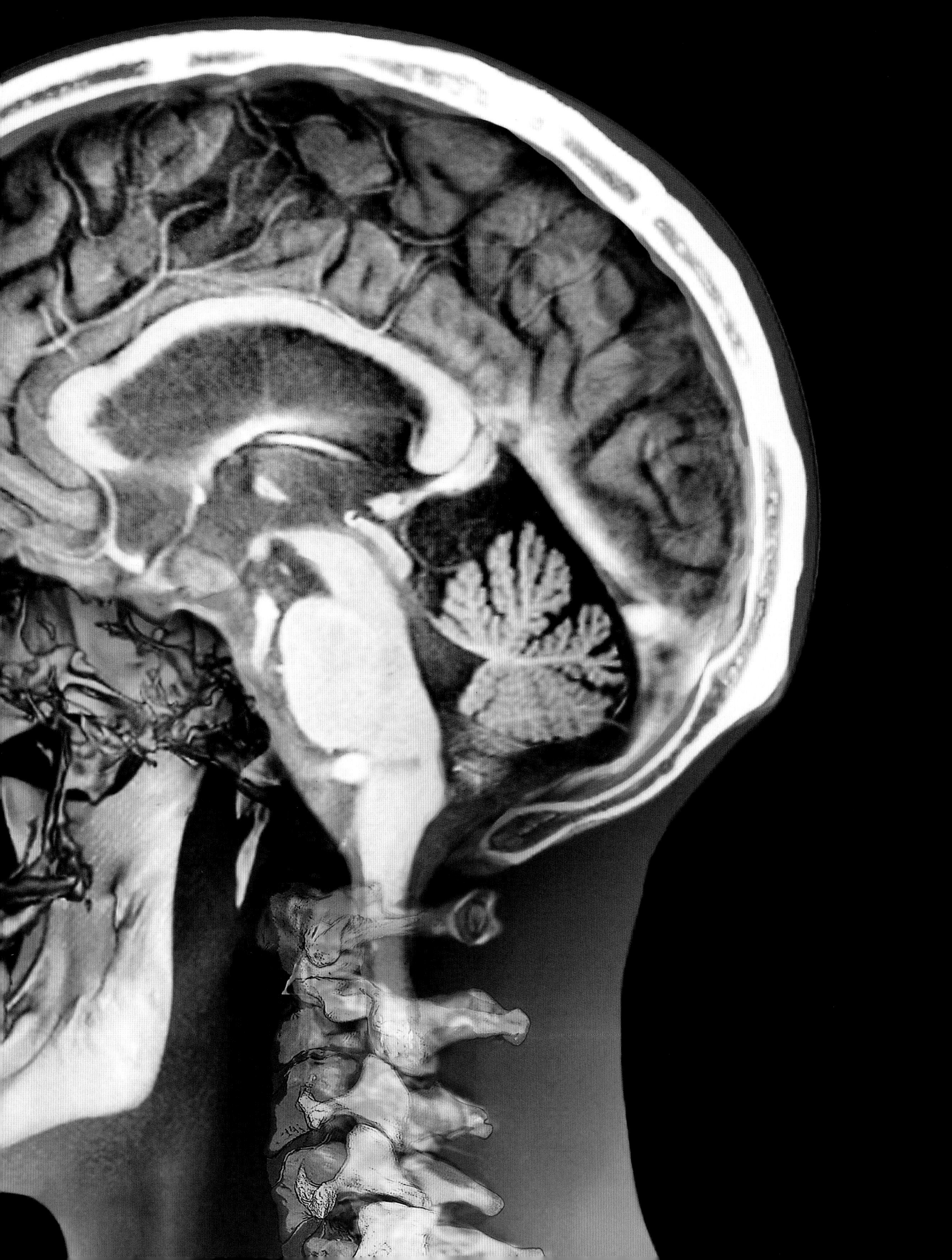

首次心脏移植

20 世纪 60 年代之前，严重冠状动脉疾病和充血性心力衰竭是病人的死亡宣判书。1967 年，南非外科医生克里斯蒂安·巴纳德将一名捐献者的心脏移植给一位垂危病人，开创了移植外科手术的新时代。

19世纪 90 年代出现了用病人自体组织皮肤移植的成功案例，拉开了未来移植手术的序幕；但那些使用捐献供皮的移植手术几乎无一成功，如遗体供皮。1894 年一次移植捐献者胰脏的手术也告失败。医生们尚不清楚人体免疫系统在接受捐献器官时所起的作用。

摘除患病器官并移植健康捐献者的器官需要进行复杂的外科手术，先决条件之一是血管缝合的技术，即缝好破裂或切开的血管。1901~1910 年，法国外科医生亚历克西斯·卡雷尔首创这一技术。

早期移植手术

移植手术最初是在狗身上尝试进行的，从其肾脏开始。1959 年，诺曼·沙姆韦和理查德·洛厄在美国斯坦福大学首次成功完成狗的心脏移植手术。他们采用局部低温法，将供体心脏在体外冷冻，在手术进行时可维持其功能数小时。1954 年，移植技术取得重大进步，人类肾移植首次取得成功——同卵双胞胎之间的移植。排斥反应（器官接受者的免疫系统将捐献器官视为异体组织，发起攻击）可能带来危险，但在这个案例中并不严重，因为捐献者和接受者基因相同，接受者存活

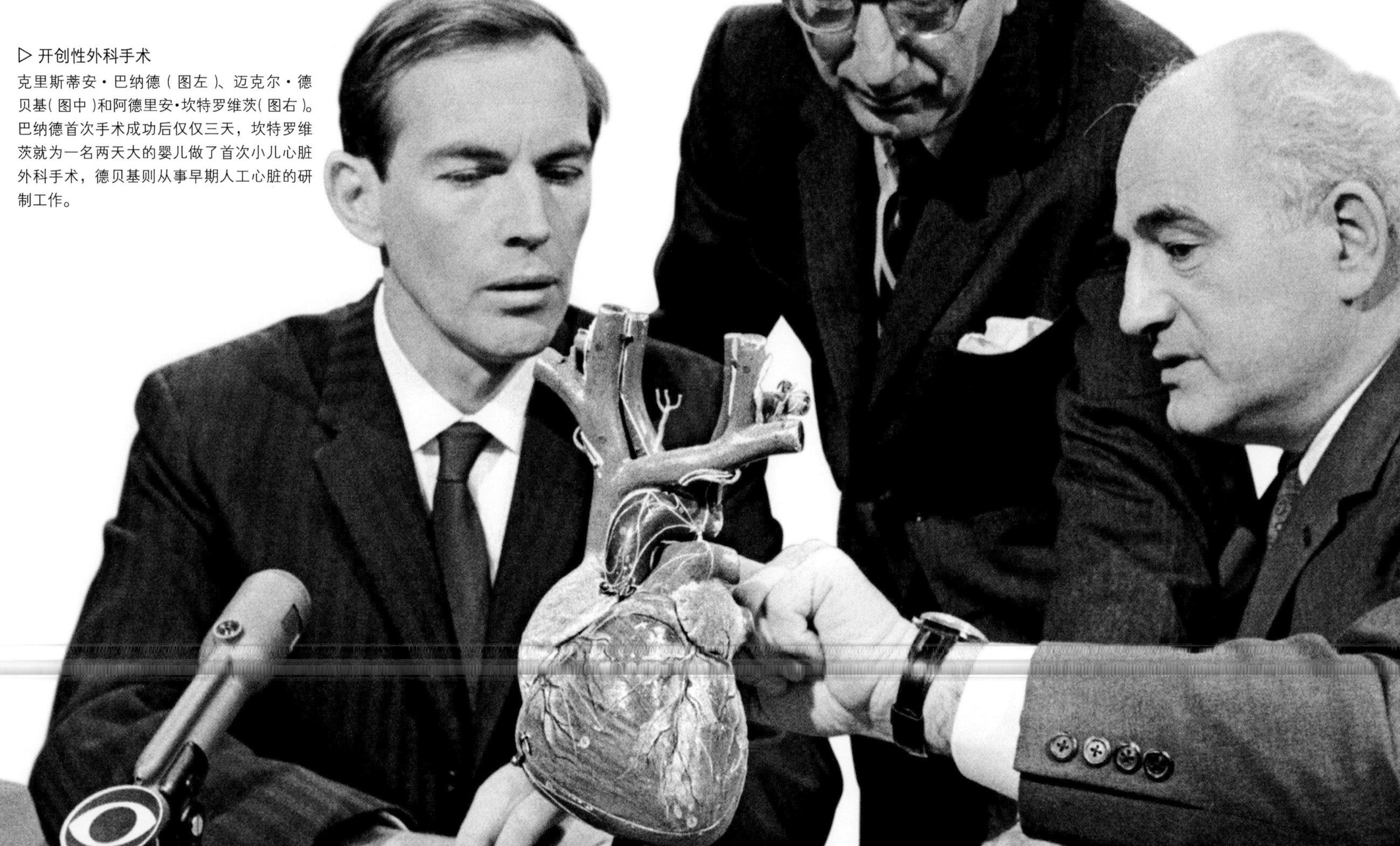

▷ 开创性外科手术

克里斯蒂安·巴纳德（图左）、迈克尔·德贝基（图中）和阿德里安·坎特罗维茨（图右）。巴纳德首次手术成功后仅仅三天，坎特罗维茨就为一名两天大的婴儿做了首次小儿心脏外科手术，德贝基则从事早期人工心脏的研制工作。

了九年。由于排斥反应常常发生，普通接受者的存活率比同卵双胞胎要低得多。当时预防排斥反应的唯一方法是大量X射线照射，抑制接受者的免疫系统。1959年，英国外科医生罗伊·卡恩成功研制出抑制人体免疫系统作用的免疫抑制药物，移植手术存活率很快提升。此类药物的出现，加上手术期间可替代器官运行的心肺机的改进，意味着心脏移植手术可以提上日程了。但外科医生出于伦理顾虑，数年之后才开始进行心脏移植。

33 年 **心脏移植患者存活最长的时间——约翰·麦卡弗蒂，2016年2月9日去世。**

实践

心脏移植

移植外科手术现在有多种手术方法，也可根据原心脏和捐献心脏的情况调整。

在异位心脏移植手术中，病人心脏原位不动，新的心脏一旦失灵仍可使用原心脏。而进行原位心脏移植手术时，要打开病人胸腔，在摘除原心脏之前先切开血管（如大动脉和肺动脉）。然后新的心脏——手术中用低温法维持其生命力——被缝合到位。

2006年首次出现“心脏跳动”外科手术，捐献的心脏不用冷冻，而是连在一台机器上，可以继续泵血，存活时间得到延长。

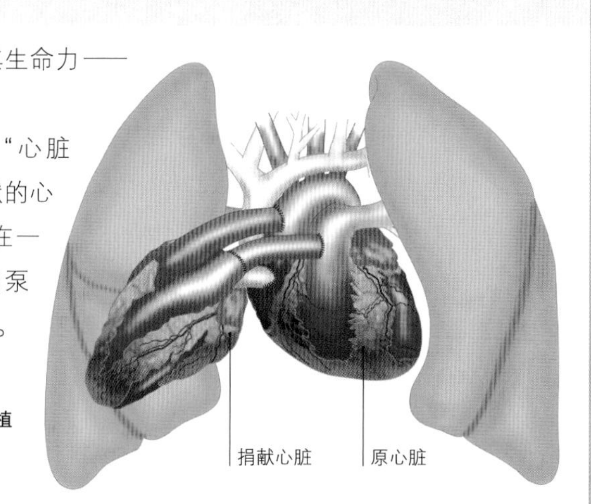

异位心脏移植

大飞跃

1967年12月3日，南非外科医生克里斯蒂安·巴纳德在开普敦的格罗特·舒尔医院成功将一名死于交通事故的24岁女性捐献者的心脏移植给54岁的心脏病晚期病人路易·沃什坎斯基。手术进行了近五个小时。起初新的心脏不能跳动，在使用除颤器后恢复了活力。手术一度效果良好，但19天后沃什坎斯基死于肺炎。病情恶化的原因是：为了阻止排斥反应，病人免疫系统功能被抑制。

1968年1月，巴纳德为第二位病人菲利普·布莱伯格进行手术，病人术后存活了594天。其他国家的外科医生也开始进行心脏移植，截至1971年完成了180次手术，但术后存活率一直不理想，排斥反应率高，免疫抑制药物副作用极大。1976年，比利时免疫学家J.F.博雷尔发现环孢霉素有免疫抑制特性，且毒副作用大大低于之前的抗排斥药，1983年它被批准用于移植手术。心脏外科手术试用环孢霉素后患者存活率提高，移植手术数量迅速上升，21世纪初每年约有3500例。有些心脏移植者已存活30多年，术后十年存活率达65%~70%。但移植手术造成的冠状动脉疾病仍是术后常见死因，是当今心脏外科医生面临的严峻挑战之一。

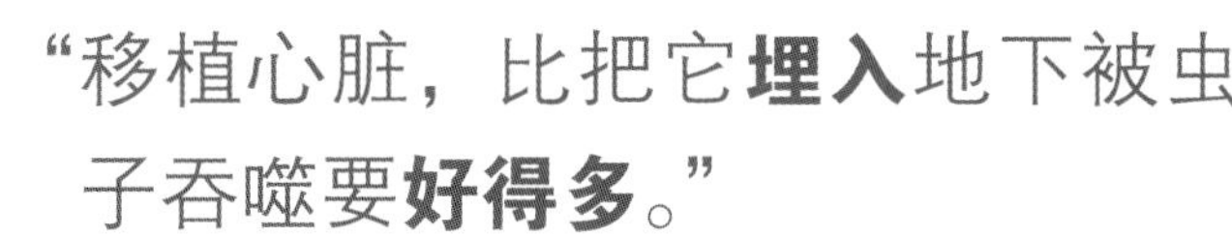

“移植心脏，比把它**埋入**地下被虫子吞噬要**好得多**。”

南非外科医生克里斯蒂安·巴纳德接受《时代》杂志采访，1969年

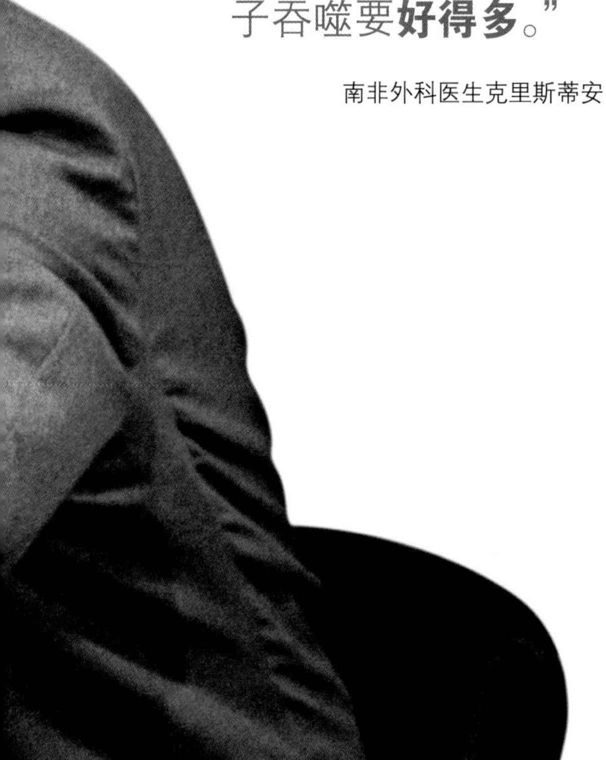

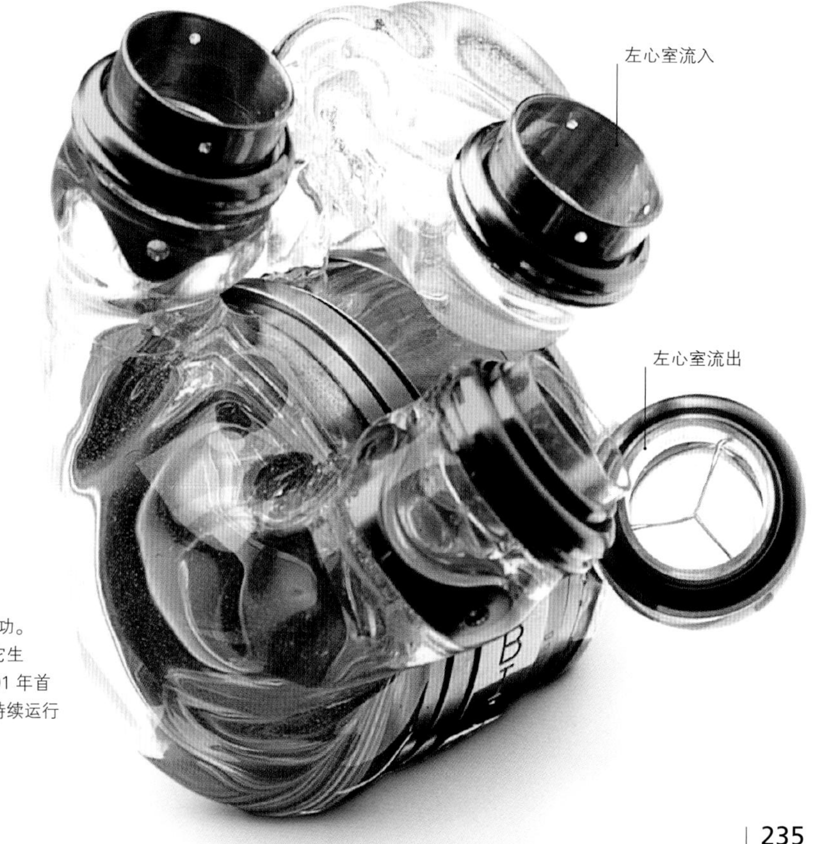

▷ 人造心脏

1982年，第一颗人造心脏移植成功。患者等待捐献者心脏时可以依靠它生存。图为AbioCor人造心脏，2001年首次用于移植手术，其内部电池可持续运行4小时，使用寿命为18个月。

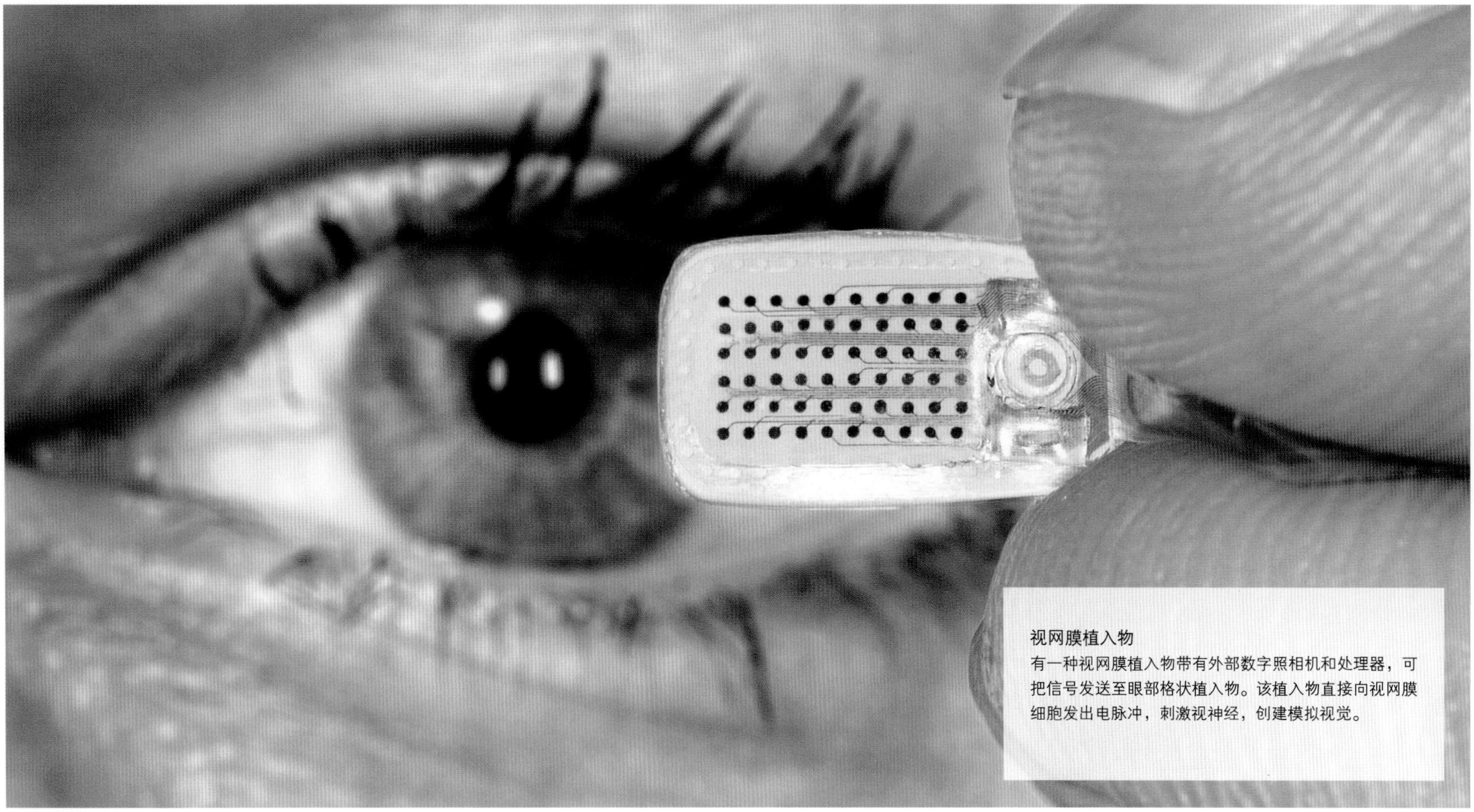

视网膜植入物
有一种视网膜植入物带有外部数字照相机和处理器，可把信号发送至眼部格状植入物。该植入物直接向视网膜细胞发出电脉冲，刺激视神经，创建模拟视觉。

植入物与假体

自古以来，医生们一直在使用人造器官替代损毁的肢体、眼睛、牙齿等器官。随着解剖学知识的增加和新型材料的成功研制，假体的功能性越来越好。目前，科研人员正在研制能够由神经信号控制假体的植入物。

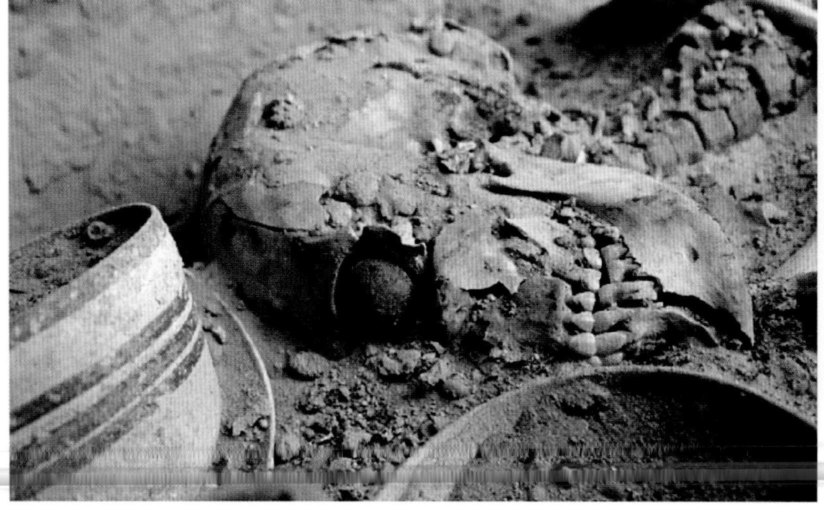

▷ **早期眼球**
图中的人造眼球出土于伊朗，时间可追溯至4800年前，是已知最早的眼球假体。这个眼球用焦油和动物脂肪制成，内嵌金线，创造出如同眼睛天然毛细血管的逼真效果。

义肢是人类最早安装的假体之一，主要用来替代战场受伤或事故后截去的腿或手臂。公元前2000年的印度宗教文献《梨俱吠陀》曾提到假体。现存最古老的假腿可追溯至公元前300年，由青铜和铁制成，其中有一个木芯，出土于意大利卡普阿。早期假腿为“木腿”，被用来替代膝盖以下截肢部分。在残腿上绑上一根突出的木棍，虽然不美观，但可以让使用者活动起来。整个中世纪时期，这种假腿一直是最常见的腿部假体。

1575年，安布鲁瓦兹·帕雷（见78~79页）出版《作品集》，这是首部关于假肢的著作。帕雷曾任法国军队外科医生，在书中介绍了一些比较精巧的假腿，这些假腿带有可调节的皮带和膝关节锁定装置。多年后，假腿的舒适性和功能性逐步提高，但对于那些膝盖以下截肢的人来说腿部无法弯曲的问题仍旧存在。1805年，英国假肢技师詹姆斯·波茨研制出一种膝关节、踝关节和跖趾关节相铰接的假腿（后来以滑铁卢战役中失去一条腿的安格尔西侯爵之名命名，称为“安格尔西假腿”）。1913 年，飞行员马塞尔·迪苏特在一次坠机事故中失去了一条腿，迪苏特兄弟发明了一种更轻便的铝质假腿。

两次世界大战后截肢者众多，对假肢需求迫切，但直到 20 世纪 80 年代，美国假肢技师约翰·萨伯利奇发明了萨伯利奇接受腔，假腿才又一次出现技术飞跃。使用这种新式假腿接口，可以使残肢和肌肉更均匀地分担使用者的体重，提高使用者的舒适度。

35万 **1939 年英国佩戴玻璃假眼的人数。**

20 世纪 90 年代出现微处理器控制的肢体，肌肉运动被转化为电子信号，可以实现近乎正常的步态。假体利用碳纤维等先进材料制作，更加轻便耐用。

手臂与双手

早在公元前 3 世纪第二次布匿战争（公元前 218~ 前 201 年）时就有关于假臂的记载，当时的罗马将军马库斯·塞尔吉乌斯曾安装一只铁手。大多数假手由坚硬的金属制成，但早在 16 世纪，据称德国骑士格茨·冯·贝利欣根的右手为关节可以活动的假手，能够抓住物体。1812 年，柏林牙医彼得·巴利夫为肘以下截肢者设计了一种假体，这种假体可利用肩部肌肉指挥手指弯曲或伸展。手和手臂假体的发展历程与假腿的差不多。

假眼

眼睛假体最早出现在古埃及，一般戴在眼窝外。直到 1561 年威尼斯吹玻璃工匠制成人造玻璃眼睛后，才有可能在眼窝内安装眼部假体。这种假眼一直没有什么变化，直到 20 世纪 30 年代德国（当时主要的假眼制造国）限制假眼出口，人们才又研制出塑料和丙烯酸材质的假眼。无论采用何种材质，此时假眼仅仅是美化用品，能改善佩戴者外表，却不能恢复其视觉。21 世纪初，终于出现了一些研制“仿生眼”的项目，即用植入的假体取代受损视网膜。2007 年，美国加利福尼亚的科学家研制的一种视网膜植入物开始在美国和欧洲试用，试验表明，盲人可以恢复部分视力，能够感觉到影像和运动。

技术飞跃

如今，先进技术的应用让假体更加精巧耐用，成本更低。假肢的使用体验有了显著改变，特别是对于儿童来说，他们无须担心因长得太快，频繁更换假肢而产生高昂的费用。2012 年 3D 打印假手首次出现，利用神经脉冲控制手部运动。目前正在试验通过大脑和神经系统直接控制机械手臂。近几十年来，植入物和假体品种更加多样，例如可经皮肤充电的人造心脏、人造气管（2011 年研制），仿生脊柱（2016 年首次发布），以及各种器官（如卵巢）的 3D 打印“支架”，这些器官在植入前由病人自己的细胞填充。

实践

未来的假体

DEKA 手臂由美国国防部出资研制，目的是为受伤的退伍军人提供更好的假体。美国发明家迪安·卡门研制的这种手臂 2014 年获批上市。

这种电池供电的手臂为肌电控制假体，由患者残余神经脉冲指挥，尽可能模拟人体功能。DEKA 手臂可以通过足部运动控制，也可以在肩膀或手臂残留神经旁放置电极控制。这些神经脉冲由微处理器解码，从而指挥假手运动。

这种手臂带有多个活动关节，可以更好地控制手指，它能做出六种不同抓握姿势，能拿握葡萄、拉链和钻头等各种物品。2020 年，美国食品和药物管理局（FDA）批准将 DEKA 手臂（图中退伍军人弗莱德·唐斯演示）用于一般用途。

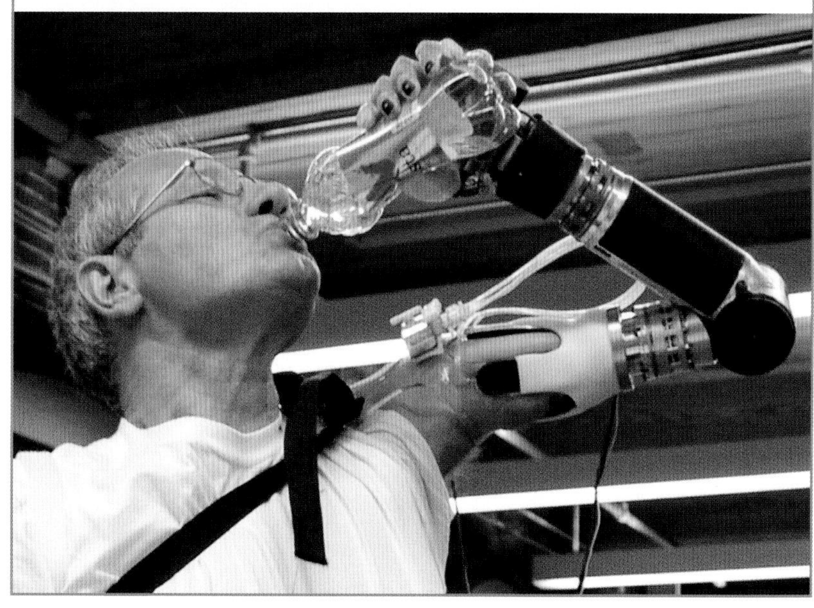

▷ **神经探针**

回形针大小的“探针”（支架电极）可以嵌在大脑运动皮层或运动中心附近的血管中。它能够解读与运动有关的电活动，传输相应的无线信号来指挥机械肢体。

> “火星人看到人类一面**努力伤害肢体**，一面温柔地**换上假肢**，可能会震惊不已。”
>
> 《柳叶刀》，1944 年 5 月

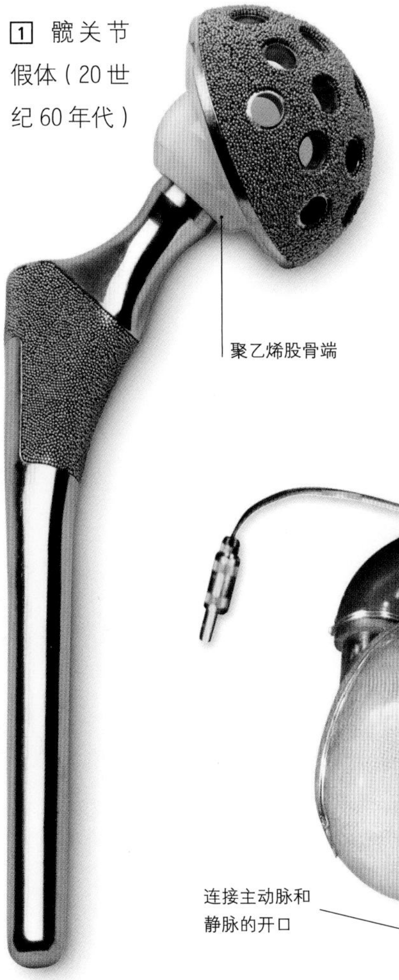

1 髋关节假体（20世纪60年代）

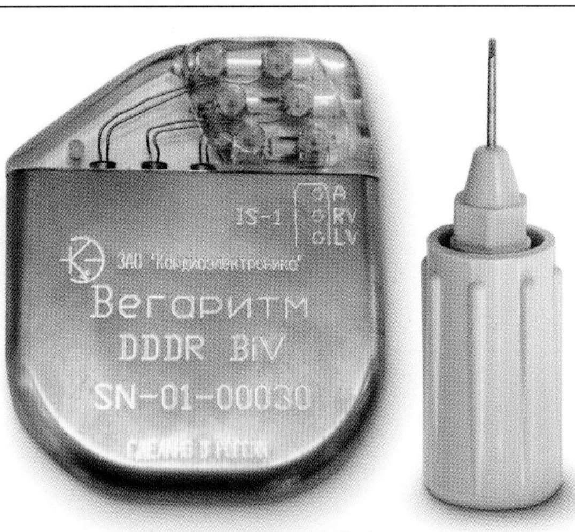

聚乙烯股骨端

2 俄罗斯起搏器（2015年）

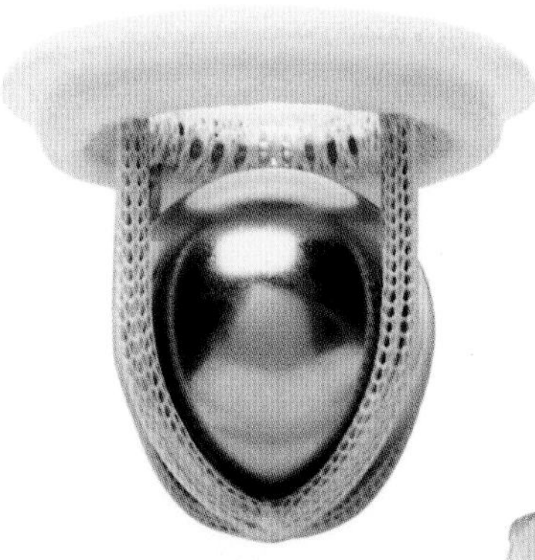

4 心脏瓣膜（1978~1979年）

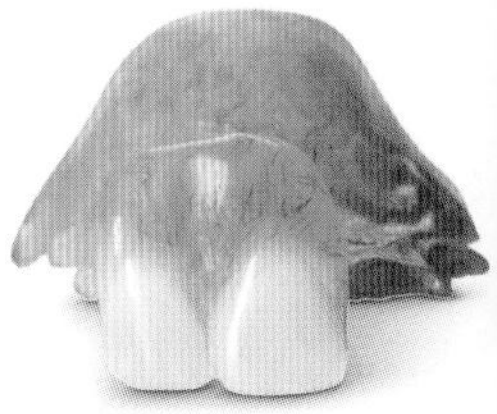

5 塑料假牙（20世纪）

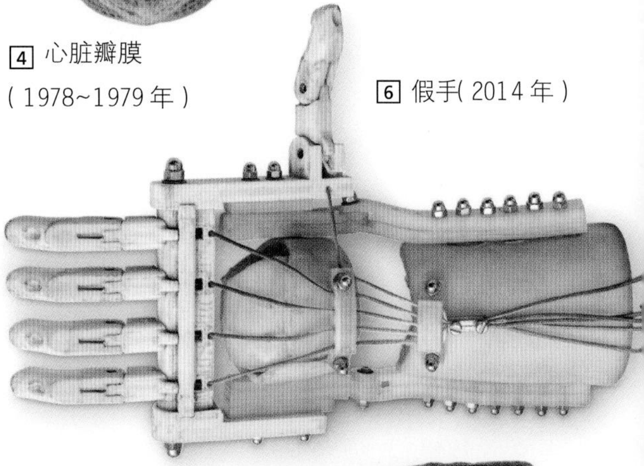

6 假手（2014年）

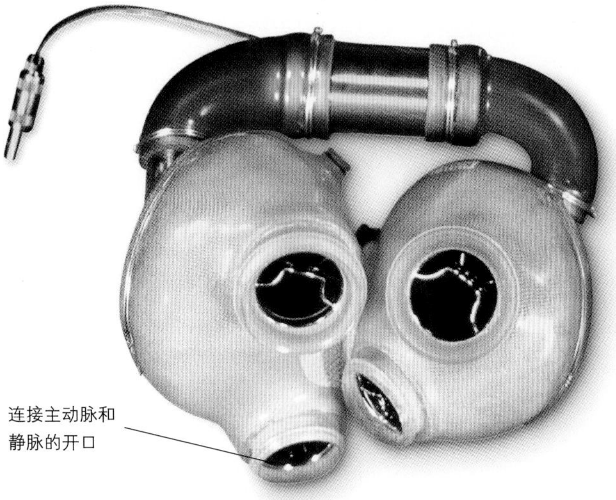

3 Jarvik-7人造心脏（1982年）

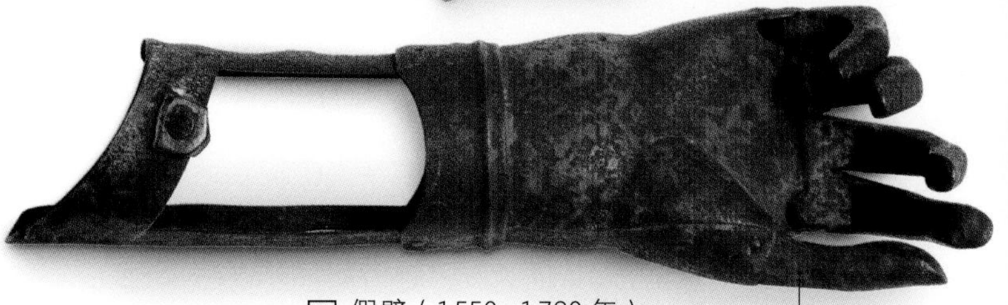

连接主动脉和静脉的开口

7 假臂（1550~1780年）

金属手指

人工器官

古埃及人用木头和皮革制造的脚趾，出现于公元前1000年前后。如今的仿生人体器官采用先进复合材料，拥有能接受肌肉甚至大脑直接信号指挥的电动关节。

1 **髋关节假体** 这种低摩擦假体两端采用聚乙烯材质，减少磨损，优于最早的玻璃和金属材质髋关节假体。2 **俄罗斯起搏器** 这种起搏器有“三个腔”，有一条额外的导线协调左右心室的搏动；调节心跳的电子起搏器于1958年首次植入人体。3 **Jarvik-7人造心脏** 这是首次植入人体的人造心脏，需要180千克重的电源才能运行。现代人造心脏使用便携式外置电池。4 **心脏瓣膜** 斯塔尔－爱德华兹瓣膜用于替代心脏二尖瓣，于1960年发明。5 **塑料假牙** 20世纪，塑料假牙取代了过去象牙、陶瓷或死亡士兵的牙齿制成的假牙。6 **假手** 3D打印技术在医学领域的应用日趋增长，尤其多见于修复外科手术领域。7 **假臂** 这只铁手带有前臂，为肘下截肢者设计；假手无法操控，不具备实用性。8 **假眼** 第二次世界大战期间，丙烯酸材质的假眼替代了玻璃假眼。9 **仿生手臂** 这只电动手臂采用3D打印技术制作，或许很快就可批量生产，成本与过去相比会大幅下降。10 **现代假腿** 这只假腿用轻型材料制作，定制的关节可分散体重，由微处理器控制，步态可以随着步行速度调整。11 **假腿** 这种假腿带有可锁定的膝关节和踝关节，暴露部分为皮质，有孔眼，可使穿戴者保持凉爽。12 **假臂** 这种铝制假臂的关节比过去的木质假臂更加灵活。13 **膝关节置换用假体** 塑料全髁型膝关节——带有胫骨假体和胫骨托，发明于20世纪70年代，可逼真模拟人类膝关节活动。14 **电子假足** 这是首款由人体神经脉冲驱动的假足。

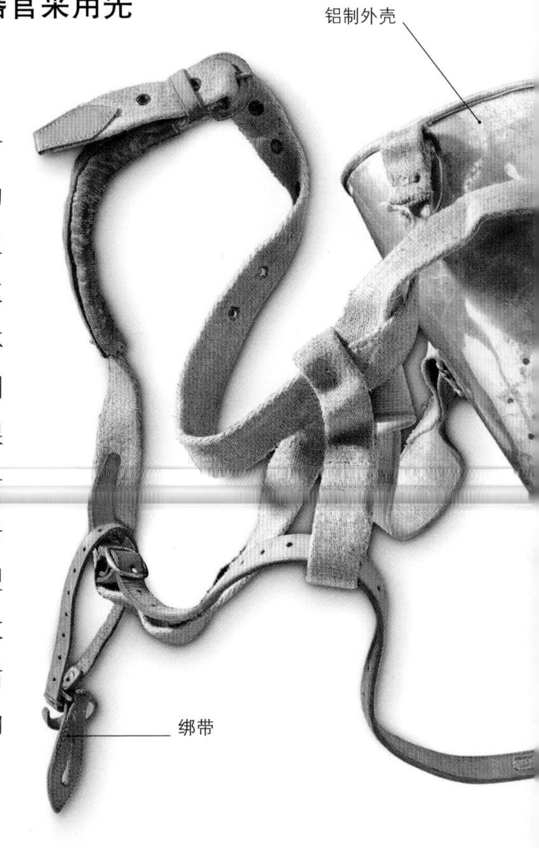

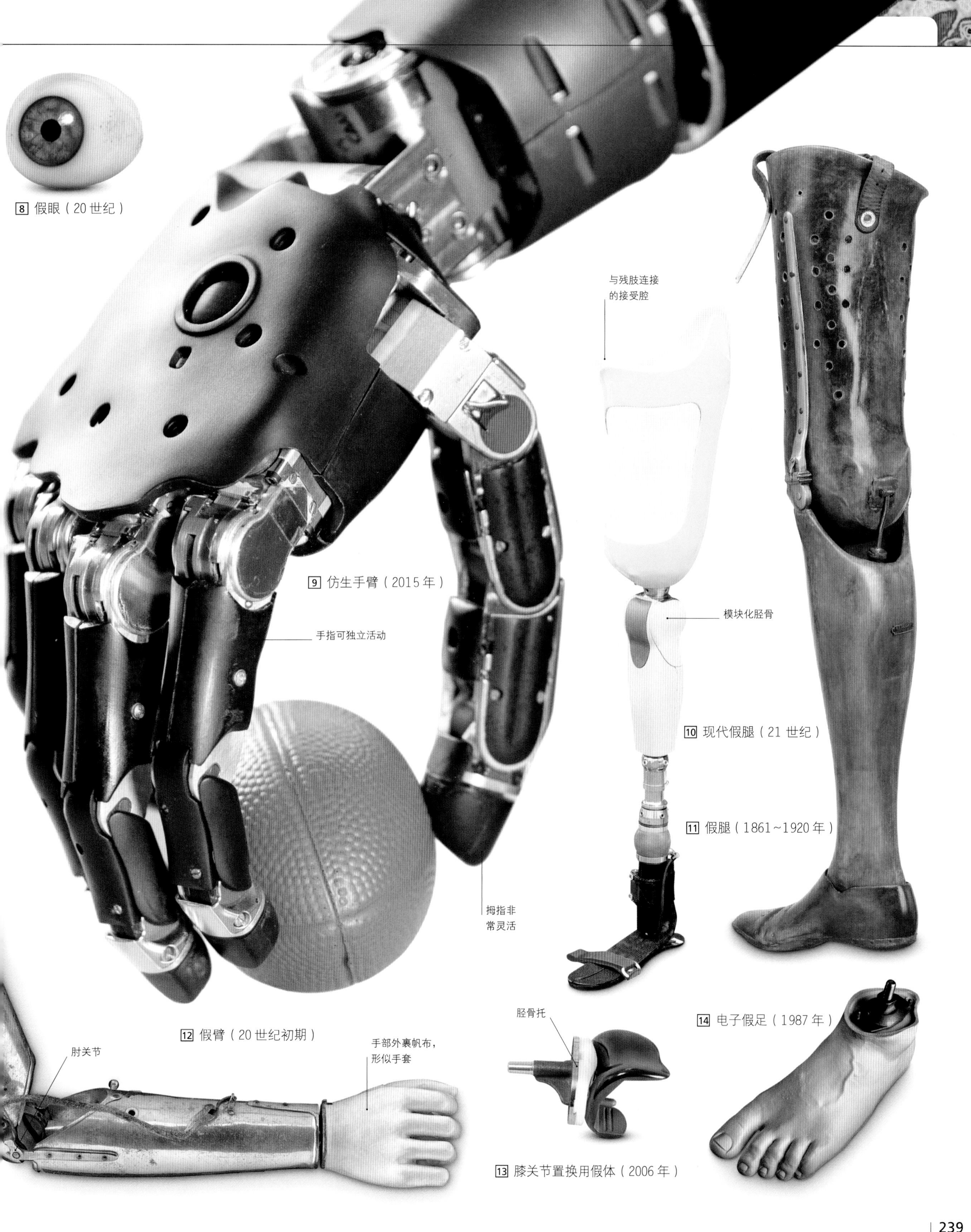
8 假眼（20 世纪）
与残肢连接
的接受腔
9 仿生手臂（2015 年）
模块化胫骨
手指可独立活动
10 现代假腿（21 世纪）
11 假腿（1861~1920 年）
拇指非
常灵活
胫骨托
14 电子假足（1987 年）
12 假臂（20 世纪初期）
肘关节
手部外裹帆布，
形似手套
13 膝关节置换用假体（2006 年）

体外受精

路易丝·布朗是第一名通过体外受精（IVF）来到这个世界的婴儿，1978 年出生于英国北部的奥尔德姆。这一史无前例的事件饱受争议，众说纷纭，宗教领袖和政坛领导人各持己见。此后又诞生了 300 多万体外受精婴儿。

英国生理学家罗伯特·爱德华兹和英国产科医生帕特里克·斯特普托在英国剑桥的诊所率先促成体外受精婴儿的诞生。如果没有前辈科学家和医生的努力，这项任务不可能成功。1884 年，美国记载了史上第一例人工授精手术。美国医生威廉·潘科斯特为帮助一对不育夫妇采取了极端措施，其过程并不符合道德规范。女方被麻醉后，潘科斯特在她不知情的情况下将一名医学专业学生的精子注入她的体内。这位女士生下一名男婴，不过潘科斯特去世后他的所作所为才引起医学界关注。

直到 1934 年，体外受孕才开始有了成功的可能。哈佛大学科学家格雷戈里·平卡斯用兔子试验体外受精，提出类似方法也可应用于人类。科学界谴责这项研究的人为数不少，但美国不孕不育专家约翰·罗克从中受到启发，进行了人体 IVF 试验。他与同事、实验室助手米里亚姆·曼金合作，在试管中使一个卵子受精。罗伯特·爱德华兹等人也进行了类似试验，爱德华兹与斯特普托率先将受精卵注入一名女性体内。经过 10 年的研究试验，约翰·布朗与莱斯利·布朗夫妇生下世界上第一例试管婴儿，爱德华兹则因此获得诺贝尔奖。

> “……最初考虑这种创造生命的办法时，它引起极大争议。”
>
> 英国科学家、生育专家罗伯特·温斯顿

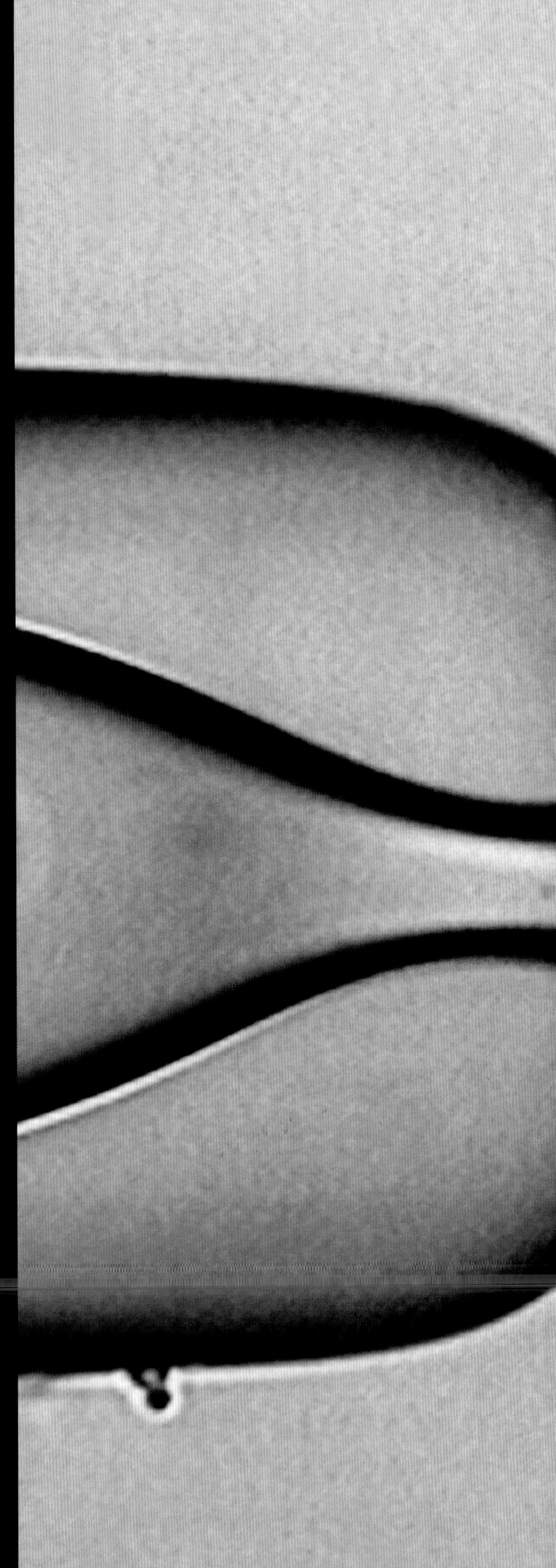

▷ 不孕不育
卵胞浆内单精子显微注射技术（ICSI）与各类体外受精一样，需要在体外实现卵子受精。但卵子并非与大量精子一同放在实验器皿中，而是直接接受单个精子注射。

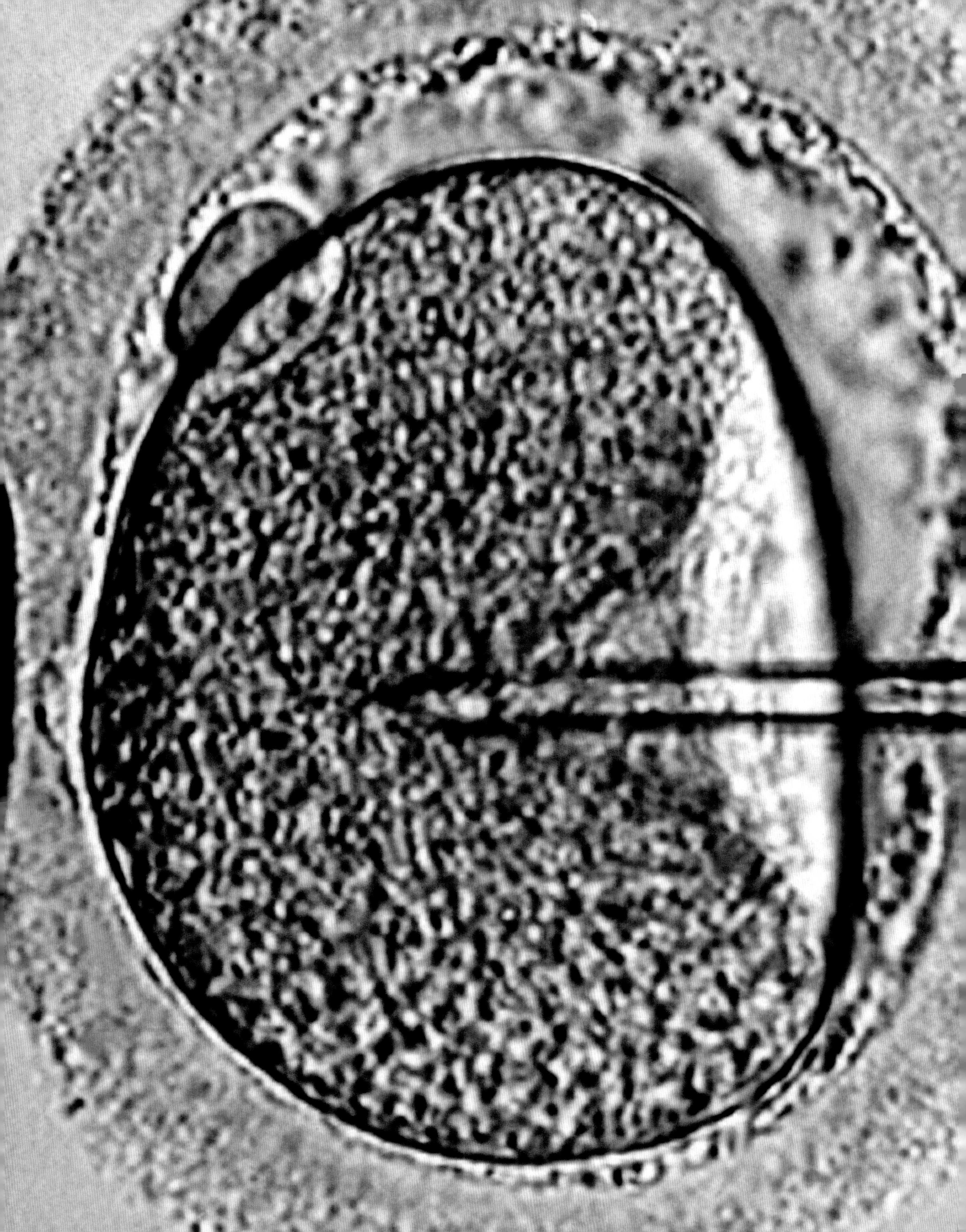

艾滋病

1982 年，美国医生发现一种新型疾病——艾滋病（AIDS），患者的免疫系统会受到抑制，易受其他机会性感染。全球已有 4000 多万人死于与艾滋病有关的疾病。这种疾病目前无药可治，也没有有效疫苗可以预防。

20世纪 70 年代，美国加利福尼亚州的一些医生发现，一种称为卡波西肉瘤的罕见癌症和卡氏肺囊虫肺炎的发病率越来越高，后者过去仅见于免疫系统受损（例如经过化疗后受损）的患者。1981 年，美国疾病控制与预防中心（CDC）确诊这些患者患有一种新型疾病，后被称为获得性免疫缺陷综合征，即艾滋病。1983~1984 年，两个科研团队分别发现了一种了可能导致艾滋病的病毒因子。吕克·蒙塔尼耶领导的法国团队将其命名为淋巴结病相关病毒（LAV）；罗伯特·加洛的美国团队则称其为人类 T 细胞白血病病毒 Ⅲ 型（HTLV- Ⅲ）。后来人们意识到两者是同一种微生物，1986 年将其命名为人类免疫缺陷病毒（HIV）。

艾滋病从最初的几例个案发展成为一种流行病，迫切需要找到治疗方法。1989 年，美国已有 10 万例艾滋病，世界其他地方共有 14.2 万例，1993 年全球上升至 3000 万例。早期病例主要发现于同性恋群体之中，但后来美国和欧洲静脉注射毒品者的患病率渐渐上升，群体分布有所变化。撒哈拉以南非洲地区也有数百万病例报告，那里疾病扩散的原因似乎主要是通过异性性交和母婴之间通过分娩或母乳喂养传播。

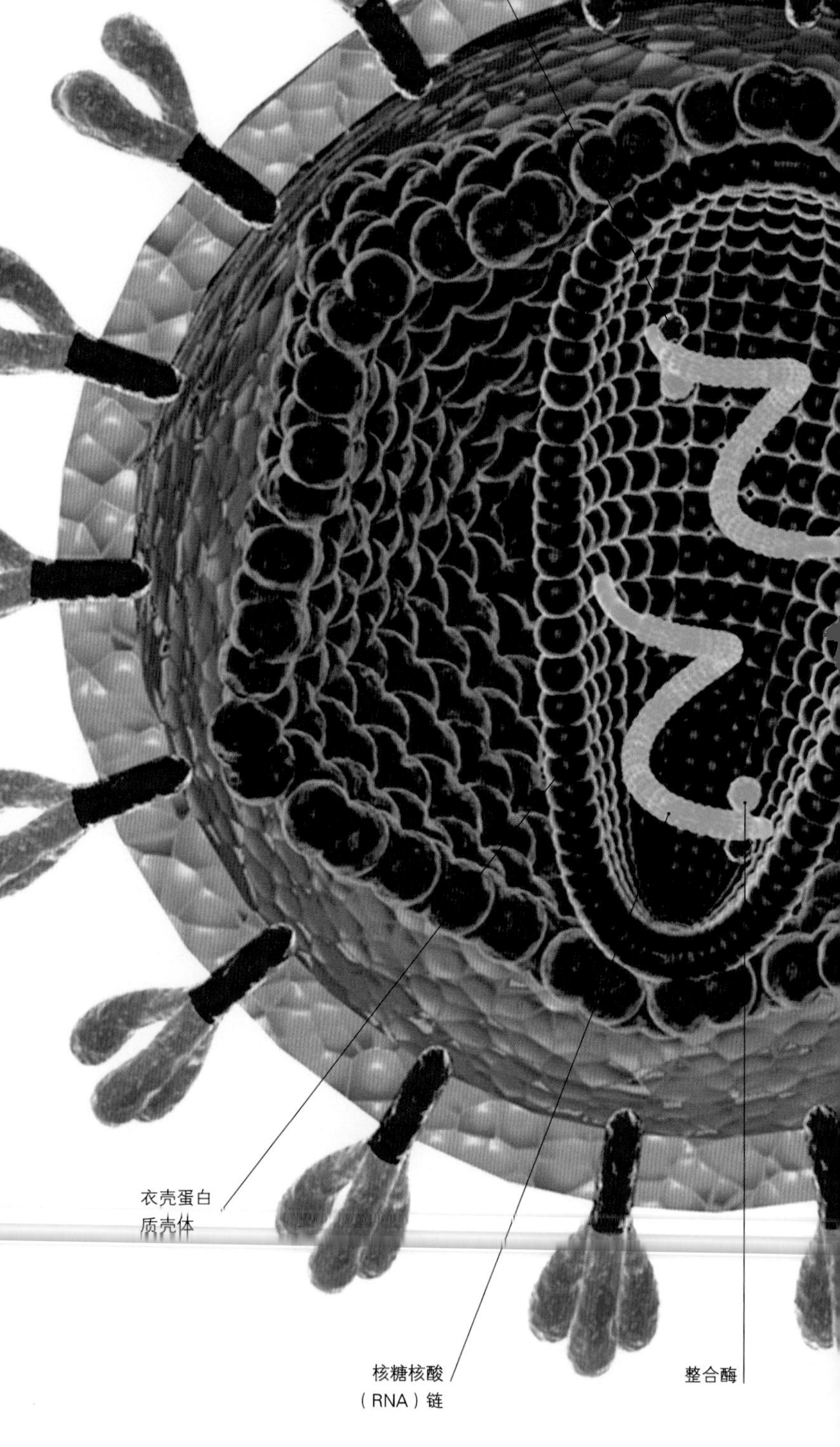

▽ 冰山一角

图为 1987 年的电视广告，公共卫生宣传活动利用这种形式强调艾滋病的严重性。它已经夺去很多人的生命，如果置之不理会有更多的人死去。

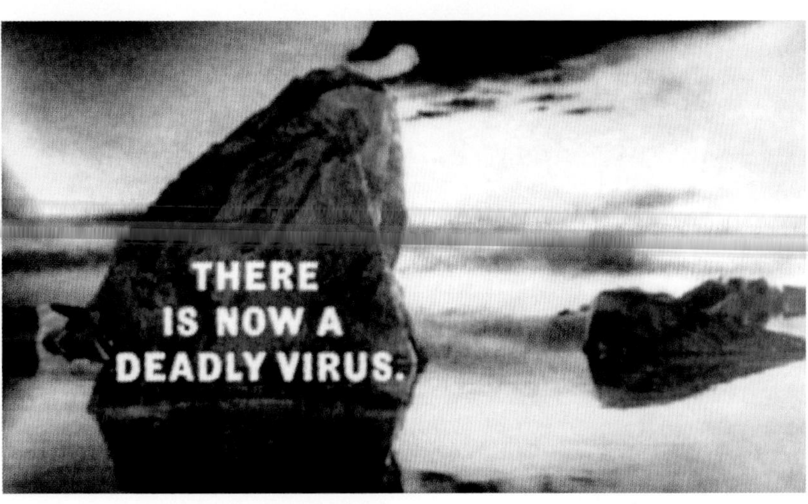

“成功的**抗逆转录病毒治疗**可使……接近**正常**预期**寿命**。”

诺贝尔获奖者世界大会对巴雷－西诺克和吕克·蒙塔尼发现 HIV 的表彰词，2008 年

蛋白质基质

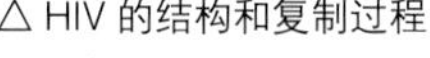

△ HIV 的结构和复制过程

HIV 利用逆转录酶把自己的遗传物质 RNA 与宿主细胞 DNA 结合起来，成为“前病毒 DNA”。被感染的细胞制造的蛋白质被 HIV 的蛋白酶剪切，形成新的病毒。

HIV 致病机制

1984 年，HIV 抗体检测方法研制成功。科研人员发现 HIV 为逆转录病毒，其遗传物质在核糖核酸（RNA）链上编码。病毒穿透宿主细胞，其 RNA 与宿主脱氧核糖核酸（DNA）结合，病毒就不会受到宿主免疫系统攻击。HIV 的攻击对象是 CD4 辅助型 T 细胞，这种细胞协助人体的全身性免疫应答。病毒复制后开始杀死宿主的 CD4 细胞；在这个阶段，患者为 HIV 阳性。CD4 细胞数量降到一定水平后，患者的免疫系统崩溃，他便成为艾滋病患者。如不接受治疗，患者从最初感染到死亡的平均时间是二至三年。1986 年齐多夫定（AZT）被发现有治疗效果，能阻止病毒 RNA 进入宿主细胞 DNA 之中。1995 年出现更强效的高效抗逆转录病毒治疗（HAART），HIV 阳性患者最长可以坚持七年不发病。如今，抗逆转录病毒药物（见上栏）可以控制病毒，大大延长了患者的预期寿命。

HIV：过去与未来

寻找治疗艾滋病的有效方法或疫苗是一项复杂的工作，部分原因是 HIV 有多种亚型，变化多端。关于这种病毒的起源也在研究当中。1989 年，人们在西非黑猩猩身上发现类似病毒——类人猿免疫缺陷病毒（SIV）。显然，病毒不知何时跨越边界传到人类身上，或许是在打野味追捕黑猩猩的过程当中，然后，在西非不断扩张的城市化进程中，通过卖淫传播开来。而资金不足和地区内战给卫生项目造成影响，感染针头的反复使用，也促进了病毒的扩散。20 世纪 70 年代，医生们发现乌干达有一种称作“消瘦症”的疾病，特点是患者变得极其虚弱——艾滋病晚期的表现。2015 年，大概有 70% 的 HIV 阳性患者来自撒哈拉以南的非洲地区。比属刚果（今刚果民主共和国）1950 年和 1960 年的组织样本分析表明，当时那里就有 HIV 和艾滋病，病毒可能在 1920 年前后传到人类身上。

3800万 2014 年全球感染 HIV 人数。

2600万 接受抗逆转录病毒治疗的人数。

如今，艾滋病仍然是非洲国家医疗卫生和经济发展领域的严峻挑战，很多成人因艾滋病而不能从事经济活动。

实践

抗逆转录病毒药物

抗逆转录病毒药物可以在 HIV 生命周期的不同阶段抗击 HIV。融合抑制剂能够阻挡病毒进入健康细胞或与健康细胞融合。依非韦伦等逆转录酶抑制剂阻止 HIV 的复制。整合酶抑制剂阻止 HIV 将其 RNA 嵌入宿主 DNA。蛋白酶抑制剂阻止病毒生成其生长所需的蛋白质。虽然它们不能治愈艾滋病，但都能起到阻碍 HIV 复制的作用。

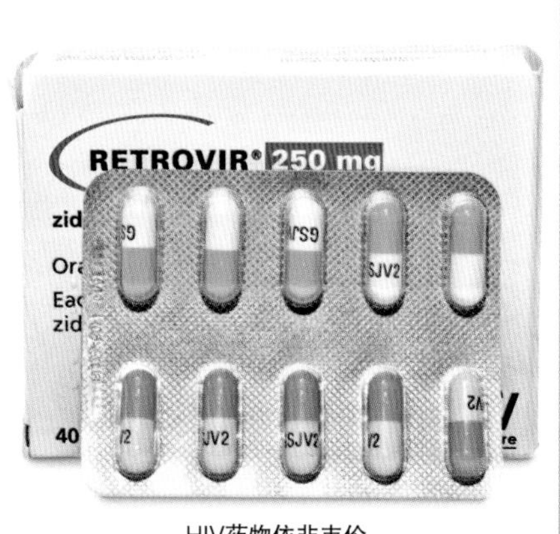

HIV药物依非韦伦

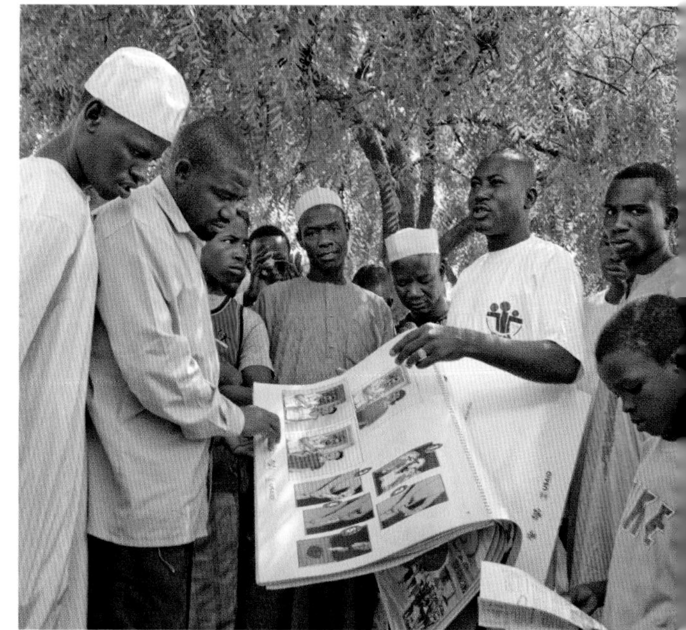

▷ 宣传知识

加强公众安全意识的宣传活动对于控制艾滋病的传播具有重要作用。图中，尼日利亚卫生工作者正在展示海报，解释减少性伙伴数量可以降低感染艾滋病的概率。

旧有疾病的新发现

20 世纪晚期，人们发现胃溃疡、皮肤癌、宫颈癌和膀胱癌等多种慢性疾病是由微生物引起的。这些发现使疫苗接种治疗和控制这些疾病的前景变得更加广阔。

△ 用于科研的海拉细胞

图为 1950 年提取自一位宫颈癌患者的肿瘤细胞系中的一些细胞。后来发现，这一细胞系感染了 HPV-18，在研制 HPV 疫苗的过程中它曾起到重要作用。

长久以来，对于一些以发炎或恶性肿瘤为主要表象的疾病，科学家们一直感到困惑。虽然此类疾病的病情发展过程已经明确，但其病因仍然不明。污染、生活方式、遗传和年龄等因素被视为胃溃疡和一些癌症的病因。

确定细菌与癌症之间的关系

胃或十二指肠（第一段小肠）溃疡和损伤长期以来一直被视为胃酸过多的结果，患者一般被建议吃清淡的食物，减少生活压力。1979 年，澳大利亚病理学家罗宾·沃伦在一位患有上消化道轻微疾病——消化不良的患者胃部发现弯曲样细菌——幽门螺杆菌，此类疾病病因又有了新的解释。沃伦与同事巴里·马歇尔进一步研究发现，幽门螺杆菌与十二指肠溃疡有关。1982 年，二人宣布他们的发现，但医学界没有立刻承认，直到 1996 年才认可抗生素治疗溃疡的方法。现在人们知道，80% 的胃溃疡由幽门螺杆菌引起，胃癌的形成也与其相关。

澳大利亚病理学家

巴里·马歇尔（1951 年～）与罗宾·沃伦（1937 年～）

马歇尔（图左）和沃伦（图右）为研究细菌与胃及十二指肠溃疡之间的关系，给 100 名患者做了活体组织检查。1984 年，为了科研，马歇尔甚至喝下幽门螺杆菌培养液，让自己受到感染，结果患上急性胃炎。在受到胃肠病学家们近十年的嘲讽之后，两位澳大利亚科学家提出的理论才得到承认。2005 年，他们获得诺贝尔生理学或医学奖。

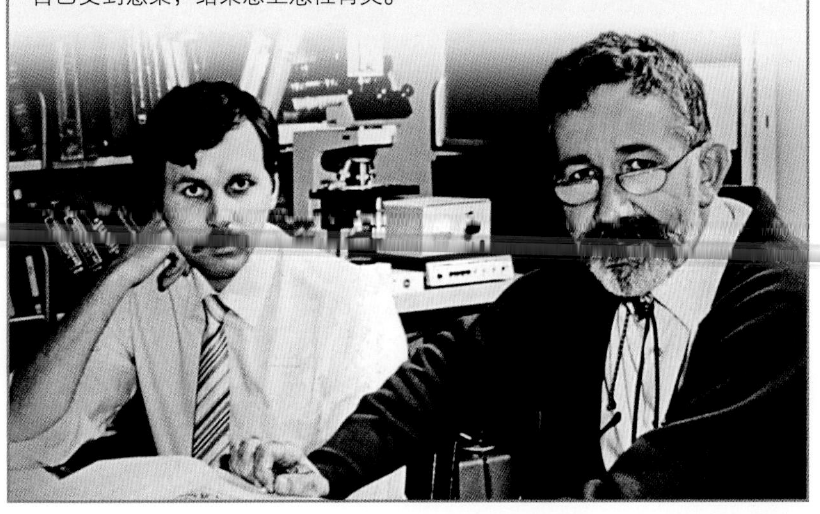

病毒与疫苗接种

宫颈癌在女性常见癌症中排名第四，每年造成全球 25 万人死亡。发展中国家无力负担癌症筛查工作，宫颈癌是女性中最常见的癌症。1974 年，德国病毒学家哈拉尔德·楚尔·豪森首次提出，宫颈癌可能与人乳头瘤病毒（HPV）有关，HPV 所属病毒家族会引起尖锐湿疣等传染性疾病。1986 年，豪森发现两种病毒亚型 HPV-16 和 HPV-18 是大多数宫颈癌的致病因子。这一发现导致宫颈癌疫苗研制成功，挽救了无数人的生命。

炎症类疾病

研究表明，还有一些炎症类疾病和癌症可能与感染原有关。例如，经水传染的血吸虫病流行于中东和东非部分地区，影响膀胱、肾和肝，20 世纪 70 年代以来，人们认为引发这种血吸虫病的小扁虫与膀胱癌有关。同时，1986 年人们发现肺炎衣原体为呼吸道疾病的致病因子之一，实验室动物试验证明，它与动脉粥样硬化也有关联。

近期还有研究显示，帕金森病——一种神经系统进行性疾病，可能与流感或流行性乙型脑炎等传染性疾病引起的脑炎有关。进一步的研究可能会发现更多由感染原引起的疾病。

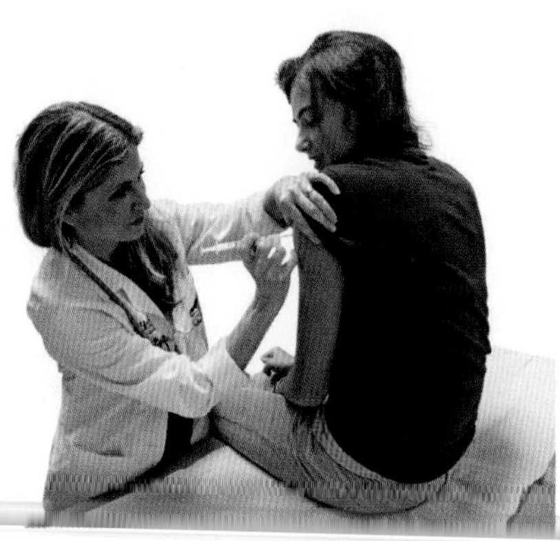

△ 预防 HPV

2006 年，HPV 疫苗首次获批，如今已有近 60 个国家将其列为青春期女性常规预防接种项目。HPV 引发宫颈癌的时间长达数年，因此疫苗的效力尚不能完全确定。

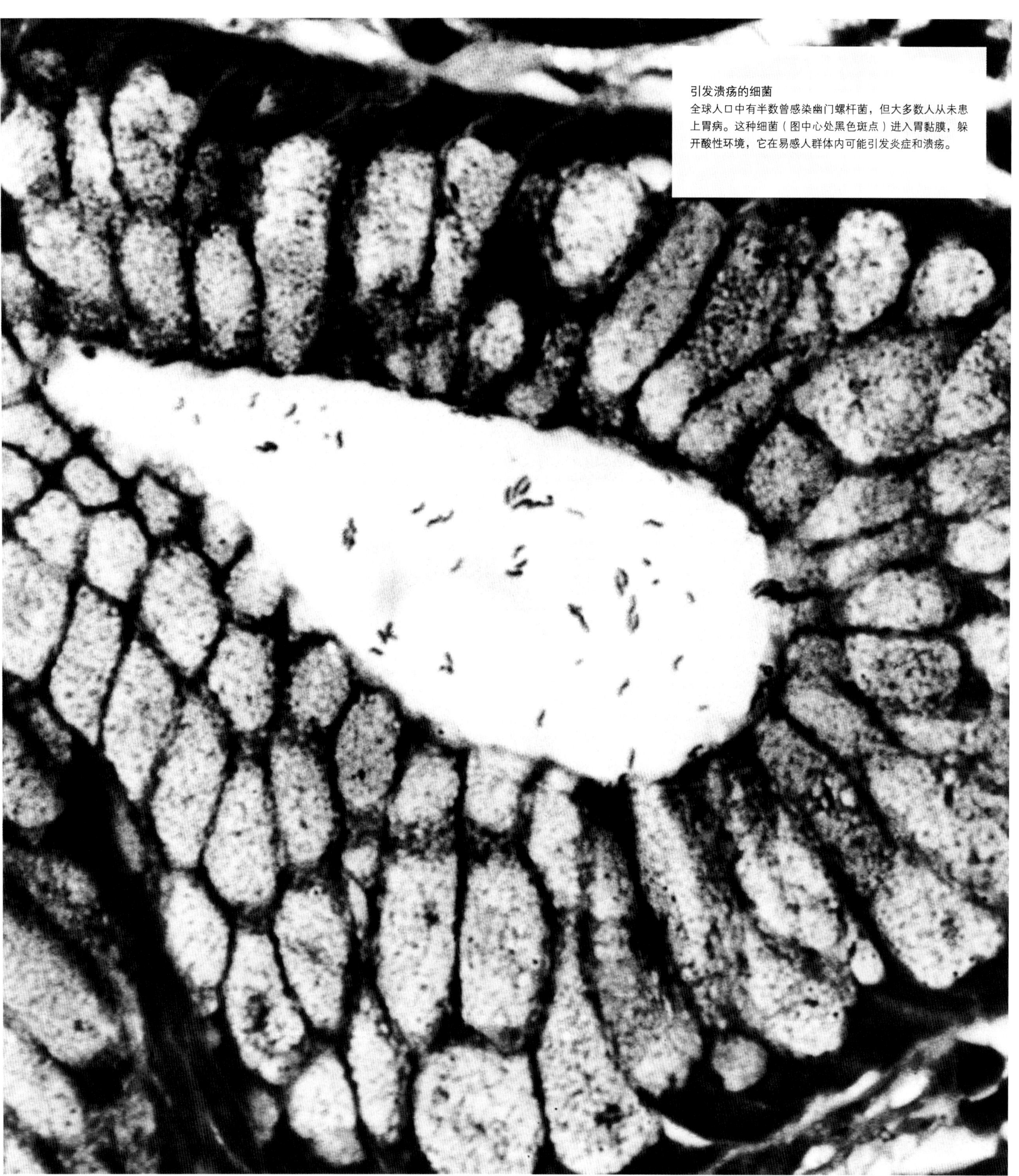

引发溃疡的细菌
全球人口中有半数曾感染幽门螺杆菌，但大多数人从未患上胃病。这种细菌（图中心处黑色斑点）进入胃黏膜，躲开酸性环境，它在易感人群体内可能引发炎症和溃疡。

回顾与展望　1960年至今

基因革命

1990 年启动的人类基因组计划，目标是绘制人类所有基因（总称为基因组）的图谱，了解所有基因。2003 年，该计划宣布已识别人类 DNA（见 212~213 页）所有约 30 亿个碱基对。同年，ENCODE（DNA 元件百科全书）计划启动，目标是发现所有基因和 DNA 指令的功能。在 1953 年发现 DNA 结构，20 世纪 60 年代发现遗传密码，70 年代发现遗传基因运行原理之后，科研人员将注意力转向识别人类所有基因组和了解基因工作原理方面。研究表明，指示如何生成蛋白质的人类基因组（即编码蛋白质 DNA）仅占总数不到 2%，余下的只不过是“垃圾 DNA”。20 世纪 90 年代人们估测人类基因组共有超过 10 万个基因，但 2010 年这一估测被推翻，人类基因组由 2 万个基因组成（与 1 毫米大小线虫的基因数量大致相同，基因测序的第一种动物就是线虫）。研究还发现，很多所谓“垃圾 DNA”实际上含有许多参与基因控制的非编码核糖核酸（ncRNAs）指令。这些有关基因组研究的进步，对医学具有重大意义。随着 DNA 分析越来越快，成本越来越低，个体 DNA 被部分测序并用于个性化医疗。基因调控系统的靶向药物也在研制之中。

“识别**人类基因组**中所有功能性元件。”

计划目标，2003 年美国国家人类基因组研究所启动该计划

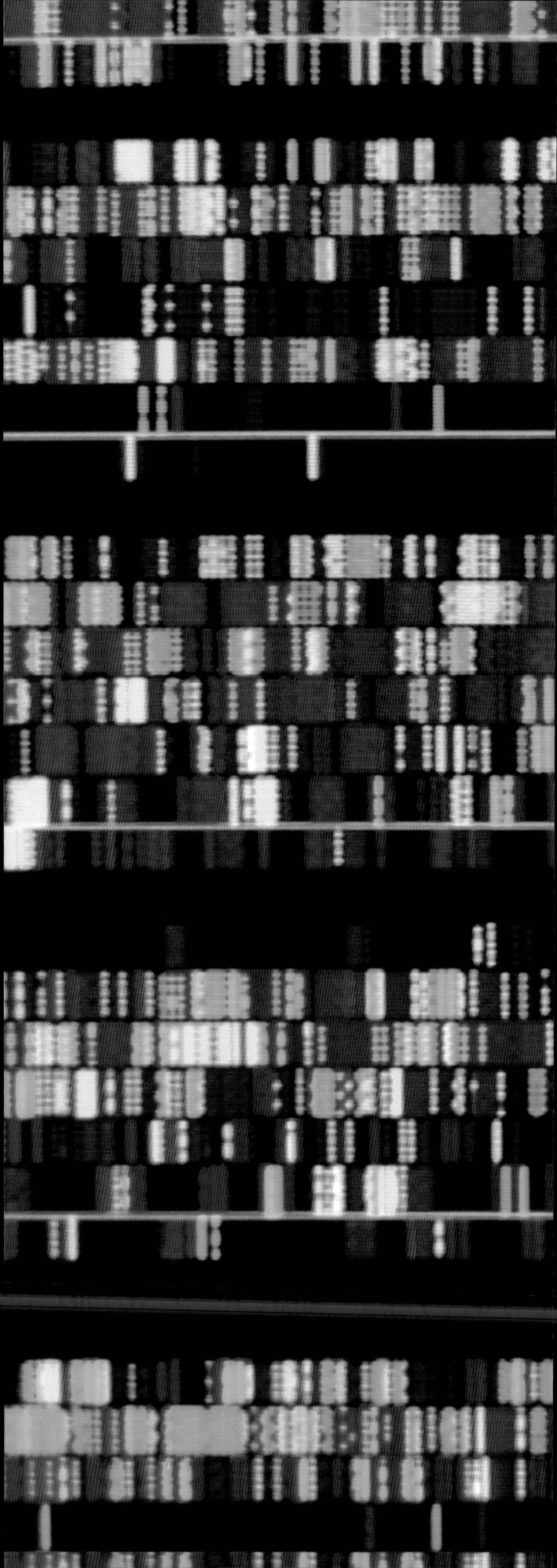

▷ DNA 测序

计算机按照色彩编码的碱基或“字母”——A、T、G、C 将 DNA 序列形成图像。不同个体的 32 亿个碱基对平均只有 0.1% 的微小差异，通过对这些微小差异的比较，可以发现人体健康与疾病的遗传基础。

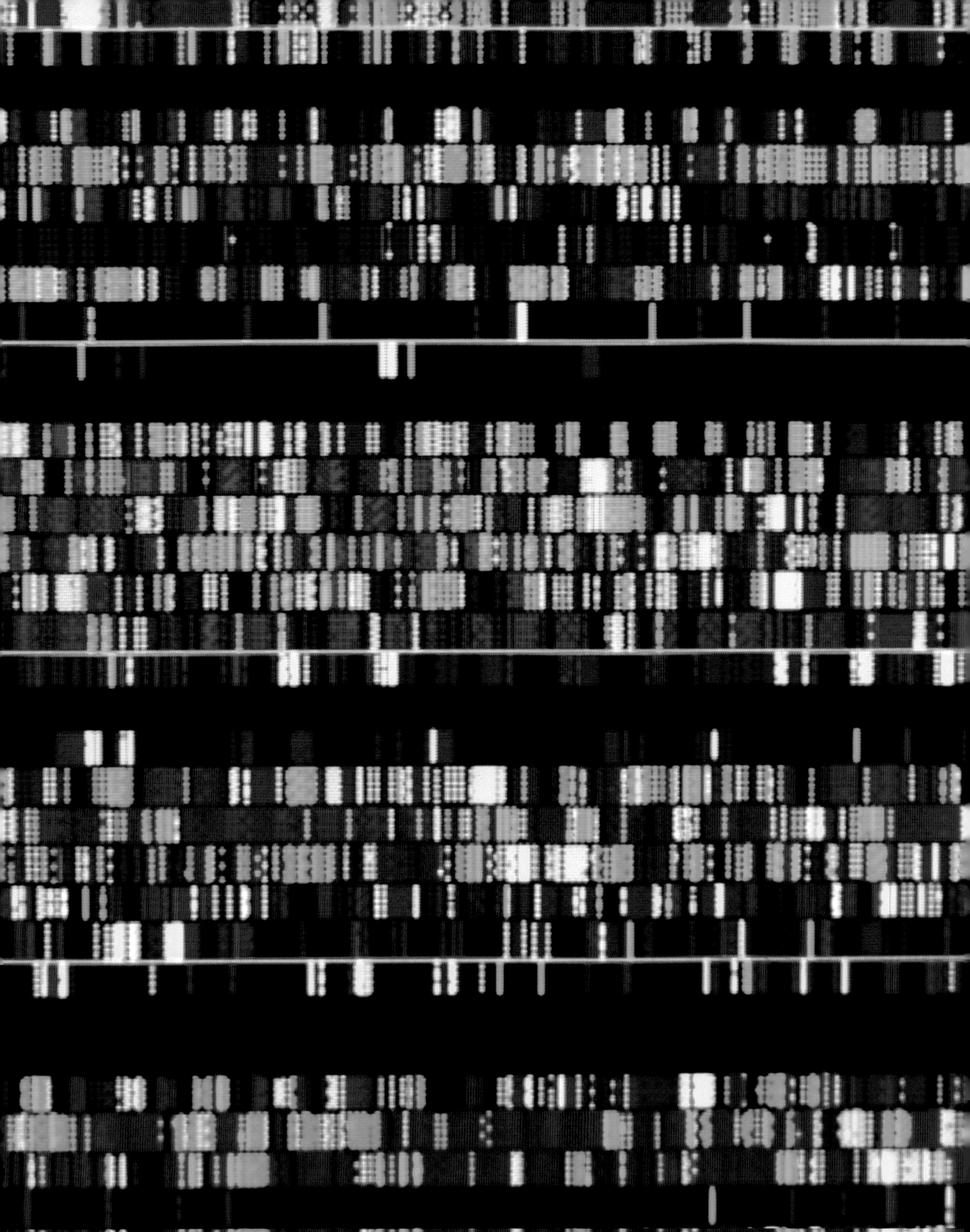

基因检测

20 世纪 80 年代对脱氧核糖核酸（DNA）分子结构的研究让人们对遗传疾病有了更多了解。医学遗传学这门新学科就此诞生，未来可以以此为基础发展预防医学和个性化医疗。

让遗传医学这一学科兴起的主要发现之一，是我们每个人都独有的 DNA“指纹”，可根据染色体上基因的不同排列来识别。基因图谱分析在法医鉴定和亲子鉴定方面的价值不可估量，但或许最为重要的意义在于，基因检测给很多医学领域带来了革命性变化。特别是基因检测可以发现变异或受损基因，以及与多种遗传疾病相关的特定基因。科研人员研制出一系列技术，识别出人类 DNA 中大约两万种生成蛋白质的基因，其中尤以 1990 ~ 2003 年国际人类基因组计划的研究贡献最大。

分析技术

获取患者 DNA 样本的过程简单无痛。几乎所有人体组织都可进行基因检测，如血液、皮肤或毛发，但通常采用的方法是用棉签或盐溶液漱口水取得患者口腔内细胞。通过抽取的羊水样本，人们可以对未出生胎儿进行基因检测，在实验室中对样本细胞进行 DNA 分离和基因结构分析。使用仪器进行复杂的生化分析（如 DNA 测序仪结合计算机程序，可注释检测结果），现属常规检查，作为遗

“基因疗法**合乎道德**，因为它符合仁慈这一根本道德准则：能够**减少人类苦难**。”

美国科学家威廉・弗伦奇・安德森，《遗传学与人类可塑性》，1990 年

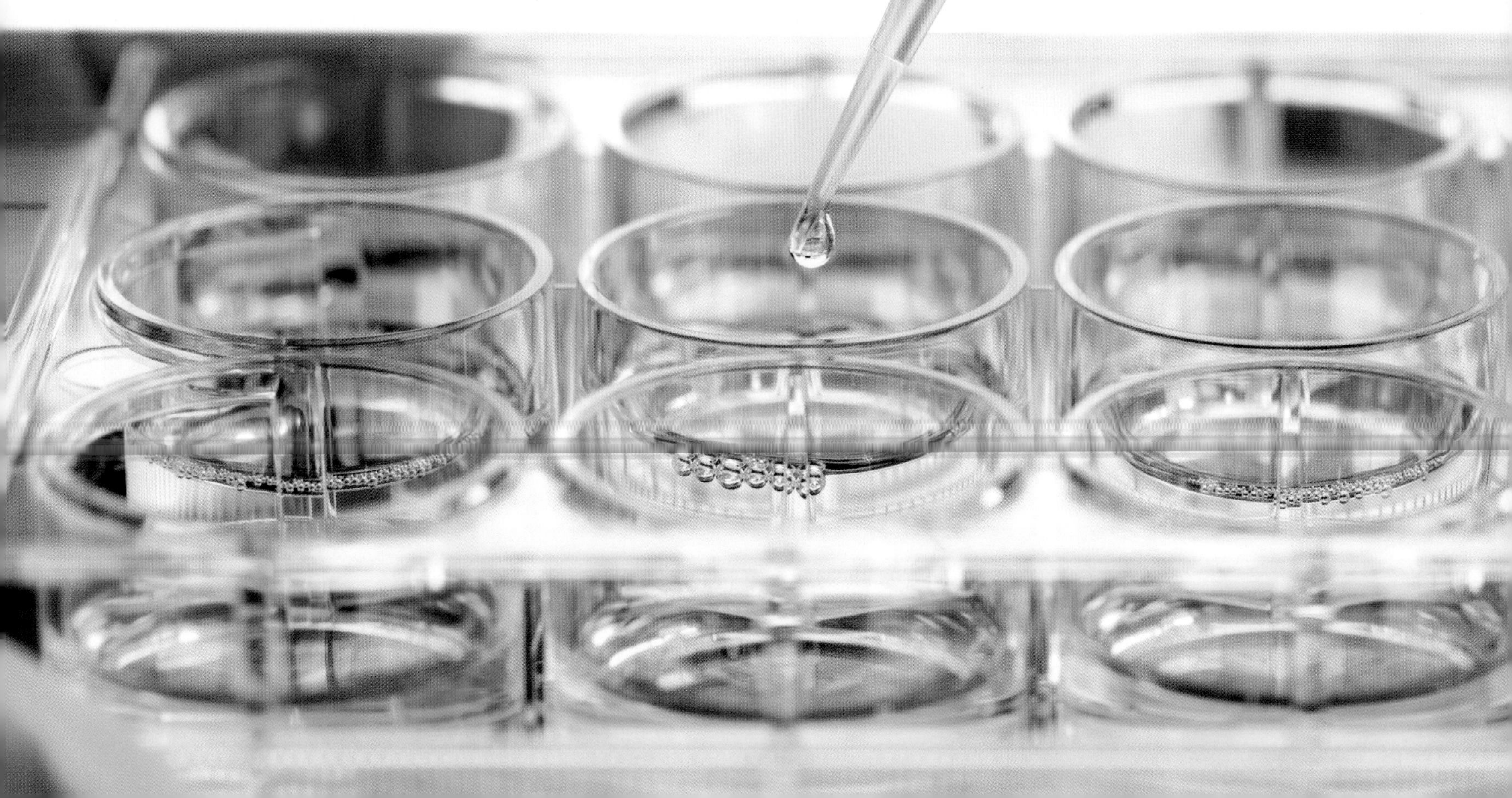

◁ 生物化学分析
分析之前，含有检测者 DNA 的样本被移液器转到多孔板中。通过化学分析可以鉴定单个基因。这使遗传疾病检测成为可能，并可预示遗传病风险。

◁ 紫外线下的 DNA 电泳
凝胶电泳技术用于分析 DNA 样本的分子结构。样本被放入凝胶中，电流通过凝胶，将 DNA 分子按照它们的大小和电荷分开。

传疾病检测方法方便而准确。随着越来越多的人了解遗传疾病，对基因筛查的需求也不断上升。如今有很多公司提供家用测试包，可收集 DNA 样本用于基因分析。

疾病与失调

很多疾病（如囊性纤维化、镰状细胞贫血和血友病）患者出生时便已携带，由遗传自父母一方或双方的基因缺陷引发。基因变异和受损时还会引发其他疾病，如癌症。每次 DNA 复制时都有可能出现错误，从而导致基因变异。DNA 受损概率随着年龄的增长而上升，环境因素也有可能导致基因损伤，如辐射、日晒、吸烟、饮食和酒精，压力可能也是因素之一。

诊断治疗

最初，基因检测主要用于识别与遗传疾病有关的有缺陷的基因，以及变异或受损基因。最近发现，某些特定基因特性可能会预示某位患者的患病倾向，如某些癌症和心脏病，甚至患者对不同药物效用的反应程度。现在已有数千种特定基因检测，用途广泛。例如，当患者表现出可能与遗传疾病有关的症状时，基因检测可以作为诊断工具使用，查看基因是否出现特殊变异或损伤，这样的基因检测可以确诊或排除某种遗传疾病。对于儿童来说，一些遗传疾病的早期诊断有利于治疗，此类基因检测方法尤其适合，越来越多的新生儿因此接受基因筛查。如果胎儿患有唐氏综合征等遗传疾病的风险较大，可以通过产前基因检测确诊或排除，通常采用羊膜穿刺术提取羊水检查。

32亿 人类基因组碱基对大概数量。

不过，基因检测并不仅限于现有疾病的诊断。遗传医学的新兴领域有预防性检查和症状前检查，它们通常用于有特定疾病家族病史的患者，或者因基因构成而属于高易感性的人群，例如更容易感染严重型 COVID-19 的群体。药物遗传学检测这一专业领域也随之出现，前景令人振奋，通过基因研究能够确定患者基因组成对各类药物效用的影响。检测结果可用来为患者定制治疗方案，决定最安全有效的最佳用药量——即所谓“个性化医疗”。

实践

基因疗法

医学遗传学的发展让科学家不仅能够识别引发遗传疾病的基因，还能找出治疗遗传疾病的办法。在患者细胞中加入核酸聚合物（生物大分子）后可以改变其 DNA，用健康基因代替受损或变异的基因（染色体特定位置上的基因）。1990 年，基因疗法开始临床试验，进入 21 世纪，经过试验获批临床使用的相关药物数量越来越多。

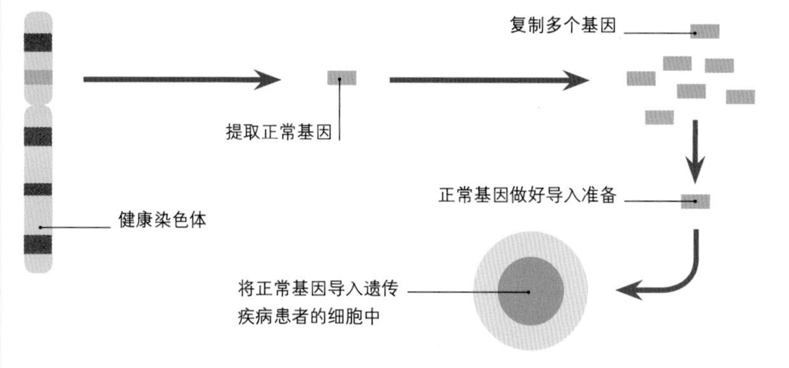

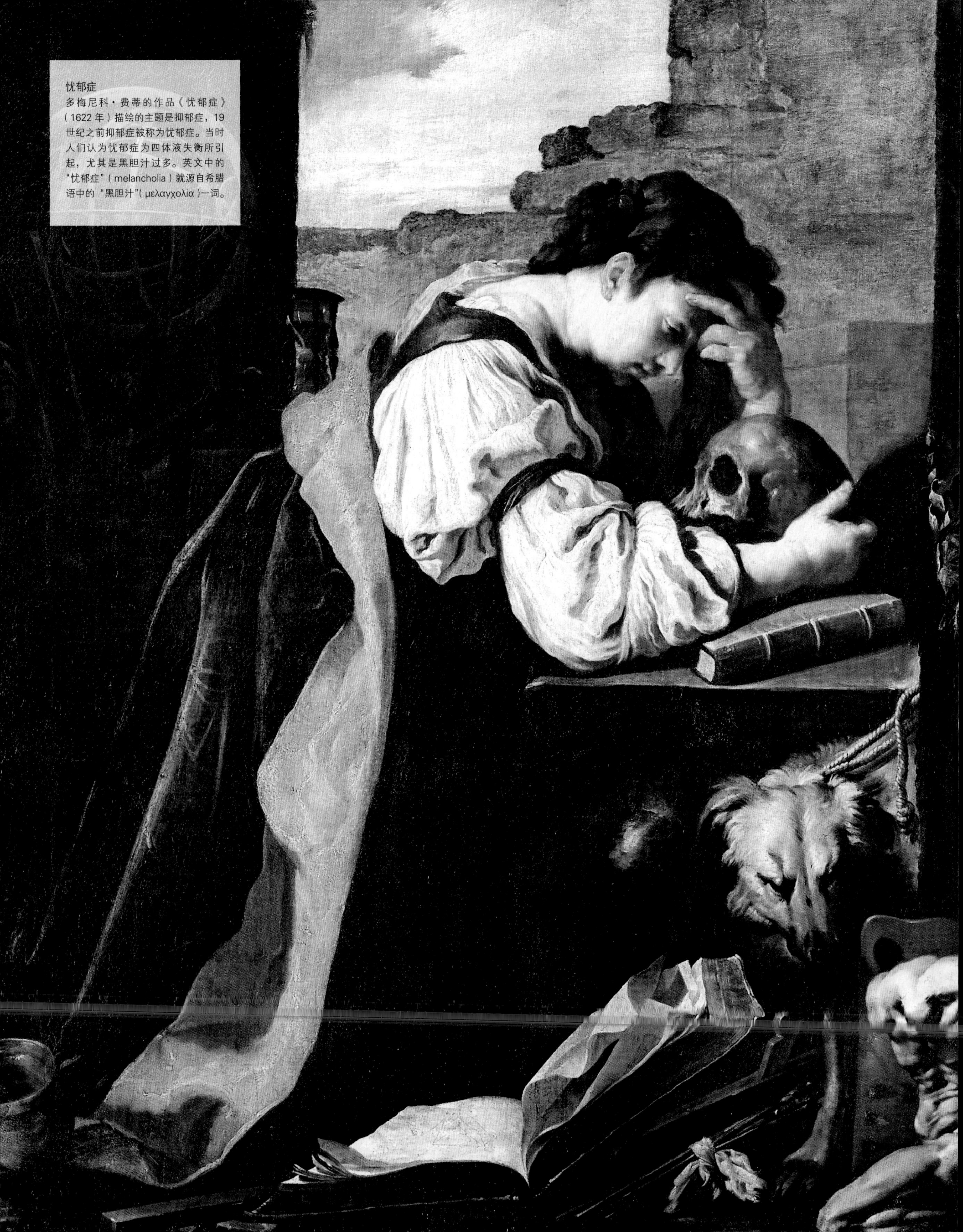

忧郁症

多梅尼科·费蒂的作品《忧郁症》（1622 年）描绘的主题是抑郁症，19 世纪之前抑郁症被称为忧郁症。当时人们认为忧郁症为四体液失衡所引起，尤其是黑胆汁过多。英文中的“忧郁症”（melancholia）就源自希腊语中的“黑胆汁”（μελαγχολια）一词。

精神健康与谈话疗法

19 世纪，随着对精神疾病的生理和心理原因的了解更加深入，人们对精神疾病的态度也发生了根本变化。神经病学和精神病学确立了医学分支学科的地位，心理治疗崭露头角。

在历史上大多数时期，人们认为精神疾病无法治愈。“疯狂”或“躁狂”通常被视为先天性异常，而“忧郁症”则被视为体液失衡（见 34~35 页）引起的人格失常。精神病患者往往得不到治疗，大多数只是被幽禁，与世隔绝（见 164~165 页）。

新观点

19 世纪，人们对大脑及其功能的理解更加深入，对精神健康问题的态度也更加开明。神经病学等新的医学分支学科得到发展，认为精神疾病可以从生理学或解剖学上找到原因，能够予以治疗并治愈。19 世纪晚期出现一种观点，认为精神疾病可能有心理原因，因此应给予心理治疗。这种思路的变化应归功于欧洲几位神经病学家的著作。如让－马丁·沙尔科（见 160~161 页），他介绍了人类大脑的生理特征，并研究催眠术的效果。沙尔科的研究在当时影响了奥地利医生约瑟夫·布罗伊尔及其同事精神病学家西格蒙德·弗洛伊德（见 182~183 页）。弗洛伊德为患者催眠，治疗那些如今被定名为情感障碍的病症——如抑郁、双相障碍和躁狂——以及各种焦虑症，如恐怖症、惊恐发作和强迫症（OCD）。弗洛伊德发展了精神动力学理论，将人的意识分为“有意识”和“无意识”，认为很多精神疾病是由这两种意识之间的冲突引起的。他相信催眠有助于释放患者的无意识思想，可以帮助解决两种意识之间的冲突。布罗伊尔成功治疗患者安娜·欧——这一案例成为 20 世纪多种心理疗法的典范，弗洛伊德以此为基础发明了精神分析法——“谈话疗法”。

1/4 **全世界人口中，一生中会患上精神或神经疾病的人数比例。**

弗洛伊德的开拓性研究引来众多追随者，如瑞士精神病学家卡尔·荣格和奥地利医生兼心理学家阿尔弗雷德·阿德勒。各种类型的“谈话疗法”开始出现，从心理学不同分支中吸取思想，但直到第二次世界大战结束之前精神分析仍然是主流心理疗法。

治疗方法的进步

20 世纪 50 年代，一些心理学家对弗洛伊德的精神动力学理论提出质疑，甚至怀疑精神分析是否能够有效治疗疾病。心理问题应该用心理方法治疗，而不是通过药物或外科手术解决，这一观念已经深入人心，但治疗思路根据认知心理学和行为心理学的发展而各有不同。新式疗法不再深入探究无意识，而是以更加实用的方法改变那些影响患者精神健康的行为或思想，从而帮助患者解决他们的问题。

20 世纪下半叶出现多种认知疗法和行为疗法。美国精神分析学家阿龙·贝克开创认知行为疗法（CBT），综合各种疗法于一身。在治疗师的引导下，患者通过学习，认识引发痛苦的思维模式，找到改变自己反应方式的策略。“积极心理学”运动则强调精神健康而不是精神疾病。

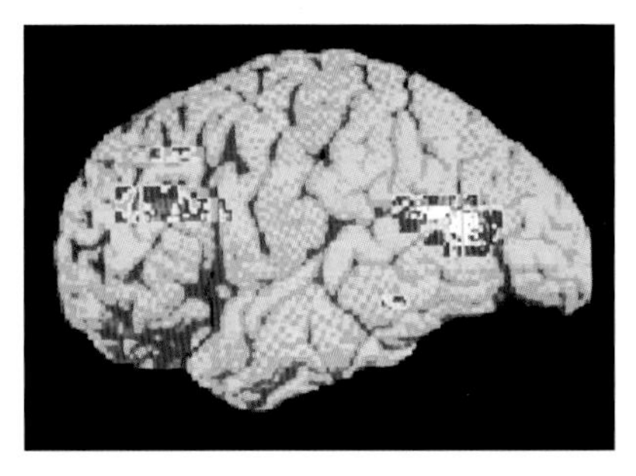

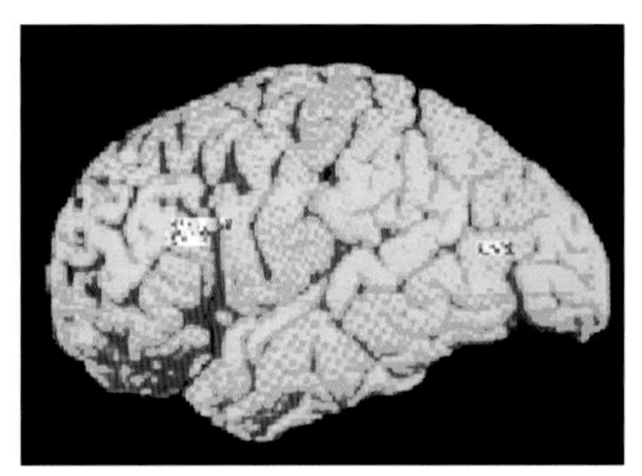

△ 科学分析

神经系统科学家利用现代成像技术，可以区分抑郁症患者大脑（图上）和健康人大脑（图下）神经系统活动模式的差异。

社会工作者（1859~1936年）

贝尔塔·帕彭海姆（安娜·欧）

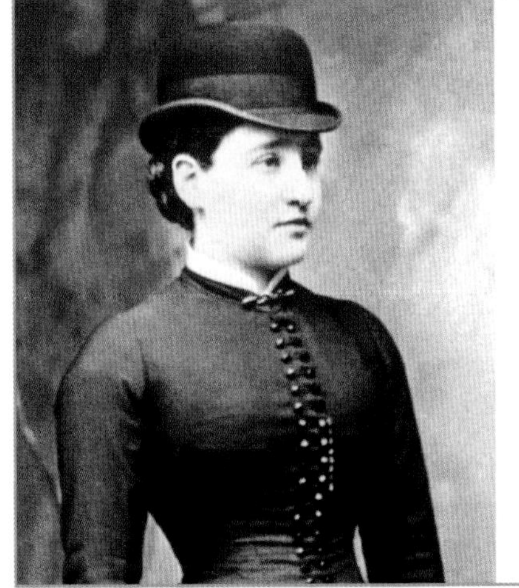

贝尔塔·帕彭海姆是一名德国社会工作者，化名安娜·欧，在照料患病的父亲时首次出现了头痛和幻觉等歇斯底里症的症状。约瑟夫·布罗伊尔为她治疗时鼓励她畅所欲言，表达自己的想法和感情。帕彭海姆给这种疗法取名为“谈话疗法”。她的病例研究后来在布罗伊尔 1895 年与弗洛伊德合著的《歇斯底里症研究》一书中公诸于世。

“如果……没有‘**悲伤**’加以平衡，‘**快乐**’一词……会失去意义。”

瑞士精神病学家卡尔·荣格

机器人与远程医疗

20 世纪末的技术进步让外科医生可以运用机器人进行基本的外科手术。内科医生也受益于远程医疗技术，即利用电话、视频会议和互联网进行各类会诊，患者无须到现场，甚至可以身处异国。

人工心肺机等复杂的机械辅助设备自 20 世纪 50 年代就在外科手术中得到应用，但手术本身由人进行。20 世纪末开始出现重大变化，有了精密的机器人——经过编程可以实现大量功能并能操控物体的电子机械。

早期的机器人最适合那些要求精确的简单任务。1983 年在加拿大温哥华的一场髋关节置换手术中首次应用机器人，这个机器人名为 Arthrobot。此后，机器人的应用技术发展迅速：1985 年，PUMA 560 机器人在一次大脑活组织检查中负责入针；1988 年，一个机器人在伦敦帝国理工学院进行了前列腺外科手术；1992 年，Robodoc 机器人被用于磨削股骨组织，为髋关节置换打造一个光滑的平面；1999 年，机器人已经相当先进，足以协助美国俄亥俄州立大学的医生进行心脏搭桥手术。

利用机器人进行外科手术有很多优点。机器人可以实现优于人类的精确度、灵活性和控制能力；机器人也让远程外科手术成为可能，外科医生不在手术现场也能完成手术（如林德伯格手术，见下页图）；机器人还减轻了外科手术人员的身体压力，让他们可以坐着完成漫长的手术。

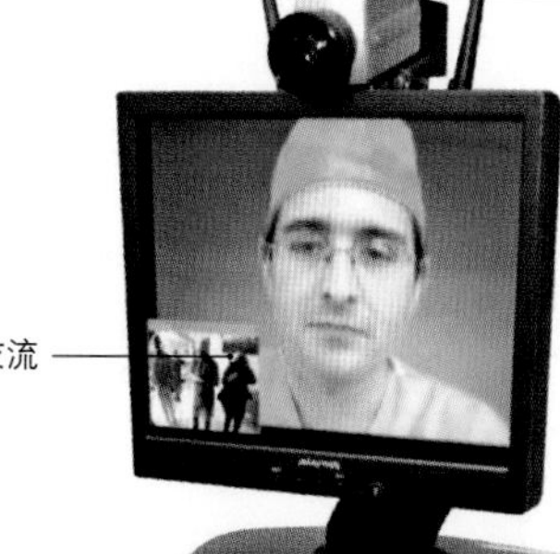

▷ 移动互联
自 21 世纪初，机器人已被用于远程医疗。使用显示屏、摄像头、扬声器和麦克风可以实现双向通信。新型机器人可以连接数字听诊器或超声波仪器为患者体检。

微创外科手术

发展外科手术机器人的主要原因之一是辅助微创外科手术，如腹腔镜手术（见 188~189 页）。微创手术始于 20 世纪，外科医生通常在患者身上切一小口，探入微型成像器和光源以便检查手术区域，并将活检钳等外科小工具伸入体内。20 世纪 80 年代中期计算机技术的引入，使监视器能显示放大图像，外科医生能够清晰看到患者体内情况，将工具引导至正确位置。

2000 年，达·芬奇外科手术系统研制成功。使用这种系统，外科医生无须手动操控工具，而是通过电脑控制台指挥手术，控制台将指令发给机器人，由机器人完成手术。控制机器人的另外一种方法是遥控操作——外科医生戴上专用手套，他的动作通过手套传送给机器人。现在，一项新的技术创新已实现了外科医生可以提前为计算机编程来完成整个手术——2006 年这种方法在意大利首次应用。

40万 2012 年美国进行机器人外科手术的次数。

机器人腹腔镜手术减小了患者的创伤程度，它比传统开放式外科手术切口更小，失血更少，感染风险更低，所以患者的康复时间更短。因此，机器人辅助手术范围扩大，膀胱重建手术（2007 年）和肾移植手术（2009 年）都采用了这种方法。

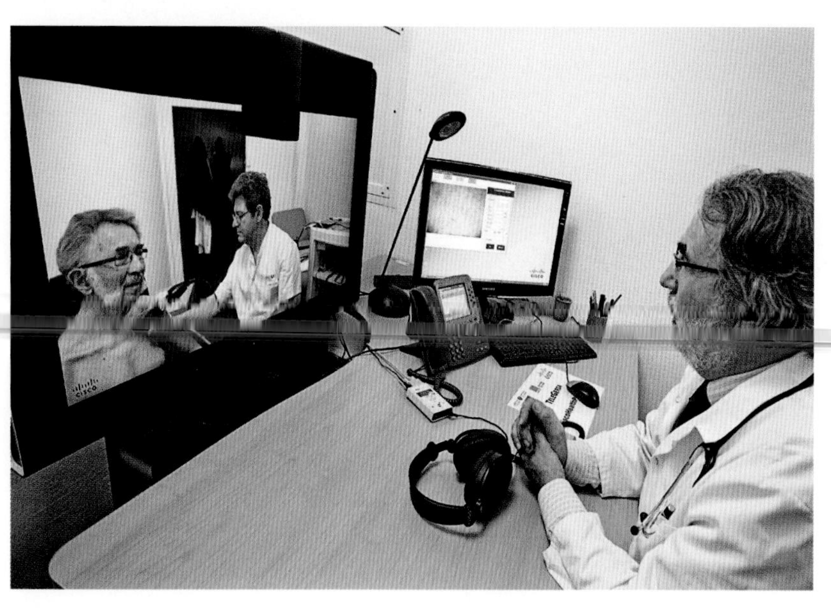

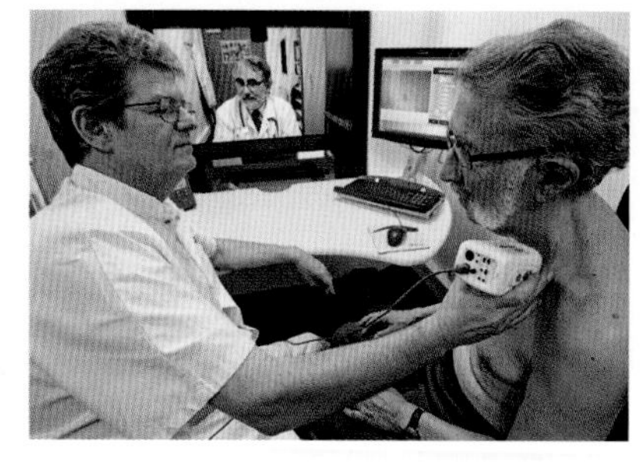

◁ 远程会诊
两家医院的医生正在进行远程会诊。显示器将信息直接发送给对方医生，为其提供更多医学专业知识的支持。

远程医疗

技术进步也让远程医疗成为可能，

“我认为，**机器人外科手术的进步无法阻挡。**”

芝加哥伊利诺伊大学微创、普外和机器人外科手术主任
皮耶尔·克里斯托福罗·朱利亚诺蒂，2013 年

即通过电信技术对患者进行远程诊断治疗。1928 年，澳大利亚创立皇家飞行医生服务队，通过无线电为偏远社区提供远程会诊服务，成为远程医疗的先行者。随着技术的进步，电话和视频先后得到应用，如今又有了互联网，这种做法更加普及。患者现在可以远程向医生咨询，并得到医生诊断。远程放射医疗实现了 X 射线和扫描图像的电子传输，这是一个重要的例证，表明利用技术分享信息和病历来更有效地护理患者的做法越来越常见。远程医疗的应用使得人们无须耗资建设医疗基础设施就可以为边远地区的患者提供医疗服务，特别适合医生或专家数量较少的发展中国家。远程外科手术是远程医疗领域又一项正在发展的革新。

进一步发展

随着技术的进步，机器人外科手术与远程医疗继续大步向前。电子通信成本降低，意味着远程医疗可以适用于新的领域，如远程康复，理疗医师能够远程监督患者。同时，在各种机器人技术当中，纳米机器人（不到 1 毫米长的微型专业机器人，见 264~265 页）能够完成清理动脉这样的任务，其发展前途不可限量。

传统活检钳

微型夹钳

△ 活检工具

微型夹钳（微钳）不到 1 毫米宽 —— 比传统活检工具要小得多，可成批送入患者体内。它们的星形钳臂收集到微小组织样本后，再被磁性工具取出。

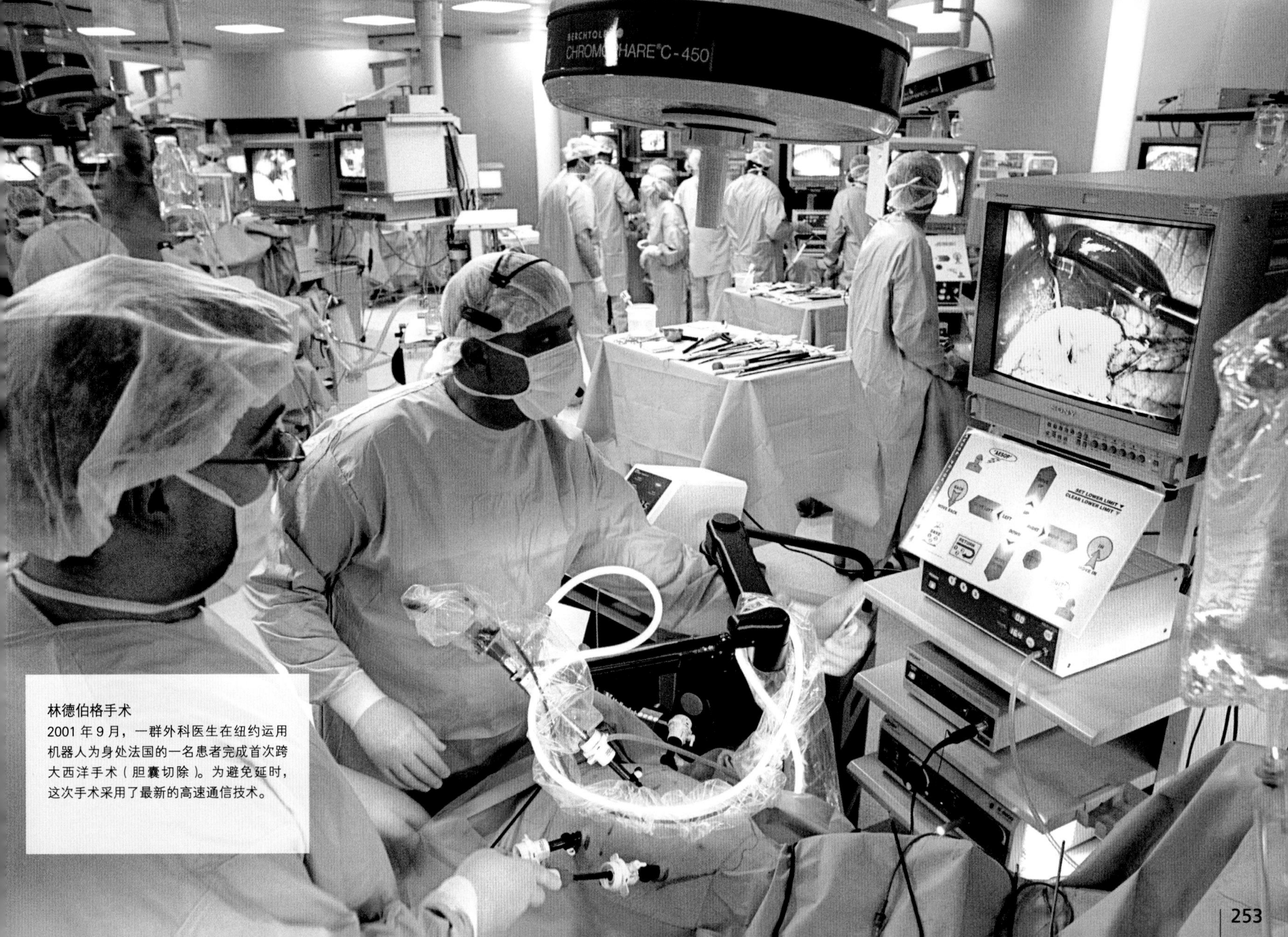

林德伯格手术

2001 年 9 月，一群外科医生在纽约运用机器人为身处法国的一名患者完成首次跨大西洋手术（胆囊切除）。为避免延时，这次手术采用了最新的高速通信技术。

机器人外科手术

20 世纪 90 年代之前，机器人的能力无法与外科医生相比。但此后机器人技术不断发展，促成了精密外科手术机器人的发明。如今，机器人辅助外科手术已成为常规手术，但机器人是协助手术而不是取代人类外科医生。

20 世纪 90 年代末机器人外科手术系统研制成功，它主要在日益发展的微创外科手术（见 188~189 页）领域起到辅助作用。最早成功的机器人外科手术系统有伊索（AESOP）和宙斯（ZEUS）。达·芬奇外科手术系统后来居上，2000 年通过美国监管机构食品药品管理局审批。

机器人外科手术系统一般由两部分组成：机器人本体以及人类外科医生用来操控机器人的独立控制台。机器人安有脚轮，有数个机械臂，其中一个装有内窥镜摄像头。其他机械臂用来控制解剖刀、剪刀、烧烙工具等外科手术器械。这些机械臂可以完成各种动作，外科医生对机械臂的操控精准度很高。机器人对外科医生手部和足部的动作做出反应，同时也能检测到医生的身体颤动并做出相应调整，减小动作幅度，实现极其精准的微小动作。

“……穿过（小）孔洞的蛇形臂……会改变**外科手术的性质。**”

纽约市西奈山医院微创泌尿科主任迈克尔·帕雷斯，2012 年

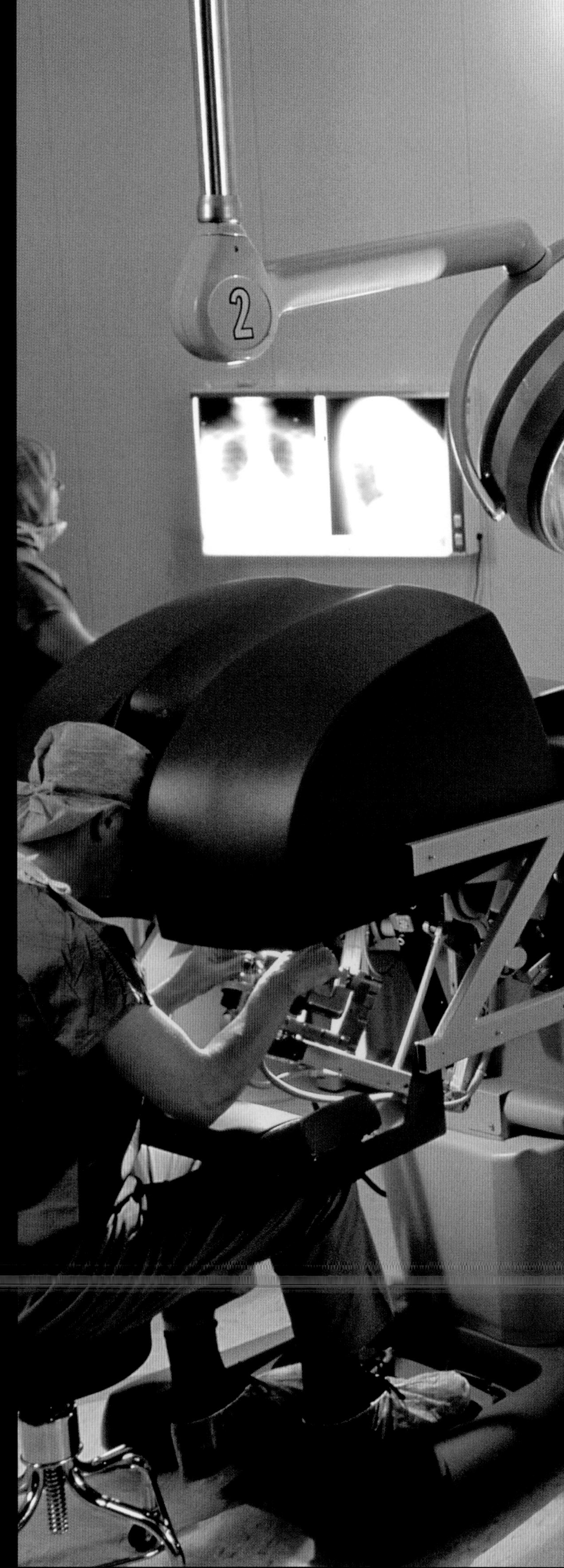

▷ 遥控

外科医生坐在控制台前，操纵遥控外科手术机器人完成微创外科手术。机器人有三条机械臂配备了手术工具，由外科医生通过控制台操控，第四条机械臂带有摄像头，为医生提供手术部位的三维图像。

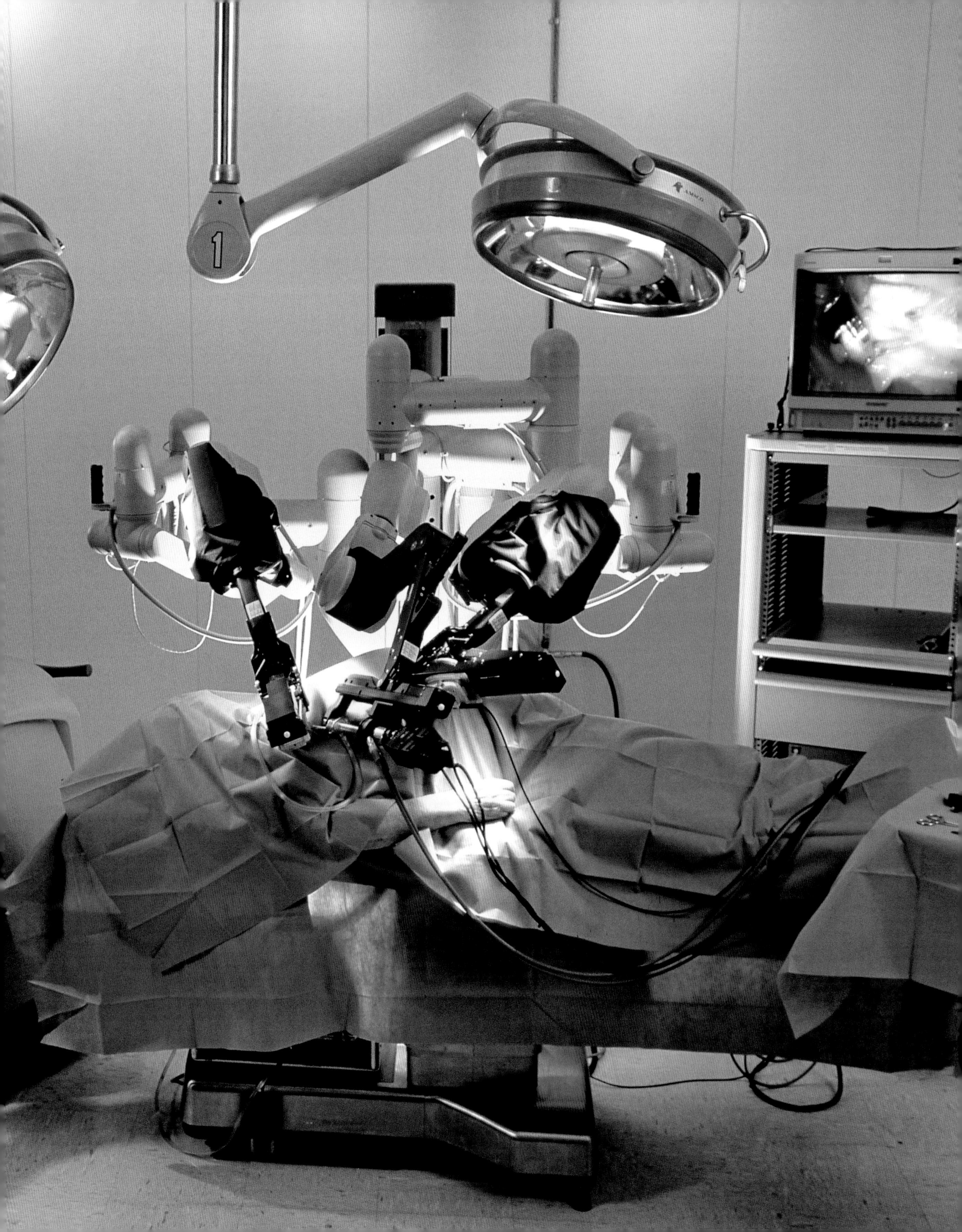
1

急诊医学

所有人都可能会有突发疾病和受伤的情况。急诊医学已有数千年历史，从过去战场上绝望的救护措施，到现在的高科技诊断治疗手段，它已发展成为最新的医学专业领域之一。

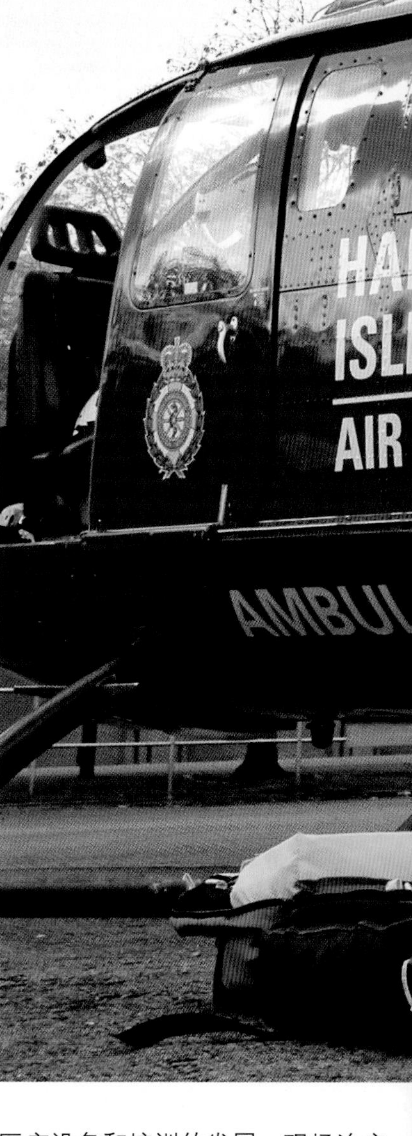

与很多医学专科一样，急诊医学在战时（见192~195页）取得巨大进步。针对病患伤者的各类紧急护理措施在古罗马、东南亚和中国的战场上就已经出现，例如用止血带阻止失血。11世纪第一次十字军东征时，耶路撒冷的圣约翰骑士团（医院骑士团）等组织专门从事战场伤员及朝圣者的急救工作。

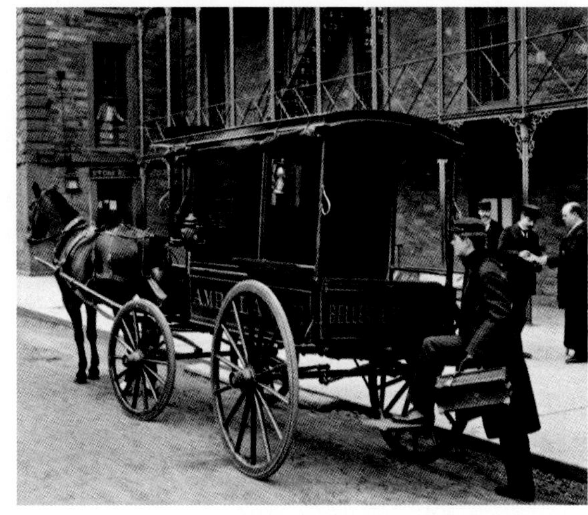

▷ **开创新服务**
图为1869年一辆救护车驶出纽约市贝尔维尤医院。贝尔维尤医院1869年开始提供救护车服务，在美国它是第二家开展这项服务的医院。1865年，辛辛那提商业医院率先推出这一服务。

移动医疗

18世纪末和19世纪初的拿破仑战争期间，法国军队的首席医生多米尼克·让·拉雷在急诊医疗方面做出很多创新。他受战场上移动迅速的“飞骑炮兵”的启发，改装推出用于救护伤员的快速马车，这被视为救护车的起源。他率领部下成立野战医院，医院工作人员接受医疗培训，战斗中从战场带回伤兵立即进行救治，而不是等到战斗结束，这让很多如不及时救治就可能死亡的伤兵活了下来。

如今仍在使用的伤员检别分类法由拉雷正式确立，按照病情的严重程度来筛选患者。资源紧缺时，伤员被分为三类：无须医疗护理可能康复的人、得到医疗护理也有可能去世的人，以及经过医疗救治可能救活的人。后者优先救治。

现代进步

是给患者提供有限的急救措施，还是把患者送到设备更完善的急救场所，拉雷也曾谈及如何在两者之间慎重选择。这个选择仍然是急救服务的核心问题，不过，随着医疗设备和培训的发展，现场治疗的效果也大有改进。到了美国内战（1861~1865年）的时代，几乎所有军团都配有救护车，急救时也会利用火车和轮船。1899年，美国芝加哥率先推出机动救护车，用电力驱动。使用汽油发动机的救护

10 分钟 **美国纽约市救护车响应时间。**

180 次 **伦敦救护车服务每小时接听电话次数。**

法国外科医生（1766~1842年）

多米尼克·让·拉雷

多米尼克·让·拉雷最初在法国图卢兹任见习外科医生，后来转到巴黎主宫医院工作，1792年他开始漫长的军旅生涯。法国战事频繁，需要出色的外科医生，拉雷在快速外科手术方面能力出众，而且富于同情心，声望卓著。1797年他成为拿破仑的首席医生，随军转战埃及、俄国等很多地方。他在滑铁卢被俘，但很快重获自由。拿破仑死后，他再次成为军队的首席医生。

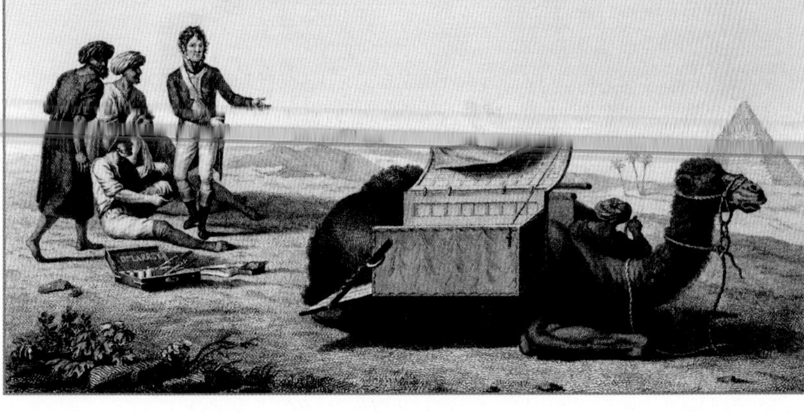

“从生到死有一小时的黄金时间。”

美国急诊医学兼创伤专家R. 亚当斯·考利，1957年

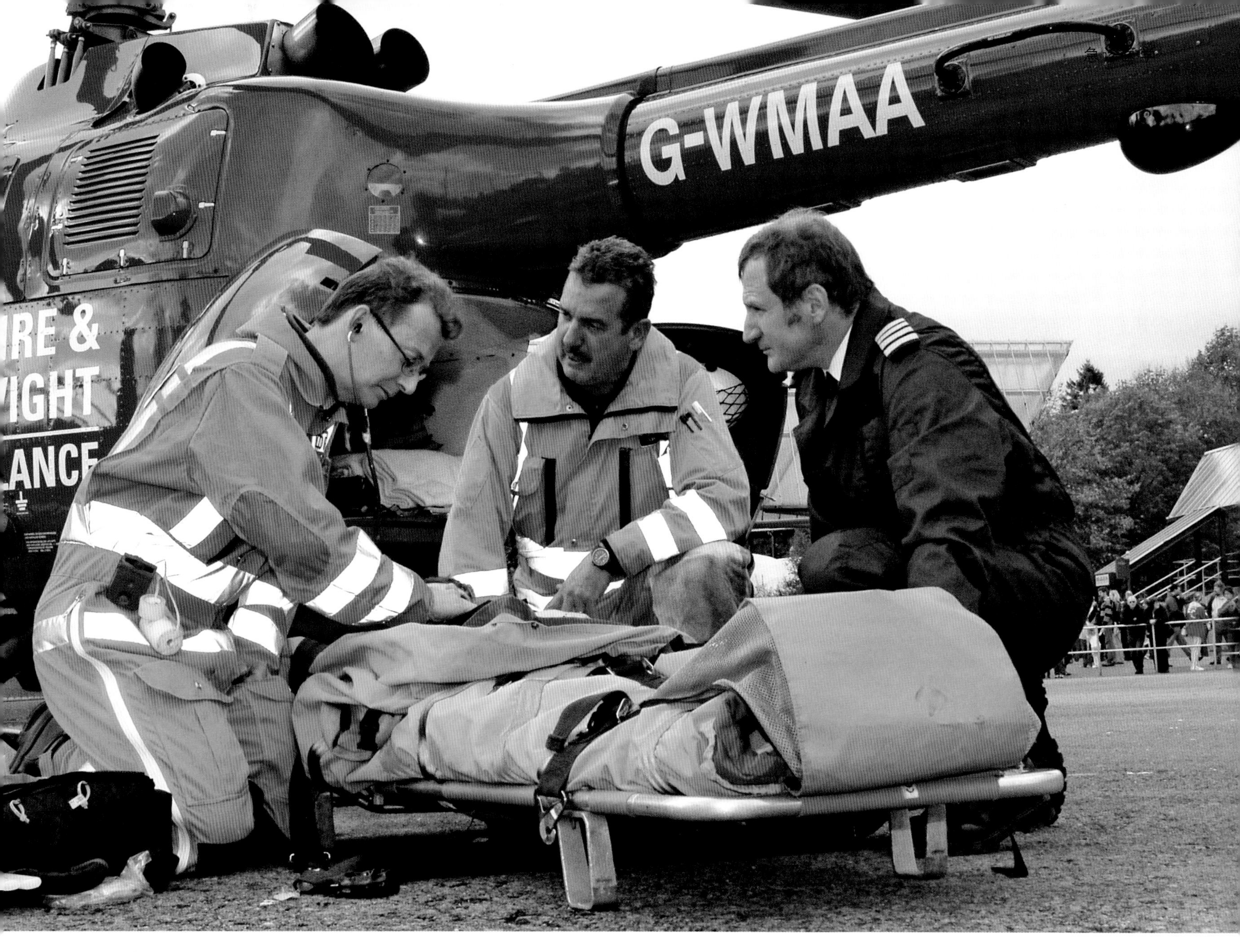

△ 空中救护车的工作人员
第一次世界大战期间首次出现用带有特殊装备的飞机撤离伤员。第二次世界大战期间开始使用直升机，现在很多国家都有空中救护车服务，以便在紧急救护时做出最快反应。

车于1905年出现，第一次世界大战期间取代了马拉救护车。20世纪50年代初，纽约市发生里士满山火车相撞事故，新泽西州伊丽莎白有三架飞机坠毁，伦敦哈罗威尔德斯通火车相撞事故，各类灾难往往造成数百人死伤。救护车因此从快速运输工具转变为机动“微型医院”，配备利用半导体新技术研制的小型心电图仪和心脏监护器。同期，医院纷纷设立急诊。

▷ 两轮救助
在拥挤的都市和机场等大型步行空间，与机动化救护车相比，自行车急救服务能更快到达事发现场。

20世纪60年代出现了便携式心脏除颤器，可恢复心律，消除心律失常；90年代起，购物中心等公共场所开始安装心脏除颤器。用于呼吸或心跳停止患者的心肺复苏（CPR）等急救措施定期接受测评，红十字会、美国心脏协会和英国复苏委员会等机构会更新相关操作方法。20世纪50年代，美国医生彼得·萨法尔和詹姆斯·伊拉姆确立心肺复苏A-B-C法：首先确保气道开放，接着进行人工呼吸，然后是胸外按压。2010年，A-B-C法改为C-A-B法，因为研究发现胸外按压救人成功的概率最大。

救护车服务和医院急诊部门也受益于各种新药，例如能分解体内血栓的溶栓药物。此类药物在心肌梗死（突发心脏病）、深静脉血栓（静脉形成血栓的疾病）和缺血性中风（部分大脑区域供血减少或阻塞）等紧急情况下使用，发病后立即服用效果最好。

20世纪50年代，R.亚当斯·考利提出“黄金一小时”的概念，强调指出急症发作后一小时以内的治疗可大大提高生存和康复的概率。随着20世纪90年代智能手机和互联网的应用，以及训练有素的医护人员和急救员数量的增加，黄金一小时已发展为“白金十分钟”，体现出现代医学检查、治疗和运输的高效。

抗生素耐药性与超级细菌

发现具有神奇效果的抗生素之后数十年，一些细菌开始对药物产生耐受力。20 世纪晚期，对多种抗生素有耐药性的“超级细菌”传播开来，威胁着医学界，人类似乎又要回到那个感染无法治疗的年代。

1928年，苏格兰细菌学家亚历山大·弗莱明（见 198~199 页）发现青霉素，随后几十年，甲氧西林、四环素和红霉素（见 200~201 页）等新型抗生素也相继问世。1940 年发现某些细菌菌株对青霉素产生耐药性，但人们对此并不担心——当时的观点是，总会有其他抗生素可以治疗感染。然而，被发现的新型抗生素越来越少，人们的这种麻痹心态蕴含着风险。

耐药菌株

肺结核等一些疾病的病原体开始对一种或多种用于治疗的抗生素产生耐药性。人们慢慢发现，过度使用抗生素是耐药细菌出现的主要原因。开有处方抗生素的患者如未按疗程服药，会使细菌存活下来并产生耐药性。其他原因还有自主用药、欠发达国家滥用廉价抗生素以及利用抗生素促进家畜生长等。

开药过量的问题需要医学界改变做法。2003~2010 年，美国儿童抗生素处方率下降了 25%，但成人抗生素处方率维持不变。

1969 年英国政府的《斯旺报告》提出警惕农业滥用抗生素的问题。但直到 1985 年，瑞典才率先禁止使用抗生素促进家畜生长。2006 年欧盟全面禁止使用抗生素促进家畜生长。

> “……无知者容易**用药不够**……造成（细菌）**耐药**。”
>
> **苏格兰生物学家亚历山大·弗莱明，1945 年诺贝尔获奖演说**

水平转移

抗生素耐药性的原理早在 1959 年日本科学家发现水平基因转移现象后就为人所知。发生变异、对某种抗生素产生耐药性的细菌在分裂时会转移耐药性——这一过程称为垂直基因转移。但科学家此前并不知道细菌还能把基因转移给其他细菌生物或不同种类的细菌——这一现象后来被称为水平基因转移，以此可以解释抗生素耐药性迅速传播的原因。

细菌变异后，或是酶被改变，细菌对抗生素不再敏感，或是泵出甚至破坏细菌细胞中的抗生素。细菌不仅仅对一种抗生素产生耐药性，随着医生们不断地使用手中新的抗生素，细菌的耐药范围越来越广。

超级细菌

首个被确认的“超级细菌”是与咽喉感染有关的金黄色葡萄球菌，30% 的人带有这种细菌。这种细菌首先获得青霉素耐药性，当甲氧西林 1959 年上市后，对它的耐药性仅用三年就已形成。耐甲氧西林金黄色葡萄球菌（MRSA）在美国仅 2005 年就造成 18650 人死亡。

后来又出现了更多耐药细菌菌株。2011 年，全球共报告约 50 万个耐多药结核病（MDR-TB）新病例。万古霉素耐药肠球菌（VRE）、产生超广谱 β-内酰胺酶（ESBL）

概念

抗生素耐药性

细菌接触抗生素后，其中极少部分可能发生变异，获得抵御抗生素的能力。当药物疗程不完整时这种情况发生的概率更高。存活下来的细菌有了耐药性，分裂后把耐药基因传递给它的“后代”，这一过程被称为垂直基因转移。在医院等环境中，细菌容易传至其他宿主身上。某种细菌一旦获得针对抗生素的特定防御能力后，其基因也可能通过水平基因转移传递给类型完全不同的细菌。

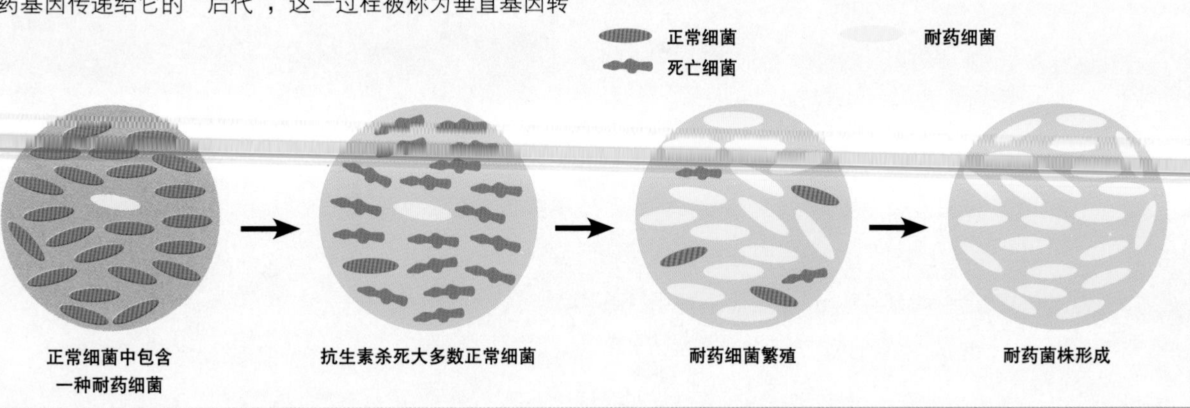

的耐药菌和艰难梭菌每年夺去很多人的生命，其中艰难梭菌在抗生素破坏正常肠道细菌后会大量繁殖。

2001 年，新型抗生素恶唑烷酮类药物首次用于 MRSA 治疗，效果良好。2015 年，科学家在土壤样本中发现一种药理独特的新型抗生素泰斯巴汀，它可阻止细菌生成细胞壁。人类没有败给抗生素耐药性，斗争仍将继续。

▷ **逐步淘汰**
抗生素作为牛、猪等牲畜的饲料常规添加剂，在许多地区正逐步被淘汰。

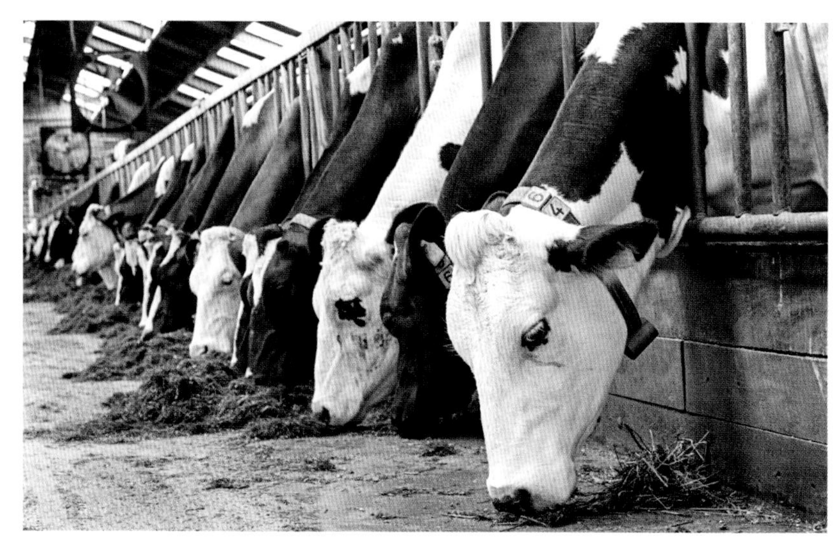

▽ **超级细菌 MRSA**
医院内部感染病例中约有 50% 要归咎于 MRSA，美国每年约有 2 万人因此死亡。一些患者因其他感染性疾病、慢性病或外科手术，身体已经变得虚弱，他们往往更容易受到 MRSA 感染。

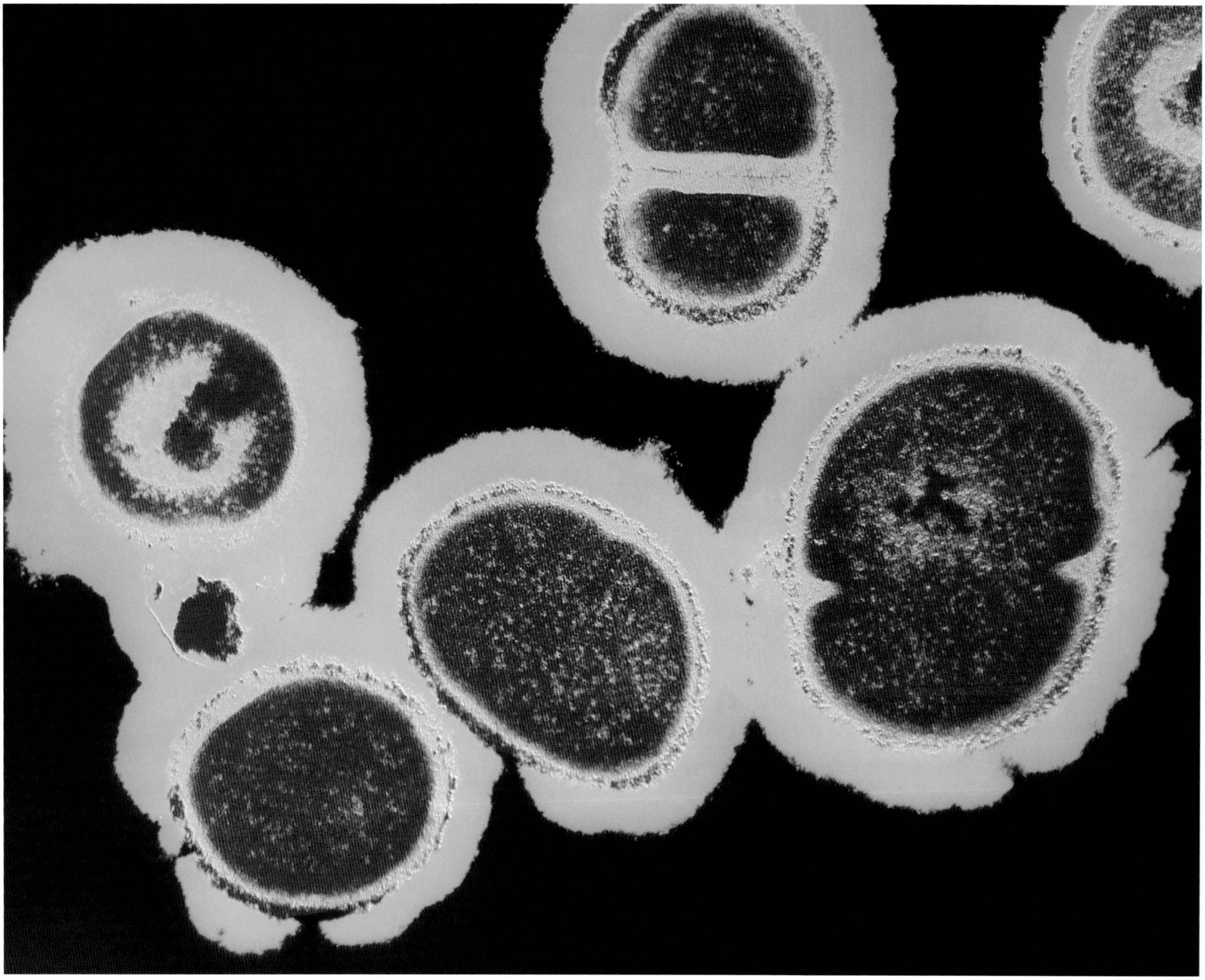

阿尔茨海默病与痴呆

20 世纪人类预期寿命的大幅提升引来老年病数量的相应增加，尤其是神经退行性疾病。最常见的神经退行性疾病为痴呆，特别是损伤不可逆的阿尔茨海默病。

自古以来，从医者就发现人们随着年龄的增长，心智能力似乎会有所减退。公元前 6 世纪，古希腊数学家毕达哥拉斯在书中将老年定义为 63 岁之后的阶段，认为那时老年的心智能力将逐渐退化到婴儿水平。公元前 1 世纪，古罗马医生塞尔苏斯用“痴呆”一词形容心智持久受损的状态。

不过，19 世纪之前的医学界学者对痴呆的原因并不清楚，而痴呆一词被用于形容折磨很多老人的严重失忆综合征。当时人们倾向于视其为自然衰老过程的一部分，而非临床疾病。

百年间，工业化世界人类预期寿命大幅增长。如英国 1800 年女性预期寿命为 35 岁，一个世纪后则提高到 48 岁。老年病患的数量相应上升，医学界对老年病患的关注也大大提高。

△ 阿尔茨海默病患者大脑
将健康者大脑组织（上半部分）与阿尔茨海默病患者大脑组织（下半部分）的横截面图进行比较，可以明显看出后者脑组织损失量惊人，损伤和伤痕也很严重。

1849 年，苏格兰圣安德鲁斯大学医学教授乔治·戴出版《论家庭管理与重要老年病实践》一书，这是关于痴呆症状最早的完整论述之一。

这种病症的特点是失忆，医生们对此迷惑不解，开始寻找心智减退的生理原因。

1894 年，在苏黎世工作的让·诺埃茨利研究 70 位痴呆患者的尸检报告后发现：几乎所有患者都有大脑萎缩造成的退行性改变和体重减轻的情况，近半患者发生特定部位病变。

不过，最终确定痴呆外在表征以及大脑内部改变的关键研究工作由德国神经病理学家阿洛伊斯·阿尔茨海默完成。1901 年，他为奥古斯特·德特尔治疗，这位法兰克福精神病院的女性患者短期记忆丧失严重。1906 年德特尔去世后，阿尔茨海默检查其大脑，发现大量异常结构。不溶性 β－淀粉样蛋白沉积物在神经元（神经细胞）间形成斑块，抑制了神经元之间协调思想和记忆（以及大量其他任务）的电信号和化学信号。他还发现神经元周围 tau 蛋白纤维缠绕堆积的现象，即“神经纤维缠结”（见右页栏）。

阿尔茨海默对其患者综合征生理和心智症状的准确描述启发了他的导师——德国精神病学家埃米尔·克雷珀林。克雷珀林认为大多数精神疾病有其生物学基础，1910 年他出版著作《精神病学手册》时

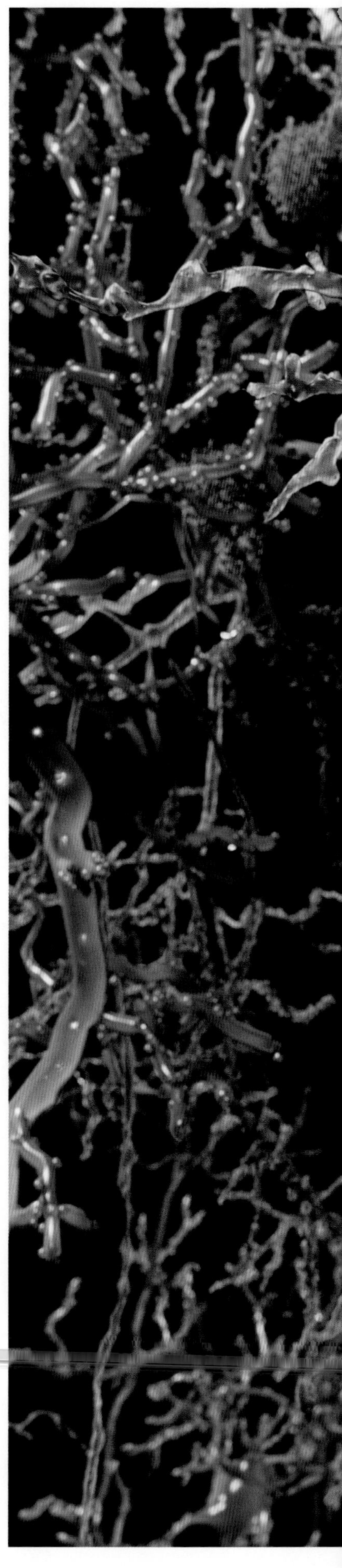

▷ 患病大脑细胞
图为阿尔茨海默病患者大脑神经细胞的树状结构，缠绕堆积的蛋白阻挡了神经突触，神经元之间的电脉冲难以通过。

1000万 **全球每年新增的阿尔茨海默病患者数量。预计至少在 2040 年之前，每年的新增患者数还将增加。**

> “总而言之我们必须面对一种**特殊的疾病**发展过程……”
>
> **阿洛伊斯·阿尔茨海默的演讲，1907 年**

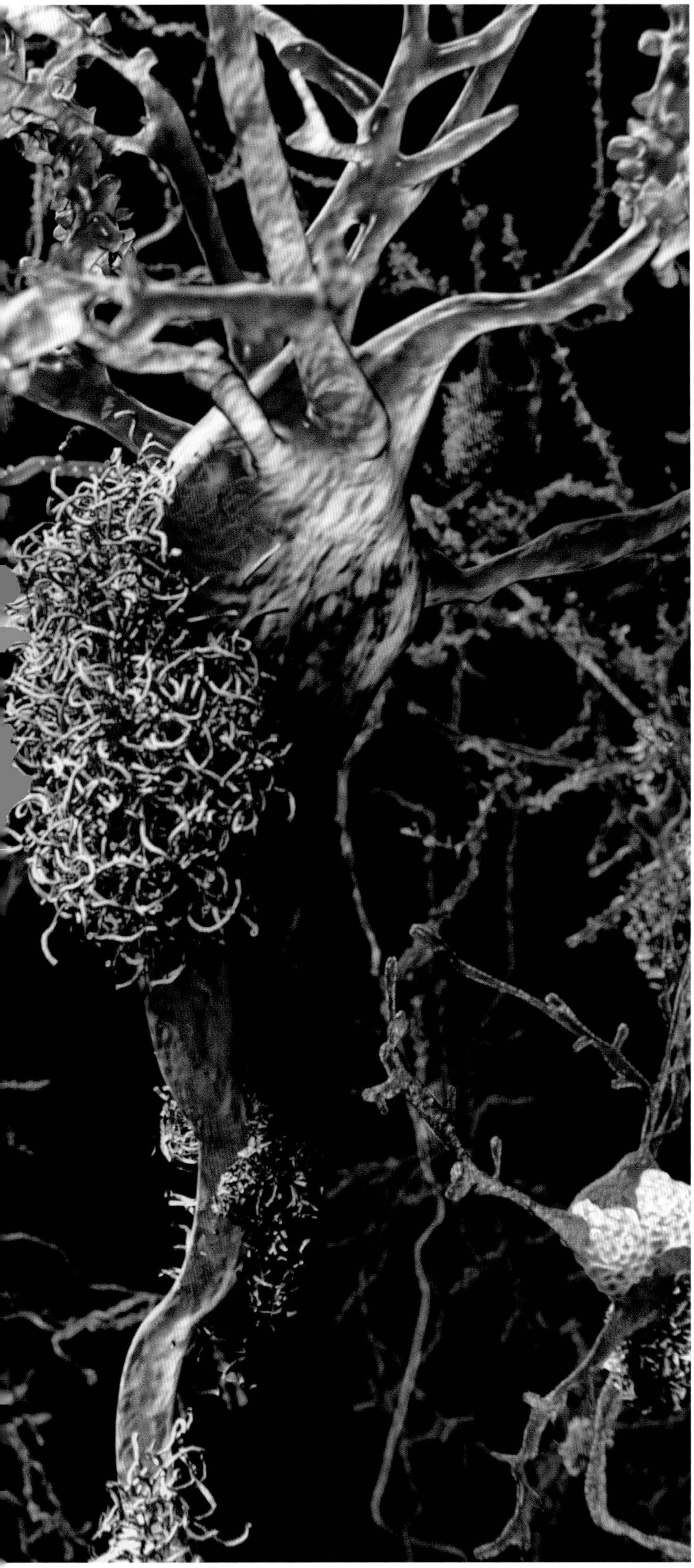

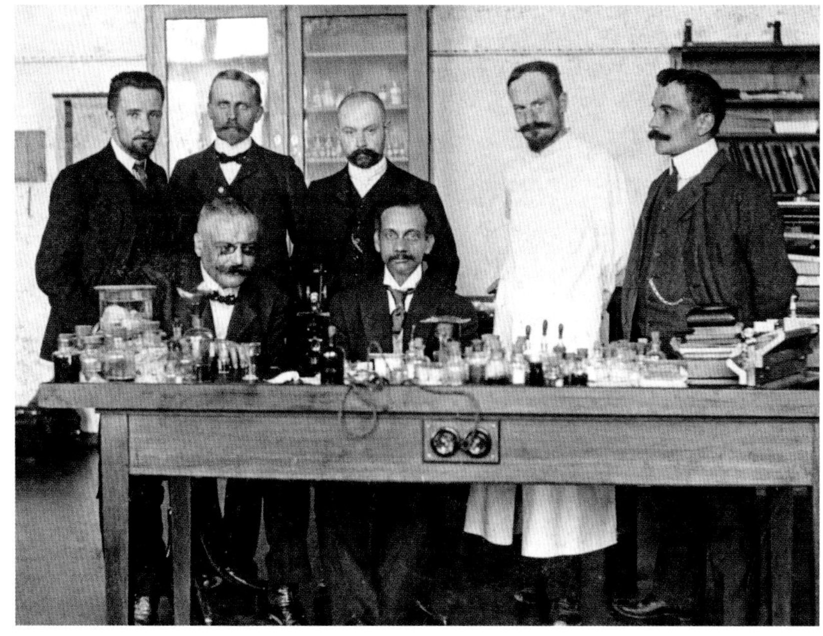

△ 著名精神病学家

1905 年阿洛伊斯·阿尔茨海默（左侧就座者）在慕尼黑大学与著名精神病学家合影。次年，他通过对已故患者奥古斯特·德特尔大脑的研究，发现了最常见的痴呆性疾病。

将这种疾病命名为阿尔茨海默病。

各种痴呆类型及护理

神经学家渐渐开始把痴呆分为不同类型。阿尔茨海默病最为常见，约占患者总数的三分之二，主要特征有进行性失忆、语言能力和解决问题能力的降低、情绪变化和抑郁。随着时间的推移，患者越来越无法应对日常生活，疾病的最后阶段则完全依赖他人照料。

血管性痴呆约占患者总数的25%，由多发性脑卒中、血管严重受损造成，其心智减退的速度远远超过阿尔茨海默病。

路易体痴呆以大脑中的球状物（即路易体）为病理特征，路易体痴呆会引起幻觉和震颤。

额颞痴呆患者的性格会发生重大变化，有语言障碍，但不会失忆。

尽管畸形蛋白质引起大脑变化的过程已经为人熟知，但科学家尚无法解释为何 80~90 岁年龄段仅有 20% 的人患上痴呆。目前痴呆还无法治愈，抑制乙酰胆碱酯酶的药物正在研制中，药物可以减缓但无法逆转神经元受损的进程。随着世界人口日趋老龄化，阿尔茨海默病等疾病的患者数量必将相应上升，人类迫切需要找到治愈这些疾病的方法。

概念

缠绕与斑块

阿尔茨海默病患者的神经元细胞膜会出现不溶性 β－淀粉样蛋白沉积。沉积物慢慢形成斑块，阻碍神经元之前的通信。此外，tau 蛋白纤维脱落堆积，形成神经纤维缠结，进一步抑制神经元活动，造成神经元萎缩死亡。

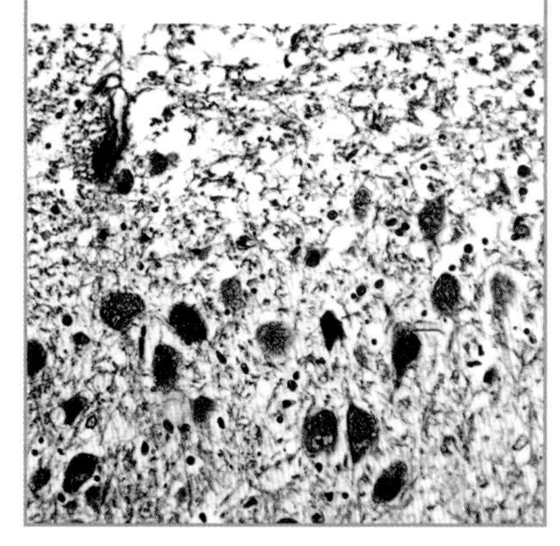

临终关怀

姑息治疗即在医院、安养院或家中照料濒临死亡的患者。这一服务传统上包含精神和肉体的双重护理，其历史可以追溯至中世纪早期。

在欧洲，曾有很长时期临终的人由家人和朋友照料，并在家中去世。不过，在中世纪情况发生了改变，人们并不总能在家中度过他们生命的最终几个月甚至几天。11世纪末，教皇乌尔班二世号召西欧基督徒前往中东占领耶路撒冷。成千上万的人因此踏上漫长的征途，直到生命最后一刻。医院骑士团（罗马天主教军事修会）为此设立休息和治疗场所，行旅之人可前往寻求庇护。这些休息场所还有一项重要功能——为那些无法治愈又不能回家的患者和伤者提供一个场所，让他们在那里度过生命最后的时光。

早期安养院

医院骑士团开创的事业在17世纪得到复兴。法国罗马天主教神父圣樊尚·德保罗在巴黎成立慈善修女会，照料病患和濒临死亡者。在他的影响下，欧洲其他地区的宗教组织也开始做类似的工作。成立于1815年的爱尔兰慈善修女会尤为活跃，1879年在都柏林开设哈罗德十字安养院，1902年在南伦敦地区开设圣约瑟夫安养院。50年后，一位年轻的护士西塞莉·桑德斯开始在圣约瑟夫安养院工作，担任全职医务工作——这一经历影响了临终关怀事业的未来。

3200 个 **美国临终关怀项目的大致数量。**

现代临终关怀运动

桑德斯发现，医院给身患绝症者提供的照料不够充分，因此她开始推广姑息治疗新运动，强调为绝症患者提供专门的护理中心。1967年，她在南伦敦成立圣克里斯托弗临终关怀医院，绝症患者可以在那里安详地度过最后的时光。她的主要宗旨是把爱与奉献的人道主义原则与现代医学进步结合起来。临终关怀医院为患者提供治疗疼痛的药物，也给予患者情感与精神支持。桑德斯招募医学各学科的优秀人才组建团队，医学顾问、研究人员、药物学家和护理人员等均有配备。临终关怀医院甚至有尸检室，目的是更好地了解死者的病症程度，研究如何控制与之相关的疼痛。

桑德斯的核心理念在于，临终关怀医院的设计应同时考虑舒适度和实用性，让患者临终前也能保持一定的尊严和个性。典型的医院病房通常为长方形开放空间，约有30张病床。桑德斯没有照搬这种模式，圣克里斯托弗医院配有单人房间，这可以更好地保护患者隐私（同时也有助于减小感染风险）。医院为大窗设计，户内洒满自然光，现代主义设计的简洁路线使员工工作效率更高。人工照明也经过认真处理，不同区域分别用荧光或更加柔和的暖光照明。最重要的是，圣克里斯托弗医院创造了舒适惬意的

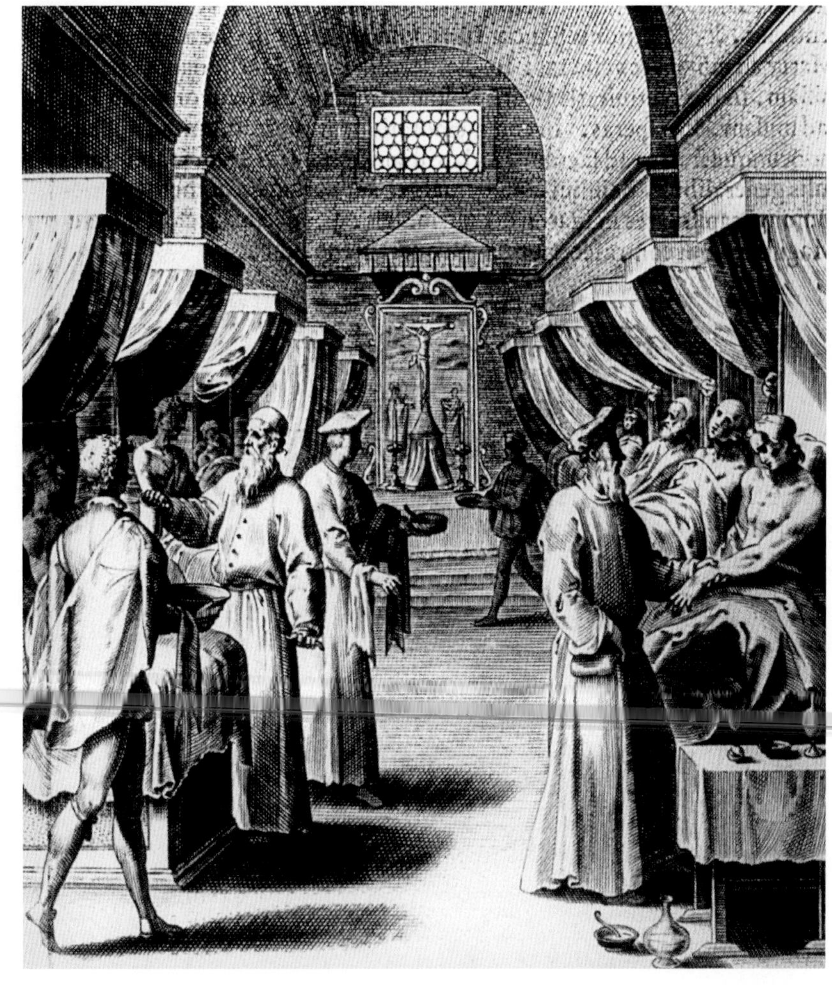

◁ 医院骑士团

姑息治疗的历史可以追溯至医院骑士团。11世纪，为照料患病和濒临死亡的朝圣者，医院骑士团在耶路撒冷创立。医院骑士团不仅从事慈善工作，也是军事组织，参加十字军东征。

> “你重要，因为**你就是你**，直到**生命的最后**你也是重要的。我们会**竭尽所能**，不仅帮助你**安详离去**，也帮助你**好好活到最后一刻**。”
>
> 现代临终关怀运动创始人西塞莉·桑德斯

空间，既不是医院也不是家，这种全新的场所设计成为随后几十年姑息治疗的典范，之后出现的很多临终关怀医院都以此为设计原型。

进一步发展

自然而然，桑德斯的下一步是让患者自愿选择是否在家中死去，并且获得与临终关怀医院同样水平的疼痛治疗和帮助。1969年，她协助启动第一个家中姑息治疗项目，并把圣克里斯托弗医院的护理服务也推广到社区当中。

桑德斯在姑息治疗领域的工作对专业医疗护理和垂危病人服务产生了重大影响，让人们认识到，从日常生活照顾、疼痛治疗到情感支持，患者护理的各个方面都需要关注。20世纪80年代晚期，姑息治疗在英国获得医学专科资格，90年代普及世界各地，但直到21世纪初才在美国和欧洲多国获得官方认证。

英国护士、医生兼作家（1918~2005年）

西塞莉·桑德斯

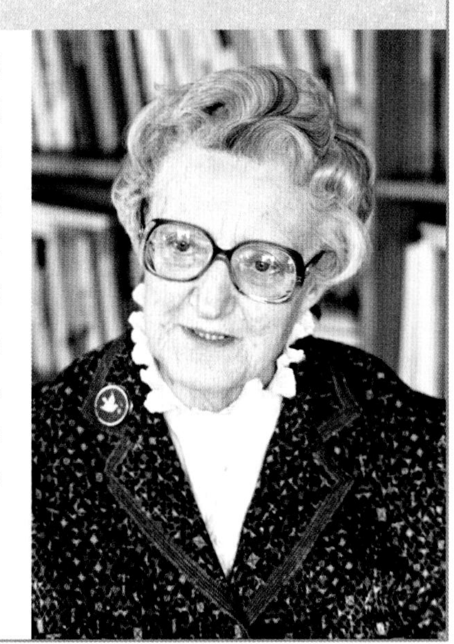

西塞莉·桑德斯是伦敦圣克里斯托弗临终关怀医院的创始人，也被视为现代姑息治疗运动的创始人。在接受护士和医疗社工培训后，她的人生历程因与戴维·塔斯马的深厚友情而改变。这位波兰年轻人因癌症而死亡，桑德斯感到，上帝召唤她将余生献给垂危病人的护理事业。桑德斯尤其关注减缓绝症，特别是癌症带来的疼痛和折磨，后来她参与了缓解疼痛药物的研究工作。

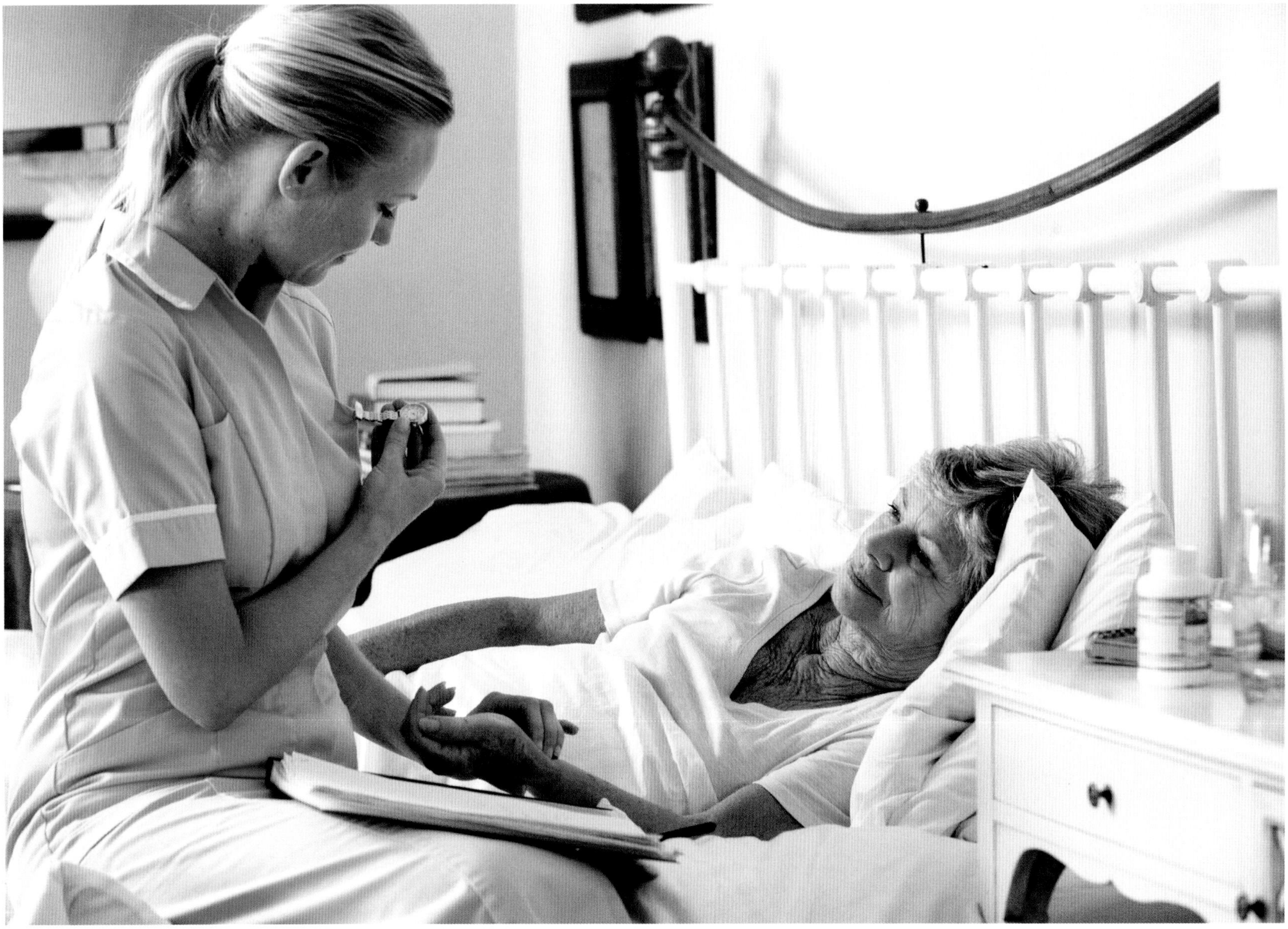

▽ 从事姑息治疗的护士

过去50年里，临终关怀取得了巨大进步。经过疼痛和症状管理培训的专业护士可为患者提供心理和精神支持。有些护士在医院或临终关怀中心工作，有些则在社区服务，入户工作。

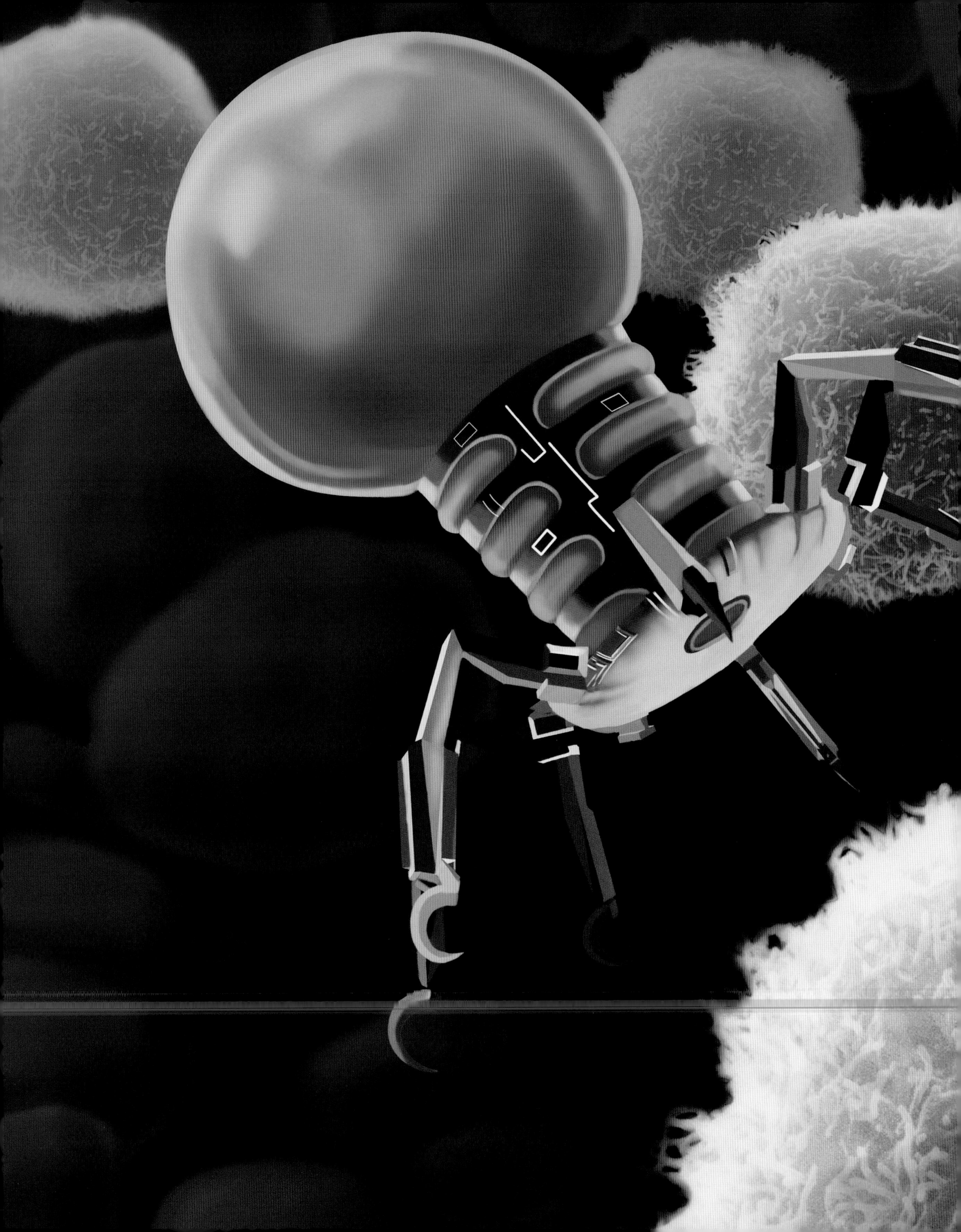

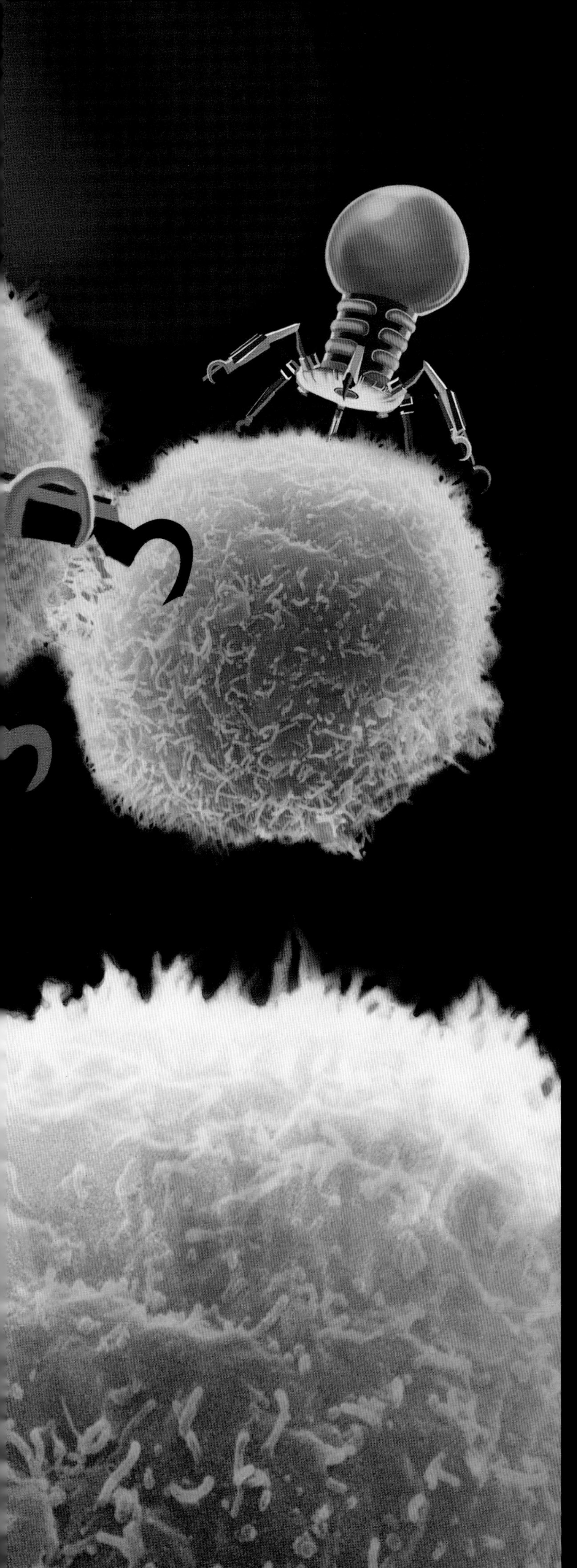

纳米医学

分子层面的诊断、治疗和外科手术——纳米医学，在20世纪90年代才有了现实可能性，当时首次运用了靶向给药方法。不到1毫米的微型机器人手术装置，可能将为非侵入性手术带来下一个长足进步。

纳米医学的概念始于1959年，据美国物理学家理查德·范曼推测，未来外科手术有可能由小型机器在人体内部完成。1981年，美国工程师埃里克·德雷克斯勒介绍了理论上的细胞修复仪器，它可在分子层面运行。

纳米医学最早的实际应用是靶向定量给药，其中一些药物“经过编程”与癌细胞习惯的酸性环境发生反应，从而攻击癌细胞，或是传送RNA或DNA的小片段用于基因疗法。2006年树枝状大分子研制成功，这种复杂分子带有树状分支，可承载微小药量，到达靶细胞后释放药物。半导体设备也研制成功，例如可发光为内窥镜提供照明的纳米量子点，其强度是传统方法的数百倍。其他研究手段包括：用于收集组织样本的微型活检工具——微型夹钳；通过磁场引导进入体内，疏通堵塞动脉的开钻式纳米机器人；以及利用酶等生物物质为纳米颗粒药物供能的生物混合机器人。

“……外科手术时如果能够**吞下手术医生**，会非常有趣。”

美国物理学家理查德·范曼，题为“底部大有空间”的演讲，1959年

◁ 纳米机器人
2013年前后，能进行微型体内外科手术机器人的研制工作有了成功的可能。未来，这些机器人或许可以修复DNA，或是替代X射线描绘受损的血管系统。

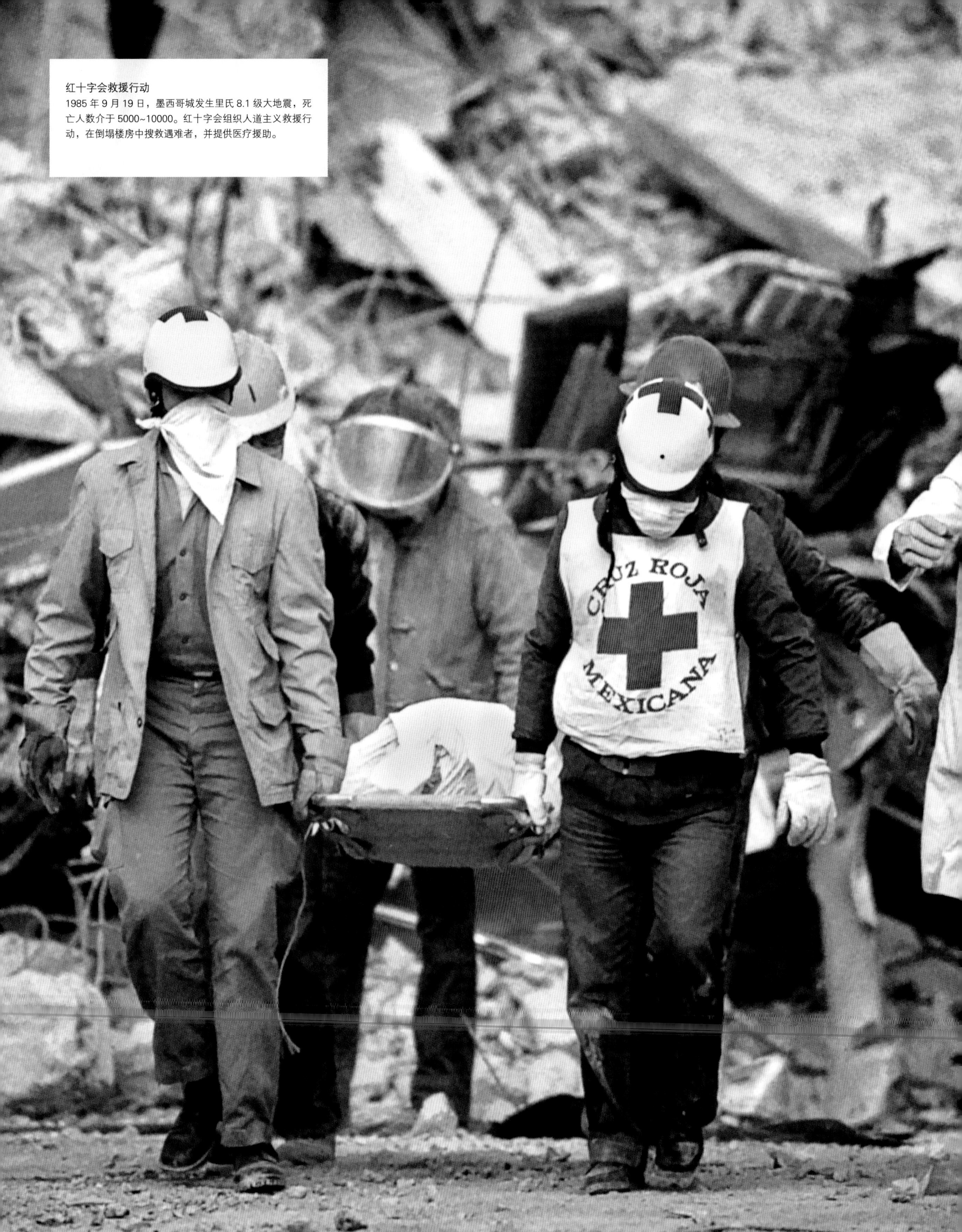

红十字会救援行动

1985 年 9 月 19 日，墨西哥城发生里氏 8.1 级大地震，死亡人数介于 5000~10000。红十字会组织人道主义救援行动，在倒塌楼房中搜救遇难者，并提供医疗援助。

全球性医学组织

应对医疗卫生危机的国际行动始于 19 世纪中叶。20 世纪末已有不少全球性医学组织，有些组织关注个别疾病，有些组织则致力于改善人类健康和救灾援助。

医疗卫生国际合作始于 1851 年，当时第一届国际卫生大会在巴黎召开，讨论欧洲隔离检疫管理措施。大会未达成一致意见，但 1892 年卫生大会签署通过了一项协议，要求有霍乱病例的船只必须接受隔离检疫。

全球性政府机构

无论是国界还是国家政策都无法限制传染病蔓延，这一点在 20 世纪初已经变得越来越明显。在一次黄热病疫情暴发，且从拉丁美洲传至美国后，首家国际卫生机构——泛美卫生局（PASB）于 1902 年成立。此后不久，23 个欧洲国家在 1907 年设立国际公共卫生局，防止黄热病、霍乱和鼠疫传播。1919 年国际联盟成立，同时设立卫生委员会，兼顾泛美卫生局和国际公共卫生局的职能。不过，由于资金不足，卫生委员会的工作效果有限。

1948 年，世卫组织成立，全球医疗卫生工作有了重大发展。作为联合国的医疗卫生工作分支机构，世卫组织具有相当程度的政治影响。世卫组织在现有传染病监控工作的基础上更进一步，推出消灭疾病项目，迄今为止最成功的两个项目是天花（见 100~101 页）和脊髓灰质炎（见 210~211 页）。近年来，世卫组织加强协调工作，迅速应对突发疫情，例如 2003 年的严重急性呼吸综合征（SARS）、2013~2014 年的埃博拉出血热，以及 2020 年的 COVID-19 大流行。世卫组织在发展中国家的健康宣传教育和支持医疗卫生项目方面也起到愈加关键的作用。

红十字会创始人（1828~1910年）

让－亨利·迪南

瑞士人道主义者、商人迪南 1859 年目睹了意大利索尔费里诺战役的残酷场面后，认为应培训志愿人员帮助战场上的伤兵——这个想法最终促成 1863 年红十字国际委员会成立。1872 年，他游说设立一家仲裁法庭来解决国际争端，但这个设想在当时尚不成熟。迪南破产后隐居 35 年，直到去世。他于 1901 年获得首届诺贝尔和平奖。

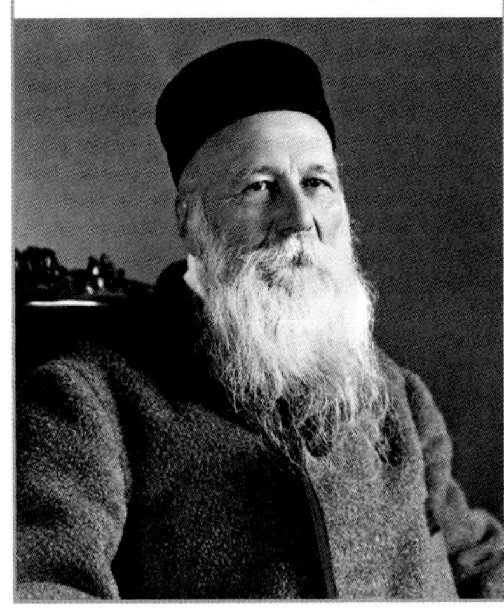

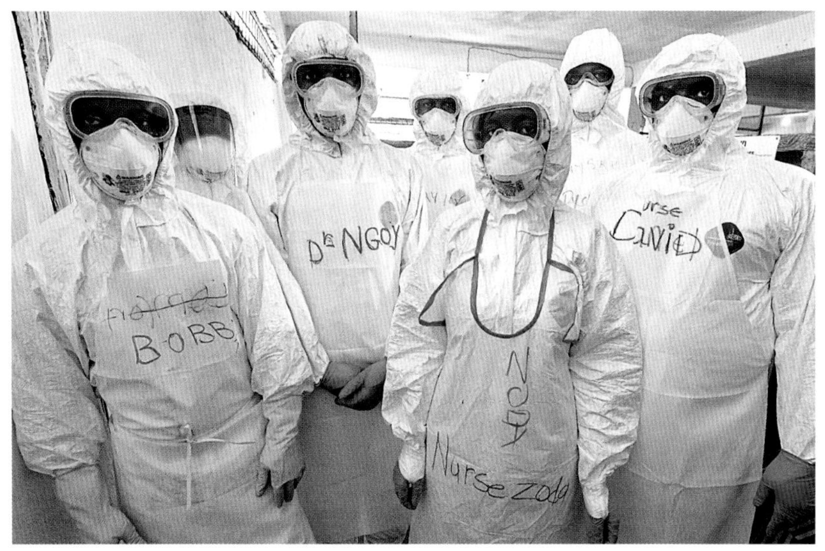

△ 抗击埃博拉

2013 年，西非暴发埃博拉病毒疫情。在专业卫生工作者的努力之下，疫情得到控制，但世卫组织因应对不够及时而遭到批评。

非政府组织

在国际性政府机构发展的同时，也出现了很多非政府组织（NGO）。第一家是红十字国际委员会（ICRC）。红十字会始创于 1863 年，最初旨在救治伤兵（见左栏），1929 年起也向战俘和战争地带的平民提供援助，并推动通过了《日内瓦公约》，该公约的宗旨是保护未参加武装冲突的人民。今天，红十字国际委员会（包括伊斯兰国家成立的红新月会）由全球 190 个国家的红十字会组成，在大多数武装冲突地区保持中立和独立。

此外，还有一些非政府组织负责协调灾害事件医疗应急措施或管理各国针对长期医疗卫生挑战所采取的措施。如世界心理卫生联合会（1948 年）、国际计划生育联合会（1952 年）和世界医学协会（1947 年）。典型的新型非政府组织有 1971 年由一群法国医生成立的无国界医生组织（MSF），它旨在应对各类人道主义灾难，如尼日利亚的比亚夫拉战争。MSF 致力于为全人类提供医疗服务，在世界最动荡的一些国家开展项目。它勇敢的志愿者们活跃在其他医疗机构很少派遣工作人员前往的地区。

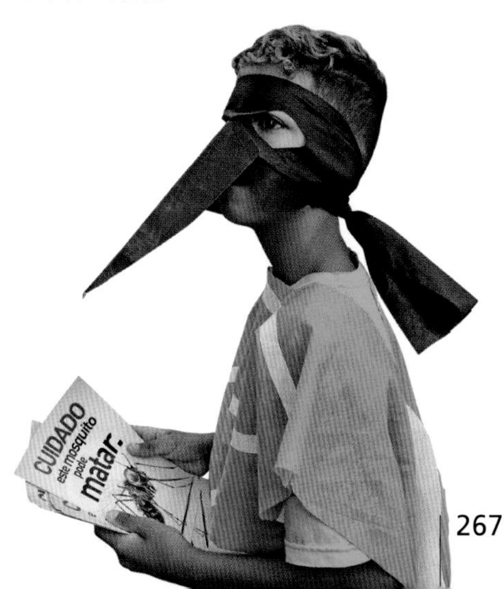

▽ 增强意识

2015 年，由埃及伊蚊携带的寨卡病毒开始在巴西等地迅速传播。2016 年初，世卫组织宣布此次疫情为“国际关注的突发公共卫生事件”，并协调各国采取应对行动。

干细胞疗法

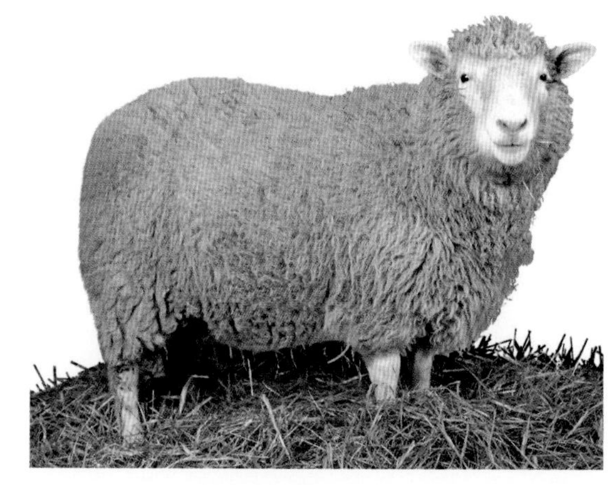

△ 克隆羊多莉

多莉 1996 年出生，是第一只从特化成体干细胞（此例中为乳腺细胞）复制克隆的哺乳动物。2013 年，科学家利用类似克隆技术生成人类胚胎干细胞（hESCs）。

干细胞为非特化细胞，可以自我复制，成为有特定功能的新细胞，如肌肉细胞、神经细胞、骨细胞或血细胞。这种再生能力意味着干细胞具有巨大潜力，可用于很多疾病的治疗和预防。

干细胞分裂后，每个新细胞或者仍为干细胞（维持干细胞数量），或者成为 200 多种特化细胞之一。这些细胞繁殖后，取代那些人体自然细胞更新和组织维护过程中死亡的特化细胞。例如，骨髓干细胞每秒为血液生成 200 多万个新的红细胞和白细胞，取代同样数量、已到达正常生命终点的红细胞和白细胞。人体各种组织更新细胞的速率不同，例如血液、皮肤和消化道黏膜的细胞更新快，而神经组织细胞更新极慢，几乎等于不更新。

3000亿 **每天干细胞在人体内生成新细胞的大概数量。**

干细胞类型

干细胞有多种不同类型，但一般而言可分为两大类：胚胎干细胞和成体干细胞。

胚胎干细胞仅存在于胚胎发育的最初阶段，具有多能性，意味着它们有可能成为几乎任意类型的特化细胞。因此胚胎干细胞对于医学而言价值极高，能为科研和治疗提供可再生资源。此类细胞可从人体胚胎中获得，一般来自那些体外受精、不再需要的胚胎。

成体干细胞在胎儿发育期间出现，在人的一生中一直存在于体内。很多成熟器官和组织中都有成体干细胞，它们比胚胎干细胞更具特化性。通常，它们只为自己所在的特定组织或器官生成特化细胞。例如，骨髓中的造血干细胞可以生成红细胞、白细胞或血小板，但不能生成肝细胞或肌细胞。这种生成多种特化细胞类型的能力称为多能，但也有只能发展为一种细胞的单能干细胞。成体干细胞在人体中不易找到，在实验室培养也比胚胎干细胞困难。但成体干细胞对科研和治疗仍然非常有用。

2006 年干细胞研究出现重大突破，日本科研人员山中伸弥为成熟特化皮肤细胞重新编程，使其成为多能细胞，这些新细胞被称为诱导多能干细胞（iPSC）。英国科研人员约翰·格登在 1962 年发现成熟细胞的特化过程可逆。2012 年，山中与格登因其突破性发现双双获得诺贝尔生理学或医学奖。

经过证实的疗法

骨髓移植即造血干细胞移植（HSCT），是各种血液疾病的公认疗法。1956 年这种疗法在美国纽约首次应用，其治疗对象为一对同卵双胞胎，其中一人患有白血病。由于治疗对象为同卵双胞胎，术后没有出现排斥反应。防止免疫系统出现细胞排斥现象的免疫抑制技术进步后，1968 年首次实现非双胞胎

“干细胞研究是寻找帕金森病和运动神经元病等退行性疾病疗法的关键……”

英国物理学家兼宇宙学家斯蒂芬·霍金（运动神经元病患者），
某次新闻发布会，2006 年

概念

干细胞疗法的原理

人体中所有细胞都带有全套基因，即脱氧核糖核酸（DNA）。然而，不同类型的细胞含有特定的激活基因。例如，皮肤细胞中有些基因被激活，而另一些则处于非激活状态。同样，每个干细胞也有自己特有的一组激活基因。这些基因发出增殖指令，或者自我复制，或者生成与原细胞相同的新细胞，或者成为特化细胞——这一过程被称为“分化”，其间细胞经历不同阶段，每个阶段都会变得更加特化。上述指令通过不同途径触发，如生长因子或细胞因子等天然信号物质。干细胞研究力图再现这些条件，操纵细胞按不同路径发展，例如培育新组织取代死亡组织。

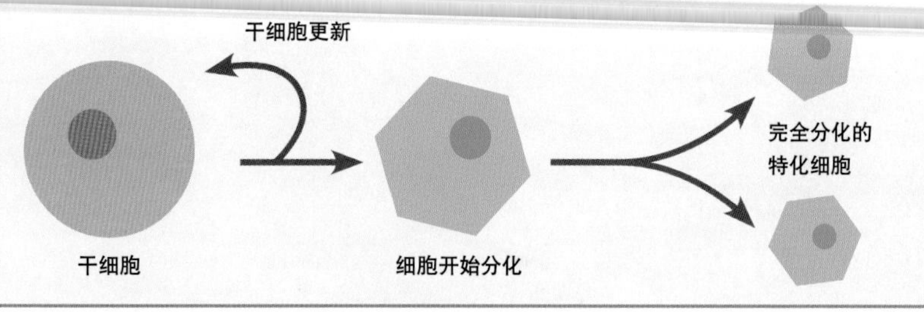

兄弟姐妹间骨髓移植，1973年实现无亲缘关系但组织配型成功的供者和受者间移植。如今，患者可以接受事先提取并储存的自体造血干细胞移植。患者还需接受化学治疗或放射治疗，消除病变细胞。出现组织配型问题等情况时，可以考虑使用脐带血。

正在进行的研究

干细胞疗法前景广阔。为治疗某些癌症、糖尿病、视网膜问题、类风湿关节炎、脊髓等组织修复和秃顶等疾病，现在正进行诱导多能干细胞和成体干细胞的相关研究。研究的主要目标之一是找到提取少量捐献细胞并将其培育为新的心脏、肝脏或眼球等组织或器官的技术。利用诱导多能干细胞技术的组织或器官移植应比异体移植更加安全，因为将细胞从同一个人体内提取后再输回，引起免疫排斥反应的可能性更小。干细胞治疗的某些领域进展缓慢，甚至停滞不前。不过，它尚处于起步阶段，未来也可能成为医学界伟大的革新。

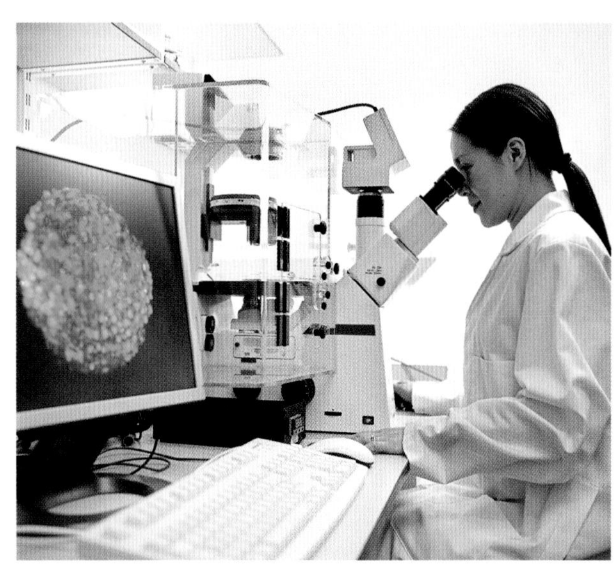

◁ 研发工作
干细胞疗法的研究是近年来最振奋人心的医学进步之一。然而，关于使用人类胚胎进行研究的伦理道德问题仍有争议。

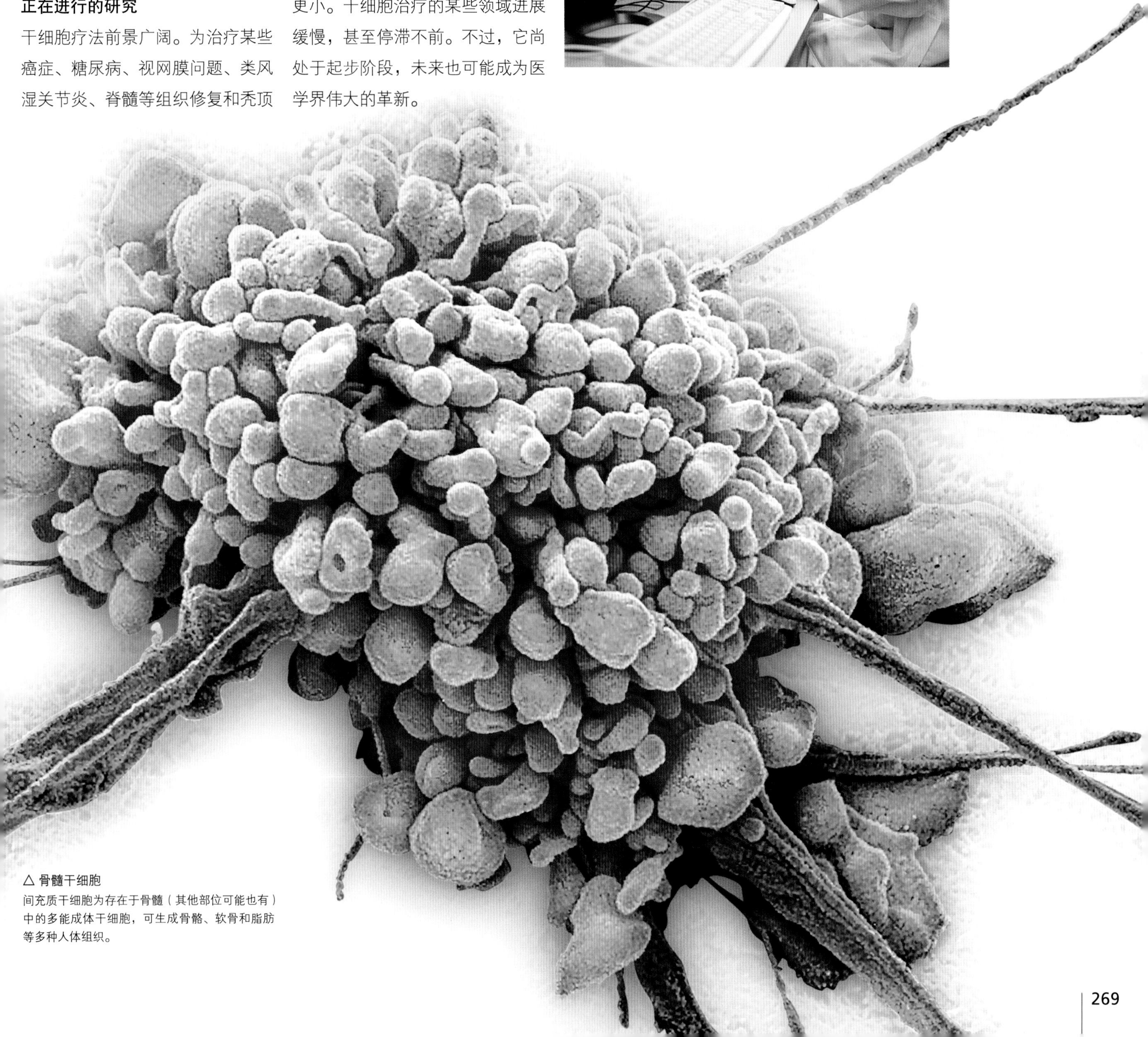

△ 骨髓干细胞
间充质干细胞为存在于骨髓（其他部位可能也有）中的多能成体干细胞，可生成骨骼、软骨和脂肪等多种人体组织。

新型冠状病毒肺炎（COVID-19）大流行

21世纪初，有数起严重的流行性疾病暴发，其中包括SARS和类似的呼吸道病毒引发的流行性疾病。另外，埃博拉病毒所导致的传染病，2013～2015年在西非造成了11000多人死亡。之后，2019年出现了新型冠状病毒肺炎，并给全球造成了巨大影响。

2019年12月，世卫组织、相关医疗组织和40多个国家和地区模拟了一场虚拟的流感大流行，以评估全球对其传播和影响的反应。整整一年后，模拟结果还没有得到分析，一场真正的大流行已然发生。2019年12月，一种新型冠状病毒引起的呼吸道疾病出现，由气溶胶传播，在患者咳嗽、打喷嚏后，病毒被附近的其他人吸入。泰国、日本、韩国、美国、法国和澳大利亚在几周内也出现了病例。到2020年1月底，已有超过25个国家和地区出现感染病例。2月，这种病原微生物被命名为严重急性呼吸系统综合征冠状病毒2（SARS-CoV-2）。由该病毒引发的疾病被命名为新型冠状病毒肺炎（COVID-19，见166～167页）。

COVID-19的特征

COVID-19与流感等其他病毒感染的急性临床表现不同。其依次出现的症状为：发烧和/或发冷；持续咳嗽，可伴有肌肉疼痛；精神不振、恶心或呕吐；腹泻。2020年春末，又补充了味觉和/或嗅觉丧失的症状。

2020年3月11日，世卫组织宣布COVID-19为全球大流行病。世界各地人民的日常生活都受到了巨大影响。为了减少空气传播和接触传播，人们被敦促减少社会接触，尽可能居家。封锁、检疫和自我隔离激增。各国封锁了边境，关闭了商店、办公室、工厂、教育场所和公共设施，清空了城镇的公共空间。旅行度假、聚会招待、休闲娱乐和一般的社交活动几乎消失了，大量的交易、零售和教育都转移到了网上。只有在医疗、医药、食品生产和供应等领域的关键工作才被允许开展。佩戴口罩、勤洗手、行程追踪等疫情防控措施成了一种生活方式。

巨大的需求

COVID-19对老年人、有潜在疾病的人的影响很快就得到了阐明。截至2020年4月，许多医院和诊所人满为患，呼吸机、氧疗和重症监护病床等医疗资源正在实行配给。对防止医院、养老院等机构内传染尤为重要的口罩、防护服和手套等个人防护装备（PPE）短缺。癌症、心脏病等非COVID-19疾病的医学检测、治疗和手术被推迟甚至取消。检疫和隔离开始影响人们的躯体和精神健康。

到2020年夏天，一些发达国家开始从大流行初期的冲击中恢复；但在缺乏先进医疗基础设施或缺乏检测、追踪接触者和隔离能力的较贫困地区，患病人数激增。然而在2020年底，第二波、第三波的COVID-19疫情侵袭了许多地方，无

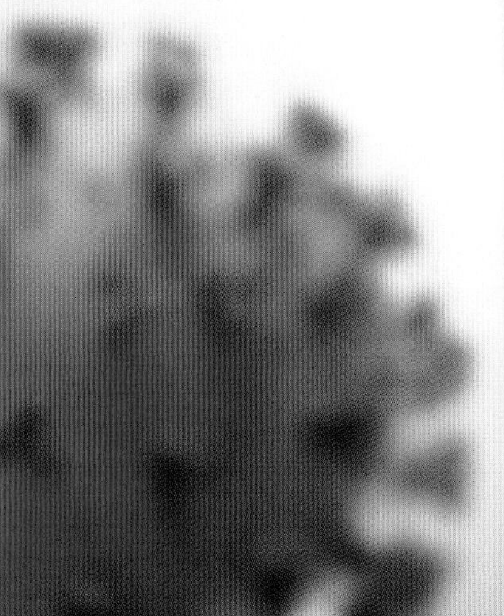

棘突蛋白突变
与许多病毒一样，SARS-CoV-2表面也有突起，以此接触并进入宿主细胞。这些突起由锁定在细胞表面区域的蛋白质组成，它们是发生突变的位点。

概念

COVID-19的病毒起源

COVID-19病毒与蝙蝠（尤其是马蹄蝠）携带的病毒非常相似。蝙蝠身上的病毒经常变异。可能是来自蝙蝠的病毒感染了一个中间宿主，在中间宿主身上进一步发生变异，随后其中一种变种病毒传播给人类。这种从动物“跳跃”到人类的病毒，造成了被称为人畜共患病的疾病。

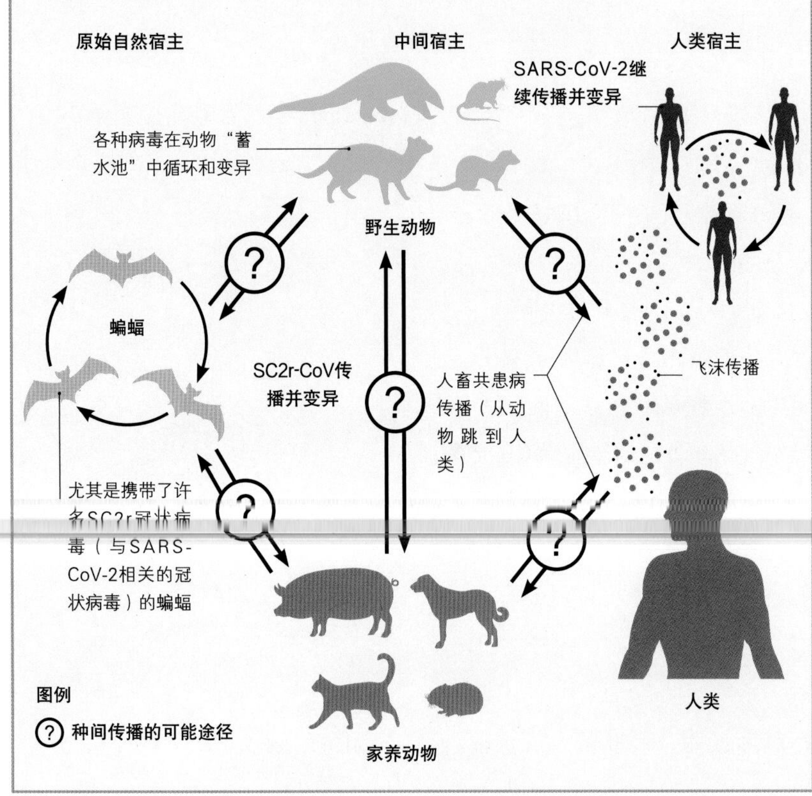

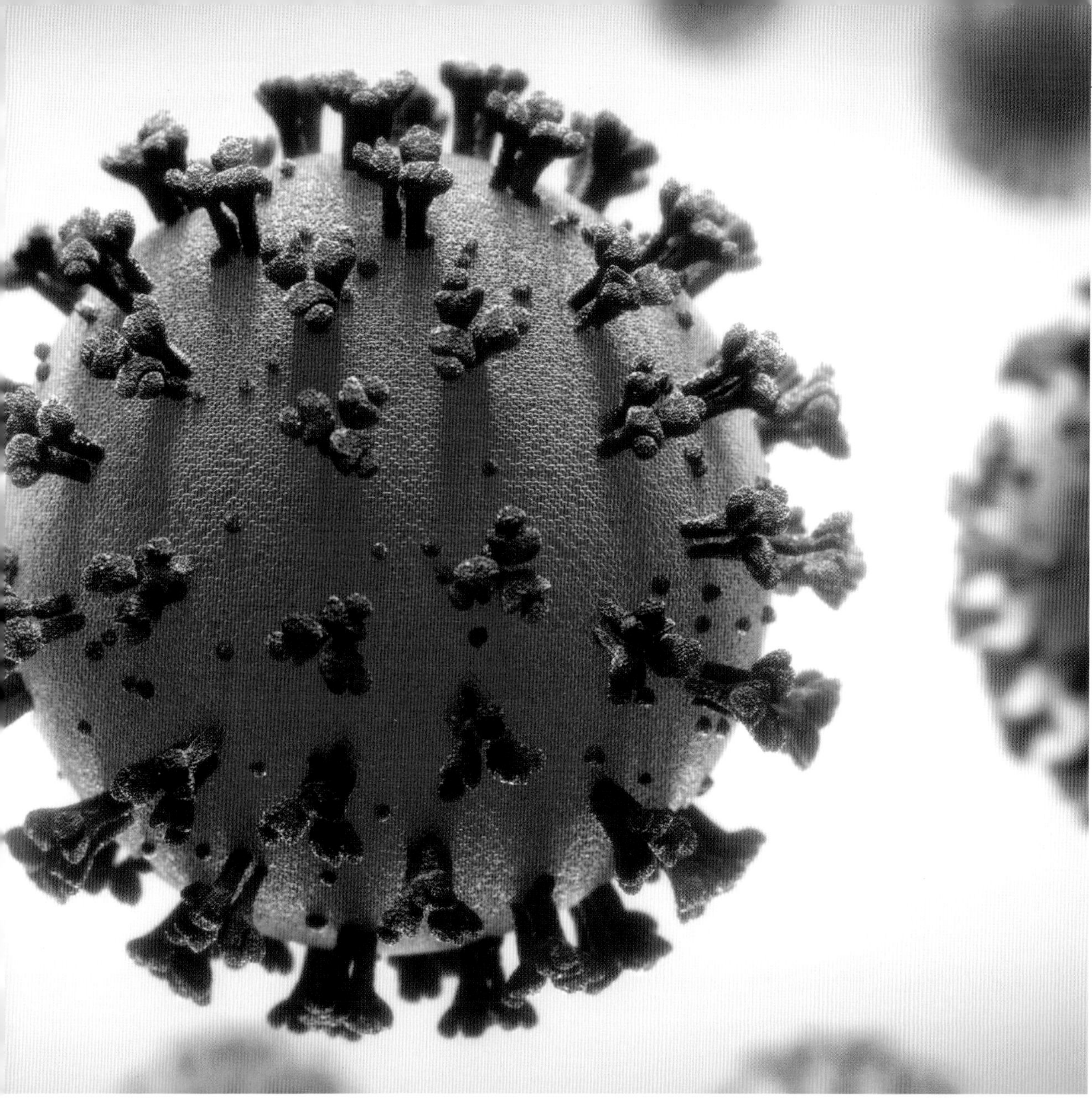

论这些地方贫穷或富有。病毒自然变异产生新变种（见196页），许多变种的影响不大，但有些变种传播更快或造成更严重的疾病。SARS-CoV-2最早的变种均于2020年发现，其中包括阿尔法（B.1.1.7，英国肯特郡）、贝塔（B.1.351，南非东开普省）伽马（P.1，巴西亚马孙州）和德尔塔（B.1.617.2，印度马哈拉施特拉邦）。2021年11月在南非首次发现的奥密克戎（B.1.1.529），被认为是目前最具传染力的变种病毒。

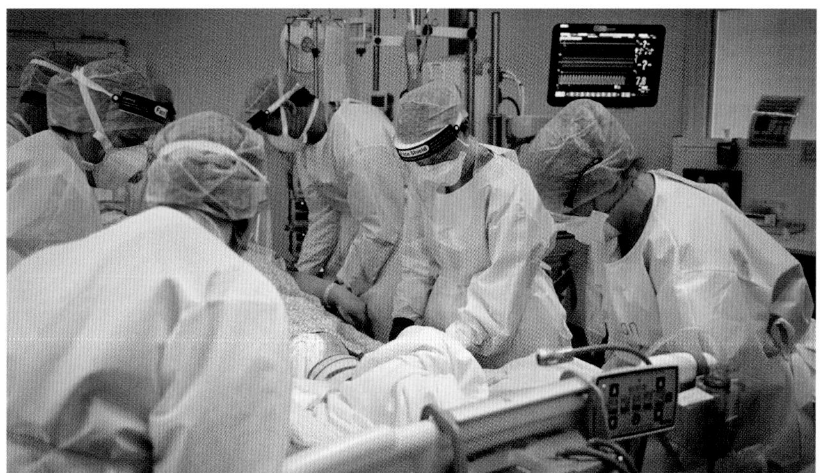
△ 重症监护
COVID-19 患者出现严重威胁生命的症状，需要加强护理。

反击

疫情的波及范围甚大，医学家们赶紧采取措施控制它。抗病毒药物不仅效果好坏参半，而且稀缺又昂贵。2020年6月，“再利用”便宜且常用的类固醇药物地塞米松，被证明可以降低死亡率，且有助于需要氧气和呼吸机的重症患者的康复。进一步的“再利用”研究接踵而来。

预防病毒性疾病的首要措施是接种疫苗。制药公司以惊人的速度研发COVID-19疫苗。截至2020年底，有超过10个研发中的疫苗在进行临床试验，或准备大规模接种。英国率先于2020年12月开始大规模接种COVID-19疫苗。

随着疫苗研发生产的加快，有关谁应该优先获得疫苗、不同疫苗的风险和副作用，以及发达国家能否垄断供应的争论接踵而至。医学专家指出，即使富人使劲保护自己，贫困地区仍有数千人死亡，这会让病毒有更多机会产生更危险的新变种。

针对COVID-19的复杂斗争，放大了世界各地众多的社会和文化因素及不平等现象：富裕与贫困，医疗保健系统的发展，以及长期存在的传统、习俗和宗教观念。一些群体抵制接种疫苗，或无视保持社交距离的请求。不断涌现的虚假信息，尤其是互联网上散布的假证据和无效治疗方法，给充满挑战性的局面火上浇油。

2600万 **COVID-19相关死亡病例数。在世卫组织宣布全球大流行一年后的2021年3月11日，已有1.2亿例确诊病例。几乎可以肯定，这些数字被低估了。**

COVID-19大流行警示全世界注意最渺小微生物的力量，以及科学的现代医学在希波克拉底的古老传统中减轻痛苦、拯救生命的能力。

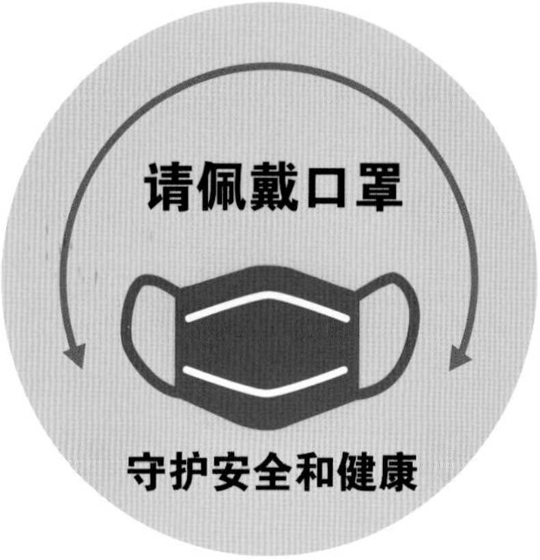

△ 简单却有效
从最新的超技术到最基本的科学防护用具——口罩，都是对抗 COVID-19 的武器。面部遮盖物可降低吸入和呼出病毒的风险，保护着成千上万人的生命。

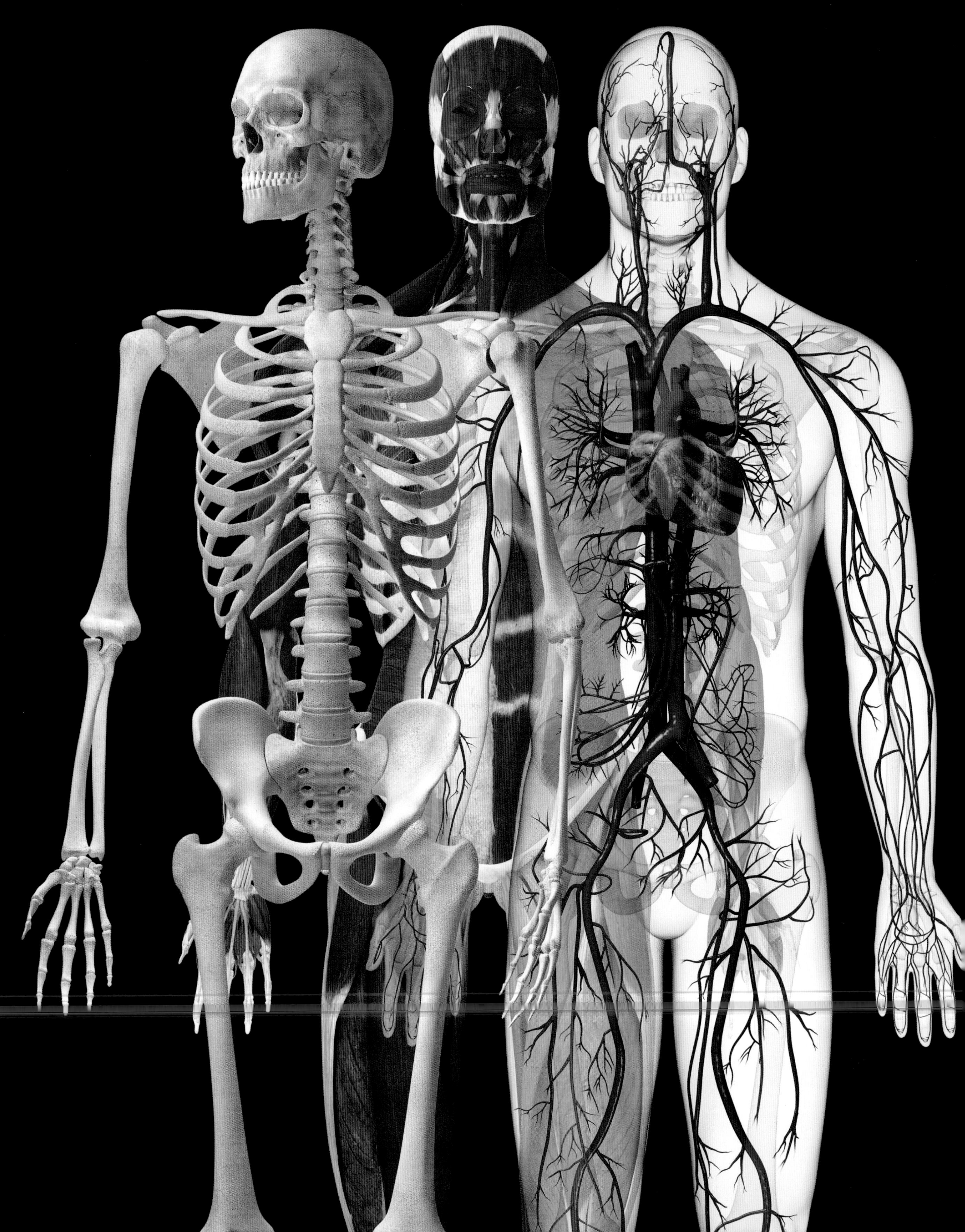

词汇表

CT/CAT扫描：即计算机（轴向）断层扫描，是一种利用X射线扫描呈现体内平面的二维图像，然后将这些连续断层图像整合为三维图像的成像技术。

X射线：一种电磁辐射，波长比紫外线短。

A

癌症：表现为人体器官或组织细胞异常和无节制生长的各类疾病的统称。

艾滋病（AIDS）：获得性免疫缺陷综合征的简称，感染艾滋病毒后会出现免疫系统缺陷。

安慰剂：用来替代药品的惰性化学物质。很多新药会用安慰剂进行对照试验。

氨基酸：包含一个或多个氨基基团和羧基基团的简单有机化合物。氨基酸是合成蛋白质的化学物质。

B

白喉：传染性极强的疾病，主要症状有发热、剧烈咳嗽和感染部位出现灰白色假膜，假膜尤其多见于咽喉和扁桃体。

白细胞：无色血细胞，在人体免疫系统中发挥作用。

百日咳：一种传染性极强、有可能致死的传染病，会引发剧烈的阵发性咳嗽，往往咳嗽后会发出鸡啼样吸气声，因此俗称鸡咳。

斑疹伤寒：立克次氏体所致疾病的总称，通过昆虫类动物传播。斑疹伤寒有可能致死，症状包括头痛、背痛和四肢疼痛，继而出现高烧、皮疹和意识模糊。

鼻整形术：鼻部进行的整形或美容外科手术。

边缘系统：大脑中心的一组结构，在调节身体自动（自主）功能、情感和嗅觉方面起到至关重要的作用。

表皮：皮肤的浅层结构，由角质和死亡细胞组成。死亡细胞磨损脱落后，它们被表皮基底的新细胞取代。

病变：身体组织或器官异常，如溃疡。

病毒：最小的有害微生物，其遗传物质有保护膜包裹。病毒只能通过侵入其他活细胞繁殖。

病菌：有害微生物，如病毒、细菌、真菌孢子或原生生物。

病理学：对疾病病因、病理及其对人体影响的研究。病理学家进行尸体解剖，确定死因，查明某种疾病或治疗产生的影响。

病原体：造成疾病或其他危害的微生物。

波长：相邻波峰之间的距离，尤指声波或电磁波。

C

产科学：针对怀孕分娩的医学学科。专攻这一学科的医生称为产科医生。

肠：消化道最长的部分——从胃部直到肛门。肠由小肠（十二指肠、空肠和回肠）和较短的大肠组成，大多数食物在小肠中被分解和吸收。

肠胃病学：研究消化系统疾病的学科。肠胃病专家指专治肠胃病的医生。

超声波：频率高于人耳所能辨识范围的声音。

超声波扫描：用高频声波扫描人体的诊断技术，计算机分析反射回声后形成器官或人体结构图像。

充血性心力衰竭：心脏泵血功能低下的疾病，可由冠状动脉疾病或长期高血压引起。

出血：血液从血管中外流，通常为外伤所致。血肿（瘀伤）为破裂血管流出的血液在周围组织中瘀积形成。

除颤器：通过控制电击恢复心律的装置。

传染病大流行：某种人类传染病疫情大规模暴发的情况，波及地域广泛，如整个大陆地区。

垂体：脊椎动物体内最重要的内分泌腺。它调节和控制其他大多数内分泌腺的活动及很多人体生理过程。

磁共振成像（MRI）：利用强大磁场和无线电脉冲将人体二维切面可视化，然后整合形成三维图像的计算机扫描方法。

D

大脑：人脑中最大的一部分，负责大多数有意识思考和活动。人类大脑分为两个大脑半球（左半球和右半球），人脑的其余部分大多被这两个半球包围。

带菌者：传播疾病的生物体。

胆结石：在胆囊或胆管中形成的块状固体，主要由胆固醇或胆色素构成。

胆汁：小肠内帮助消化脂肪的深绿/黄色物质。胆汁由肝生成，经胆囊存储并释放。公元前500年至19世纪欧洲盛行的体液学说也有黄色和黑色"胆汁"的概念。

蛋白质：由氨基酸链组成的生物大分子，是生命的物质基础。

等位基因：基因的形式或版本，例如眼睛颜色有多种基因版本。

癫痫：由多种病因引起的，以脑神经元过度放电导致的突然、反复和短暂的中枢神经系统功能失常为特征的脑部疾病。多数病例原因不明，可能为遗传，也可能为外伤、疾病或新陈代谢紊乱引起。

电流计：检测是否存在微小电流并确定其强度的仪器。

电子：带负电的亚原子粒子。

电子显微镜：使用电子束放大物体图像的显微镜。透射电子显微镜（TEM）让电子穿过样本薄层切片；扫描电子显微镜（SEM）让电子从样本表面弹开，形成三维图像。

动脉：从心脏向外输送血液的血管。

动脉粥样硬化：主要表现为动脉壁内膜脂质积聚的动脉疾病。

痘：在皮肤上留下凹痕的皮疹。

毒理学：对毒素或有害物质的研究。

毒素：有害物质，尤指某些细菌和动植物生成的有害物质。

E

儿科专家：专攻儿童疾病诊断治疗的医生。

二尖瓣：心脏左侧心房与心室之间的瓣膜。

F

放射疗法：利用局部X射线或类似辐射治疗疾病的方法，尤其用于癌症治疗。

肺泡：肺中的小气囊。

肺炎：肺泡、肺部较小气道和肺间质因感染或吸入刺激物等而引起的炎症。

分子：一种元素或化合物的最小单元，包含至少两个结合在一起的原子。例如，水（H_2O）有三个原子——两个氢原子和一个氧原子。

分子结构：分子内连接原子的键的排列方式、类型、位置和方向。

辐射：能量以波或粒子的形式通过空间或物质媒介发散或传播。

妇科医学：针对女性生殖系统功能和疾病的医学专科。

腹腔镜：一种通过切口直接插入腹部的内窥镜。

G

感光板：涂有感光化学物质的平板。

感觉器官：提供视觉、嗅觉、触觉、味觉和听觉这五种主要感觉的结构，包括眼、鼻、皮肤、舌和耳。感觉器官发现体外信息，并将这些信息传送至大脑。

感觉神经：将感觉信息从组织传送到脊髓和大脑的神经。

感染性疾病：微生物如细菌、病毒、原生生物等侵入机体引发的疾病。

高压灭菌设备：用于医疗器械高温高压消毒的蒸汽加热容器。

戈尔吉染色：一种使用硝酸银为神经组织染色的方法，便于在显微镜下观察。

佝偻病：缺乏维生素D引起的疾病，影响骨骼发育。骨骼变软无力，如不接受治疗可能造成弓形腿等畸形。

骨肌系统：由身体的骨骼、关节和肌肉构成的系统。

骨架：支撑身体、保护器官的骨骼和软骨构架。

骨科学：研究骨骼和关节等的学科。

关节：骨头互相连接的身体部位。通常由称为韧带的带状纤维连接在一起。

管：在体内输送血液或其他液体的管道。

冠状动脉疾病：供给心肌血液的冠状动脉内积聚蜡状物质（斑块），使动脉变窄、血流受限而引发的疾病。

国际单位制：国际计量体系中以米、千克、秒、安〔培〕、开〔尔文〕、坎〔德拉〕和摩〔尔〕为基本单位。

H

合子：雄性配子与雌性配子结合后形成的细胞。

核苷酸：脱氧核糖核酸（DNA）与核糖核酸（RNA）的化学亚基或碱基，起到遗传信息代码的作用。

核糖核酸（RNA）：大多数生物体中存在的一种分子，能解码DNA的指令来生成蛋白质并控制这一过程。

黑色素：褐色色素，尤见于皮肤、毛发和眼球。

红细胞：含有血红蛋白的双凹圆盘形细胞。每立方毫米血液中有400万~500万个红细胞。

虹膜：眼球中含色素的部分，围绕并控制瞳孔大小。

喉：脖颈处位于气管前端的结构，内有声带。

呼吸：有机体利用氧气通过代谢分解有机化合物释放化学能的过程。

化学疗法：使用药物定位/杀死癌细胞的疗法，又称细胞毒性药物治疗。

黄热病：严重的病毒性疾病，通过蚊子传播，影响人的肝和肾，会引起发热和黄疸症状。

活检：提取组织或体液样本进行分析。

霍乱：侵袭小肠的烈性传染病，会引起严重的水样腹泻。感染原因为食用含有霍乱弧菌的水或食物。

J

肌腱：连接肌肉与骨骼的索状纤维组织。

肌原纤维：存在于肌细胞中的弹性肌丝。

基因：生物遗传的基本单位，通常为DNA或RNA片段，为某种特定蛋白质提供密码指令。

基因工程：通过操控遗传物质，人工改变生物体特性的过程。

基因图谱：一条DNA链的基因序列图。

基因指纹：显示不同生物种属或个体基因组核酸序列特征的图谱，即遗传特征的分子指纹。

激动剂：模拟某种天然物质，并复制这种物质对人体产生的效果。

激光外科手术：使用激光束完成的外科手术，例如重塑角膜提高视力的手术。

激素：内分泌腺生成的物质（化学信使），控制体内特定生理过程或生理活动。

急性病：突发疾病，与慢性病相比持续时间短。

脊神经：在脊髓和人体组织之间传送运动和感觉信号的31对神经。

脊髓：从颅底起向下穿过脊柱椎管的一束神经。

脊髓灰质炎：一种病毒性传染病，重症时大脑和脊髓会受损。

寄生虫：在另一种生物体内或体表生存的低等动物。

假体：用来替代人体某个部位的人造物体。

减数分裂：细胞分裂后子细胞拥有母细胞一半数量染色体的细胞分裂方式。卵细胞和精子细胞由减数分裂形成。

碱基对：相互匹配的核苷酸碱基对，连接DNA分子的双螺旋或螺旋的两侧。碱基对的顺序就是DNA编码。

角蛋白：皮肤、毛发和指甲所含主要蛋白质之一。

接触性传染病：由生物（通常为微生物）在人与人之间传播引起的疾病。

接种：用温和或无害的形式将致病有机体注入体内的免疫方法，刺激身体产生有疾病预防能力的抗体。

拮抗药：能阻止人体内天然物质产生效果的药物。

结核病（TB）：一种细菌性传染病，主要表现为组织上生有结核结节，尤以肺部多见。

结膜：覆盖眼球前面和眼睑内部的黏膜。

结扎线：用来扎紧或束紧像绳子一样的物品，如外科手术中系起流血动脉的细丝或细线。

解剖学家：研究生物结构的学者。

经络：根据中医学理论，经络是人体气血运行的通道。

晶格：构成晶体的原子或离子规则排列的具体形式。

晶体：构成原子、离子或分子呈周期性规则排列的固体。

晶体学：以确定固体中原子（或离子）排列方式为目的的实验学科。

晶体衍射图：用X射线照射晶体时在感光板上形成的图案。

晶状体：位于眼球前部的结构，负责视觉的精细调节。

精神分裂症：一种长期的精神疾病，会引发幻觉、妄想、思维混乱以及行为剧变等各类症状。

精子：雄性动物的生殖细胞，必须进入卵子才能完成受精。

静脉：将人体各处血液输回心脏的血管。

绝育：阻止生育的医学措施。

K

抗毒素：中和毒素或毒物的抗体。

抗菌剂：能杀死引发感染的微生物或阻止其繁殖的物质。

抗菌术：通过抑制或阻碍微生物生长繁殖来预防感染的做法。

抗逆转录病毒药物：用于治疗逆转录酶病毒感染的药物，主要针对人类免疫缺陷病毒。

抗生素：用于杀死细菌或阻止细菌生长的药物，一般针对那些引发感染的细菌。

抗体：白细胞在人体内生成的蛋白质，用来标记外来异物或抗原，激发免疫反应。

抗原：诱发人体生成抗体并做出免疫反应的物质。

克鲁克斯管：19世纪英国物理学家威廉·克鲁克斯试验发明的局部真空放电管。

狂犬病：急性病毒性神经系统传染病。又称恐水症。主要侵袭动物，但人类被咬伤或伤口被舔舐也会感染。

矿物：天然产生的固体，通常为无机物。

奎宁：金鸡纳树皮中发现的苦涩结晶化合物，用作补药，曾为治疗疟疾的处方药物。

L

老式血压计：19世纪测量血压的常用机械装置——在一张纸上读取结果。后来被现代使用的袖带式血压计等取代。

痢疾：一种引发腹泻和剧烈腹痛的肠道疾病。病因是感染志贺菌（细菌性痢疾）或寄生性溶组织内阿米巴（阿米巴痢疾）。

联合国教科文组织（UNESCO）：联合国教育、科学及文化组织的简称。成立于1946年，提倡国际和平和尊重人权，总部设在法国巴黎。教科文组织的口号是“在人类的思想中建立起保卫和平的观念”。

炼金术：中世纪的一种做法，试图将铅等普通金属变为黄金，并发明长生不老药。

淋巴：在淋巴管内流动的液体，由组织液渗入毛细淋巴管内形成；主要由白细胞组成。

淋巴系统：由淋巴管道、淋巴器官和淋巴组织组成的脉管系统。具有制造白细胞和抗体，滤出病原体，参与免疫反应，分配体内的液体和养分等作用。

淋巴细胞：在免疫应答过程起核心作用的白细胞。是血液和组织中最重要的免疫活性细胞。

淋巴腺鼠疫：传染性极强的疾病，会引起发热和淋巴腺肿大，故又称腹股沟腺炎。其他症状还包括皮肤有变黑的斑点，因此又称黑死病。现今这种疾病主要侵袭啮齿类动物，但有可能经由跳蚤在人与人之间传播。人类历史上，黑死病在14世纪30年代始于中亚，1347年传至欧洲。疫情暴发五年后欧洲约有60%人口死亡。欧洲的疫情一直持续到18世纪。

流行病：暴发的某种传染病，其发病率远超预期，但疫情仍限于特定地区。

流行病学：研究疾病特征、发病率、病因、影响以及如何控制疾病的学科。

颅相学：18世纪详细研究头骨形状和尺寸的学科，认为头骨可以显示人的个性和智力。

卵巢：产生卵子的成对结构，各连接一根输卵管。

卵子：卵细胞，成熟的女性生殖细胞。

M

麻醉：用医学方法缓解疼痛或使人体完全丧失知觉的做法。分为人体局部麻醉（局麻）和人体全身麻醉（全麻）。

脉搏：血液经挤压通过动脉时所引起的动脉有节奏的扩张和收缩。

脉轮：在印度阿育吠陀医学中，脉轮指沿着人体中线排列的旋转能量中心。人体共有七个脉轮。

慢性病：通常病程6个月以上不愈的疾病，可能使人体发生长期变化。

毛细血管：人体组织和血液之间进行营养和废物交换的微小血管，管壁薄。

梅毒：慢性细菌传染病，主要经由性交感染，胎儿发育期也可能感染。

酶：人体器官所分泌的物质，可加快或减缓化学变化的速度，例如消化食物的过程。

泌尿系统：由制造并排出尿液的人体器官构成，包括肾、输尿管、膀胱和尿道。

免疫接种：使人能够抵御微生物攻击、避免患上传染病的方法。

免疫力：机体通过抗体或白细胞的作用来抵御或抗击某种感染或毒素的能力。

免疫系统：人体自然防御网络，可预防感染及其他疾病。免疫系统包括胸腺、脾、白细胞、淋巴管和淋巴导管以及淋巴（在淋巴管和导管中流过的液体）等。

免疫抑制剂：降低免疫系统功能的物质，例如用于预防器官移植的排斥反应。

灭菌：杀灭物体上的全部微生物。

N

囊性纤维化：外分泌腺遗传疾病，表现为黏液分泌过多导致气道阻塞。

脑电图（EEG）：测量并记录大脑电流活动的无创检查。

脑干：大脑最下方的柱状神经组织，连接脊柱。

脑神经：直接源自大脑、穿过颅骨孔裂的12对神经，不经过脊髓，如视神经和听神经。

内啡肽：人体产生的蛋白质分子，通过激活神经系统的阿片受体缓解痛感。

内分泌系统：这一系统的腺体和细胞控制人体化学信使——激素的生成。主要包括：下丘脑、脑垂体、甲状腺、胸腺、肾上腺、胰腺、卵巢（女性）和睾丸（男性）。心脏和胃肠也生成激素。

内分泌学：关于激素和内分泌腺体的医学学科。内分泌专家指专门研究内分泌系统病症的医生。

内科医生：特指专攻诊断和治疗而非外科手术的医生。

内窥镜：通过天然孔道或手术切口进入体内的观察仪器。内窥镜既有硬质也有软质，包括光源、各种镜头或微型摄像头。外科手术器械可以经由内窥镜完成手术或提取样本。

黏膜：分布在人和动物一些器官管腔内壁上的粉色软膜，状似皮肤。黏膜包含成千上万的杯状细胞，其分泌的液体称为黏液。

黏液：黏膜分泌的黏稠液体，用以保护体内管腔，使其保持湿润、光滑。

尿液：肾制造、膀胱存储的黄色废液，由尿道排出。

疟疾：由寄生原生动物疟原虫所引发的疾病，通过雌性按蚊叮咬传播。其症状与流感类似，如高热（发烧）、寒战、头痛、肌肉疼痛和乏力。偶有呕吐、恶心和腹泻。病情严重时会引起肾衰竭、意识模糊、癫痫、昏迷甚至死亡。

P

排卵：女性在月经周期中段前后卵巢排出卵子或卵细胞的现象。

排泄：机体将代谢废物和进入机体的异物等排出体外的过程。

胚泡：胚胎发育早期，细胞组成的空心球状结构。

胚胎期：新孕育幼体的第一个发育阶段。人类胚胎期为怀孕后八周。

培养基：用于在实验室等地支持微生物生长的人工营养基质，有时称为生长介质。

配子：性细胞——雄性为精子，雌性为卵子。

破伤风：中枢神经系统疾病，主要表现为随意肌僵硬、痉挛性收缩。这种病症由伤口感染破伤风杆菌的芽孢引起。

葡萄糖：一种单糖，是大多数活细胞的主要碳水化合物类能量来源。

Q

启蒙运动：18世纪的哲学运动，核心是相信人类理性的力量，在政治、宗教和教育理论方面有所创新。

气：在中国文化中，气指生物体的活力或能量所在部分。

气管：咽喉和肺部之间的气道。

器官：由各种细胞或组织构成，具有特定功能的形态结构，如心脏、脑、肺或脾。

浅静脉：位于皮下，位置表浅的静脉。

腔室：空腔，通常内有液体。如心脏的两大空腔（心室）和脑的四个脑室。

青霉素：某些青霉菌天然生成的单一抗生素或一组抗生素。如今青霉素多为人工合成。青霉素最早发现于1928年，是第一代抗生素制剂之一，至今仍广泛应用。

全科医生：在社区工作的医生，治疗轻微病症并将病情较重的患者转诊给专科医生。

全心舒张期：心脏所有心室和心房舒张的时期，心脏充血。舒张压是血压测量结果的第二个数字，如120/80的血压，舒张压为80毫米汞柱。

R

染色单体：细胞分裂时，染色体被分成由同一着丝粒连在一起的两条线状子染色体单体，每条各有一个DNA双螺旋。

染色体：细胞内由DNA和蛋白质等组成的物质，是生物体遗传信息（以基因形式出现）的载体。人类的体细胞有23对染色体。

人痘接种：早期通过感染轻症天花患者身上提取的脓疱让患者获得免疫能力的方法。

人类基因组：人的整套基因，共有约2万个基因。

人类免疫缺陷病毒（HIV）：引发艾滋病的逆转录病毒。一般通过性接触、血液和母婴传播。

韧带：关节处连接两块骨头或软骨的弹性带状短纤维。

软骨：坚固而有弹性的组织，分布于人体不同部位，如喉部和呼吸道、外耳和骨关节的关节面。

S

三尖瓣：心脏右侧心房与心室之间的瓣膜。

杀菌剂：为降低感染风险而用于皮肤活组织的抗菌物质，杀死可能存在的微生物。

伤寒：传染病，感染途径为摄入伤寒杆菌污染的食物或水。

烧灼：在人体局部高温炙烫，实现局部脱落或阻断的做法，例如止血或去除多余肿块的处理。

神经：聚集成束的线状神经细胞(神经元)纤维，外有包膜，在脑、脊髓和身体组织之间传递脉冲信号。

神经系统：由脑、脊髓和神经组成的身体系统。

神经学：研究神经系统的学科。

肾单位：肾内成千上万的微小净化过滤单元，是肾结构和功能的基本单位。

肾：成对内脏，可滤过血液中的废物和过量水分。

升华：固体不经过液体阶段就变为气体的相变过程。

生理学：对生物体及其组成部分的功能的研究。

生命能量：阿育吠陀医学中的生命能量指人体中循环的能量。共有三种生命能量——瓦塔（风）、皮塔（胆汁）和卡法（黏液）。当这三种生命能量维持良好平衡时，人就能保持身心舒畅。

生殖系统：与生殖有关的器官总称。这是雄性与雌性生物体内差别最大的部分。

世界卫生组织（WHO）：关注世界公共卫生的联合国专门机构，成立于1948年，总部设在瑞士日内瓦。

视网膜：位于眼球后壁内层的感光层。视网膜将光学图像转化为神经信号，信号经由视神经传送到脑。

噬菌体：感染细菌的寄生病毒。

收缩期：心肌收缩，将血液泵出心室送到肺部或体内其他部分的阶段。收缩压指测量血压的第一个读数，如血压为120/80时，收缩压是120毫米汞柱。

输血：捐献者的血液转移至接受者体内的过程。

双螺旋：一对围绕同轴的平行螺旋结构，例如DNA分子结构。

双相障碍：一种长期精神疾病，主要表现为交替出现抑郁和躁狂，曾被称为躁郁症。

水痘：常见传染病，由水痘-带状疱疹病毒引发，主要症状为皮疹和发热。

水蛭吸血法：将活水蛭置于皮肤之上，让其吸吮血液，进而促进血液循环或给身体局部放血。

髓磷脂：脂肪物质，尤见于神经纤维周围。又称髓鞘质。

锁孔外科手术：利用特殊器械和内窥镜通过极小切口完成的外科手术。

T

胎儿：受精后7周（即妊娠9周）的胚胎。各器官进入发育渐趋成熟时期。

谈话疗法：通过与治疗师或顾问一对一或小组交谈治疗心理疾病或情感障碍的方法。

炭疽：侵袭家畜的严重细菌感染，可致命。人类接触患病动物或吸入被污染的动物纤维上的孢子也会感染。

糖尿病：胰脏不能分泌胰岛素或分泌不足引发的疾病。I型糖尿病因胰岛素分泌绝对不足而发病；II型糖尿病有胰岛素分泌，但机体不能正常利用胰岛素。

糖原：动物细胞中存储的一种多糖，主要分布于肝和肌肉。

体外受精（IVF）：一种人工受孕的方法，即卵细胞在子宫外的试管中与精子结合，形成受精卵。

天花：传染性极强的病毒性传染病，会引起发热、红疹、疱疹，最严重时会出血，因此得名“红色瘟疫”。在全球范围推广疫苗接种计划后，天花已灭绝。

听诊器：用来听取体内声音的器械，多用于听诊心脏、肺部和消化系统。

通才：专业知识涉猎广泛的人。

瞳孔：虹膜开口，为光线进入眼睛的通道，由虹膜控制开（放大）关（收缩）。

脱氧核糖核酸（DNA）：一种细长双螺旋结构的分子，几乎所有细胞都含有的染色体即由它构成。含有生物的加密遗传信息。

W

微动脉：从动脉派生的小血管，连接毛细血管。

微生物：一切肉眼不可见的微小生物的统称。

维生素：在食物中发现的对维持健康必不可少的有机化合物。

文艺复兴：14~16世纪欧洲艺术、文学、科学和知识的复兴。

无菌技术：在充分消毒的条件下（无任何存活微生物）完成医疗手术或实验室工作的操作方法。

物质：凡有质量、占空间者皆可称为物质——可为液态、固态或气态。

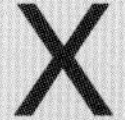

吸收营养：生物体摄入食物、将其用于生长和维持的过程。

细胞：可独立存活的最小生物体单位，是生物体的基本结构。

细胞核：细胞中存储遗传信息的部分。

细胞器：细胞质内有界膜结构的总称。

细胞质：细胞中包含在细胞膜内的内容物。在真核细胞中指细胞膜以内、细胞核以外的部分。

细菌：单细胞微生物，没有核膜包裹的细胞核，也没有其他细胞器，肉眼不可见。

先天性：出生即有的生物性状，可能为环境或遗传因素造成。

纤毛：细胞伸出的微小“毛发”，一般位于组织或小生物体表面。人体内部器官也有纤毛分布，如呼吸道。

显微镜：将极小物体放大成像的仪器。

显微镜检查：用显微镜检查的过程，往往以诊断为目的。

线粒体：细胞中香肠形状的细胞器，含有遗传物质，提供细胞生存和运转所需能量。

腺体：生产和分泌激素或消化酶等特定物质的特殊细胞或细胞群。

象皮肿：热带地区疾病，主要表现为腿部、手臂和阴囊异常肿大变粗，皮肤增厚发黑。病因大多为感染寄生丝虫，导致慢性淋巴管阻塞。

消毒：清除并消灭感染物质的过程，多用杀菌化学物质。

消化：把食物分解为人体可以利用的较小分子的过程。

消化系统：消化道（口腔、食道、胃、小肠和大肠）与相关器官（肝、胰和胆囊）的总称。

小静脉：连接毛细血管和静脉的较细血管，将血液输回心脏。

小脑：位于大脑后下方，主要作用是控制人体运动，维持平衡。

心电图（ECG）：测量并记录心脏电流活动的无创检查。

心房：心脏内上部的两个空腔，接收静脉血液。

心肌：分布于心脏及其相连的大血管近段具收缩性的肌肉组织。

心肌梗死：为心肌供血的一条或多条动脉（冠状动脉）阻塞，造成心肌缺血坏死。

心绞痛：心脏肌肉供血受限时发生的胸部疼痛，原因一般是给心脏供血的动脉硬化和变窄。休息可缓解疼痛。

心理疗法：运用心理治疗的有关理论和技术治疗精神疾病。

心理学：有关人类心理及其机能的科学研究，尤其关注那些特定情况下影响行为的心理机能。

心血管系统：由心脏、血管（动脉、毛细血管和静脉）及血液组成的系统。

心脏瓣膜：心脏中确保血液单向流动的结构。人类的心脏共有四个瓣膜：位于心房与心室之间的两个心腔瓣膜（二尖瓣和三尖瓣）及两个半月瓣膜（主动脉和肺动脉），分别保证血液流入体内其他部位和肺部。

心脏病学：专门对心脏和循环系统进行研究的学科。

心脏扩大：心腔扩大，引起肌肉外壁（心肌层）变薄的疾病。

新陈代谢：身体内部所发生的物理和化学过程总称，包括从食物消化到利用能量实现肌肉活动等。

猩红热：链球菌所致传染病，会引发高烧、喉咙剧痛、呕吐和小红点状皮疹。

血红蛋白：红细胞中的蛋白质，与肺部氧气结合后可将氧气运送至人体各处。

血浆：循环血液中的液体部分。

血小板：对于凝血过程至关重要的血液细胞。

血型：根据红细胞表面抗原，可以将每个人的血液分为不同类型——A、B、AB或O型。

血压：心脏搏动，使血液全身流动，进而对血管壁产生的推动力。可以在动脉接近皮肤表面的位置检测。

血液学：诊断和治疗血液疾病的医

学专科。

血液循环： 血液通过心脏和血管在人体中周而复始地不停流动。

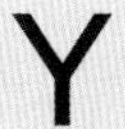

衍射： 光线碰到物体或穿过缝隙时偏离直线传播的现象。

眼科学： 研究治疗眼部异常和疾病的医学学科。

药剂师： 调制配药者。如今的药剂师必须获得专业资格方可执业。

药物学： 研究药物及其对人体作用的学科。

胰岛素： 一种激素，由胰腺中的胰岛分泌，调节血液中葡萄糖的利用。因胰岛B细胞受到破坏导致胰岛素分泌绝对不足，会引发I型糖尿病；体内产生胰岛素的能力未完全丧失，但对胰岛素的作用产生抵抗，会引发II型糖尿病。

胰高血糖素： 血糖水平低时促使肝脏将糖原转为葡萄糖的激素。其作用与胰岛素相反。

移植： 将组织或器官从身体的一个部位移植到身体的另一部位，或将捐献者的组织或器官移植给接受者。

遗传： 父母或祖先传给子孙后代的各种天然特性和潜质。

遗传密码： DNA上的核苷酸序列所携带的遗传信息。

易位： 染色体片段位置的移动，发生在同一条染色体内或两条染色体之间。

疫苗： 病菌减毒、灭活或有害物质制剂，可以使机体产生对病菌的免疫能力。

疫苗接种： 有意注入减毒致病物质来产生疾病免疫能力的做法。

阴道栓： 可溶解栓剂，插入阴道可治疗感染或避孕。

荧光灯： 装有低气压汞蒸气的灯管，内侧有荧光粉涂层。电流将气体“激活”，形成短波紫外辐射，令荧光粉涂层发光。

荧光屏： 涂覆了在电离辐射照射下能发光的荧光物质的屏幕。

营养物： 食物中可供生物体生长、维持和繁殖的物质。

原生生物： 单细胞真核微生物体（细胞带有细胞核），其中一些为致病寄生虫。

运动神经： 将脉冲（电信号）传至肌肉或腺体的神经纤维。

Z

造影剂： X射线无法穿过的物质。

哲学： 通过逻辑推理对知识、现实和存在的根本性质的研究。最初的医生和科学家被称为自然哲学家。

真菌： 一类产生孢子的真核生物，以寄生或腐生等方式吸取营养。最常见的真菌是各类蕈类，也包括霉菌和酵母。

真空管： 内无任何气体的密封玻璃管，利于电子流动（电流）。

真皮： 皮肤的深层结构，由结缔组织组成，上面散布着毛囊、汗腺、皮脂腺、血管、淋巴管，以及感知压力、温度与疼痛的感受器。

诊断： 依据症状（患者表述的病情）和征候（观察到的病情）确定患者疾病。

镇痛： 通过各种措施，减轻或消除疼痛的过程。

蒸发： 水等液体变为气体的过程。

蒸馏： 从混合液体中分离、提纯某种液体的过程。

正电子发射体层成像（PET）： 一种计算机扫描技术，利用注入人体的某种物质所发出的射线来识别出那些新陈代谢非常旺盛的细胞和组织。

植入物： 通过外科手术放入体内的物体。植入物可能为活体（如骨髓细胞）、机械体（髋关节置换）、电子体（心脏起搏器），或是三者结合。

止血带： 用于阻止血液从静脉或动脉流出的器具，通常为扎紧的绷带或绳。

中枢神经系统： 由脑和脊髓组成的神经系统，是调节和控制人体各种机能活动的最高中枢。

中心体： 动物或植物细胞核附近的细胞器，内含中心粒，细胞分裂时纺锤丝从中心粒释放出来。

肿瘤： 异常细胞肿块，或为恶性（癌性）、遍布全身，或为良性、不会扩散。

肿瘤学： 针对癌症等类似疾病的医学学科。

转录： 基因序列从DNA复制到RNA的过程。

转移： 恶性肿瘤细胞脱离原发肿块，通过各种方式到达继发组织或器官后继续增殖、生长，形成与原发肿瘤相同性质继发性肿瘤的过程。

子宫内膜： 子宫内壁黏膜。

子宫托： 插入阴道支撑子宫的软质或硬质器具。

组织： 实现同一功能的类似细胞群，如可以收缩的肌肉组织。

组织配型： 器官移植等手术前为尽量减少抗原差异造成排斥反应的概率所进行的捐献者与接受者身体组织抗原识别。

组织学： 研究组织与细胞显微结构的科学。

索引

J

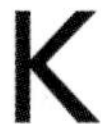

M

N

O

P

X

Y

Z

致谢

Dorling Kindersley would like to thank the following people for their assistance in the preparation of this book:

Alexandra Beeden for proofreading; Michele Clarke-Moody for compiling the index; Simar Dhamija, Konica Juneja, Rashika Kachroo, Divya PR, and Anusri Saha for design assistance; Suefa Lee and Ira Pundeer for editorial assistance; and Myriam Megharbi for picture research assistance.

The author would like to thank the following for advice in various medical specialties: Michael McManus, cardiopulmonary; Professor Chris Thompson FRCPsych FRCP MRCGP, psychiatry; Andrew Parker DGDP BDS, dentistry; James Halliday, pharmacology; Gerald Prior and Michael Stevenson, otolaryngology.

PICTURE CREDITS

The publisher would like to thank the following for their kind permission to reproduce their photographs:

(Key: a-above; b-below/bottom; c-centre; f-far; l-left; r-right; t-top)

2 Corbis: Christie's Images. 4 Alamy Stock Photo: The Art Archive / Gianni Dagli Orti (br). Science Photo Library: Sheila Terry (tr). Wellcome Images http://creativecommons.org/licenses/by/4.0/: Wellcome Library, London (c). 5 akg-images: (tr). Corbis: (br). Dorling Kindersley: Army Medical Services Museum (cr). Getty Images: DEA PICTURE LIBRARY (bl). Wellcome Images http://creativecommons.org/licenses/by/4.0/: Wellcome Library, London (tl); Science Museum, London (cl). 6 123RF.com: photka (c). Alamy Stock Photo: akg-images (br); The Art Archive / Gianni Dagli Orti (bl). Corbis: (tl); Centers for Disease Control - digital version copyright Science Faction / Science Faction (tr). 7 Alamy Stock Photo: World History Archive (tl). PunchStock: Image Source (cl). Science Photo Library: James King-Holmes (br); BSIP, RAGUET (tr); Spencer Sutton (bl). 8-9 Science Photo Library: Maurizio De Angelis. 10-11 Alamy Stock Photo: Ivy Close Images. 12 Corbis: Gianni Dagli Orti (ca); Frederic Soltan (br). Getty Images: Rob Lewine (clb). Wellcome Images http://creativecommons.org/licenses/by/4.0/: Science Museum, London (cra). 13 Alamy Stock Photo: Shawshots (bl). Getty Images: Time Life Pictures (cla). Wellcome Images http://creativecommons.org/licenses/by/4.0/: Wellcome Library, London (c, bc). 14 akg-images: Jürgen Sorges (ca). Bridgeman Images: South Tyrol Museum of Archaeology, Bolzano, Italy / Wolfgang Neeb (b). 14-45 Wellcome Images http://creativecommons.org/licenses/by/4.0/: Wellcome Library, London (t/Tab). 15 Science Photo Library: Mauricio Anton. 16 Getty Images: Science & Society Picture Library (clb, r). 17 Alamy Stock Photo: The Art Archive (t). Science Photo Library: NLM / Science Source (bl). 18 Getty Images: Werner Forman / Universal Images Group (cl); Science & Society Picture Library (br). Glasgow City Council (Museums): (tc). SuperStock: Science and Society (cr). Wellcome Images: Mark de Fraeye (tl). Wellcome Images http://creativecommons.org/licenses/by/4.0/: Science Museum, London (fcr). 19 Corbis: Luca Tettoni (cr). Dorling Kindersley: Cecil Williamson Collection (tr). Getty Images: Werner Forman (tc); Rob Lewine (br). 20 Alamy Stock Photo: The Print Collector (bl). A. Nerlich/Inst. Pathology Munich-Bogenhausen: (cra). Science Photo Library: National Library Of Medicine (br). 21 Alamy Stock Photo: The Art Archive / Gianni Dagli Orti. 22-23 Press Association Images: John Stillwell. 24 akg-images: Erich Lessing (tr). Corbis: Gianni Dagli Orti (bl). 25 Bridgeman Images: Zev Radovan. 26 akg-images: Pictures From History (c). Wellcome Images http://creativecommons.org/licenses/by/4.0/: Wellcome Library, London (bc). 27 Alamy Stock Photo: The Art Archive. 28-29 Alamy Stock Photo: Shawshots. 29 Alamy Stock Photo: Shawshots. (cl). 30 akg-images: Roland and Sabrina Michaud. 31 Alamy Stock Photo: Jochen Tack (tr). Corbis: Frederic Soltan (br). 32 Corbis: Gianni Dagli Orti (b). 32-33 Science Photo Library: Gianni Tortoli (t). 33 Getty Images: DEA / G. DAGLI ORTI (tc). Wellcome Images http://creativecommons.org/licenses/by/4.0/: Wellcome Library, London (br). 34 akg-images: Erich Lessing (bl). Wellcome Images http://creativecommons.org/licenses/by/4.0/: Science Museum, London (br). 35 Science Photo Library: British Library. 36 Alamy Stock Photo: Heritage Image Partnership Ltd (clb). Getty Images: Time Life Pictures (l). 37 Bridgeman Images: Greek School, (11th century) / Biblioteca Medicea-Laurenziana, Florence, Italy / Archives Charmet (cr). iStockphoto.com: imagestock (tl). 38 Corbis: Leemage. 39 Alamy Stock Photo: Everett Collection Inc (tr). Getty Images: Science & Society Picture Library (bc). Wellcome Images http://creativecommons.org/licenses/by/4.0/: Wellcome Library, London (cla). 40 akg-images: (l). 41 Alamy Stock Photo: INTERFOTO (cr). Science Photo Library: Sheila Terry (bl). 42 Dorling Kindersley: The Trustees of the British Museum (tl, tr); Thackeray Medical Museum (tr/Spatha). Courtesy of Historical Collections & Services, Claude Moore Health Sciences Library, University of Virginia: (ftl). Wellcome Images http://creativecommons.org/licenses/by/4.0/: Wellcome Library, London (tc, r). 43 Dorling Kindersley: The Trustees of the British Museum (crb); Thackeray Medical Museum (cla, cla/EAR SPECILLUM). Courtesy of Historical Collections & Services, Claude Moore Health Sciences Library, University of Virginia: (tl, tc, r, b, cl). Wellcome Images http://creativecommons.org/licenses/by/4.0/: Wellcome Library, London (ca, clb); Science Museum, London (cb). 44-45 Science Photo Library. 46 Bridgeman Images: Historisches Museum, Bingen, Germany / Bildarchiv Steffens (c). Dorling Kindersley: The Science Museum, London (br). Getty Images: DEA / G. DAGLI ORTI (bc); DEA PICTURE LIBRARY (cla). 47 Getty Images: Science & Society Picture Library (br). TopFoto.co.uk: 2003 Charles Walker (bl). Wellcome Images http://creativecommons.org/licenses/by/4.0/: Wellcome Library, London (cl); Science Museum, London (cr). 48 Bridgeman Images: Pictures from History. 48-109 Wellcome Images http://creativecommons.org/licenses/by/4.0/: Science Museum, London (t/Tab). 49 Alamy Stock Photo: Art Directors & TRIP (bc). Dorling Kindersley: Natural History Museum, London (tr). 50-51 Getty Images: DEA / G. DAGLI ORTI. 50 Wellcome Images http://creativecommons.org/licenses/by/4.0/: Science Museum, London (tr). 52-53 Alamy Stock Photo: The Art Archive / Gianni Dagli Orti. 54 Bridgeman Images: National Library, St. Petersburg, Russia (bl). 54-55 Getty Images: DEA PICTURE LIBRARY. 55 Bridgeman Images: University of Bologna Collection, Italy (br). The Art Archive: Bodleian Libraries, The University of Oxford (tr). 56 Alamy Stock Photo: The Art Archive / Gianni Dagli Orti (bl). Getty Images: Heritage Images / Hulton Archive (cra). 57 Getty Images: DEA / G. DAGLI ORTI. 58 Alamy Stock Photo: PBL Collection (tl). 58-59 Bridgeman Images: Bibliotheque Nationale, Paris, France / Archives Charmet (b). 59 Getty Images: DEA PICTURE LIBRARY (crb). 60-61 Getty Images: DEA / M. SEEMULLER / Contributor. 62 123RF.com: lehui (cb). Bridgeman Images: Private Collection / Archives Charmet (br). Getty Images: Science & Society Picture Library (bc). Science Photo Library: (fbr). 63 Getty Images: DEA / G. Nimatallah (bl). 64-65 Mary Evans Picture Library: INTERFOTO / Bildarchiv Hansmann. 66 Corbis. 67 Alamy Stock Photo: The Art Archive (br). 68 Getty Images: Hulton Archive (b). SuperStock: Science and Society (tr). 69 Corbis: (tc). Wellcome Images http://creativecommons.org/licenses/by/4.0/: Wellcome Library, London (bc). 70 Corbis: Heritage Images (c). SuperStock: Buyenlarge (bl). 70-71 Wellcome Images http://creativecommons.org/licenses/by/4.0/: Wellcome Library, London (t). 71 Corbis: The Gallery Collection (tr). Science Photo Library: British Library (bl). 72 Bridgeman Images: Royal Collection Trust © Her Majesty Queen Elizabeth II, 2016. 73 Bridgeman Images: Musee des Beaux-Arts, Marseille, France (t); University of Padua, Italy (br). 74 Corbis: (l). Science Photo Library: (tc). 75 Corbis: Christie's Images (tl). Getty Images: UniversalImagesGroup (tr). Science Photo Library: CCI Archives (br). 76-77 Corbis: Burstein Collection. 78 akg-images: (l). 79 Science Photo Library: Sheila Terry (tl). Wellcome Images http://creativecommons.org/licenses/by/4.0/: Wellcome Library, London (cra, bc). 80 Wellcome Images http://creativecommons.org/licenses/by/4.0/: Wellcome Library, London (bl). 80-81 akg-images. 81 Getty Images: Science & Society Picture Library (br). Rex by Shutterstock: Paul Fievez / Associated Newspapers (cr). 82 Wellcome Images http://creativecommons.org/licenses/by/4.0/: Wellcome Library, London. 83 Science Photo Library: (tc). Wellcome Images http://creativecommons.org/licenses/by/4.0/: Wellcome Library, London (br). 84-85 akg-images: Album / Oronoz. 86 Bridgeman Images: Bibliotheque de la Faculte de Medecine, Paris, France / Archives Charmet (br). Getty Images: DEA / G. DAGLI ORTI (ca). 87 Bridgeman Images: Bibliotheque de l'Institut d'Ophtalmologie, Paris, France / Archives Charmet. 88 Wellcome Images http://creativecommons.org/licenses/by/4.0/: Science Museum, London (tr). 89 Mary Evans Picture Library. 90 Wellcome Images http://creativecommons.org/licenses/by/4.0/: Wellcome Library, London (clb, r). 91 SuperStock: Science and Society (tc). Wellcome Images http://creativecommons.org/licenses/by/4.0/: Wellcome Library, London (crb). 92 Alamy Stock Photo: liszt collection (bc). Getty Images: Science & Society Picture Library (ca). 92-93 Wellcome Images http://creativecommons.org/licenses/by/4.0/: Wellcome Library, London (b). 93 Wellcome Images http://creativecommons.org/licenses/by/4.0/: Wellcome Library, London (tr). 94 Dorling Kindersley: The Science Museum, London (tl, tc). 95 Corbis: Inga Spence / Visuals Unlimited (br). 96 Corbis: Scientifica (cra). Photo Scala, Florence: courtesy of the Ministero Beni e Att. Culturali (clb). Wellcome Images http://creativecommons.org/licenses/by/4.0/: Wellcome Library, London (bc). 97 TopFoto.co.uk: PRISMA / VWPICS. 98-99 Mary Evans Picture Library: The National Archives, London. England. 100 Alamy Stock Photo: The Art Archive / Gianni Dagli Orti (bl). Science Photo Library: CCI Archives (r). 101 Science Photo Library: Eye Of Science (bc). Wellcome Images http://creativecommons.org/licenses/by/4.0/: Wellcome Library, London (tr). 102 Corbis: The Gallery Collection (clb). 102-103 Wellcome Images http://creativecommons.org/licenses/by/4.0/: Wellcome Library, London (t, b). 103 Wellcome Images http://creativecommons.org/licenses/by/4.0/: Wellcome Library, London (tr). 104-105 Getty Images: Science & Society Picture Library. 106 Science Photo Library: Sheila Terry. 107 Getty Images: De Agostini Picture Library (tr); Science & Society Picture Library (bc). 108 Wellcome Images http://creativecommons.org/licenses/by/4.0/: Wellcome Library, London (bl); Science Museum, London (r). 109 akg-images: (tc). Alamy Stock Photo: Sputnik (br). 110-111 SuperStock: Science and Society. 112 Corbis: (cra). Image courtesy of Biodiversity Heritage Library. http://www.biodiversitylibrary.org: Taken from Anatomy, descriptive and surgical / by Henry Gray; the drawings by H V Carter; the dissections jointly by the author and Dr. Carter (bc). Science Photo Library: (c). Wellcome Images http://creativecommons.org/licenses/by/4.0/. 113 akg-images: (cra). Dorling Kindersley: Science Museum, London (cl). Getty Images: Science & Society Picture Library (crb). Wellcome Images http://creativecommons.org/licenses/by/4.0/: Wellcome Library, London (bl). 114-115 Wellcome Images http://creativecommons.org/licenses/by/4.0/: Wellcome Library, London. 114-177 Dorling Kindersley: Army Medical Services Museum (t). 116 Science & Society Picture Library: Science Museum (cr). SuperStock: Science and Society (crb). 117 Dorling Kindersley: (l); The Science Museum, London

(cb). Science Photo Library: (fbr). Science & Society Picture Library: Science Museum (br). SuperStock: Science and Society (ca). Wellcome Images http://creativecommons.org/licenses/by/4.0/: Science Museum, London (tc). 118 Wellcome Images http://creativecommons.org/licenses/by/4.0/: Wellcome Library, London. 119 Alamy Stock Photo: Stephen Dorey (crb). Getty Images: Heritage Images / Hulton Archive (tc). 120-121 Alamy Stock Photo: Everett Collection Inc. 122 Alamy Stock Photo: ZUMA Press, Inc. (br). Wellcome Images http://creativecommons.org/licenses/by/4.0/: Science Museum, London (cl). 123 Alamy Stock Photo: World History Archive. 124 TopFoto.co.uk: The Granger Collection (bl). Wellcome Images http://creativecommons.org/licenses/by/4.0/: Science Museum, London (tr). 125 Science Photo Library: National Library Of Medicine (c). Wellcome Images http://creativecommons.org/licenses/by/4.0/: Wellcome Library, London (crb). 126 Mary Evans Picture Library: (tr). Science Photo Library: National Library Of Medicine (bl). 127 Alamy Stock Photo: Granger, NYC (clb). Science Photo Library: British Library (r). 128 Alamy Stock Photo: North Wind Picture Archives (bl). Corbis: Stapleton Collection (cra). 129 Science Photo Library: National Library Of Medicine (l). Wellcome Images http://creativecommons.org/licenses/by/4.0/: Wellcome Library, London (br). 130 Dorling Kindersley: Thackeray Medical Museum (cra). Science Photo Library: (tr, ca); CC Studio (clb). Wellcome Images http://creativecommons.org/licenses/by/4.0/: Science Museum, London (br). 131 Dorling Kindersley: Thackeray Medical Museum (r). Science Photo Library: (cla). Wellcome Images http://creativecommons.org/licenses/by/4.0/: Science Museum, London (tl, bl, br). 132-133 Alamy Stock Photo: Historical image collection by Bildagentur-online. 134 Wellcome Images http://creativecommons.org/licenses/by/4.0/: Wellcome Library, London (clb, tr). 134-135 Wellcome Images http://creativecommons.org/licenses/by/4.0/: Wellcome Library, London (b). 135 Getty Images: United News / Popperfoto (tr). 136-137 Bridgeman Images: Look and Learn / Illustrated Papers Collection. 138-139 Science Photo Library: Jean-Loup Charmet. 139 Alamy Stock Photo: Pictorial Press Ltd (cra). Getty Images: Imagno (cr). Science & Society Picture Library: Science Museum (bc). 140 Bridgeman Images: Historisches Museum, Bingen, Germany / Bildarchiv Steffens (bl). 140-141 Corbis: Hulton-Deutsch / Hulton-Deutsch Collection (t). 141 Getty Images: Time Life Pictures (cr). Wellcome Images http://creativecommons.org/licenses/by/4.0/: Wellcome Library, London (bc). 142 Corbis: (bl). Library of Congress, Washington, D.C.: LC-USZC4-7767 (ca). 143 akg-images: (b). Alamy Stock Photo: OJO Images Ltd (tr). 144-145 Image courtesy of Biodiversity Heritage Library. http://www.biodiversitylibrary.org: Taken from Anatomy, descriptive and surgical / by Henry Gray; the drawings by H V Carter; the dissections jointly by the author and Dr. Carter. 146 Corbis: CDC / PHIL (tr). Science Photo Library: King's College London (bl). 147 Corbis: (b). Science Photo Library: (tr). 148 Wellcome Images http://creativecommons.org/licenses/by/4.0/: Wellcome Library, London. 149 Science Photo Library: (tc). SuperStock: Science and Society (cr). 150 Wellcome Images http://creativecommons.org/licenses/by/4.0/: Wellcome Library, London (bl, br). 151 Science Photo Library: Eye Of Science (br). 152 Alamy Stock Photo: World History Archive (cra). Dreamstime.com: Alila07 (bl). Science Photo Library: Humanities And Social Sciences Library / New York Public Library (bc). 153 Science Photo Library. 154 Alamy Stock Photo: age fotostock (tr). Wellcome Images http://creativecommons.org/licenses/by/4.0/: Wellcome Library, London (cl). 155 Corbis: (t). SuperStock: Buyenlarge (br). 156-157 Getty Images: George Eastman House. 158 Getty Images: Science & Society Picture Library (cra). Wellcome Images http://creativecommons.org/licenses/by/4.0/: Wellcome Library, London (cl, bc). 159 Wellcome Images http://creativecommons.org/licenses/by/4.0/: Wellcome Library, London (t). 160 Alamy Stock Photo: The Art Archive / Gianni Dagli Orti (bl). Wellcome Images http://creativecommons.org/licenses/by/4.0/: Wellcome Library, London (tr). 161 Alamy Stock Photo: Photos 12 (t). Corbis: Hulton-Deutsch Collection (br). 162 Alamy Stock Photo: Granger, NYC (tr). 162-163 Bridgeman Images: Academie de Medecine, Paris, France / Archives Charmet (b). 163 Getty Images: Science & Society Picture Library (tc). 164-165 Wellcome Images http://creativecommons.org/licenses/by/4.0/: Wellcome Library, London. 166 Wellcome Images http://creativecommons.org/licenses/by/4.0/: Science Museum, London (tr). 167 Science Photo Library: (tr). 168 akg-images: ullstein bild / ullstein - Archiv Gerstenberg (bl). Science Photo Library: Simon Fraser (tr). 169 Wellcome Images http://creativecommons.org/licenses/by/4.0/: Wellcome Library, London. 170 Bridgeman Images: Tallandier (bc). Science Photo Library: Geoff Kidd (tr). 171 Getty Images: Science & Society Picture Library (cl). Wellcome Images: Annie Cavanagh (r). 172 Alamy Stock Photo: Lebrecht Music and Arts Photo Library (bc). Science Photo Library: Biophoto Associates (tr). Wellcome Images http://creativecommons.org/licenses/by/4.0/: Wellcome Library, London (bl). 173 akg-images. 174 Alamy Stock Photo: Nigel Cattlin (bl). 174-175 Wellcome Images: Hilary Hurd. 175 Science & Society Picture Library: Science Museum (tc). Wellcome Images http://creativecommons.org/licenses/by/4.0/: Wellcome Library, London (br). 176 Getty Images: ullstein bild (cra). Wellcome Images http://creativecommons.org/licenses/by/4.0/: Wellcome Library, London (bl). 177 Science & Society Picture Library: Science Museum (tl, br). 178-179 SuperStock: Science and Society. 180 Alamy Stock Photo: Everett Collection Inc (c); World History Archive (bl). Corbis: (cr). Science Photo Library: James Cavallini (cla). 181 Getty Images: Margaret Bourke-White (cla). Press Association Images: Andres Kudacki / AP (cr). Science & Society Picture Library: Science Museum (cra). SuperStock: Science and Society (clb). 182-183 Corbis: adoc-photos (r). 182-219 123RF.com: photka (t/Tab). 183 Alamy Stock Photo: Prisma Bildagentur AG (t); World History Archive (cr). 184 Alamy Stock Photo: World History Archive. 185 Corbis: BURGER / phanie / Phanie Sarl (br). TopFoto.co.uk: The Granger Collection (tr). 186 Corbis: (bl). Science Photo Library: James Cavallini (tr). 187 Alamy Stock Photo: war posters (b). Dorling Kindersley: Thackeray Medical Museum (tc). 188 Getty Images: BSIP (b). International Nitze-Leiter Research Society for Endoscopy, Vienna: (tr). 189 Science Photo Library: James Cavallini (bl). Wikipedia: M. Schollmeyer, CC BY-SA 3.0 DE (creativecommons.org / licenses / by-sa / 3.0 / de / deed.en) (t). 190 Corbis: (bl). 190-191 Alamy Stock Photo: Phanie. 191 Alamy Stock Photo: Eric Carr (tc). 192-193 Alamy Stock Photo: akg-images. 194 Alamy Stock Photo: War Archive (bl). 195 Getty Images: Interim Archives (tr); Mondadori Portfolio (b). 196-197 Alamy Stock Photo: Everett Collection Inc (b). 197 Science Photo Library: AMI Images (tr). 198 Corbis: (bl). Science Photo Library: St Mary's Hospital Medical School (tr). 199 Alamy Stock Photo: Nature's Geometry (t). Science Photo Library: Otis Historical Archives, National Museum Of Health And Medicine (br). 201 Alamy Stock Photo: World History Archive (bl). HSE: KICK Advertising and Design (tr). 202 Alamy Stock Photo: World History Archive (c). Dorling Kindersley: Thackeray Medical Museum (cb, br); The Science Museum, London (bl). 203 Alamy Stock Photo: Dina2001RF (crb). Science Photo Library: (br). Wellcome Images http://creativecommons.org/licenses/by/4.0/: Science Museum, London (clb). 204 Corbis: Bettmann (cra). 204-205 Wellcome Images http://creativecommons.org/licenses/by/4.0/: Wellcome Library, London (c). 205 Science Photo Library: Zephyr (tr). 206 Alamy Stock Photo: Wavebreak Media ltd (bl). Science Photo Library: Sovereign / ISM (cra). 206-207 Science Photo Library: (c). 207 Science Photo Library: John Bavosi (tr). 208 Getty Images: Mondadori Portfolio (tr). 209 Corbis: CNRI / Science Photo Library (clb). SuperStock: Science and Society. 210 Alamy Stock Photo: Prisma Archivo (cla). Corbis: Bettmann (bl). 210-211 Getty Images: Margaret Bourke-White (b). 211 Corbis: CDC / PHIL (tr); Rahmat / Xinhua Press (br). 212-213 Science Photo Library: A. Barrington Brown, Gonville And Caius College. 214 www.inhalatorium.com. 215 Corbis: Biodisc / Visuals Unlimited (cra). Science & Society Picture Library: Science Museum (b). 216 Corbis: Bettmann. 217 Getty Images: BSIP (bl); Central Press / Stringer / Hulton Archive (br). Science Photo Library: Zephyr (cra). 218 Press Association Images: Andres Kudacki / AP. 219 Corbis: Centers for Disease Control - digital version copyright Science Faction / Science Faction (t). Science Photo Library: Colin Cuthbert (br). 220-221 Corbis: Mark Thiessen / National Geographic Creative. 222 Alamy Stock Photo: Phanie (c). Corbis: Bettmann (bl). Getty Images: Science & Society Picture Library (cla). Science Photo Library: Zephyr (ca). 223 Corbis: Timothy Fadek (cra). Science Photo Library: National Institutes Of Health (crb); Peter Menzel (ca); James King-Holmes (bl). 224 Getty Images: Science & Society Picture Library (bl). 224-225 Corbis: Henry Diltz (b). 224-271 PunchStock: Image Source (t/Tab). 225 Getty Images: David Fenton (tl). 226 Sophia Smith Collection, Smith College: Published by Margaret Sanger (bl). TopFoto.co.uk: The Granger Collection (r). 227 Alamy Stock Photo: Everett Collection Inc (cr). Getty Images: New York Daily News Archive (t). Rex by Shutterstock: Everett Collection (bc). 228-229 Corbis: Electron Microscopy Unit, Cancer / Visuals Unlimited (b). 229 Alamy Stock Photo: Scott Camazine (tc). 230 Bridgeman Images: Private Collection / Archives Charmet (tr). Corbis: National Cancer Institute - digital version copyright Science Faction / Science Faction (tl). Science Photo Library: National Library Of Medicine (bc). 231 Science Photo Library: BSIP, RAGUET. 232-233 Science Photo Library: Zephyr. 234 Corbis: Bettmann. 235 Alamy Stock Photo: Mediscan (tr). Getty Images: (br). 236 Kaveh Farrokh: www.kavehfarrokh.com (crb). Science Photo Library: Philippe Psaila (t). 237 Corbis: DAVID CROSLING / epa (bl). DEKA: Reproduced with the permission of DEKA Research & Development Corp.: (cr). 238 Corbis: Timothy Fadek (cra/3D Printing); Donat Sorokin / ITAR-TASS Photo (tc). Science Photo Library: CCI Archives (cra); DANIEL SAMBRAUS (ftr); Hank Morgan (ca). SuperStock: Science and Society (tr, cr). 239 Corbis: Ed Kashi / VII (br); Image Source (tl); Inga Spence, I / Visuals Unlimited (bc). Dreamstime.com: Uatp1 (cr). The Johns Hopkins University Applied Physics Laboratory: (c). Wellcome Images http://creativecommons.org/licenses/by/4.0/: Science Museum, London (bl, r). 240-241 Alamy Stock Photo: Phanie. 242 The Advertising Archives. 243 Alamy Stock Photo: Irene Abdou (br). Science Photo Library: Dr P. Marazzi (tr). 244 Courtesy Barry Marshall and J Robin Warren: (bl). Getty Images: Joe Raedle (crb). Science Photo Library: Thomas Deerinck, NCMIR (tr). 245 Alamy Stock Photo: Cultura Creative (RF). 246-247 Science Photo Library: James King-Holmes. 248-249 Science Photo Library: Tek Image (b). 249 Science Photo Library: Louise Murray (tl). 250 akg-images: Erich Lessing. 251 Getty Images: Imagno / Hulton Archive (bl). Science Photo Library: Wellcome Dept. Of Cognitive Neurology (cra). 252 Corbis: APHP-HEGP-VOISIN / PHANIE / phanie / Phanie Sarl (bl, bc). Getty Images: Pool DEMANGE / MARCHI (tr). 253 Corbis: Dung Vo Trung / Sygma (b). Johns Hopkins University: Evin Gultepe, Gracias Lab (tr). 254-255 Science Photo Library: Peter Menzel. 256 Alamy Stock Photo: Pictorial Press Ltd (cra). Getty Images: Science & Society Picture Library (bl). 256-257 Alamy Stock Photo: Tom Wood (t). 257 Alamy Stock Photo: Jack Sullivan (bl). 259 Dreamstime.com: Ahavelaar (tr). Science Photo Library: Dr Kari Lounatmaa (b). 260 Getty Images: Maggie Steber (c). 260-261 Science Photo Library: Juan Gaertner (c). 261 Corbis: Visuals Unlimited (br). Science Photo Library: Schomburg Center For Research In Black Culture / New York Public Library (tr). 262 Science Photo Library: CCI Archives (bl). 263 123RF.com: Cathy Yeulet (b). Getty Images: United News / Popperfoto (tr). 264-265 Science Photo Library: Spencer Sutton. 266 Getty Images: Roland Neveu. 267 Alamy Stock Photo: Agencia Brasil (br). Getty Images: Pascal Guyot (cra). Wellcome Images http://creativecommons.org/licenses/by/4.0/. 268 Corbis: Najlah Feanny / CORBIS SABA (tr). 269 Getty Images: Monty Rakusen (tr). Science Photo Library: Steve Gschmeissner (b). 270 Zhao J, Cui W and Tian B-p (2020) The Potential Intermediate Hosts for SARS-CoV-2. Front. Microbiol. 11:580137. doi: 10.3389/fmicb.2020.580137 (bl). 270-271 Dreamstime.com: Kts (t). 271 Dreamstime.com: Kateryna Kotikova (br). Getty Images: Jeff J Mitchell (bl).

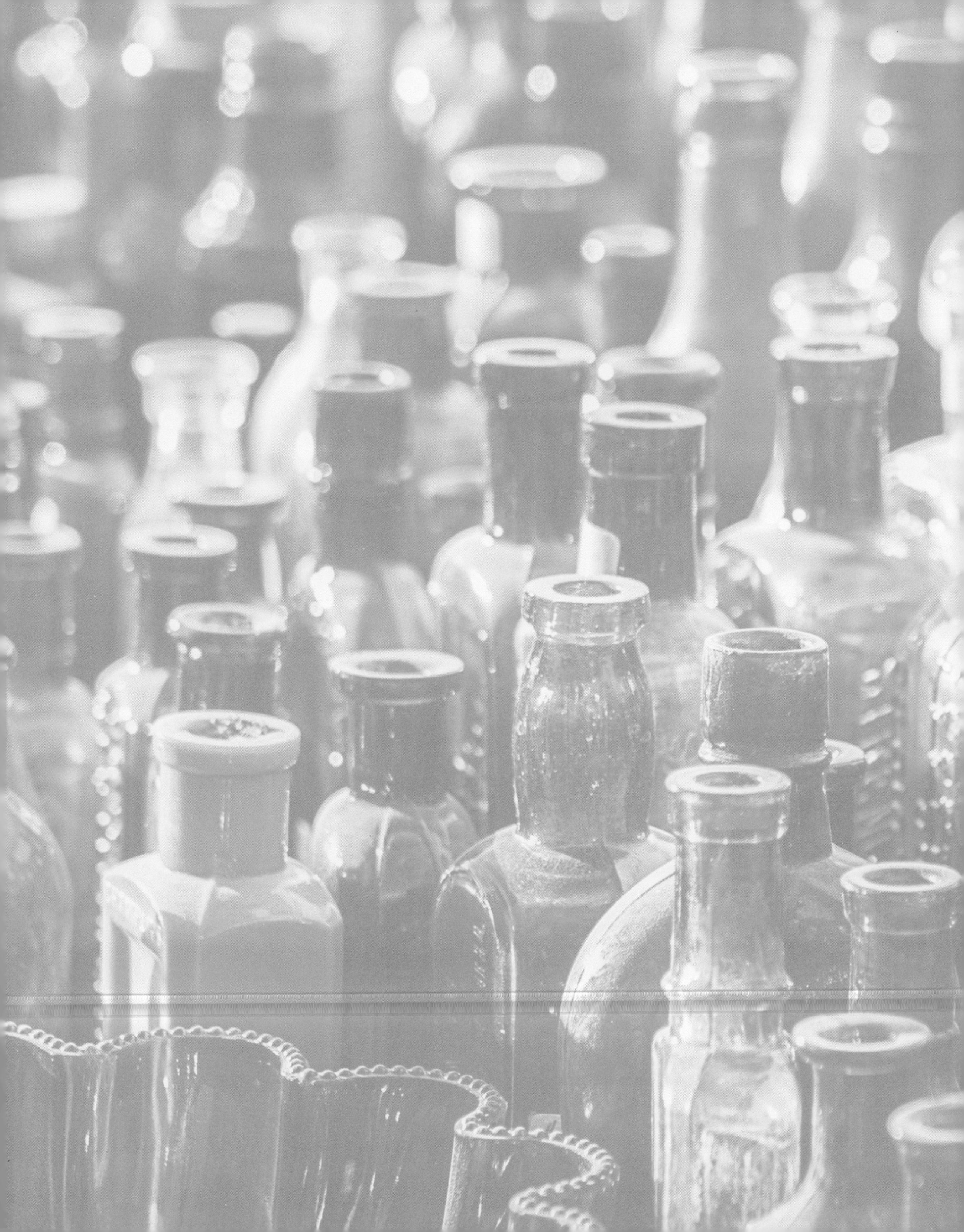